U0256984

潜意识
与精神病学

俞志沛　著

中国出版集团公司

世界图书出版公司

广州·上海·西安·北京

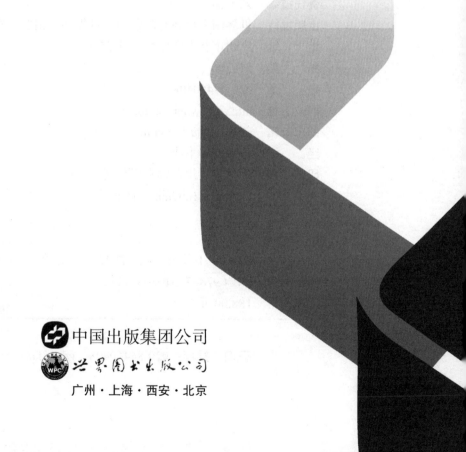

图书在版编目（CIP）数据

潜意识与精神病学 / 俞志沛著. -- 广州：世界图
书出版广东有限公司, 2022.1
ISBN 978-7-5192-9111-2

Ⅰ. ①潜…　Ⅱ. ①俞…　Ⅲ. ①下意识—关系—精神病
学—研究　Ⅳ. ①R741

中国版本图书馆 CIP 数据核字（2021）第 229185 号

书　　名	潜意识与精神病学
	QIANYISHI YU JINGSHENBINGXUE
著　　者	俞志沛
责任编辑	曹桔方
装帧设计	天顿设计
责任技编	刘上锦
出版发行	世界图书出版有限公司　世界图书出版广东有限公司
地　　址	广州市新港西路大江冲 25 号
邮　　编	510300
电　　话	020-84460408
网　　址	http://www.gdst.com.cn
邮　　箱	wpc_gdst@163.com
经　　销	各地新华书店
印　　刷	三河市嵩川印刷有限公司
开　　本	787mm×1092mm　1/16
印　　张	22
字　　数	568 千字
版　　次	2022 年 1 月第 1 版　2022 年 1 月第 1 次印刷
国际书号	ISBN 978-7-5192-9111-2
定　　价	188.00 元

版权所有　翻印必究

咨询、投稿：020-84460408　gdstcjf@126.com

作者简介

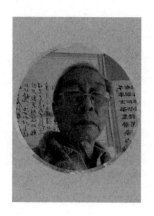

俞志沛，副主任医师，云南省陆良县人。曾在云南省澜沧县疾病预防控制中心工作，现已退休。

前　　言

　　潜意识概念在生理学、心理学、精神病学等学科中是一个十分重要的概念。然而,在这些学科中,潜意识至今仍然是学者们争议的问题,没有一个确切的定义,也没有一个确定的地位。潜意识问题未被阐明,意识及其相关的一些概念也显得模糊不清。在现代精神病学中,精神病学的许多概念是不够清晰的。在精神病的疾病分类学上,关于一些精神病的分类法也显得十分混乱或具有不确定性。

　　过去的一些相关研究多停留在通常意识(现实意识)领域内,得出的是一些似是而非的现象性结论,一旦涉及与潜意识相关的问题则陷入了困境。精神分析学派,如弗洛伊德已将心理学的研究引向了潜意识领域,提出了"精神分析理论",但该理论因含有诸多主观臆想成分,渲染了神秘色彩,脱离了科学的轨道,致使科学部分蒙受争议。

　　潜意识实质上是人类高级神经系统的一个重要的生理功能或心理功能。然而,它却是被人们忽略的一个研究领域,或者说是神经科学研究的一个断层。潜意识是病理心理学及精神病学等学科的理论支柱或核心。没有潜意识概念,病理心理学及精神病学等学科欲阐明异常精神现象(病态心理现象)的产生机制是永远不可能的。因此,对潜意识得重新深入研究。

　　梦、幻象及妄想是极其普遍的生理心理或病理心理现象,也是潜意识最典型的表现形式。对梦、幻象及妄想产生机理深入研究,是揭示潜意识之谜的根本途径。通过对梦的产生机理的系统研究,从生理心理学基础确立潜意识的基本理论。通过对幻象产生机理的系统研究,导出了双重意识的概念。通过对妄想的系统研究,阐明了妄想产生的潜意识机理。广义妄想是异常心理现象或精神病症状产生的根源。通过对催眠术的研究,发现催眠术几乎可以演示出"全部异常精神现象"(或精神病症状)。

　　对精神病及其症状的研究有很多。随着精神病学最主要的症状——梦、幻象及妄想的产生机理被阐明,一系列"精神病之谜"迎刃而解。应用潜意识理论对传统精神病,结合病因、病理生理、病理心理及其临床表现做了广泛、深入的研讨,全面、系统地阐明了精神病产生的潜意识机制,对精神病症状做了系统的解析。

此外,书中还提出了一系列与潜意识、精神病相关的新概念,如现实自我、心理自我、潜在自我、梦中自我,现实意识、潜意识、梦中自我意识,中枢神经系统的集中控制规律及逆反规律,广义幻象、广义妄想、广义精神自动、双重意识状态、自体幻象、幻肢的产生与消失、自我修正机制等。本书对各种传统精神病理论做了简评,澄清了传统精神病学中的各种错误概念及模糊观念,如幻觉投射于外在空间、催眠逻辑、转换机制等。

　　在本书的出版过程中,国内外一些学术机构、新闻媒体给予了莫大的支持与鼓励,笔者在此表示衷心的感谢!

目　　录

第一篇　潜意识基础理论

第一篇　潜意识基础理论

第一章　梦

第一节　梦的特征

一、梦例

下面的梦是一个敏锐的观察者希尔布朗特的记载，是对于闹钟声音的反映。

"这是一个春天的早晨，我正在散步，穿过几处绿色渐浓的田野，一直走到邻村，看见大队村民穿得干干净净，手持赞美诗向教堂走去。这当然是礼拜日，正将举行晨祷。我也决心参加，但因热得发昏，就在教堂的空地上纳凉。我正在读坟墓上的碑志，忽然见那击钟者走入钟楼，阁楼很高，我那时看见楼内有一口小小的钟，钟声就是开始祈祷的信号。钟有一会儿未动，后来才开始摆动，钟声明亮而尖锐，我乃从睡眠中醒来。却原来是闹钟的声音……"

梦例 12.《游行》（我的梦）（全书"梦例"详见附录一）

"我参加了游行队伍，遭到了警察的袭击。一些人被打倒了，我和同伴们被捕。一些人被砍去了双腿，我和几个同伴被绑着躺在地上，等待着被拉去枪决。生命只有片刻了，枪决是一种什么滋味呢？我绝望了。同伴们被一个个拉了过去，枪响毙命。轮到我了，只听枪声过后，感到前额中弹，倒下了。我总觉得我还没有死，便装死躺着不动。我的前额被打掉了拳头大的一块，冒着鲜血，脑浆也流了出来。有一个陌生的护士用棉花塞进了我的颅腔，血又浸湿了棉花……我终于没死，头伤没了，却变成了脚伤，左脚跟被砍去了半个足跟，一颠一跛地被警察押着走，不知道他们要把我们带到什么地方去。我想，我总是要被处死的，一定要寻找机会逃走。我看见一条小巷，像是通往一片田野，逃跑的机会来了。我对警察说：'我要解小便。'警察允许了，并跟着我进了小巷。我盘算着，杀死他。我注意着周围有没有石块、棍棒……我还盘算着，一定要击中警察的头部，怎样迂回地运动才能躲避子弹……我突然拣起一块石头，向警察头部砸了过去。"

二、描述梦的术语

（一）梦的感觉、知觉等

对于梦的特征的讨论，是从梦的角度进行的。我们没有另外一套关于描述梦的特殊的术语，为了方便讨论，仍然采用生理学、心理学、精神病学等学科中的通用概念与术语，但是使用这些概念或术语有一定的不妥之处或不够确切，我们只能从梦的角度来理解。例如，梦中自我在梦中的"感觉"与"知觉"与通常意识状态（现实意识）下的"感觉""知觉"概念显然是不同的。

按通常定义,"感觉"是指客观事物的个别属性在人脑中的直接反映。"知觉"是指人脑对直接作用于它的客观事物各个部分和属性的整体反映。如此,"感觉""知觉"都必须具有体内外环境的客观现实刺激的存在,感觉、知觉也必须通过躯体相应的感官及神经反射途径来实现等。

(二)梦中自我是潜在自我与现实自我的中介

梦中自我是一种心理自我形式,是潜在自我与现实自我的中介。梦中自我的感觉、知觉与现实自我的感觉、知觉相通,因此,梦可以为现实自我所感知,可记忆。梦中自我的感觉知觉不依赖于躯体各种感官而产生,这就是所谓第六感觉。

(三)梦中自我的感觉、知觉

梦中自我的感觉、知觉与现实生活中的人体的"感觉、知觉",虽然有质的区别,但在表现形式上却极为相似。所以我们仍然使用"感觉""知觉"概念。

(四)梦中自我的情感、行为活动等

梦中自我的情绪、情感、思维、行为活动等,均是一种心理现象,而不是客观刺激直接作用产生的。

三、梦的研究题材

梦的研究题材是基于数百例梦的实记。

四、梦的普遍特征

(一)梦产生的基本条件

梦产生的基本条件是睡眠或半睡眠状态,当梦者完全觉醒时,梦即消失。做梦时,中枢神经系统处于一定的生理性抑制状态,机体对体内外的各种刺激处于低反应或不反应状态。虽然某些生理性或病理性刺激仍然可引起机体一定的反应,但这种反应与觉醒状态下的反应有质的区别,刺激可以失去原来的性质或意义,呈歪曲反映。

(二)自我分离

梦中自我的呈现意味着自我的分离。梦中自我与觉醒状态下的自我在特征上显示出了极大的差异,判若两人。

(三)梦的自动呈现

梦的呈现及演变不为通常意识(现实意识)或意志所左右,也不为梦中自我所左右,显示出自动性或自发性活动特征。

(四)梦是主观心理世界的呈现

睡梦状态时,自我进入了一个主观的心理世界。梦中的一切心理活动均与客观现实相脱离。梦是主观心理世界的呈现,占有一定的心理时空。在梦的结构中有梦的自然环境、梦的社会环境。梦中必有梦中自我。梦中自我是梦的主体,没有梦中自我的梦是不存在的。梦中的人、事、物构成一定的活动关系。梦中自我处于梦中事物的关系之中,并以一定的角色参与梦中事物的活动。梦中自我可以是梦的直接参与者,也可以是一个旁观者。

(五)梦是梦者睡眠时的一种生活

梦与现实生活虽有本质上的差异,但就自我与环境的关系而言,梦中自我生活在梦的环境

之中,犹如觉醒状态下的自我生活在现实环境中一样,二者有极大的相似性。可以说,梦是自我生活的一种形式。由于梦与现实生活的相似性,梦中自然的、社会的各种景象,梦中自我的各种活动,其形象的鲜明性、活动的具体性、情节的生动性等,犹如真实事物一般,且梦中自我"真实地"参与其中。

(六)梦的虚幻性

梦没有直接的客观现实根源,不是客观事物在人脑中的直接反映,而是自我内在的一种精神或心理活动,是虚幻的心理现象。毋庸置疑,梦是一种实际存在的心理现象。

(七)梦的创造性

梦是梦者睡眠时创造性活动的产物,与人在觉醒状态下的创造性活动相比,摆脱了现实的、各种常规性思维方式的约束力,显示出极大的创造活跃性。几乎每一个梦都可称得上是一个"作品",在这部"作品"中,形形色色、五花八门、稀奇古怪的事物,甚至现实生活中没有的事物都可以被创造出来。梦虽然可以反映现实生活中的某些事物,但就每一个梦的整体而言,绝不是现实生活中某事件的原样复现。梦的内容丰富多彩、新颖绝妙,甚至是觉醒状态下的人的创造活动无法比拟的。梦的创造性的典型表现是虚构和错构。梦的创造性特征成了许多梦文化、梦艺术的素材。

(八)梦的故事性

梦往往是以某事物或某些事物为中心展开,犹如一个个奇妙的"故事",富有生活性、艺术性、趣味性等。当然,有的梦缺乏中心思想,显得杂乱无章,或内容跳跃变换。

(九)梦的合理性与不合理性

有的梦条理十分清楚,合乎事物发展的规律,合乎逻辑,与现实生活十分近似,具有合理性。有的梦则相反,条理不清楚,不合乎事物的发展规律,不合乎逻辑,表现出不合理性或荒谬性。合理性与不合理性的程度不等,即使在同一梦中,有合理性的一面,也有不合理性的一面,或者二者兼而有之。

(十)梦的完整性与不完整性

有的梦具有完整性、连续性和协调性。有的梦则具有不完整、不连续和不协调性,或梦的剧情跳跃,无连贯性,或对某事物始终不能保持同一性而产生奇变,或表现出矛盾性、倒错性,或荒谬离奇、不可思议。

(十一)梦的内容与范围

梦可以反映出现实生活的一面,可以反映出对未来的向往,梦也可以使梦者回到遥远的过去,回到童年,回到低级的原始本能水平。有些梦的内容可以反映出个人毕生生活的方方面面,当然这不是必然的。梦不仅仅具有反映现实生活的一面,也可反映出超现实的一面。

(十二)梦对客观现实刺激的或然性

梦对体内外各种客观刺激呈选择性地反映,某些刺激可以进入梦中,但也有许多客观刺激,即便是十分明显的刺激,不一定能够进入梦中。

(十三)刺激对梦的作用

客观刺激可以激发梦的产生,也可成为梦的插入成分,也可以打断正在进行的梦,促使梦境的改变。

梦对刺激的歪曲反映：梦与客观刺激的性质不一定相符。客观刺激进入梦中,刺激的性质或属性可以不变,也可以全部或部分丧失原刺激的性质或意义,被赋予了新的意义,呈歪曲反映,被编入适合于梦的某些情节之中。如闹钟声(客观刺激)在梦中可被改变为教堂的钟声,声响的属性不变,但声音的性质和意义被歪曲了。蚊噬(客观刺激)在梦中变成箭创,痛觉刺激的属性未变,但痛觉的意义被歪曲了。

(十四)梦可以是某些躯体病理刺激的反映

所谓梦可以预示疾病或梦是疾病的预兆之说,其实质是来自体内早期的、在觉醒状态下不易察觉到的病理性刺激。体内的病理刺激同客观刺激一样,均遵循梦的选择作用。显然,许多具有明显的病理性刺激并不一定致梦。

(十五)反复出现的梦

有的梦,就梦的主要内容与形式而言,可以反复出现,如解小便的梦、腾飞的梦、坠入深渊的梦、打斗的梦、牙脱落的梦、被迫害的梦、有关死去的亲人及朋友的梦等。

(十六)梦的时值

梦所占时值(根据梦的内容所感到的相对时值)不一。有的梦在形式与内容上较简单,所占时值较短。有的梦极其复杂,情节变化多端,所占时值很长,可以是很长时间的压缩,甚至是跨数年时间压缩。

(十七)梦是梦者睡眠时的一种正常的心理现象

几乎每一个人都会做梦,梦是睡眠过程中的正常心理现象。

(十八)梦是可以记忆的

在睡眠的一定阶段,中枢神经系统处于一定的抑制状态,但对于梦,仍然具有一定的感知能力。梦是可知的,是可以记忆的,只要注意记忆。

五、梦中自我的特征

(一)梦中必有梦中自我

梦中必有梦中自我,梦中自我是梦的主体,梦的呈现、演变,是通过梦中自我来体验的,没有梦中自我的梦是不存在的。

(二)脱体现象

梦中自我是自我的分离形式之一,是自我的一种心理形式。梦中自我的活动与自我躯体相脱离。做梦时,梦中自我参与梦中各种活动,甚至做遥远的旅行(心理空间)。梦中自我与躯体分离,是为典型的脱体现象。自我感知或体验到自我的某部分与躯体分离,是为部分脱体现象,即自体幻象。自体幻象产生于半睡眠状态,是双重意识状态下的脱体现象,将在幻象部分详尽讨论。

(三)梦中自我的角色

梦中自我在梦中以一定的"角色"参与梦的活动。梦中自我的角色(含人格)变化程度很大,可以是自我的一般形象,可以是伟大人物、王子、英雄、富豪、罪犯,可以是他人或某死者的化身,可以是神灵鬼怪,是飞禽走兽等。如梦例12.《游行》中,梦中自我是一个"被迫害者"。梦例 33.《我是一尊神》中,梦中自我是"一尊神";梦例 35.《变鸟》中,梦中自我变成"一只小鸟"等。

(四)梦中自我的活动根源于梦的环境

梦中自我的活动根源于梦的环境,梦中自我的活动是梦中自我与梦中事物相互作用的反映。梦中自我的各种活动与梦中事物相协调,一般符合于梦中事物的逻辑,但与客观现实环境相脱离。

(五)梦中自我自身活动的协调性

梦中自我的各种活动是统一协调的,即梦中自我的感觉、知觉、认识、思维、情绪、情感、行为等是相互协调的。

(六)梦中自我的感觉与知觉

梦中自我的各种感觉、知觉是梦中自我与梦的环境相互作用产生的感、知体验,是梦中自我活动状态的自我感知体验。不论是视、听、嗅、味、肤觉及本体感觉,均具有与觉醒状态下自我的各种感觉、知觉相似的特征,具有真实感。不同的是,梦中自我的各种感知觉,一般没有客观现实的刺激,而是来自于梦中自我体内外环境的刺激。梦中自我的感觉、知觉也不通过躯体各种相应的感官及神经反射途径。觉醒状态下的一切感觉、知觉形式均可通过梦中自我反映出来。

梦中自我的视觉:极少数的梦(多是光亮环境下的梦),梦中自我看不见或看不清事物,称为"梦盲"。在绝大多数的梦中,梦中自我对梦的环境事物的视觉活动十分活跃。但凡现实生活中所有的视觉属性,均可在梦中通过梦中自我的视觉反映出来,如物体的活动、形态、轮廓、结构、空间位置、颜色,以至于整个梦境的活动。梦中自我的视觉具有鲜明性与形象性,但也有景物的形态、颜色、结构等较模糊,或可变形、变色、显大、显小,甚至畸变。

梦中自我的听觉:梦中自我的听觉是梦境中各种现象及事物声音的反映,如梦中的风雨雷电声,江河的波涛汹涌声,虫鸟鸣叫声,动物吠叫声,人的言语声、歌唱声、广播声、锣声、机器声、枪炮声等。但凡现实生活中有的声音属性,均可在梦中通过梦中自我的听觉反映出来。

梦中自我的嗅、味觉:梦中自我的嗅、味觉可随梦中有气味的物质的呈现而被感知,如食物的香味、吃梨子时的酸甜味、药的苦味、辣椒的辣味、烟味、霉味、火药味、血腥味及各种奇臭味。但凡现实生活中所有的嗅、味觉属性,均可在梦中通过梦中自我的嗅、味觉反映出来。

梦中自我的肤觉:梦境中一切对梦中自我皮肤、黏膜的刺激,均可产生各种相应的肤觉,如痛觉、触压觉、温度觉,还有软硬、干湿、黏滞、痒、触电等肤觉。但凡现实生活中有的肤觉属性,均可在梦中通过梦中自我的肤觉反映出来。

梦中自我的本体感觉:随梦中自我的各种活动产生的躯体运动、姿势、方位、肢体沉重、麻木,躯体及内脏不适产生的相应的感觉、知觉及疾病感等。但凡现实生活中所有的本体感觉属性,均可在梦中通过梦中自我的本体感觉反映出来。

梦中自我的感觉、知觉与梦境的协调性:梦中自我的感觉、知觉产生于梦境的特定刺激,感觉、知觉与刺激具有协和性,如室内闹钟声(客观现实刺激)可变成梦中教堂的钟声,而钟声只在梦中的敲钟者敲击时产生,与梦境相协和,但不一定与客观闹钟声同步。如梦例 19.《蟋蟀》中,室外蟋蟀不断的鸣叫声在梦中呈现,但当梦中自我捉住了蟋蟀时,梦中的蟋蟀声则停止,说明梦中的蟋蟀声与梦境相协和,而与室外蟋蟀鸣叫声不一定同步。在非客观刺激所致的梦中,梦中自我的感觉、知觉与梦的环境刺激具有协调性。如梦中自我的视觉随梦境的呈现而产生，随梦境的变化而变化；枪炮声随梦中战斗场面的展开而产生；对话时的言语声与对话双方言语的意义相关联；进入食店时闻到食品的香味；吃到梨子时尝到梨子的酸甜味；被犬咬伤时伤口产生疼痛感；触电的一刹那产生触电感；坠入深渊时产生下坠感等。总之，梦中自我的各种感觉、知觉的产生不是无缘无故的，而是与梦境的呈现及变化情景相协和的。

（七）梦中自我的意向性活动

就梦中自我与躯体的关系而言，梦中自我的运动或活动一般表现为意向性活动。躯体的运动机能处于抑制或"瘫痪"状态。根据研究表明，眼球快速运动是伴随做梦时产生的眼睛活动现象，一般认为是梦中（自我）追视物体时眼球的活动。因此，快速眼动现象被视为做梦的外部标志。有时，梦中自我的强烈活动可促成肢体的抽动或躯体的翻动。有时，梦中自我的呼叫可产生呻吟，梦吃时产生的咀嚼运动，还有梦语、梦歌、梦哭、梦笑、梦游等。

（八）梦中自我的定向力

梦中自我的定向力是梦中自我在梦的环境中的定向力，梦中自我的定向力与现实自我在现实环境中的定向力相似。

（九）梦中自我的自知力

梦中自我的自知力是梦中自我对于自己的知觉力，梦中自我的自知力与现实自我在现实环境中的自知力相似。

（十）梦中自我的意志力

梦中自我的意识称为梦中自我意识。

（十一）梦中自我的行为活动

梦中自我的行为活动是梦中自我与梦的环境相互作用决定的，随梦境的变化而变化，是由梦中自我所充当的角色来表现的。有重要意义的行为活动如下。

主动性行为活动：如梦中自我的各种调查研究。如梦例8.《海市蜃楼二》中，梦中自我对海市蜃楼的成因进行调查研究。

被动性行为活动：如梦中自我受梦境的自然环境、社会环境的影响，产生各种相应的被动性活动（适应性活动）。

梦中自我的疾病：梦中自我在疾病时的一系列就医活动。

梦中自我的活动一般符合于梦的情景：梦中自我认为梦的情景是真实的，其真实地感受并参与其中，哪怕是十分荒谬的梦。

梦中自我的理性与非理性表现：在许多梦中，梦中自我与现实生活中的自我一样，可表现出十分理性的一面，甚至表现出超常的解决问题的能力。但同样在许多梦中，梦中自我也可以表现出非理性的一面。梦中自我极端放荡不羁，甚至达到了疯狂的程度，一些被社会禁止的、非理性的、非法的、邪恶的不道德的、荒谬的、低级的动物性的行为均可呈现出来。

（十二）梦中自我的能力

梦中自我的言语，可以是独白、演讲、对白、争吵、辩论，可以是紧急呼救、叫喊、痛哭。

梦中自我的特殊能力：如梦中自我有阅读能力，可以阅读书刊（梦中呈现的书刊）；梦中自我有读曲谱及演唱能力（梦中的曲谱），如梦例29.《读曲谱》中，梦中自我的读谱能力；梦中自我有写作能力,甚至能做诗;梦中自我有绘画能力,如梦例28.《作画》中,梦中自我的作画能力;梦中自我有一定的演算能力,多体现为购物时的计算,有笔算、心算,还有简算,计算有时准确无误,有时错误连连,如梦例27.《购物》中,梦中自我的计算能力;梦中自我的思维能力,梦中自我为证明某事物或某现象的存在,可进行一系列推理、观察、调查研究、实验来求证;梦中自我能飞善跑,力大无穷,威力无比,如梦例13.《斗殴》中,梦中自我力大无穷等。

梦中自我的人格变化:梦中自我有时极端自信,有时具有超价观念,有时超凡脱俗,可以是英雄豪杰,也可以是神灵鬼怪,如梦例33.《我是一尊神》中,梦中自我成为一尊神;梦例35.《变鸟》中,梦中自我变成一只小鸟。

梦中自我的特殊思维能力:梦中自我的思维、认识、判断力除了具有与日常生活相似的一面外,更具有荒唐的一面,显示出特殊概念性思维及特殊逻辑,其感知、认识、综合、分析、推理、判断都是按特殊概念及特殊逻辑进行的,思维与梦境相适应,符合梦中事物逻辑,如梦例32.《爱莫能助》中,"爱莫能助"被解析为"没有爱,不能助"。

梦中自我的认识力与批判力:在极少数的梦例中,梦中自我对于梦的虚幻性具有一定的认识力和批判力,如在一些反复出现的梦、某些惊骇的梦中,梦中自我可以意识到"这是在做梦"。在绝大多数的梦中,梦中自我对梦中事物,哪怕是明显矛盾的、不合乎情理的、极端荒谬的、不合乎逻辑的事物,都绝对相信,并认为自己真实地参与其中。如梦例15.《奇遇》中,"看见室内一块大菜板上放着半个裸体人尸,尸体呈矢状切面,只有半个头、半边胸"。

梦中自我的倒退表现:梦中自我可以倒退回到过去,其行为活动特征与回到的年龄段相当,可表现出儿童时的天真幼稚、愚昧无知,甚至是低级的原始本能行为活动。

(十三)梦中自我的伤病

梦中自我受梦中环境的伤害所致的伤病种类繁多。如中刺、狗咬伤、刀伤、枪伤、腐蚀性物质伤、药物过敏、各种感染、肿瘤、各种躯体疾病,甚至精神病等。梦中自我伤病的临床表现如同真实疾病一样,形象,生动,有各种相应的症状和体征。梦中自我的伤病少数由躯体客观伤痛或内脏不适性刺激引起,绝大多数的梦没有客观刺激因素可查。梦中自我的伤病与躯体的生理解剖、病理解剖不相符合,而显得荒谬,稀奇古怪。如梦例11.《打狗》中,梦中自我被狗咬伤;梦例12.《游行》中,梦中自我的枪伤,梦例44.《触电》中,梦中自我触电感,梦例45.《狗皮膏药》中,梦中自我的药物过敏。

(十四)梦中自我的漫游性

梦中自我在梦中具有漫游特征,或是一般性地游逛,或从一地到另一地。内容是沿途所见所闻的一系列活动,有奇遇、有历险等。

(十五)梦中自我的情感、情绪

梦中自我的情绪、情感取决于梦中自我所充当的角色,取决于梦中自我对梦的具体环境所做出的反应,可表现为欢喜、快慰、悲伤、忧虑、痛苦、绝望、愤怒、惊恐、思念、同情、爱憎等。

梦中自我也有自责自罪感。当梦中自我的某种期待或欲望未能实现时,可表现出失望与自卑感;犯了错误会表现出悔恨;犯罪后产生罪恶感,甚至主动投案自首。

(十六)梦中自我的注意力

梦中自我的注意力随梦境的变化而变化。

（十七）梦中自我与觉醒状态下的自我的统一性

有些梦，特别是凌晨的梦，梦中自我可做冗长的发言或演讲，且演讲是连续的、系统的。

（十八）梦中自我的活动与精神病患者的临床表现极为相似

梦的内容有与觉醒状态下的现实生活相似的一面，也有一系列异常的内容，这些内容与精神疾病的临床表现极为相似。

上述梦的特征及梦中自我的特征的梦例，详见附录一。

第二节　以往关于梦的产生机制与简评

以往关于梦的产生机制主要有刺激理论、巴甫洛夫学派学说、精神分析学说。

一、刺激理论与简评

（一）刺激理论

《精神分析引论》关于刺激理论的经典梦例："20世纪法国的历史学家莫里曾对他自己做过这种实验：他在入睡时，使自己嗅着科隆香水，于是他梦见他到了开罗，在法林那店内，接着是一些荒唐的冒险活动。又有某人将他的颈项轻轻一捻，他便梦到在颈上敷药，还梦见儿时替他诊病的一个医生。又有人滴一点水在他的额上，他立即梦见在意大利，正在饮奥维托的白酒……下面三个梦是一个敏锐的观察者希尔布朗特的记载，都是对于闹钟声音的反映。这是一个春天的早晨，我正在散步，穿过几处绿色渐浓的田野，一直走到邻村，看见大队村民穿得干干净净，手持赞美诗向教堂走去。这当然是礼拜日，正将举行晨祷。我也决心参加，但因热得发昏，就在教堂的空地上纳凉。我正在读坟墓上的碑志，忽然见那击钟者走入钟楼，阁楼很高，我那时看见楼内有一口小小的钟，钟响就是开始祈祷的信号。钟有一会儿未动，后来才开始摆动，钟声明亮而尖锐，我乃从睡眠中醒来。却原来是闹钟的声音……另一个意向组合如下：这是一个晴朗的冬天，路上积雪很深。我已约定乘雪车探险，但是必须等很久，才有人告诉我雪车放在门外。于是我准备上车，先将皮毡打开，将暖脚包起来，然后坐在车内。但是马正等着发车的信号，又略有耽搁。随后乃将钟索拉起，小钟动摇得很厉害，开始发出一种熟悉的乐音，因为声音太高了，惊醒了我的清梦。第三例：我看见一个厨房的女仆手捧几个高累起来的盘子，往餐室走去。我看见他那捧着的金字塔般的瓷盘似乎有失去平衡的危险。我警告她说：'当心，你的瓷盘会全部摔在地上。'她的答复自然是他们已习惯这样拿盘碗了。同时，我却在她的后面跟着，大为焦虑。我是这样想的……接着是进门时撞着了门槛，瓷器落地摔成碎片。但是……我立即知道那不断的声音并不是由于盘子摔碎了，却原来是有规律的钟声……醒来时才知道这个声音只是来自闹钟。"

在笔者的许多梦例中，与体内外各种客观刺激有明确关系的也不少。如梦例5.《大雨》中，梦中的大雨与窗外的大雨（客观刺激）有关。梦例19.《蟋蟀》中，梦中的蟋蟀声与室外的蟋蟀声有关。梦例40.《小便》中，梦中自我解小便的活动与膀胱充盈有关。梦例42.《手指感染》中，梦中自我的手指感染与睡前手指碰伤产生的疼痛有关。

鉴于梦与体内外客观刺激相关这一事实，一些学者提出了"梦起源于刺激的理论"。

（二）刺激理论的简评

关于"梦起源于刺激的理论"，弗洛伊德在《精神分析引论》中做了简明的评述。他说："……精密科学对于我们有关梦的知识的贡献只有一点，那就是关于睡眠时所有的物理刺激对于梦的内容的影响。……体内器官的情况可影响到梦境，那是毫无疑问的。……我们可以反对莫里的实验，因为侵扰睡者的刺激虽然在梦里呈现，但是他的实验不能解释为什么恰巧以这种方式呈现，这似乎不是干扰睡眠的刺激的性质所能说明的。而且在莫里的实验里，还有许多旁的梦境，也依附于那个刺激直接引起的结果，例如那个科隆香水梦里的荒唐冒险，我们也还不知道如何解释哩。……除此之外，我们也不去估计外界侵扰睡眠的刺激了，因为我们知道这些刺激只能解释梦的片段，而不能解释整个梦的反映。……只有少数的梦，才使我们怀疑其起源与体内的刺激有关，其大多数的梦未必尽然。最后体内刺激和体外感官刺激相同，都只能说明梦对它的直接反映。所以梦中大部分内容的起源仍然搞不清楚。……我们梦中的经验大部分属于视像，能用刺激加于解释吗？我们所经验的真的就是那些刺激吗？假使确实是刺激，那么作用于视官之上的刺激少而又少，为什么梦的经验又多是视像呢？又如梦中演说，难道真有会话或类似会话的声音在我们睡眠时侵入耳内吗？我们毫不迟疑地否认有这种可能。"

弗洛伊德对"梦起源于刺激的理论"的质疑是一针见血的，他的否定论证是十分精彩的。我们只要对一个稍微复杂的梦进行分析，剔除了与刺激相关的部分，更多的梦的情节是无法用刺激理论解释得清楚的。体内外客观刺激只是梦的一种促因。

二、巴甫洛夫学派学说与简评

（一）巴甫洛夫学派学说

巴甫洛夫（P.Pavlov. 1849—1936）学派的高级神经活动学说关于梦的论述要义摘录：

"梦是正在睡眠的人的一种特殊的意识状态，它的特点是一些显明程度不同的表象。产生这些表象，是由于大脑皮质个别没有被抑制的部位还在工作。因此，我们所梦见的事情是以曾经体验过的印象为基础的，只是现在它们处于各式各样的，有时简直是荒诞离奇的联系之中。伊万·米哈伊洛维奇·谢琴诺夫十分形象地说梦是由曾经有过的印象所形成的往往不曾有过的组合。"

"在睡眠时，大脑皮质经常有一些神经元处于兴奋状态，记忆痕迹就会重新出现，因此就做了梦。巴甫洛夫的说法：'梦就是过去各种刺激的痕迹，它们以料想不到的方式组合起来了。'"

"梦，想象的一种特殊形式，外界刺激在大脑皮层中残留痕迹的再现。……在睡眠发展的初期，抑制开始扩散，首先是第二信号系统受到抑制，第一信号系统的兴奋性增强（根据正诱导规律），不再受第二信号系统控制，在这种情况下，过去的刺激痕迹就能再现，显示出各种阴性、阳性条件反射，交叉错综，遂成为梦。所以，梦的内容与清醒意识中保留的印象有关。俗话说：'日有所思，夜有所梦'。但在做梦时，这种印象经常错乱不清。这是因为做梦时第二信号系统高度抑制，第一信号系统活动占优势，它以具体的表象为活动特征，又缺乏第二信号系统的调节和控制，使旧的刺激痕迹呈现不规则的联系，固梦的内容，大多是混乱怪诞和虚幻的。"

（二）对巴甫洛夫学派学说的简评

关于"梦是正在睡眠的人的一种特殊的意识状态"之说，虽然未能清楚地阐明是一种什么样的"特殊的意识状态"，但已经将梦的产生与意识活动相联系起来了。关于"梦是想象的一种特殊形式"，已经将梦的产生与思维活动——想象相联系了。

巴甫洛夫学派关于梦的理论（含一些学者对此理论的发挥），存在许多内在的矛盾或逻辑上的错误。既然梦是"一种特殊的意识状态""想象的一种特殊形式"，而"意识状态"及"想象"均是心理活动，那么，这种心理活动就不应该只是"大脑皮质个别没有被抑制的部位还在工作的缘故""大脑皮质经常有一些神经元处于兴奋状态""记忆痕迹再现""刺激痕迹再现""残留痕迹再现"等。

"第一信号系统的兴奋性增强（根据正诱导规律），不再受第二信号系统控制，在这种情况下，过去的刺激痕迹就能再现，显示出各种阴性、阳性条件反射，交叉错综，遂成了梦"之说，可能是对巴甫洛夫学派学说的不适当地发挥。

首先我们必须明确巴甫洛夫的"条件反射""非条件反射""第一信号系统""第二信号系统"等概念。而巴甫洛夫的经典实验，食物刺激造成胃液分泌，是非条件反射，是刺激直接作用于机体产生的反映。同时用食物及铃声复合刺激，使胃液分泌，反复多次复合刺激后，只用铃声刺激，也能使胃液分泌。在这个实验中，铃声是条件，由铃声导致胃液分泌是条件反射，即第一级条件反射。直接刺激称为第一信号系统，语言、文字等概念称为第二信号系统。

在梦中，没有一例梦纯属于第一信号系统的反映，如梦中自我的演说，可以绝对地说是第二信号系统的反映。因此，所谓"信号系统"之说与梦的实际是不相符合的。

巴甫洛夫学派对梦缺乏全面、深入地研究，仅仅看到了梦混乱、荒诞、离奇的一面，并以此为基础，做出了上面的论述。

三、精神分析理论与简评

（一）精神分析理论

精神分析理论：经典的精神分析理论是指弗洛伊德的精神分析理论。

梦是精神分析心理学的核心。弗洛伊德（下称"弗氏"）对梦的系统研究是精神分析心理学的核心。他将梦肯定为"一种心理现象"，梦是睡眠时的"心理生活"，并提出了精神分析理论。

对于意识的分类，弗洛伊德说："有人认为心理的就是意识的，意识的就是心理的，不对，这个公式不能成立，因为意识不是心理的实质，而是心理的一个属性……但我们扩充'心理的'一词的含义，包括心灵的非意识部分。"他说："将心理区分为意识和无意识，这是精神分析学的基本前提。换句话说，精神分析学不能把心理的主体置于意识中，但是必须把意识看作心理的一种性质……我们看到，我们有两种无意识，一种是潜伏的，但能够变成意识；另一种是被压抑的，在实质上干脆说是不能变成意识的……我们把术语无意识限制在动力意义上无意识的被压抑上，这样，我们现在就有了三个术语：意识（CS）、前意识（PCS）和无意识（UCS）。"

弗洛伊德又将心理区分为"本我""自我"和"超我"。他说："我们说过，我们把心理区分为本我、自我、和超我。自我特别受知觉的影响，广义地说，知觉对自我有着本能对本我所具有的同样意义。同时自我像本我一样也受本能的影响,如我们所知,自我只不过是本我的一个特别改变过的部分……自我控制着活动的方法,即进入外部世界的兴奋发射……在夜间入睡,虽然它即使在入睡的时候也对梦进行稽查。压抑也是从这个自我发生的……很容易看到自我是通过知觉意识的中介而为外部世界的直接影响所改变的本我的一个部分……在自我中存在着一个等级,在自我的内部存在着不同的东西,可以把它称作'自我典范'或'超我'……在我们的自我中逐渐形成了这样的一种能力,它可能使自己同自我的其余部分脱离开来,并与之产生冲突。我们称它为'自我典范',并把自我观察、道德良心、梦的潜意识压抑力,压抑的主要影响等归于它的作用。……超我表现出它对意识自我的独立性和无意识本我的密切关系。……自我基本上是外部世界的代表,现实的代表,超我则作为内部世界和本我的代表与自我形成对照……超我始终很接近本我,并能够作为本我的代表面对自我而行动。"

弗洛伊德的"梦的工作"及"释梦工作"的论述。他说:"我们发觉了某些精神病患者的症候是有意义的……谈到症候,有时并提起梦,因此,我们就怀疑梦也是有它的意义了。……梦的元素本身并不是主要物或原有的思想,而是梦者所不知道的某事某物的代替,正像过失背后潜伏的意向……所谓'隐藏的''不可及的'或'原来的'统统应改为'非梦者的意识所可及的'或'潜意识的'……现在,如果将我们的见解由一个单独的元素推广到整个的梦,则梦也为潜意识的某事物的代替,而释梦的目的便是在于发现这些潜意识的思想。……记得的梦并不是真事,只是一个化了妆的代替物,这个代替物因唤起其他代替的观念,提供了一种线索,使我们得知原来的思想,而将隐藏在梦内的潜意识思想带入意识之内……说出来的梦可称为梦的显意,其背后隐含的意义,由联想而得的,可称为梦的隐意。……隐梦变作显梦的过程叫作梦的工作,反过来说,由显梦回溯到隐念的历程就是我们的释梦工作。"(《精神分析引论》《弗洛伊德后期著作选》)。

(二)精神分析理论的简评

1.对心理学及相关学科的贡献

弗洛伊德提出的精神分析理论将心理学的研究从通常的意识领域深入到了潜意识领域,为心理学及相关学科的深入研究提供了前景。

2.弗洛伊德理论的主观唯心成分

他对于心理与意识关系的论述是混沌不清的。关于"心理""意识"的区分是主观人为设定的,将心理区分为本我、自我、超我、意识、前意识、无意识等概念,没有明确的区分标志。有的概念,尤其是超我及其相关的一些概念,可以说是精神分析理论的精髓部分,是主观臆造的,是唯心的。

3.弗洛伊德理论的混乱性

关于"我"的发生关系及"我"与"意识"的匹配关系的论述是混乱的。本我产生自我(自我是本我的一个特别改变的部分),自我产生超我(超我是由自我分离出来的一部分)。超我介于本我与自我之间(超我深入本我之中,超我始终接近本我)。"意识"是"我"的属性,某种"我"应与某种"意识"相匹配。弗洛伊德的"我"与"意识"的匹配关系:"本我"与"无意识"匹配(本我是无意识的),"自我"与"意识、无意识"双重匹配(自我是意识的,也是无意识的),"超我"与"?"匹配(超我比自我离意识更远,它通过词表像使自己容易接近意识),"前意识"与"什么"匹配。(弗洛伊德并未提及"超我"的"意识""前意识"的"我"匹配关系)。

弗洛伊德关于"超我"的论述是玄妙、神秘的。弗洛伊德关于各种"我",尤其是"超我"的职责关系、道德观念、社会价值标准等论述中,所谓"超我是内部世界和本我的代表;超我通过自我对本我施行压抑;超我对本我有统制权;超我具有高级本性,产生道德良心;超我是超道德的"等论述,均是玄妙不可证的。

弗洛伊德关于"我"的区分,"意识"的区分,各种"我"与各种"意识"的相互关系的论述均是十分混乱的,使他自己也陷入了不可解脱的困惑之中,用他自己的话讲就是"迄今,在我们的调查过程中,我们所具有的向导是意识或无意识的区分标志;最终我们会看到这个区分标志的意义是多么含混不清。……但是,甚至在我们确定了自我位置的意义上,企图确定自我典范(超我)的位置将是徒劳的,或者利用描绘自我与本我之间关系的方法来做类比,也是徒劳的。"

4.弗洛伊德的"梦的工作""释梦工作"理论的不确定性

弗洛伊德的精神分析理论倾注于"梦的工作""释梦工作",即"精神分析"。弗洛伊德关于梦的理论具有玄妙性,"梦的工作"与"释梦工作"理论具有不确定性、多变性、泛性论等。其理论按他自己的说法是根据神仙故事、神话、民间故事、笑话、戏剧、民族习惯、风俗、格言、诗歌、传闻、俗语、观念等的主观臆造。

5.现代精神分析理论(心理动力学理论)

不论是"精神分析的自我心理学"还是"新精神分析"理论,仅仅靠修正某些观点,如"强调文化社会因素对人格发展及神经症症状的影响""把自我看作是人格的更独立的部分"等,都不能摆脱弗洛伊德精神分析理论的桎梏,是不可能有重大突破的。

6.经典的精神分析理论

由于掺杂了许多主观臆造成分,脱离了科学的轨道,此理论在心理分析理论体系中逐渐被淡化,在心理学、病理心理学、医学等领域中逐步被边缘化,使该理论有科学价值的部分也蒙受了非议。

第三节 心理的发展

在研究潜意识与精神病时,涉及到心理学、病理心理学、心理病理学、精神病学等学科,这些学科均是对正常或异常的心理现象的研究,自我的心理发展是最核心的课题。

以往,关于正常心理的研究很多,如各种心理学,都是在现实意识(现实自我)领域内的研究。关于异常心理的研究,如病理心理学、心理病理学、精神病学等学科,虽然是研究异常精神现象的学科,但大多以正常心理为参照,仅仅是对异常心理现象的描述,对于揭示异常心理现象的产生机制是无能为力的。它们的共同缺陷是离开了潜意识(潜在自我)领域。因此,一旦涉及到异常心理现象产生机制时,企图在现实意识领域内寻找根源,就会得出了许多似是而非的结论,最终陷入了困惑与迷茫。关于潜意识的研究,弗洛伊德提出的,"潜意识"概念逐步被边缘化,一旦提及"潜意识理论",人们或认为深不可测,或采取"不屑一顾"的态度,甚至在现代精神病基础理论中,将其排斥在外,或当作"历史资料"看待。

潜意识仍然是心理学、病理心理学、心理病理学、精神病学等学科研究的薄弱的一环。潜意识与现实意识是自我心理不可分割的统一体,潜意识是自我心理的发展的组成部分,需正确看待,更需重新深入研究。

一、相关的基本概念

(一)自我

"自我"即自己本身,有别于他人。在心理学中"自我"是指人类个体,是人类的一分子。通常所说的自我,即是现实生活中的自我。

(二)意识、精神或心理

在哲学、社会学、政治学、心理学及医学、精神病学等各学科中,意识、精神或心理等概念都有特定的含义。

在哲学中,意识概念是与物质概念对应而提出来的。唯物主义认为,物质是第一性的,精神(含意识、心理等)是第二性的,精神是物质的一种属性。

在新的潜意识理论中,自我、意识、心理及精神均是客观现实在人脑中的反映,将自我、意识、心理活动与精神活动特做如下限定。

自我:自我分为现实自我、心理自我。心理自我又分为现实自我想象中的自我、潜在自我及梦中自我等。

意识:心理是脑的机能,是客观现实在人脑中的反映,是心理活动的最高级形式。意识是自我的属性。现实自我的意识是现实意识;潜在自我的意识是潜意识;梦中自我的意识是梦中自我意识。

心理活动与精神活动:心理活动与精神活动是同义语,是指感觉、知觉、记忆、思维、情绪、情感、意志、行为等各种心理活动的总和。心理或精神活动是意识的属性。各种意识有其所属的心理或精神活动,即现实意识性心理或精神活动;潜意识性心理或精神活动;梦中自我意识性心理或精神活动。

在医学(含精神病学)中,意识也指人对自身状态的理解水平,即自我意识水平。对周围环境的理解水平,即环境意识水平。

意识还有两个含义,一是指人的清醒程度;一是指理解自己与环境的完整程度,一般使用"意识状态"一词。

(三)生物的生命轴

每一种生物个体(植物、动物、人类)诞生后,均具有父母代的先天遗传基因。基因是十分稳定的原始生命因素,生物体性状、特征、本能等是基因的表达。遗传基因是生物的生命轴心,个体一代代地繁衍,均以遗传为生命轴心不断循环。遗传的实质是生物先天的自然属性的传递。

先天遗传的生命功能是后天个体发展的基础。人类个体出生后,均处于一定的环境之中,包括自然环境、社会环境。在自然因素、社会因素作用下,个体的社会化是个体发展的必由之路。个体在环境中不断塑造。在后天的发展过程中,学习、认知、实践是人类个体活动的主要形式。

个体经过生长、发育、成熟、衰老,直至死亡,完成个体的生命周期。

个体死亡,后天获得的知识、经验、技能等即消失,迄今为止,还没有遗传的迹象。唯有在子代留下遗传信息。

根据"用进废退"的原则,后天的环境因素或可影响基因的变化,如基因突变、新的基因出现等,促使人类不断进化,但在个体短暂生命过程中却难以观察到。

(四)个体的生命周期

人类个体的发展有两层涵义,一是指人类种族生物种系发展的过程;二是指个体从出生到生理死亡所经历的生命阶段的过程。这种从生到死的过程称为生命周期,包括个体的生长、发育、成熟,各年龄期段的变化,最后衰老,死亡。

个体的生命周期是一个发展的变量。心理的发展是从简单的原始心理向复杂的社会化心理不断发展的过程,心理发展是在大脑皮层不断建立新的心理中枢的过程及不断修正变化的过程。个体的发展是一系列的变量,个体一生是不断地发展、变化的过程,心理的发展也是一系列的变量。个体发展是从生物人向社会人发展的过程。

二、心理发展

(一)机体的先天设置

人体的结构功能设置十分微妙,如细胞、组织、器官、系统的结构与功能,神经系统的结构与功能等。先天遗传的功能,如新陈代谢、成长、繁殖、生存本能等,是遗传基因决定的。神经系统的先天设置为个体后天的心理发展做好"规划",如初级视觉中枢"规划"在枕叶;听觉中枢在颞叶;皮肤觉中枢在中央后回;运动中枢在中央前回,在大脑皮层均有先天"规划"好的区域。

(二)大脑皮层的可塑性

本能是心理发展的根源。自我心理的形成和发展机制,是一个容易被人们忽视的重要问题。胎儿出生时便是一个生命整体,具有先天遗传的生命功能,如新陈代谢、生存的先天本能等,包含着生命形式的全部特点,能确保个体的生存和发展。这些生物属性是生物长期进化的结果,它贯穿在生物物种的延续发展的过程中,也贯穿在个体的整个生命过程中。在新生儿时期,除大脑皮质下具有先天遗传的各种生命本能外,大脑皮质还是一片空白。但大脑皮层的先天设置(大脑皮层可塑性)为后天心理的发展奠定了物质基础。

本能是个体生命的原始功能,本能包含个体的原始心理,是心理发展的根源。学习、认知和实践是人类后天心理的发展的源泉。人类个体仅仅依靠本能是不能正常生存的,原始本能还需要不断地发展。学习与认知从感知觉开始,通过直接或间接的学习,不断地认识自然,认识社会,也认识自己,获得知识、经验、技能等,以至于形成复杂的思维活动,思想、观念、意志行为活动等。

个体后天的心理发展是在大脑皮层建立各种新的心理中枢的过程。

(三)自我心理

自我的心理:心理功能是神经系统的高级功能。心理是一个学习、认知的发展概念。

行为学习理论:包括经典条件反射理论、操作性条件反射理论、社会学习理论等,均是从学习的角度来描述心理形成与发展。认知理论是从认知角度来描述心理的形成与发展，也是一种学习理论。人本主义心理学虽然强调研究人性，如人的成长、潜能与自我实现倾向，人的存在与意义等，但从心理学的角度看，个体的成长、潜能与自我实现，人的存在与意义等，都不能脱离学习与认知。人类个体自出生后，便与周围环境（自然环境和社会环境）接触，开始在环境中学习、认知活动，如家庭教育、学校教育、团体教育、社会教育，社会影响、主动学习、被动学习等等。尤其是学校教育，在学习期间，获得大量的知识、经验、技能，此外，还有自学、工作、研究等。人的毕生都在学习、认知。这些直接的或间接的知识、经验、技能、体验，以至思维、思想、观念、意识、适应与改造周围环境等行为活动等，都是心理的发展的内涵。

心理是一个主观的心理世界：尽管"心理"这一概念仍然是学者们有所争议的问题，在各有关学科有各自特定的意义。但"大脑是心理的器官，心理是大脑的高级功能"之说是没有异议的。"心理是客观世界在人脑中的反映"，一般而言，也是毋庸置疑的。"心理是一个主观世界"这一命题便是以此为基础的。从认识论的观点看，人在不断地认识客观世界的过程中，建立和发展起来一个主观的心理世界，这是易于理解的。主观心理世界的存在，体现于一切纯心理活动。当一个人处于与客观外在环境相隔离的状态时进行的各种心理活动，主观心理世界便呈现出来；如我们回忆往事时，思维活动中的相关场景、人、事、物及各种活动便呈现出来。当我们进行某种创作构思时，思维活动中的各种场景、人、事、物及相关的各种活动便呈现出来，这便是主观心理世界的呈现。

（四）心理自我

在心理世界之中，总是少不了"自我"。这个"自我"在某时、某地、某事物中以一定角色呈现并参与活动，这个"自我"便是"心理自我"。

心理自我的存在：自我的心理有一个"主观心理世界"，这是毫无异议的。在"主观心理世界"中又有"心理自我"，这个就很少受到人们的关注，不易为人们所理解，或使人感到有些困惑。但我们只要认真地思考一下就明白了，当我们回忆过去某事物时，在某时，某地，某事物中，必然有"自我形象"在其中，或者在做梦时，梦中必然有"自我形象"（梦中自我）。

心理自我是"自我"在心理的反映：人们在认识客观世界的同时，也不断地认识自己本身。对于大脑的认识功能而言，"自我"本身也是认识的对象，将认识主体客体化，自我本身及自我的各种结构、功能属性成为自我认识的对象，即自我认识。通过自我认识，在"主观心理世界"之中，建立和发展起来"心理自我"。这样，自我有一个"主观心理世界"，"主观心理世界"之中又有"心理自我"，或者说，"心理自我"是"主观心理世界"的组成部分。这就是"自我""心理""心理自我"的辩证关系。因此，"心理自我"是自我本身在人脑中的反映。"心理自我"是心理学、病理心理学等学科的一个极其重要的概念。

自我、自我心理、心理自我的内涵是一个不断发展的变量：从认识论的观点看，"自我"是一个认识发展概念。人类神经系统具有先天遗传的认识功能，或称为"认识本能"。个体自出生后，就开始不断地认识客观世界，现在的"自我"不全等于过去的"自我"，将来的"自我"也不全等于现在的"自我"，从这个意义上讲，"自我"的内涵是一个不断发展的变量。从神经信息论的观点看，人们在认识客观世界的过程中，客观世界的各种事物的信息不断地储存于神经系统的一定结构之中（神经元及神经网络结构），形成了"主观心理世界"。人们在自我认识的过程中，自我发展的历程及其各种属性、特征的信息也不例外地储存于神经系统的一定结构之中,形成了"心理自我"。

（五）自我的区分

自我分离:通过梦的浅析,将自我区分为现实自我和心理自我。心理自我又可以区分为现实自我的心理自我、梦中自我和潜在自我。

1.几种形式的自我

现实自我:现实自我即是现实生活中的自我,是现实生活的主体。现实自我的意识是现实意识。它控制着各种现实性精神或心理活动。现实意识活动是显性的,是可以自我观察的,即对自我活动及自我心理活动具有自知力或自我认识力。现实自我是先天功能(含先天各种生理功能与本能)与后天习得功能的统一体。现实自我是各种心理自我的统一体,是心理自我与自我实体的统一体。在觉醒状态下,它控制着机体与体内外环境因素相互作用的反应,控制着它能所及的心理领域(现实性心理领域)的反应,也直接或间接地控制或影响着机体的各种生理活动。现实自我、现实意识、现实意识性精神或心理活动,便是通常所称的自我、自我意识、自我的精神或心理活动,是最高级别的自我形式。现实自我、现实意识、现实性精神或心理活动在各种生理学、普通心理学及许多医学临床学科中研究很多,不赘言。

现实自我想象中的自我:现实自我想象中的自我即是现实自我在回忆往事时或进行某种创作构思活动时的自我,与现实自我是一个统一体,它是现实自我的心理自我形式。

潜在自我:潜在自我是一种潜隐的心理自我,潜隐是对于现实自我的自我观察表现出的潜隐性,其活动不为现实意识所控制。潜在自我的意识称为潜意识。潜在自我是一种较低级的心理自我形式,是现实自我的"过去式",它伴随着现实自我以潜隐的方式发展,可以反映出自我发展历程的连续性及阶段差异性特征,并具有意识发展过程中的一些原始特征,它是自我发展的另一种心理自我形式。潜在自我被包容于现实自我之中,与现实自我融合为一体。在现实生活中,以现实意识为主体意识,潜意识受控于现实意识,一般不能显示其自发的、独立的活动。潜意识控制着它所属领域的心理或精神活动,也直接或间接地控制或影响着机体的各种生理活动。在特定条件下,现实意识活动减弱或停止,潜意识活动被解放,或因种种原因,潜意识活动增强,打破了现实意识的控制,潜意识便显示出独立的、自发性的活动,甚至可完全取代现实意识的控制地位,按潜意识方式进行活动。睡眠时,现实意识停止活动,潜意识被解放,潜意识活动便形成了梦。

梦中自我:梦中自我是心理自我的形式之一,是潜意识在梦中创造的自我形象。梦中自我也是一种自我系列,它可以反映出自我发展历程的连续性及阶段差异性特征,换句话说,梦中自我可反映出个体发展各时期的特征。梦中自我只是梦的一个组成部分,它不是梦的主导者,它不能意料与控制梦的产生、演变与结局。梦中自我是潜在自我与现实自我的中介,梦中自我的感觉、知觉与现实自我的感觉、知觉相通,因此,梦可以为现实自我所感知。

2.对自我的区分是自然描述

对自我、意识、自我意识性精神或心理活动的区分,应是自然描述,而不是假设或推理。如此区分,才有明确的区分标志,又有清晰的所属关系。

（六）自我、意识、精神活动或心理活动的相互关系

1.意识从属于自我

各种不同形式的"自我"各有其自己的"意识"。现实自我的意识称为"现实意识"；梦中自我的意识称"梦中自我意识"；潜在自我的意识称"潜在自我意识"或"潜意识"。

2.精神活动或心理活动从属于意识

各种不同的意识各有其所属的精神或心理活动，即现实意识性精神或心理活动、梦中自我意识性精神或心理活动、潜意识性精神或心理活动。各种不同的自我意识对各自所属的精神活动或心理活动有控制、统率、整合功能。

（七）自我序列

各种自我均是"自我"发展的序列。人们在自我认识的过程中，自我发展的历程及其各种属性、特征被储存于神经系统的一定结构之中，形成了各种"心理自我"序列。各种自我、意识、心理的内涵是不断发展的变量，均可反映出自我发展阶段的特征。

（八）躯体感觉、知觉、运动机制主要依附于现实意识

现实自我是最高级别的自我。躯体感觉、知觉、运动功能，主要为现实意识所控制，在一般情况下，躯体感觉、知觉、运动只是随着现实意识活动而活动，随现实意识的抑制而抑制。在睡眠状态，现实意识活动抑制或停止，躯体感觉、知觉及运动活动也产生同步抑制，没有现实意识的指令，一般不能产生相应的活动。

在睡梦时，梦为潜意识所主导，梦中自我的感觉、知觉、运动一般是梦中自我与梦的环境刺激相互作用的反映，是一种纯心理现象，它与现实自我的躯体感觉、知觉和运动不是等同的概念，潜意识活动一般不能启动躯体的感觉、知觉和运动机能，多是意向性活动。

在病理情况下，因现实意识控制病理性抑制，潜意识活动呈现，现实意识与潜意识不同程度地控制机能，呈现出双重意识控制状态。在双重意识状态下，躯体感觉、知觉、运动机能受现实意识与潜意识双重控制，形成一系列异常感觉、知觉和运动障碍。当潜意识完全取代了现实意识控制地位，躯体感觉、知觉和运动机能则受潜意识所控制。"双重意识状态"在幻象部分详细讨论。

（九）各种形式的自我的区分的意义

自我（现实自我）对于一般生活而言已经是十分明了的，在各种心理学（现实意识领域）中也是十分明了的。但对于异常心理现象或病理心理现象的研究，仅此是不够的。"自我"在心理学中是一个十分重要的概念，"自我"这一概念未得到进一步地阐明，"心理""意识""精神"等概念含混不清，对心理研究的深入研究是很困难的。

当我们将自我区分为现实自我与心理自我，又将心理自我区分出潜在自我、梦中自我等自我形式。各种不同形式的自我均是自我的心理发展的系列，是自我发展历程的反映，可反映出自我发展的连续性及阶段差异性特征。

在我们将自我做了不同形式地区分后，心理中枢具体所指的是现实心理自我、潜在自我和梦中自我等。因此，心理中枢由不同层次、不同级别，即不同形式的心理自我所组成，其中，现实心理自我是最高级别心理自我，潜在自我受控于现实自我，梦中自我是潜在自我在梦中塑造

的自我形象。各种形式的自我相互间有发展上的等级差异与从属关系,既有统一,又有分离的层次关系。

对不同形式自我的区分,使"心理"的内涵复杂化了,但也使各种自我、意识、心理、精神等概念清晰起来了。

(十)本能

1.本能分类

马斯洛的本能分类:马斯洛的需求层次理论有五个层次的本能,满足了一个层次便有高一层次的需求,这些都是人的本能。各种层次需要本能:①生理上的需要。这是人类维持自身生存最基本的要求,包括饿、渴、性、衣、住方面的要求,生理需要是推动人们行为的最强大的动力。②安全需要。③情感需要,包括发展的需要、归属的需要。④尊重的需要,分为内部尊重和外部尊重,内部尊重即自尊;外部尊重如社会地位、社会尊重、受人尊重等。⑤自我实现的需要,是最高层次的需要,如个人理想、抱负等。

美国俄亥俄州大学的一项研究表明,人类所有的行为都是由15种基本欲望和价值观所控制的,大部分具有遗传学基础,这些欲望引导着我们的行为,其中只有公民权、独立或被社会排斥的恐惧没有遗传学基础。大多数欲望与动物所表现出来的相似,这表明它们有共同的基因基础。15种本能欲望:①好奇心、学习的渴望;②食物;③荣誉感;④被社会排斥的恐惧;⑤性本能;⑥体育运动;⑦秩序;⑧独立;⑨复仇;⑩社会交往;⑪家庭;⑫社会声望、名誉、地位;⑬厌恶;⑭公民权;⑮力量、影响、征服别人。

2.本能及后天获得的知识经验均不能作为自我的区分条件

本能是遗传的原始心理、行为和能力,受基因的控制,是后天自我发展的基础。

自我的发展历程是由简单的、低级的、原始的自我向复杂的、高级的、理性化的自我方向发展的自我系列。

人类个体心理的发展主要体现在随着现实自我意识的发展,潜在自我意识也同步发展。

后天自我发展是先天本能的延续。心理自我、梦中自我、潜在自我等,均是自我的发展序列。

现实意识、潜意识与本能的关系:在个体心理发展过程中,本能与后天获得的知识经验融为一体,彼此是不能分割的。在现实意识及潜意识中均包含有后天获得的经验、知识、技能等,也包含有先天遗传本能成分,这种本能成分是通过后天发展的本能。不论是何种形式的自我发展过程中都具有本能及后天获得的知识经验的成分。因此,本能及后天获得的知识经验均不能作为自我的区分条件。

潜意识与本能不是同一概念。

弗洛伊德的精神分析理论就是将"本能"作为自我的区分条件之一,提出了"自我""本我"和"超我""意识""无意识"和"前意识"概念,造成了各种形式的"我"的相互关系之间的混乱,各种"意识"的相互关系之间的混乱,各种"我"与各种"意识"相互匹配关系的混乱,最终导致了该理论的混乱。

(十一)人类心理与动物心理

讨论人类心理与动物心理的前提是进化论。人类是从动物进化而来的,在心理发展上,人类心理与动物心理有一定的联系,即人类与动物心理发展上的连续性。研究人类的心理发展就必然要涉及动物心理,这里的"动物心理"所指的动物是进化等级较高的动物,如哺乳类动物,尤其是灵长类动物。

在描述动物心理时,对于人们所熟知的一般性概念,诸如动物的感觉、知觉、记忆等仅做简单提及,对于动物的各种特殊活动,诸如动物技能、思维、推理、情感、意志、动物品格、动物的社会性等做重点讨论,以便与人类心理做比较。人类的一般性心理在各种心理学中研究很多,此书仅在人类心理与动物心理的比较中简单地提及,不赘述。

1.生存模式

现存的各种动物,不论等级高低,能够生存至今,都是长期进化发展的结果。每种动物,在一定的环境中具有一定的适应生存能力,形成各自的生命模式。人类的生命模式是最高级模式,人与动物最为明显的是进化模式的差异,表现为人类个体心理发展具有"人格化"发展模式,"人格化"发展模式是人类所独有的,就像猩猩有猩猩的生存模式,狗有狗的生存模式,猩猩和狗都不会变成其他动物或人类。

2.人与动物有共同的生物属性(自然属性)

按进化论的观点,人是从猿进化而来的,即人也是一种动物,因此,人与动物均具有共同的生物属性。动物的生物属性包含着生命形式的全部特征,如新陈代谢、先天的生存本能、学习本能等。这些生物属性是生物在自然界长期进化的结果,它贯穿在生物物种的延续发展的全部过程中。生物属性是人和动物最为稳定的属性。生物属性对于生物个体而言是生存最基本的前提,没有它,就意味着生物物种的消灭。动物和人类个体生存周期与物种进化过程相比是十分短暂的,个体不断地产生,也不断地消失,但它们的生物属性可以遗传方式代代相传,继续保存下去。可见,动物与人的生物学属性是生存的根本,如果人类没有这种属性,就没有人和人类社会。

3.人与某些动物均具有社会属性

一些社会性动物也具有各自的社会性,如灵长类动物,大象、狮子、狼、鬣狗。社会性动物有一定分工,有等级"制度"。有的动物有自己的领地,动物用信号或简单语言(语言本身即是声音信号)、表情及身体语言进行交流。动物能够认知和适应环境,能够分辨生存的有利环境和不利环境。动物能识别敌、友、亲、疏,形成一定的社会关系。动物有"敌人"和"朋友",有爱、恨、情、仇等。人类具有人类社会性,比如,很多家庭、家族、群体中有首领(王)等。人与某些动物均具有生物属性及社会属性,为使人类与动物的社会属性区分开来,人的社会属性称为人类社会属性,动物的社会属性称为动物社会属性。

4.人和动物的生存法则

动物生存主要是依靠自然,利用自然,即对自然环境及动物社会环境的生存适应。动物的生存法则是生存竞争,优胜劣汰。而人类,除了对自然环境及人类社会环境的生存适应外,也存在生存竞争,这种生存竞争主要表现为人类之间的竞争,人类的生存竞争更为高级、复杂。此外,人类建立和发展了人类文明,具有一定的改造自然、社会环境的能力。

5.个体生存的"自我中心"倾向

动物个体的生存主要是以自我为中心的,即利己的。而人类个体除了自我中心外,利己利他,个体要承担人类社会的职责和义务。

6.人类与动物生存能力

人和动物的生存能力包括两大部分,一是先天遗传的本能,二是后天获得的功能,如知识、经验、技能等。人类和动物均有生育本能、觅食本能,安全、防御本能,活动本能,喜欢与厌恶本能,原始情感、学习或探究本能等。

7.人与动物后天的获得能力

人类和动物仅仅依靠先天本能是不能正常生存的,必须在环境中不断地学习各种生存经验、技能等。

人与动物的心理都是在后天环境中发展或塑造起来的,即人与动物都可以在后天环境中获得各种经验、知识和技能。人与动物心理的后天的发展是以先天功能(如遗传本能)为基础的,是遗传本能的发展。动物生活在自然环境和动物社会中,活动不完全是本能的,其中有相当部分的功能是后天获得的经验、知识和技能。

动物的学习形式主要是通过直接的行为学习,如模仿、捕猎游戏,学习捕猎技术,长教幼,幼学长等。而人类学习除了直接学习外,还有借助语言、书本、电视等间接学习;学习方式复杂,如家庭教育、学校教育、社会教育等;学习内容复杂,如人类道德、文化、知识、科学、文明等,包括理论、实践。

后天心理发展的神经基础是在大脑皮层建立新的、高级别的心理控制中枢的过程。

8.人类与动物的心理及活动

动物心理不仅包括感觉、知觉、表象,还包括简单的动机、情绪反应及行为活动等。高等哺乳动物已经具有初步的综合分析能力。人类和动物均具有类似的感觉、知觉、注意、记忆、认知等系统,这些系统的功能,使个体与环境联系起来,能认识自然环境和社会环境(动物具有动物社会环境)。

动物具有一定的思维能力,有进攻、防卫、对抗与逃跑的各种能力,如动物的战斗、联合战斗、选择追捕目标、隐蔽伏击、疲劳战术、调虎离山计、报复与反击、警惕性、意志力等。

动物具有喜、怒、忧、思、悲、恐、惊、爱、恨、情、仇等情绪、情感。灵长类动物的心理与人类相似,如黑猩猩具有思维、分析、综合、判断、情绪、情感、行为活动等。

9.动物的品格

为了自我生存,在优胜劣汰、生存竞争的法则下,动物个体虽有一定的活动规则,但自我中心十分明显。肉食动物既是捕食者,也是猎物。为了生存,它们弱肉强食,不择手段,厮杀、打斗、抢夺、偷窃,甚至欺骗,但具备这些能力,是为了种族的生存繁衍及个体生存,是天经地义的。

10.动物与人类心理的比较

人从动物进化而来。人和动物均有心理活动,它们有进化上的连续性,也有巨大的差异。灵长类动物的心理与人类心理更为接近,将动物与人类心理列表比较(表1-3-1)。

表 1-3-1 动物与人类心理的比较

项目	动物	人类	差异性
生命进化模式	各种动物进化模式	人类进化模式	不同
心理属性	生物属性占优势	重社会属性	极大
本能	食物、安全等	食物、安全等	相似
学习	简单	复杂	极大
获得能力	简单	复杂	极大
智能	黑猩猩智力较高	智力高度发展	极大
制造工具	制造简单工具	制造飞机、飞船等	无可比拟
社会性	简单动物社会性	复杂的人类社会性	极大
生存法则	依靠自然,适应自然 生存竞争,优胜劣汰	适应与改造环境 人类竞争	极大
自我中心	显著利己	利己利他	极大
规则	简单的动物社会规则	复杂的人类社会规范	极大
分工	简单分工	复杂、多层次	极大
领地	部分动物有	国家划分等	极大
社会交流	声音、表情及身体动作	高度发展的语言、文字、文化等	极大
竞争方式	主要是动物间生存竞争	主要是人类之间生存竞争	极大
战争、防御	简单	现代化	极大
报复与反击	简单	复杂,形式多样	极大
情绪情感	情感齐全,简单	情感丰富	极大
品格	动物品格	人类规则与道德	极大
心理	动物心理	人类心理	极大
意识	动物意识	人类意识	极大

11.动物与人类的主要区别

人类与动物,尤其与灵长类动物具有许多相似性,这是进化连续性的表现。人类与动物也有极大的区别,通过动物与人类心理的比较,人类与动物的主要区别:

人类和动物具有各自种系进化发展的生命模式。人类具有"人格化"发展的模式,而动物没有。哪怕是一种高级灵长类动物,无论怎样地训练,都不能达到人类的水平。

人类进化最显著的特征是大脑的发展,大脑的发展促使人类智慧的高度发展,使人类心理与动物心理拉开了极大的差距。

人类具有第二信号系统,如复杂的语言、文字的形成与发展。文化、理性、文明是智慧发展的显著标志。

动物只能被动地依靠和适应环境,获取自然资源。人类能主动、具有创造性地产生劳动,后天的教育、学习能促使科学发展,从而对自然、社会实行改造。

但从进化论的观点看,人类是从动物进化而来,动物心理(或意识)与人类心理(或意识)具有在进化发展上的连续性。动物心理与人类心理总的区别是进化层次的高低之差,如果把它们绝对地区分开来,割断它们之间的内在联系,就违背了"人类由动物进化而来"的基本原则,违背了辩证法原理。

(十二)人类个体的社会化

1.人类个体与社会

社会生活是人类生活的主体生活,人类社会属性是重要的属性。人类社会由个体所组成,每一个人都是人类的一个成员,没有个体,就没有人类社会。人类个体除生物属性外,重要的还有人类社会属性。人类个体自从出生后就接触家庭,家庭是人类社会的基本单位。人类个体在幼年期需要母亲的哺乳,家庭的抚育,而后逐渐扩大与周围世界的接触,学龄期开始学习,个体处于相当长的学校生活,然后进入广泛社会,从事各种社会活动等。个体的一生在社会中度过,个体离不开社会。

2.个体的权利和义务

个体以一定角色参与社会的活动,既有权利,又有义务。所谓权利,是指个人享受社会给予的权力和利益。所谓义务,是指个人对社会所承担的责任。不尽社会义务,就没有权利;要享受权利,就必须尽义务。个人利益以自我为中心,个人利益和社会利益的矛盾是可以调和的,但不会消除。个体生活在一定的社会环境中,个人利益与社会利益的矛盾统一,就是个人权利和义务的统一,是个体超越自我中心,从生物人过渡到社会人的过程。

3.社会规范

个体处在一定的社会关系中,为了维护个体权利和义务,需维护好社会秩序、工作秩序和生活秩序。团体、国家、民族等对于每一个成员都规定了权利和义务,如学校、机关、集体、社会团体、民族、国家等,都有各种生活规则、纪律、制度等社会规范。除了各种社会规范外,还有伦理、道德、文化等也是个体必须遵守的。道德、法规、法律调节着个人和社会之间矛盾。个体依赖于人类社会,个体必须遵守各种社会规范。人类个体从小就要受到家庭、学校、社会的教育。建立起来良好的道德观和世界观。个体在社会生活中,对符合社会规范的活动加以褒奖,对不符合社会规范的活动加以限制或改造,甚至处罚、制裁。

4.人类个体的社会化过程

个体的生物属性:人与动物具有共同的生物属性,先天本能(包括原始心理)是由遗传决定的,人的生物属性的表现与动物一样,具有动物特征,或称为生物人。人类个体的生物属性对于生存是十分有限的,必须通过人类社会化过程成为社会人。

个体的后天学习、认知和发展:人类个体的社会化是后天发展的重要部分。人的生物属性是社会属性发展的基础,社会属性是生物属性的延续和发展。后天获得的经验、知识、技能等,是通过学习、教育、培养、训练而建立起来的,其机制是在大脑皮层建立和发展各种心理自我的控制。

5.本能的发展

人类个体的心理、精神、意识等均是在本能的基础上发展起来的。

"人格化"本能的发展:人类个体的发展按人类生命模式发展,是人类所特有的。由于人类智能高度发展,人类个体的心理发展产生了飞跃,与动物心理发展拉开了极大的差距。人类不仅能够适应自然,适应社会,还能够改造自然,改造社会。超越自我中心,从生物人过渡到社会人。

食物本能与发展:人类除从自然界获得食物以外,还具有生产食物的能力,如种植、饲养等,甚至形成了饮食文化等。

性本能与发展:人类的性本能,除了生育以外,还有其他意义,如性欲、爱情、性文化等。

快乐本能的发展:由游戏本能发展为各种娱乐,如音乐、舞蹈及各种文化艺术等。

运动本能的发展:人类个体由先天的简单运动,如站立、走路,到奔跑,发展为强身健体的各种体育活动、体育艺术、体育文化。

安全、进攻、防御本能的发展:人类个体具有安全、防御和进攻本能。人类发明了各种先进武器,发展为现代化战争与防御,产生战争、防御科学文化等。

友善本能的发展:从原始的友善心理,如家庭的爱、同类的友爱、与异类的和平共处,发展为理性的、文明的、广泛的友善心理。

原始情绪发展:由原始的情绪发展为各种高级的情感。

言语、文化的发展:由人从出生时便具有简单的声音信号发展其极为复杂语言系统,并产生了人类文化。

学习本能的发展:人有学习本能(好奇心或探究本能)。人类通过直接或间接的方式学习各种知识、经验、技能,认识自然和社会,进行科学研究等,进而探索本能和发展。

生产的发展:为了满足人类的各种需求,如物质的需要、精神的需要,发展了工业、农业、商业、军事、文化、艺术等。

综合发展:表现为德、智、体力的发展,逐步自我实现理想化目标。

6.个体生物属性与社会属性的矛盾的统一

个体的发展所面临的是生物属性与社会属性的矛盾。个体的生物属性是遗传的,是"自我中心"的,是不可能被"清除"的,但能够调整、改造和发展。个体在社会化过程中,通过学习、认知、实践等活动,对符合社会规范的生物属性加以巩固、发展;对不符合社会规范的生物属性加以限制或改造。这种矛盾推动着个体从生物人向社会人的转化,达到矛盾的统一,使人类个体的发展纳入社会规范的轨道,成为一个健康的社会人。

7.心理自我的形成

心理自我是在先天原始心理基础上通过社会化过程等发展起来的。自我心理发展的神经机制是在大脑皮层不断地建立、发展心理自我,心理自我是高级的心理控制中枢。

(十三)被剥夺了人类社会化的孩子

1.野兽哺教的人类孩子

猴孩:1927年印度发现了两个猴孩。猴孩像猴子一样爬树摘果,像猴子一样奔跑跳跃。

狼孩:1920年发现一个狼孩,在孤儿院经过十多年的抚养,到17岁死亡前才学会了晚上睡觉,用手拿东西,用杯子喝水,能听懂几句简单的问话,学会了四十几个单词,但一直没有学会语句。1972年印度发现了一个三岁的狼孩。据报道,狼孩怕火怕光,不会穿衣服,用四肢走路;喜食生肉,不吃素食;白天像小狗一样在角落里睡觉,晚上起来活动;眼睛像狼眼一样发光;

午夜后像狼一样嚎叫;经训练后,才能用双脚走路。

熊孩:1964年在苏联发现过一个熊孩。他像熊一样笨拙地走路、咆哮,像熊一样敲打树木。

据统计,从18世纪至今,已经发现三十几个为野兽哺教的人类孩子。

2.兽孩心理形成机制

先天的本能(原始的心理本能):个体出生时,仅仅在皮层下有各种先天的本能,包括原始的心理本能。人的大脑皮层还是一片空白,需要后天的发展。人类个体出生后,生活在一定的人类环境中,心理便开始了后天塑造。

大脑皮层的塑造:即在各种先天的心理功能基础上,个体通过人类社会化过程,在大脑皮层建设新的、高级的心理控制中枢。大脑皮层的塑形取决于后天环境因素。兽类哺育的人类孩子,虽然他也有人类的遗传基因,但遗传基因控制的仅仅是生物属性部分。兽类哺育的人类孩子被剥夺了人类社会生存的条件,尤其是个体的社会化,进入到兽类生活环境中,大脑皮层所经受的是兽类环境的塑造,改变了向人类心理发展的方向,只能够被塑造成"兽类"心理。

心理形成和发展的规律:个体心理发展与神经系统逐渐成熟的阶段相关。心理发展是分层次、分阶段、循序渐进、连续性发展的过程。一个环节扣一个环节,不能跳跃,也不能中断,先前的发展是后来发展的基础。被野兽抚育的人类孩子,背离了人类个体"人格化"发展的方向。在幼年期被剥夺了人类心理发展,造成了人类心理发展规律紊乱。即便这些孩子重新回到人类社会后,不管通过怎样地训练和教育,也难以改变大脑皮层的动物性塑形(神经系统的功能结构被已经形成的动物心理结构所占据或扰乱),故总难以改变已经形成的动物习性,心理活动远远达不到同龄儿童的智力水平。

(十四)人性

人在刚出生时具有类似动物性的本能,或可称为"生物人"。个体心理是在个体生物属性(即先天原始心理功能)基础上发展起来的,心理的社会化内涵包括了生物属性。而人类个体的生物学属性还包含着人的"人格化"模式塑造、发展的遗传性。这是人类最重要的遗传本能,是人类个体在后天社会化过程中,可塑造成为一个"社会人"的基础。

人的属性具有生物属性和社会属性。生物属性是人类和动物的共同属性。人类的社会属性是在生物属性基础上发展起来的。人类社会化即是个体生物人向社会人的转化。因此,人类也具有一定的动物属性,具有一定的动物性心理和行为。社会化程度越低的人生物属性越显著。人类的生物学属性十分稳定,可以"改造",但不会消失,它可以遗传到子代。人的社会属性固然重要,但它只是伴随个体的一生。对于人类文化、知识、经验等后天获得的东西,迄今还没有发现遗传的迹象。

在讨论人性时,生物学属性与社会属性没有主次之分。片面地强调人的社会属性,否定人的生物属性即否定了个体发展的根本,同样,肯定人的生物属性而否定人的社会属性就否定了个体的发展。将二者对立起来的观点都是错误的,关键不在于强调人的某种属性,而是两种属性的发展辩证关系。

人性的善恶问题是一个题外问题,中国的古典有"人之初性本善"之说,也有"人之初性本恶"之说,这两种说法都是幼稚的。

不论动物与人类个体,遗传本能中有敌对、攻击的一面,也有友善的一面。动物个体所处的环境有三个方面:一是自然环境;二是动物世界环境;三是同类动物环境(社会性动物的社会环境)。动物生存法则是优胜劣汰。若没有一定的生存能力,就意味着死亡或种族的灭亡。动物在环境中生活,铸就了动物的攻击、防御等行为,尤其是食肉动物。某种动物既是猎食者,也是猎物。即便是百兽之王——狮子也可能成为猎物。强势动物捕食弱势动物,弱势动物或逃跑、躲避,或报复、反抗,环境铸就了动物的品格,动物的品格不存在善与恶之分。有谁会说动物的厮杀、打斗、抢夺、偷窃,甚至欺骗等是"恶"? 不会的。又有谁会说人类幼小个体的某些类似动物的行为是"恶"? 不会的。因为他还没有成年,需要哺育和不断地学习,教育。

历来,所谓善、恶是用社会标准来衡量的。

在现代人类文明社会中,理性、人道、文明等概念是相对的。人类对于动物是不谈理性与文明的。人类的生存竞争转入了同类竞争。人类智力的高度发展,在同类竞争中是智力的较量,与动物的生存竞争相比,更加残忍,更加不择手段。为此,在文明的进程中,又产生了各种社会公约,对不文明的行为加以限制,或惩恶扬善。

人类社会的发展是从原始的向理性化的、文明化方向发展的。"人之初性本善"是人类文明发展的理念,是对人类幼小个体的一种文明的期盼,从善是人类文明进程的方向。但在人类文明社会中,即便是高度自我实现化的、高度文明、具有巨大权力的人,面对强敌,是不能充"善"的,即便是自己不"弱肉强食",但也要防止别人对自己"弱肉强食",人们称为防卫。因此,在人类心理发展过程中,基本的生存本能是不能丢失的,也是不会丢失的,它依然保存在遗传基因中。

(十五)进化——基因的发展

在基因的进化中,不适用的基因可以逐步退化,适用的基因随着个体后天的发展而进化,可以逐渐形成新的基因。在个体的一生中,可以观察到"用进废退"的现象,种族基因的发展是一代代个体发展的结果,个体的发展能促使基因的进化,但基因的变化需要通过漫长的种族进化发展过程才能显示出来。

第四节　神经系统控制

一、控制系统

人体由各种细胞、组织、器官和系统构成,各有其不同的结构和功能,它们在机体的各种控制系统(如神经系统、体液系统及细胞、组织、器官自身的调节系统)的控制和调节下严密地、有机地组织起来,构成一个高度统一、协调的整体,在这些控制系统中,神经系统的集中控制起着重要作用。

神经系统的控制,按控制的意志性,可分为意志控制、自动控制和半自动控制三种。意志控制以意志为转移,如各种随意运动和随意行为活动。意志控制属于心理控制。自动控制不受意志左右,如内脏活动、低级反射、细胞、组织、器官、系统自身的调节、控制功能,表现为不受意志直接支配的自动控制特征。半自动控制即有受意志直接控制的一面,也有自动控制的一面,如呼吸运动。半自动控制是由高级的心理功能控制和自动控制的联合控制。

(一)细胞、器官等的自身控制

构成机体的各种细胞、组织、器官,具有一定的自身调节、控制机能,能对自身的各种生理活动进行有限的调节,如细胞的新陈代谢作用;血液中红细胞运输氧和二氧化碳的机能;白细胞的免疫功能;内分泌的调节机能等,均属于自动控制。

(二)各种组织、器官的自动节律性活动

如内脏平滑肌的自动舒张、收缩运动;心肌的自动节律性活动;较低级的神经组织自身的自动兴奋及其他各种组织器官的自动节律性活动等。如血液循环、呼吸、消化、吸收、排泄等内脏的机能活动,受自主神经系统的控制,属于自动控制。

(三)意志控制

机体的感觉、知觉、思维、行为、情绪、情感等心理功能是神经系统的高级功能,直接受意志控制。

二、机体的一般生理机能控制

(一)神经中枢

中枢神经系统是一个庞大的、复杂的、精密而完善的集中控制系统,机体实现控制的基础是神经系统各级各类神经中枢。

内脏活动控制中枢:对内脏活动的控制主要是自主神经系统,自主神经系统控制不为意志所左右,属自动控制,如肠壁内的神经节、神经丛可以完成肠的一定的反射,控制肠道的活动。心脏的自动节律系统可控制心脏的自动运动。大脑皮层下是内脏活动的高级中枢,中脑、下丘脑、边缘系统及脑干共同调节着内脏活动,如体温、水与电解质平衡,能量代谢,血液循环,呼吸,消化等。

躯体感觉中枢:眼、耳、鼻、舌、身(包括本体感觉)是躯体的外周感觉器官。脊髓、脑干是外周感觉器官与大脑皮层感觉中枢联系的途径。感觉是神经系统的高级功能,属心理控制范畴。大脑皮层中央后回是第一感觉区,是体表各种感觉中枢,其皮层占位呈一个倒置的矮人。这个"矮人"是体表各部位点对点地投射。第二感觉区与运动辅助区,是本体感觉投射区,与内脏感觉有关。边缘系统的皮层部位也是内脏感觉的投射区。枕叶是视觉投射区。颞叶横回、颞上回是听觉投射区。边缘叶的前底部是嗅觉投射区。嗅球、中央后回头面部感觉区的下侧是味觉投射区。

躯体运动中枢:脊髓内运动反射中枢有牵张反射、肌紧张反射、对侧伸肌反射、搔爬反射、排尿反射、排便反射等中枢。丘脑及脑干的运动反射中枢:中脑有瞳孔反射中枢。脑桥有角膜反射中枢。下丘脑有声音探究反射中枢。上丘脑有光探究反射中枢。小脑对运动的控制:绒球小结与身体的平衡有关。前叶、后叶有肌紧张抑制区与易化区,其占位呈一个倒置的矮人。小脑后叶对大脑皮层的随意运动的协调有关。大脑皮层下结构对运动的控制:纹状体、丘脑、及下丘脑联合成为本能反射的调节中枢。杏仁核与丘脑的腹内侧区与情绪反应关系密切。大

脑皮层的运动中枢;大脑皮层中央前回是机体随意运动中枢,皮层占位呈一个倒置的矮人。运动前区也是运动中枢的一部分。

上述对神经系统生理解剖的复习,列举了内脏活动、躯体感觉、躯体运动等的各级、各类神经控制中枢。细胞、组织、器官、系统乃至整个机体,在神经系统的调节、控制下,组成了一个有机整体。在控制系统中,有低级的细胞、器官、系统的自动控制,有高级的随意控制。这些控制功能都有精密的解剖学结构。在中枢神经系统实行意志控制中,尤其是感觉、知觉、运动均有其神经解剖和神经生理学基础,机体整体乃至各个组成部分都被纳入到神经系统控制之中。也可以说自我及其各个组成部分和属性均呈"肢解"状态存在于神经系统的功能结构之中。然而,它们还不是心理自我。心理自我是通过自我认识,自我及其各种属性在大脑中的反映,是神经系统中更高级的心理层面的"自我"的"神经信息结构"。

(二)神经系统生理集中控制规律

大脑功能的皮层化:神经系统进化发展最显明的标志是大脑功能的皮层化。大脑功能的皮层化是大脑控制功能高度集中的表现,是机体形成统一协调的有机整体的基础。神经系统的控制机制虽未被完全阐明,但对一些基本的生理控制机制已经明确,神经系统集中控制的基本规律也已经可以确定。

神经系统是机体整体功能控制的主导系统:神经系统在进化发展过程中,是由低级向高级发展起来的一个庞大的、高度集中的控制系统。神经系统实行集中控制的基础是各级各类神经中枢。人类的最高级中枢是现实自我(现实意识)。

每当新的、更高级的神经中枢形成后,原来的高级中枢便沦为它的下级中枢,成为中转中枢。

高级的神经中枢对低级的或低位的神经中枢实行层层控制。

各级各类中转中枢:上受控于它的上级中枢,下控制着属于它的下级中枢,起着神经信息的上传下达的作用。

各级、各类中转中枢或低位中枢可保持着进化发展过程中的原始功能,并具有相对的独立的、自发性的活动特征。在特定的情况下,可以显示其自发性活动。

机体是一个高度集中控制下的统一的、协调的有机整体。在正常情况下,神经系统的最高级中枢是意识中枢(或意志中枢),是人类活动的主导控制中枢。意识中枢对它所属的各级各类神经中枢实行层层控制,低位中枢一般不能显示其自发性、独立性活动。意识中枢虽然不能对机体的自动控制系统起直接支配作用,但可间接地产生影响,通过自动调节,使之与意识活动状态相适应。这样,在高级的意识中枢的控制下,机体成为一个高度集中控制的、统一的、协调的有机整体。

神经系统的解剖生理研究表明,神经系统的集中控制规律是神经系统生理、病理的普遍规律,也是生理心理、病理心理的普遍规律。

(三)失控

在特定条件下,神经系统的集中控制发生障碍或遭到破坏,则显示出各种功能失控现象。受障碍的神经中枢功能丧失,表现为功能缺失;被损害的神经中枢的下级中枢被解放,神经中枢的功能释放表现出相应的证象。神经中枢障碍表现出的缺失与释放证象与受障碍的神经中枢的功能水平相当,受障碍的水平愈高,证象表现愈广泛、复杂;受障碍的水平愈低,证象表现愈简单、局限。障碍发生在神经系统的心理功能层面,则产生各种异常精神现象,障碍发生在较低级的神经中枢,则产生各种神经症状。神经系统障碍表现出的失控举例如下:

1.心脏运动的控制与失控

心脏运动属自动控制,它不为意志直接支配,但意志活动可间接地影响心脏的运动,使之与意志活动状态相适应。

正常心脏运动的控制:在心脏内有自律组织,如窦房结、结间束、房室交界、房室束、浦肯野纤维等。心脏运动受自主神经系统控制,即交感神经、迷走神经控制。延髓有血管运动中枢,疑核是心脏迷走神经中枢。脑干网状结构中有血液循环中枢。边缘系统中有血液循环调节中枢。它们对血液循环及心脏运动进行全面地调控。

失控:①在心脏运动的整个控制系统中,某一环节障碍,均会导致心脏运动的异常。若阻断了交感神经(交感神经兴奋,提高心脏的兴奋性、收缩性、自律性、心率加速等),心脏的兴奋性、自律性、收缩性降低,心率减慢。若阻断了迷走神经,心脏的运动则反向偏转。若完全阻断心脏神经系统控制,则呈现出心脏的自动节律性活动。②在心脏的自律组织中,窦房结产生正常的窦性节律对其他自律组织实行控制。若窦房结障碍,或传导途径阻滞时,窦房结控制被取消,潜在起搏点活动便产生脱逸心率、异位心律。

2.去大脑僵直

在中脑上、下丘之间切断脑干的动物,高级神经中枢对低位中枢的控制丧失,低位脑干中一些神经中枢的功能释放,脑干与脊髓牵张反射显露出来,肌紧张亢进,四肢伸直,头尾昂起,脊柱硬挺。

3.大脑上运动神经元受损伤

大脑上运动神经元受损伤时,运动机能丧失,部分浅反射减退或消失,脑干、脊髓牵张反射亢进,肌紧张加强,腱反射亢进,巴宾斯基征阳性,出现肌阵挛。

4.“假怒”

在间脑水平以上切除大脑的猫,下丘脑的防御反应功能释放,动物张牙舞爪,呈现出“假怒”。

5.纹状体、丘脑本能反射调节中枢受损害的失控

失去肌肉运动控制功能,表现出运动过多而肌紧张不全综合征。病变部位在纹状体,表现为舞蹈病、手足徐动症。病变部位在中脑核质,表现为运动过少而肌紧张过强,如震颤麻痹。

6.潮式呼吸

延髓以上水平椎体外系统神经通路受到损伤或人在深度睡眠时,延髓呼吸中枢失去了上级呼吸中枢的调节,产生延髓呼吸中枢自律性呼吸,即潮式呼吸。

7.脊髓休克

手术切断脊髓与高级中枢的联系,在反射恢复过程中,首先是一些比较简单的、原始的反射恢复,然后才是比较复杂的反射恢复。

8.麻痹瘫痪

当局部或外周神经被切断后,该神经支配的器官或部位功能丧失,产生麻痹瘫痪。

三、心理机能控制或意志控制

(一)自我的心理与心理自我

心理功能:心理功能是神经系统的高级功能。

自我心理:自我心理是客观世界在心理的反映,是一个主观的心理世界。

心理自我:心理自我是自我在心理的反映。

(二)心理控制中枢

1.心理自我的命题

心理自我的命题并不是推理或演绎,心理自我同神经系统一般性生理解剖一样,有其生理解剖学基础,与心理相关的神经功能结构便是心理自我的各级各类中枢。现今,随着现代生理学、神经心理学、临床医学等学科的深入研究,心理自我的生理解剖学已经积累了大量资料,有了相当的进展。

2.心理的发展从感觉的发展开始

感觉系统是机体先天的设置:人类的神经系统中,各种感觉系统(视觉、听觉、肤觉、嗅觉、味觉、本体感觉)是神经系统的先天设置,由感觉产生了知觉。感觉、知觉是个体与环境联系的中介。感觉、知觉是心理发展的开始。以视觉的发展为例,通过视觉,大脑皮层形成各种以视觉相关的神经中枢(表 1-4-1)。

表 1-4-1 大脑皮层与视觉相关的神经中枢表

视觉皮层各个区域(中枢)	其他名称	功能
V1	纹状皮层	分析朝向、运动、空间频率等
V2		进一步加工来自 V1 区域的信息
腹侧通路	—	—
V3 和 VP	—	进一步加工来自 V2 区域的信息
V8	—	颜色知觉
EBA	纹外身体区	识别身体部位
背侧通路	—	—
V7	—	眼动的视觉注意控制
V5(MT/MST)	内颞叶	运动知觉
AIP	前侧顶内沟区	手动(抓取、操作)的视觉控制
CIP	尾侧顶内沟区	立体视觉中深度知觉

3.心理中枢的神经解剖学基础

(1)布罗卡失语症:1861 年布罗卡(P.P.Broca)解剖失语症患者死后尸体,发现左侧大脑半球第三额回后端有软化病灶存在,开辟了对大脑皮层功能定位的研究,并取得了巨大成就,打破了过去对大脑机能哲学式的、混沌的认识局面,开辟了生理学、心理学研究的前景。

(2)鲁利亚关于人脑机能联合区的研究

鲁利亚(Luria)把人脑分为三个基本的机能联合区:第一机能联合区,主要就网状结构而言,其基本机能是维持大脑皮层兴奋状态。第二机能联合区主要是指大脑半球后半部的各种感觉区(视觉区、听觉区、本体感觉区),由大脑皮质的不同层次分别形成第一级、第二级、第三级皮质区,其基本功能是接受信息、加工信息、保存信息。第三机能联合区主要指大脑半球前半部的运动区,它也有大脑皮质的不同层次而分别形成第一级、第二级和第三级运动皮质区,其基本机能是在第三级和第二级运动皮质区内,形成运动的计划和纲领,然后由第一级运动皮质区将准备好的运动冲动发放到外周。根据晚近研究证明,知觉就是在脑的这三个基本机能联合区共同参与下实现的。

鲁利亚将中央沟后面的全部脑区分成三类皮质区。初级区一般称初级投射区,它们具有高度模式特异性,例如每个特殊区对高度分化的视觉、听觉或本体感觉信息发生反应,这些初级区主要是由皮质的传入Ⅳ层的神经元所组成。第二区与初级投射区邻近,具有模式特异性的信息在这里整合成有意义的整体。一般而言,初级区可能与感觉有关,而第二区则与知觉和认识有关。第二区的破坏会引起局限于一种知觉模式的认识或知觉障碍,例如听觉失认症、视觉失认症、和触觉失认症。第三区可整合多种感觉模式的信息,它们位于顶(躯体感觉)、颞(听觉)、和枕(视觉)第二区的交界处。在顶、枕、颞联系的重叠区,其模式的特异性消失了。第三区皮质的细胞主要来自上部皮质层,这类皮质仅见于人类。第三区的破坏会引起凌驾于任何单个模式之上的障碍。额叶结构也是类似地分等级排列的,即运动皮质、前运动皮质、(运动的组织)和前额皮质(高级整合)。前额部可作为边缘系统以及运动系统的第三级区。它们与脑干上部和丘脑所有其他皮质区有丰富联系。通过第一层的联系,前额区特别是额叶的底面和内侧面与机体的警戒状态有密切关系,与后部接受区和运动区的丰富联系使前额外侧面可组织和执行人的最复杂的有方向目标的或有目的的活动。额叶外部(凸面)障碍的特征因病变位置的前后而有所不同。邻近运动皮质的额后部病变时,运动的组织发生障碍。后面的这种障碍提醒我们,不仅运动的程序必须有组织和有起始,而且也必须连续地监督,以及为了运动程序的平滑和有效,需要根据活动的反馈进行必要的调整。在左侧的外侧部病变的患者所有这些障碍特别明显,因为该处与语言的脑结构有密切联系,它也与语言活动的结构破坏,特别是依赖语言参与调节的行为动作的结构破坏密切有关。

鲁利亚对大脑皮层的深入研究,从机体各种生理机能的神经系统定位深入到了神经系统高级的心理功能定位。在神经系统的三个联合区及三级功能区的联合控制下,人的认识、意志活动等便可实现。他的研究奠定了神经心理学研究基础。

(3)心理中枢:心理活动是自我整体形式的活动,心理活动的控制是在神经系统各级各类神经中枢之上建立和发展起来的高级的整体形式的控制系统,或称为心理活动控制系统。认识是心理活动最基本的形式之一。关于认识活动的神经解剖、生理已经积累了大量实验研究资料及病理资料。

(4)失认症

触觉失认症:触觉质量失认症是顶叶病变的征象。Wernicke认为:质量失认症是中央后回中段病症;Head认为是中央后回后方病症。触觉形态认识不能是大脑皮质病损征象或病变在中央后回中段，或在顶上回，或在顶下回……各家报道虽有出入，但都不离顶叶范围。

听觉失认症：听觉认识障碍的病理解剖基础在主半球第一颞回是极大多数学者的意见。完全性听觉失认症大多数具有双侧颞叶后段病损。对于分裂性听觉失认症，如乐音失认症、语音失认症等，Henschen 认为，第一颞回 Heschl 横回是听觉初级中枢，其周围皮质是听觉认识中枢，如病损在第一颞回前方，则表现为乐音认识困难；如病损在第一颞回后方，则表现为语音认识困难；Ombredanne 认为，不同音义的分裂性失认症，起因不在病理解剖范围的差异，而在病变程度不同和音义学习先后过程不同，即最后习得的机能是病变破坏最早的机能，而最早建立的机能，保存最久也最巩固。

视觉失认症：如皮质盲，病变在纹区（17 区，Brodmann）。

视觉认识困难：病变在副纹区及周围纹区（18 区、19 区，Brodmann）。

文字失认症（失读症）是左侧主半球枕叶病变的后果。Dejerine 认为单纯文字失认症是枕叶视觉感受皮质与角回皮质联系纤维病变的结果。Kleist 认为文字失认症病变在枕叶深层白质，接近角回。若病变波及第二、第三枕回皮质，则认识障碍不限于文字，而将影响一般物品认识。Foix 报道额叶病变出现文字失认症。Nielsen 认为，顶间沟边缘皮质为数字认识机能的解剖学基础。

物品失认症：Kleist 认为物品失认症是第二枕回皮质、白质一并损坏的结果。

面孔失认症：Penfield 和 David 有右侧枕叶—颞叶切除后出现面孔失认症的病例报道。Hecaen 认为右侧枕叶或枕—顶—颞区是面容认识机能的解剖结构；左侧枕—顶—颞区是物品认识机能的解剖结构。

身形失认症：右侧大脑半球病变引起安来-巴宾斯基综合征，其特征表现为对侧半身认识障碍。左侧大脑半球病变引起格斯特曼综合征，其特征表现为指系认识不能、左右认识不能、计算认识不能、书写不能等。

（5）运用不能症

意念性运用不能症：Dejerine、Nielsen 认为意念性运用不能症的出现表明大脑有弥漫性或播散性疾病存在。Lishman 的意见，意念性运用不能症如果出自局限性病变，则病变多在主半球，并常侵及顶叶或颞叶。

运动性运用不能症：Kleist 认为运动性运用不能症是大脑运动皮质的支配作用发生障碍的结果。

结构性运用不能症：结构性运用不能症见于顶叶病变。

失语症：Grasset 和 Charcot 综合各家报道，将言语中枢分为四个区域，其中口语表达区或 Broca 区，在第三额回后端；文字书写区或 Exner 区，在第二额回后端；口语领悟区或 Wernicke 区，在第一颞回与第二颞回后端；文字阅读区在角回。

4.心理的集中控制中枢——心理自我

人体神经系统集中控制的生理解剖表明，神经系统控制的生理解剖基础是各级各类神经中枢。机体在神经系统的集中控制下，成为一个高度集中的统一的有机整体。

自我心理发展是在大脑皮层建立和发展各种新的神经中枢的过程，即建立心理控制中枢的过程。

心理控制中枢:在神经生理学中,对于某种专一功能的脑区称为神经中枢,如大脑皮层的中央前回称为运动中枢,中央后回称为感觉中枢,枕叶有视觉中枢,颞叶有听觉中枢等。那么,将某种专一的心理功能的脑区或神经结构称为某种心理中枢是顺理成章的。有关认识的脑区可称为某种认识中枢,如视觉认识中枢(17区,Brodmann),当该中枢病变,产生皮质盲;物品认识中枢(Kleist认为物品失认症是第二枕回皮质),当该中枢病变,产生物品失认症。上述有关认识、运用功能的脑区可称为某种认识中枢、某种运用中枢。这些专司心理功能的中枢称为心理中枢或心理控制中枢。尽管关于各种认识与活动机能在大脑皮质的区域或定位,各家的意见还不够一致,但某种专一的心理活动均有其专一的控制中枢是肯定的。某种认识与活动的控制中枢的损害,会导致相应的心理功能障碍。

生理控制中枢均有其神经结构基础,心理控制中枢同生理控制中枢一样,是由各级各类心理中枢构成。

心理活动是自我整体形式的控制,整体形式的心理控制是高级的心理控制形式。心理控制是神经系统集中控制发展的高级形式,其最显明的特征是自我意识控制或意志控制,是神经系统的自我整体形式的控制。Brain认为,具有目的性的运动是按一定纲领蓝本进行的。鲁利亚所说的"前额区大脑后部接受区的丰富联系使前额外侧部可组织和执行人的有方向目标的或有目的的活动",最显明的特征是自我意识性控制或意志控制。这种自我意识性控制即心理自我的控制。

心理是一个主观世界,是客观世界在人脑中的反映。心理还有心理自我,心理自我是自我在大脑中的反映。自我的各种心理或精神活动便是在心理中枢控制下进行的,所谓心理控制中枢即是心理自我控制。

关于人类高级的心理活动控制中枢(心理自我),许多学者对大脑额叶的功能提出了思考:"鉴于人的前额部有很大的发展而认为这些部位应该与人的最高级整合功能有关……然而也有人反对这种看法。"人类心理最高级控制中枢(各种形式的心理自我)的神经解剖学基础,究竟是大脑皮层各种心理中枢的联合体,还是以皮质某特定区域为核心的集中控制体系,尚待生理心理学家进一步深入研究。

(三)心理的集中控制规律

1.心理自我控制遵循中枢神经系统集中控制规律

愈是高级层次的心理控制中枢,在结构与功能上愈趋于集中,愈趋于复杂,且控制面广,辐射面大。实行对机体整体控制的高级心理控制中枢便是心理自我。

2.现实自我与潜在自我的控制关系

现实自我(意识)是最高等级的自我形式,是现实生活的主体,现实自我是各种心理自我的统一体,它控制着各种现实性精神或心理活动。

潜在自我(潜意识)是一种较低级的心理自我形式,可以视为心理的低级中枢。潜意识受控于现实意识,一般不能显示其自发的、独立的活动。

梦中自我(意识)是潜意识在梦中创造的自我形象。

3.不同形式自我的心理控制

各种不同形式的自我均是自我的心理发展的系列,是自我发展历程的反映,可反映出自我发展的连续性及阶段差异性特征。

在我们将自我做了不同形式的区分后,心理控制就不是笼统的心理控制,各种自我形式各有其自己的控制领域。各种不同的自我意识对各自所属的精神活动或心理活动有控制、统率、整合功能。

4.心理失控

在特定条件下,现实意识活动减弱或停止,潜意识活动被解放,或因种种原因,潜意识活动增强,打破了现实意识的控制,潜意识便显示出独立的、自发性的活动,甚至可完全取代现实意识的控制地位,按潜意识方式进行。

生理性失控:在生理性睡眠时,由于神经系统生理性功能抑制,现实意识控制减弱或停止活动,潜意识性精神活动而产生了梦。

病理性失控:因种种病理因素作用,神经系统病理性功能抑制,现实意识控制减弱或停止活动,潜意识性精神活动,产生了异常精神现象或精神病症状。

四、神经系统抑制时的逆反规律

(一)神经系统的保护性抑制

人类神经系统是由各级各类神经中枢构成的一个集中控制系统,是由原始本能的、低级的、简单的向高级的、复杂的、集中的控制系统不断发展的系统。大脑功能的皮层化是神经系统集中控制的基础。在神经系统的集中控制下,各级各类神经中枢的功能被高度地整合起来,机体形成一个统一协调的有机整体。在神经系统集中控制中,一方面,高位神经中枢对低位神经中枢显示出强大的控制力;另一方面,神经系统在进化发展上愈高级的神经功能结构,在分化上也更复杂、更精密,从而要求有更加严密的、更加稳定的内环境。高位神经中枢与低位神经中枢相比,显示出不稳定或脆弱的一面,在生理学或神经生理学中谓之神经系统的保护性抑制。

(二)神经系统功能抑制的逆反现象

在生理情况下,神经系统具有兴奋和抑制规律,可产生觉醒与睡眠。在病理情况下,内环境稳定性被破坏,高级的神经结构最易产生抑制。神经系统的这一特性,是在生理及病理情况下功能逆反抑制的基础。神经系统受各种不利因素的影响,高级神经中枢的不稳定性及脆弱性的一面明显表现出来,首先产生抑制或停止活动。形成最晚的、最新的、最高级的功能结构,首先产生抑制或停止活动;形成最早的、原始的、低级的功能结构,抑制出现愈晚、愈弱。神经系统功能抑制的发展由高位中枢开始,逐渐向低位中枢依次扩展,这种抑制规律与神经系统各级中枢的形成和发展方向恰恰相反,称为神经系统功能抑制的逆反规律。随着逆反规律产生的精神、神经现象称为逆反现象。我们在前面列举过的关于神经系统生理、心理机能的失控的许多例子,即神经系统功能抑制表现出的逆反现象。

生理性逆反现象:在生理性睡眠时呈现出的梦,即是神经系统的抑制在心理功能层次表现出的逆反现象。睡眠时,最高级的现实意识活动抑制或停止活动。在睡眠的 B 期,神经系统功能由现实意识逆反至较低级的潜意识水平,潜意识活动则形成了梦。随着抑制的加深,进入慢波睡眠期(C、D、E期),潜意识活动也被抑制,梦告消退。当睡眠周期再次回复到快波睡眠期(B期),潜意识又活动起来,梦再次呈现。当抑制逐渐被解除,但转入觉醒状态下的现实意识控制。

病理性逆反现象:神经系统病理性逆反抑制现象十分常见,举例如下。

乙醚麻醉:乙醚麻醉的临床表现分为四期。第一期主要是大脑皮层机能抑制,神志逐渐消失,痛觉逐渐消失,呼吸、反射正常。第二期皮层机能完全抑制,皮层大部分机能失去高级部位的约束而出现紊乱、谵妄、躁动、呼吸紊乱、反射亢进、肌紧张加强、脉快、血压上升等。第三期时,皮层下也被抑制,呼吸深而规律,有"自动"感,眼睑反射消失,肌肉张力逐渐减退至松弛,脉快,血压稍高,眼球逐步固定,角膜反射逐渐消失,对光反射消失,瞳孔开始散大,肋间肌逐渐麻痹,呼吸逐渐减慢且不规则,最后停止,一切反射消失。第四期略。

低血糖休克:在用胰岛素行低血糖治疗时,临床表现分为四期。第一期为嗜睡期,患者多无力,嗜睡,精神活动变化不大,自主神经系统轻度亢进,如脉率增加、呼吸急促、血压波动、出汗等。第二期为混浊期,言语、思维活动缓慢、困难、至完全丧失,表情呆板,自主神经系统机能明显亢进,本期末可出现原始动作,如舐舌、咀嚼;出现原始反射,如强握反射、吸吮反射;出现面部及四肢震颤或痉挛,重复言语、模仿言语、刻板动作等。第三、第四期略。

其他各种病理性因素所致的神经系统功能抑制的逆反现象:各种传染病、中毒、大脑缺血、缺氧、酸碱平衡失调、血压变化、发热等,一切能导致神经系统功能普遍抑制的病理因素,其抑制过程均有类似的、基本的临床表现,均显示出由高级神经中枢向低位中枢依次抑制的规律,即逆反规律。

神经系统病理性抑制与睡眠时的生理性抑制过程有所不同。睡眠时,神经系统的生理性抑制过程是按睡眠周期有规律地进行,其抑制深度在一定的生理限度之内呈规律性波动。病理性抑制时,其抑制过程的深度、速度等均取决于病理因素的强弱,呈非节律性波动。

(三)神经系统功能抑制逆反现象的组织学基础

神经系统的各级组织在各种病理因素作用时,其反应性有所不同。

脑组织的活动通常依靠糖的有氧氧化供能。脑组织进行糖氧化的耗氧量和对糖的依赖程度很大,在供氧良好而糖量不足的情况下,血糖降低,脑脊液、脑组织中含糖量亦相应降低,造成脑组织活动的能量供应不足,产生机能抑制并出现一系列临床表现。其症状的先后,取决于脑组织不同部位的功能。脑组织不同部位的糖代谢率不同,糖代谢率最快者,如大脑皮层先受累。延髓的糖代谢率最低,最后受累。如果补充糖量,血糖逐渐增高,各种症状则又以原来相反的顺序依次再现。

中枢神经对氧的需要也是如此,它比其他组织需要更多的血液和氧的供应。在中枢神经系统中,脑的代谢率最高,灰质与白质的血量分配也不一样,灰质的血量比白质多3～4倍。各种神经细胞对缺氧的耐受力也不一样,大脑皮层的耐受力最差,当动脉血氧分压下降至25毫米汞柱,就完全失去功能,出现昏迷。

其他的病理因素也一样,最终均会导致神经元活动的内环境稳定性破坏,使神经元活动障碍,产生功能抑制。

进化发展上愈是高级的神经功能结构,分化上愈复杂、精密,从而要求有更加严密的、更稳定的内环境。内环境稳定性的破坏,高级的神经结构最易先产生抑制。神经系统的这一特性,是在生理及病理情况下功能逆反抑制的基础。

(四)神经系统抑制时的逆反规律

神经系统的逆反抑制,首先表现为高级的心理功能层次的逆反抑制,即由最高级的现实意识功能逆反至潜意识功能。

在生理情况下,神经系统功能抑制,现实意识控制功能减弱,潜意识活动则产生了梦。

随着抑制的加深,依次向皮层下、脑干、各级神经中枢逆反,各级神经中枢依次产生层层抑制及层层功能释放,便显示出各种精神、神经现象。

在病理情况下,神经系统功能抑制,现实意识控制功能减弱,潜意识活动则产生了各种异常精神现象。

第五节 梦的产生机制

一、现今关于睡眠与梦的研究

觉醒与睡眠是人类生活的两个对立的生理状态,这两个对立的生理状态是由神经系统的两个拮抗系统控制的。在睡眠时,现实意识活动抑制或停止,与现实意识活动密切相关的躯体感觉、知觉、运动系统也产生同步抑制。机体与体内外环境刺激呈一定的隔离,整个活动处于相对静止状态,各器官、系统的活动由强变弱,感觉、知觉功能减退,随意肌紧张力减退,血压、体温有一定程度降低,心率、呼吸有一定程度减慢,瞳孔缩小,代谢率降低,尿量减少,唾液分泌减少等。在睡眠的一定阶段,做梦是一种特征现象。

(一)睡眠时的脑电变化与睡眠周期

1.睡眠时的脑电变化

根据人类脑电波的频率与振幅将脑电波区分为下列四种波形型:

delta 波,每分 0.5~3 次,振幅 20~200 微伏。成人觉醒状态下无此波,在睡眠、深度麻醉、缺氧、大脑皮质病变等情况下出现。一般认为,delta 波的出现是中枢神经系统深度抑制的表现。

theta 波,每分 4~7 次,振幅 10~150 微伏,在困倦与睡眠时可以出现。一般认为它的出现是中枢神经系统抑制状态的表现。

alpha 波,每分 8~13 次,振幅 20~100 微伏,在觉醒、安静、闭目时出现,以枕部最显著。alpha 波可有时大时小的波幅变化,形成梭状波。如睁眼、思考问题或受其他刺激时,alpha 波即消失,呈现出快波。

beta 波,每分 14~30 次,振幅 5~20 微伏,安静闭目时只在额叶出现。如果被试者睁眼视物或突然听到声音或进行思考时,在皮层的其他部位也可出现。beta 波的出现,一般表示大脑皮层积极的活动状态。

根据脑电波研究,一般认为,当脑电波由高振幅的慢波转变为低振幅的快波时,表示兴奋过程的增强;由低振幅的快波转为高振幅的慢波时,表示抑制过程的发展。快波是新皮层处于紧张活动状态的主要脑电活动的表现。慢波是睡眠状态下皮层的主要脑电活动的表现。幼儿皮层活动较成人弱,脑电活动也较成人慢。在婴儿时期,常见 thcta 波节律,10 岁以后才出现 alpha 波节律,且随年龄增长,大脑皮层活动程度增强,脑电活动节律逐渐加快。脑电活动波型一般可以作为大脑皮层或皮层某些区域活动状态的指标。

2.脑电波型与睡眠周期

根据睡眠时的脑电波型及睡眠时的特征将睡眠深度划分为 A、B、C、D、E 五期:

A 期,瞌睡期,alpha 波节律占优势。

B 期,入睡期,alpha 波节律减弱。

C 期,浅睡期,delta 波节律,间有梭状波。

D 期,中度睡眠期,delta 波节律及 K-复合波。

E 期,深度睡眠期,delta 波节律。

在正常睡眠过程中,从觉醒状态至深度睡眠状态由 A 期开始,依次进入 E 期,然后又反向恢复至 B 期,形成了一个周期。整个睡眠期如此循环 3～5 次,直至转入觉醒状态。

3.快波睡眠与梦

根据睡眠的脑电活动变化及睡眠的生理特征,可区分出两种睡眠时相。一种是同步化慢波时相,称为慢波睡眠。慢波睡眠为 C、D、E 期,此种睡眠呈现出各种抑制性生理特征。另一种是去同步快波时相,称为快波睡眠(也称异相睡眠或反常睡眠)。快波睡眠为 B 期。此期呈现的梦是十分特征的现象。某些生理过程进一步抑制,某些生理过程兴奋性增高,如各种感觉、知觉功能进一步减退,以致难于唤醒,骨骼肌反射及紧张度进一步减弱,几乎完全松弛,眼球快速运动,部分躯体抽动。对于人类,血压、心率、呼吸相对加快,代谢率增高等。

4.解析

睡眠的深度变化:睡眠是高级神经系统的生理性抑制过程。随着抑制过程的加深,睡眠也加深,机体各种生理活动也相应减弱。

快波睡眠:随着睡眠周期的往复,显示出 B 期快波脑电活动,表明大脑皮层活动增强,呈现出一定的兴奋状态,这时,做梦是一种特征性的心理现象。机体的各种生理活动又有所增强。机体生理活动增强与做梦有关,尤其与梦中自我的活动相关。在觉醒状态下,即现实自我控制下,机体的各种生理活动水平与大脑皮层及机体的各种活动状态相适应;在快波睡眠时,机体的各种生理活动水平与潜意识活动状态相适应,尤其与梦中自我的活动相适应。

二、梦的促因

(一)体内外各种客观刺激因素

睡眠时,体外各种客观刺激因素,如声音、光、气味、外力等刺激,作用于机体相应的感官,可致相关的梦。体内各种刺激因素,如各种器官活动状态、生理或病理性刺激,作用于本体感觉可促成相关的梦,但这不是必然的,体内外刺激遵循梦的选择性作用,有时,鲜明的,甚至强烈的刺激也不一定致梦。

刺激可成为梦的组成成分:有效刺激进入梦中,刺激的性质或意义基本不变,直接成为梦的内容的组成部分。如梦例 5.《大雨》中的雨声,梦例 19.《蟋蟀》中的蟋蟀鸣叫声。

刺激在梦中的歪曲反映：刺激进入梦中,刺激的性质或意义发生了改变,全部或部分属性被歪曲了。如莫里的实验中,有人将他的颈项轻轻一捻,他便梦到在颈上敷药,还梦见儿时替他诊病的一个医生;在希尔布朗特的三个与闹钟相关的梦例中,闹钟声可变成教堂的钟声,可变成马车信号钟的乐音声,也可变成盘子摔碎的声音。

刺激促成梦的改变：刺激进入梦中,可打断原来正在进行的梦,使梦的情节发生改变,从而导致整个梦失去了连续性。如莫里的实验,他在入睡时,嗅着科隆香水,于是梦见他到了开罗,有某人将他的颈项轻轻一捻,他便梦到在颈上敷药,而后又有人滴一点水在他的额上,他立即梦见在意大利饮奥维托的白酒。

刺激巧妙地编辑入梦：刺激在梦中呈现,是按照梦的情节发展的需要,在一定的时刻,被巧妙地编入梦中。如希尔布朗特的梦例,教堂的钟声只是在敲钟者敲击时才发出声音,梦中教堂的钟声与闹钟声(客观刺激)并不同步;梦例19.《蟋蟀》中,当梦中自我捉住或消灭了蟋蟀,蟋蟀的鸣叫声便停止了,梦中的蟋蟀声与室外的蟋蟀声(客观刺激)并不同步。

(二)各种生理需要、驱力、动机可以促成相关的梦

如饥饿时会做有关吃东西的梦,渴时会做有关喝水的梦,性作用时会做性梦等。

(三)各种心理活动状态致梦

各种心理活动状态,如期待、思想、观念、执着地追求等,可以致相关的梦。如梦例56.《梦中幻觉》中,笔者在研究幻觉时,欲想亲身体验而成梦;梦例7.《海市蜃楼》,是知识经验所致的梦;梦例58.《精神病患者的仪式》是笔者研究潜意识与精神病期间所做的梦。各种心理状态所致的梦,有很多梦例,可以是个人生活的历程包括过去、现在以至将来的一种反映,梦的内容可以是个体经历、生活体验、知识经验的反映。因此,梦的内容与个体的性别、年龄、职业、文化程度、信仰、社会地位、经济状况、健康状况、个性心理特征等因素相关。

(四)其他

不需要的、厌恶的、痛苦的、历经磨难的、患病的及恐怖的梦亦可自然产生。

三、梦的素材

(一)梦的素材一般来源于客观世界,来源于现实生活

梦的素材与觉醒状态下的人在客观现实环境中生活的素材十分相似,有自然的、社会的、自我的。就梦的本质而言,梦是与客观现实相脱离的一种主观心理活动,是虚幻的。但就其梦的表现形式及内容而言,它与现实生活有着千丝万缕的联系。归根结底,梦是人脑对客观世界的一种反映。因此,梦的素材一般来源于客观世界,来源于现实生活。

(二)梦的素材是各种事物的记忆

梦的素材是各种事物的记忆,记忆的实质是神经记忆信息。神经信息来自于先天的各种本能信息及后天的学习记忆信息。

(三)思维信息

由个体的创造性思维演化发展出来的信息(包含梦的活动演化出来的信息)。

(四)超现实心理信息

梦的境界十分宽广,除了反映现实生活的一面外,还可以反映出超现实的一面,因此,梦的

素材也来源于超现实心理的信息。

四、梦产生的潜意识机制

（一）梦产生的生理基础

睡眠时，中枢神经系统产生生理性抑制是梦产生的生理基础。

（二）逆反规律

中枢神经系统生理性抑制，按逆反规律发展即由高位中枢开始，逐渐向低位中枢依次扩展。在神经系统的心理层面，抑制是由现实意识向潜意识发展，现实意识功能抑制，潜意识功能被解放，潜意识性精神活动便是梦。

（三）神经系统抑制加深

随着抑制的加深，潜意识活动被抑制，依次向皮层下、脑干、各级神经中枢逆反，各级神经中枢依次产生层层抑制及层层功能释放，便显出各种神经现象。

（四）对梦的记忆与回忆

1.梦中自我的感觉、知觉功能

梦中自我的感觉、知觉属于内感觉、知觉。梦中自我对梦的环境，对梦中自我本身的心理活动、机体状态、姿势、运动、平衡觉、内脏具有感觉、知功能。

2.梦中自我是潜在自我与现实自我的中介

梦中自我是一种心理自我形式，是潜在自我与现实自我的中介。梦中自我的感觉、知觉与现实自我的感觉、知觉相通，因此，梦可以为现实自我所感知，可以记忆。

五、梦的实质

（一）梦是主观心理世界呈现的典型形式

梦是主观心理世界及心理自我呈现的典型形式。梦由梦的环境与梦中自我两大部分构成。梦的自然环境、社会环境均占有一定的心理时空。梦中的人、事、物构成一定的关系，梦中自我充当一定的角色，处于梦的关系之中，随梦境的变化而变化。梦中自我在梦中的活动，犹如现实生活中的自我在现实环境中的活动一样。

（二）梦是梦者睡眠时的一种心理生活

梦以某事物或某些事物为中心展开，每一个梦，不论从结构、形式、内容上看，都如同"故事"一般。梦与人们在觉醒状态下想象中的事物及想象中的自我不同。现实自我想象中的事物和想象中的自我、事物的变迁与结局是为现实自我预知的。梦与一个作家的作品也不同，作家对他的作品的全部内容是可知的，可以掌控的。梦也不同于一个艺术家的演技，艺术家对剧情是可知的，可以掌控的。一个高度进入角色的表演家，其精湛的艺术造诣可动人心弦，催人泪下。但当他充当一个牺牲者被绑赴刑场，将顷刻毙命时，他清楚地知道这是在演戏，即使此刻毙命，彼刻又粉墨登场了，他大可不必为性命而担忧。然而，梦中自我可大不一样，梦中自我只是梦中的一个角色，它对于梦情，梦的演变与结局是不可预知的，它绝对地相信梦是真实的，并绝对真实地参与。在那些惊骇的、恐怖的梦中，梦中自我的拼死挣扎是切切实实的，往往在醒后还心有余悸，大汗淋漓。如果梦中自我知道梦是虚幻的心理现象，它就不会遭受这般痛苦了。

梦中自我在梦中具有漫游特征,或是一般性地游逛,或从一地到另一地旅行,内容是沿途所见所闻及一系列活动,有奇遇、有历险等。

梦是睡眠时的一种正常的心理现象。

(三)潜意识精神活动的特征

梦的特征、梦中自我的特征即是潜意识精神活动的特征。

六、梦的意义

潜意识自发性心理活动,是心理活动的自然现象。潜意识性思维活动是一种较低级的思维活动,若出现一些不合乎理性的、不合乎事物发展规律的、不合乎逻辑的、荒谬且不可思议的现象,也是在情理之中的,可以理解。

七、潜意识性精神活动是异常精神活动的根源

在睡眠时,潜意识活动是一种正常的心理现象,若出现在现实意识状态时,则为异常精神现象,潜意识性精神活动是异常精神活动(或异常心理现象)产生的根源。

第二章　幻象

第一节　幻象的一般概念

一、幻象举例

幻象病例 9.幻视(本书幻象病例详见附录二)：某患者"看见"许多老鼠在他卧铺上奔跑，欲知其来处，仔细一看，老鼠又跑得无影无踪。正恍惚间，被褥上树起千百条老鼠尾巴，患者用手去抚摸，所有的尾巴又顺着手势倾倒，就好像风吹麦浪起伏。随即老鼠屁股从被褥上冒出，逐渐整个动物身体毕露，全体老鼠都在跳舞，势如要加害于患者，患者大惊，揭开被褥，纵身要逃。

幻象病例 25.自体幻象：男性患者，自述病史："常在偏头痛发作过程，或接近发作尾声，我感到我的头由正中线分裂为二，然后由裂缝中突出我整个身体的缩影。缩影逐渐扩大，以至与我真实身体相等。因此，我有两个分别的躯体，它们都是'我'(me or I)，它们彼此相距一英尺，新出现的'我'总是在右边。我好像可以接触……那另一个我，我从来未用眼睛看到过'他'，但是我感到(feel)他的存在，并且这种感觉很明确。这另一个我出现在我的头像要裂开地疼痛的时候，当我的头痛停止，'他'——另一个我也就消失了。"

二、幻象与幻觉的一般概念

幻觉(hallucination)是指没有现实刺激作用于感觉器官出现的知觉体验，是一种虚幻的知觉。幻觉是精神科临床上常见且重要的精神病性症状之一。幻象与梦常被人们统称为梦幻，然而，关于"幻象"，至今仍然是一个不够清晰的概念。

三、幻觉的分类

(一)根据所涉及的感觉器官分类

幻觉可分为幻视、幻听、幻嗅、幻味、幻触、内脏性幻觉、运动性幻觉等。

1.幻听(auditory hallucination)

幻听是一种虚幻的听觉，即患者听到了并不存在的声音。幻听是精神科临床最常见的幻觉，幻听可以是单调的，也可以是复杂的；可以是言语性的，如评论、辱骂、命令等，也可以是非言语性的，如机器声、流水声、鸟叫声等。幻听见于多种精神障碍。

2.幻视(visual hallucination)

即患者看到了并不存在的事物。幻视的内容可以是单调的光、色或片断的形象,也可以是复杂的人物、景象、场面等。意识清晰状态下出现的幻觉多见于精神分裂症;意识障碍时的幻觉多见于器质性精神障碍的谵妄状态。

3.幻味(gustatory hallucination)

患者尝到食物和水中并不存在的某种特殊的怪味。多见于精神分裂症。

4.幻嗅(olfactory hallucination)

患者闻到环境中并不存在的某种难闻的气味,如尸体气味、焦味等。多见于精神分裂症。单一出现的幻嗅,多见于颞叶癫痫或颞叶器质性损伤。

5.幻触(tactile hallucination)

没有任何刺激时,患者感到皮肤上有某种异常的感觉,如电麻感、虫爬感、针刺感等。可见于精神分裂症或器质性精神障碍。

6.内脏性幻觉(visceral hallucination)

患者感到体内某一部位或某一脏器虚幻的知觉体验,如内脏的扭转、断裂、穿孔等。多见于精神分裂症、疑病妄想、抑郁发作等。

7.运动性幻觉(motor hallucination)

运动性幻觉是指关于本体知觉的幻觉,如躯体运动、位置等幻觉。多见于精神分裂症。

(二)根据体验的来源分类

幻觉可分为真性幻觉和假性幻觉。

1.真性幻觉(genuine hallucination)

真性幻觉是指患者所感知的幻觉形象与真实事物相同。幻觉不仅位于外界空间,而且是直接通过本人的感官获得的。

2.假性幻觉(pseudo hallucination)

假性幻觉是存在于自己的主观空间内,不通过感觉器官而获得的幻觉。这类幻觉的特征:①患者所感受的幻觉形象,一般说来轮廓不清晰,不够明显和生动,它并不具有真性幻觉那种客观现实性,幻觉的形象往往是不完整的。②这些幻觉形象并不位于客观空间,而只是存在于患者的主观空间内(脑内),换言之,它不是外部投射的。③所有这些幻觉并不是通过患者的感官而获得的,患者可以不用自己的眼睛就看到脑子里有个人像,可以不通过耳朵而听到脑子里有人说话的声音。波波夫指出,幻觉(真性幻觉)具有感知觉的四个特征:①形象的生动性;②存在于客观空间;③不从属于自己;④也不随自己的意愿而改变。

(三)根据产生的条件分类

幻觉可分为功能性幻觉、反射性幻觉、心因性幻觉和入睡前幻觉。

1.功能性幻觉(functional hallucination)

功能性幻觉是一种伴随现实刺激而出现的幻觉,其特征是幻觉(通常是幻听)和现实刺激同时出现,共同存在而又共同消失,但二者并不融合在一起。例如,患者听到外界某个真实存在的声音的同时,又出现与此无关的言语性幻听。当现实刺激作用终止后,幻觉也随之消失。多见于精神分裂症。

2.反射性幻觉(reflex hallucination)

反射性幻觉是一种伴随现实刺激而出现的幻觉,当某一感官受到现实刺激,产生某种感觉体验时,另一感官即出现幻觉。例如,当患者听到关门的响声,便看到一个人的形象(幻视);又如患者听到别人打喷嚏时,感到自己头部某一部位产生疼痛。多见于精神分裂症。

3.心因性幻觉(psychogenic hallucination)

心因性幻觉是在强烈心理因素影响下出现的幻觉,幻觉的内容与心理因素有密切联系。多见于应激相关障碍、游离转换障碍等。

4.入睡前幻觉(hypnagogic hallucination)

入睡前幻觉是出现在入睡前的幻觉,与睡梦时的体验相近似。

第二节 幻象的特征

一、幻象产生的基本条件

幻象产生的基本条件是中枢神经系统处于不同程度的抑制状态,常见于半睡眠状态、极度疲倦、老年人、各种躯体性疾病等。在半睡眠状态,机体处于觉醒与睡眠的临界期,即睡眠的瞌睡期(A 期),是幻象产生的基本条件。若中枢神经系统进一步抑制,则进入快波睡眠项(B 期),在此期,人体现实意识控制已经为潜意识控制所取代,或称为"做梦期"。若中枢神经系统抑制被解除,恢复致觉醒状态,梦与幻象即告消退。

二、幻象的自动呈现

幻象的呈现及演变不受现实自我意志所控制或左右,显示出自发性和自动性活动特征。如幻象病例 6 中,患者自诉道:"……好像有一架照相机安装在我的脑子里,我真不懂我怎么能够把童年的一切如此细致地铭记下来。我的脑子不由我指挥,它的活动就好像是一部自动化机器,因为这一系列的幻象都不是由我的意志决定,而是自动地出现。"

三、所谓幻象的"投射"现象(传统论述)

一些学者对幻觉做了不少研究,得出了"幻觉投射于客观外在空间"的结论。如:"某患者认为自我体验的情绪变化,行为动机及内心倾向非出自自我,而是不由自主,违背自愿,起于'外力',虽然也是一种体验,也可以称为一种感受,并且也可以是自我的体验和感受'投射于外界'……""幻觉可以出现在白天,也可以出现在夜晚。很多的幻视仅出现在黑夜,光照反而使幻象消失。黑夜的幻视犹如电影银幕画面,变换而又活动,Regis 称之为'电影样幻视'。据学者的描述,某些患者和幻视的物象之间,若有实在物体相隔,则幻象被遮蔽,不见幻象,只见实在物体。Guiraud 报道,有的患者的幻视物象透明,患者'透过'幻象可见幻象后边的实在物体。……视觉幻象很少有三维深度或占有空间深度的立体形象,极大多数是平面图像,并且大多出现在帘幔、账子、墙壁或门板上。更奇特的是,据学者报道,假使在患者与幻象之间放一个棱镜,则患者见幻象倒置,若闭其双目则不见幻象;张开眼睑,幻象又出现;推动一个眼球,幻象呈复视双重幻象。幻象后面的真实物体可受幻象遮蔽,只见幻象而不见实在物体。"

四、幻象是主观心理世界的呈现

幻象占有一定的心理时空。较复杂的幻象犹如梦景一般,有自我形象及自然的、社会的各种景象或事物,自我形象与环境构成一定的活动关系。

五、幻象的虚幻性

幻象没有客观现实根源,不是客观事物在头脑中的直接反映,幻象与现实环境相脱离,与现实性感觉、知觉不相符合、不相协调的虚幻的心理现象。但就幻象现象而言,这是一种客观存在的心理现象。

六、幻象的创造性

就幻象的内容而言,其具有典型创造性特征。幻象不是现实生活中事物的原样再现,而是一种创造,甚至现实生活中没有的事物与现象也可被创造出来。

七、幻象具有真实感

幻象中的各种自然的、社会的、自我的呈现,其形象的鲜明性,活动的具体性,情节的生动性等,犹如真实事物一般,具有真实感。如幻象病例 9 中,患者"'看见'许多老鼠在他卧铺上奔跑,欲知其来处,仔细一看,老鼠又跑得无影无踪。正恍惚间,被褥上树立起千百条老鼠尾巴,患者用手去抚摸,所有的尾巴又顺着手势倾倒,就好像风吹麦浪起伏。随即老鼠屁股从被褥上冒出,逐渐整个动物身体毕露,全体老鼠都在跳舞,势如要加害于患者,患者大惊,揭开被褥,纵身要逃。"

八、幻象的变化性

有的幻象在形式及内容上具有相对的稳定性,同种形式的幻象可反复出现,变化较小。有的幻象变化十分复杂,幻景变换不息。幻象病例 3.幻视:幻视内容是各种色泽的玫瑰花束,花的颜色变换不息,时而黄,时而绿,时而红……

九、幻象的不完整性

幻象与梦相比,显示出孤立性、片断性、不完整性特征,简单幻象缺乏广泛的自然或社会背景景象,幻象中一般没有完整的自我幻象,如果出现,多为半身幻象或分身幻象。

十、加强注意力,可使幻象消失

集中注意时(现实意识活动增强),幻象则消失,如幻象病例 5.幻视中,"如果我强迫集中注意,意图看仔细,幻象立即消失得无影无踪"。幻象病例 7.幻视中,"忽然眼前出现一个海滨村落,但当振作精神,仔细探视时,美丽的村落又顿失去向",幻象病例 9.幻视中,"许多老鼠在他卧铺上奔跑,欲知其来处,仔细一看,老鼠又跑得无影无踪"。

十一、幻象的合理性与不合理性

许多幻象与日常生活中的现象相似,表现出合理性一面。有的幻象则具有荒诞离奇、不合理性的特征。

十二、患者对幻象的自知力、判断力、情绪、情感、行为活动

幻象是在觉醒状态下呈现的心理现象,对幻象体验的主体是现实自我,幻象对患者的自知力、判断力的影响取决于现实意识控制的强度。若现实意识控制较强时,虽然面对幻象,但患者自知力、判断力趋向正常,他可知道幻象只不过是虚幻的景象而已。当现实意识控制相对较弱,又由于幻象的"真实感"的影响,患者的自知力、判断力减弱,甚至否定幻象的虚幻性,认为幻象是绝对真实的,并参与幻象活动。如幻象病例 29 幻肢中,患者因轻度卒中入院,神志恍惚,势同做梦,并告诉妻子:"没有事,拿掉这只手。"因为患者误以为自己的左手是别人的手,深感累赘。

十三、简单幻象与复杂幻象

(一)简单幻象
简单幻象在形式与内容上比较简单,表现为单纯性、局限性、孤立性及片断性特征。如幻象病例 7.幻视:某夜,仍在徒步前进,忽然眼前出现一个滨海村落,但当振作精神,仔细探视时,美丽的村落又顿失去向。幻象病例 14.幻视:患者在偏盲境内见若干美丽的飞蝶,形象如此逼真,以致患者伸手捕扑。

(二)复杂幻象
复杂的幻象犹如梦景一般,称为梦样幻象。幻象中有自我形象及自然的、社会的各种景象或事物,自我形象与环境构成一定的活动关系。如幻象病例 28.自我幻象:某日,正在温习功课,在脑海突然出现祖母二字,随又出现自我幻影,赴祖母床边,祖母躺卧无力。而姑母发现患者,立即予以拥抱。当时患者不仅亲见幻影接受姑母拥抱,本身实体也确有感受,心情悲痛正与幻影相同。幻视继续演变,继见祖母亡故,悲痛不已,乃返回卧室……

十四、幻象的表现形式

(一)环境幻象
环境幻象是以环境事物为对象,以自我各种感觉、知觉为基础,具体可分为幻视(眼)、幻听(耳)、幻嗅(鼻)、幻味(舌)、身体幻觉(含痛觉、触觉、压觉、温度觉、痒觉、软硬觉、干湿觉、黏滞觉、触电觉等的幻象)。

（二）躯体幻象

属于本体幻象，如自身幻象，身体运动觉、方位觉、姿势觉、倾斜觉、腾飞及下坠感的幻象等；肢体、器官、内脏的幻象，幻肢、幻肢麻木、沉重、轻松、肿胀等幻象，内脏疼痛、不适幻象、疾病幻象等。被控制、被影响体验或感受属于本体幻象。

第三节　幻象的产生机制

一、以往关于幻象形成机理的理论与简评

（一）刺激学说与简评

1.刺激诱发幻觉

大脑皮质局灶性刺激诱发幻觉。1819 年，Leuven stein 和 Burckhardt 刺激一例开颅手术患者的左侧视觉皮质，患者诉述在对侧视野出现亮光。1924 年，Fido 和 Krause 刺激一例颅外伤患者的左侧枕叶视区，患者立即诉述看见许多画面，犹如电影银幕上所见。Krause 的病例有癫痫病史，据自述，每当发作之前，眼前不仅出现星星闪烁样的亮光，还出现许多人物的面容，有军人，也有动物。例如某男性癫痫患者，每次发作前，先在眼前出现固定的小亮点，亮点逐渐扩大，然后代之以蓝色圆盘，盘的四周有云雾样物环绕，最后出现动物和人物的幻象，自左侧向中线移动。在开颅手术过程中，O.Foerster 就该患者枕叶视觉皮质进行刺激实验，刺激17 区仅出现不动的亮光幻视，与该患者癫痫大发作先兆的最初幻视相同；再刺激 18 区，出现蓝色圆盘，四周环绕红色彩环；刺激 19 区，出现患者的一位朋友的形象，从左侧进入视界，与患者做致意的表示，以后即刻消失。O.Foerster 及 Pfeiffer 用电刺激颞回或 Heschl 横回后端，获得初级幻听，受试者听到'隆隆声'。Penfield 及 Erichson 刺激 41 区及 42 区（横回），有时受试者听到音乐之声，并且有时似有'如梦'之感，似乎'与现实距离'越来越远。Hoff 和 Silbermann 的实验不仅获得语句幻听和思想回声般的幻听，幻听声调给予受试者明显生疏感或陌生感。"

大脑皮质以下的神经组织的刺激可以诱发幻觉。"Urban 的实验，视觉路径病损的患者如有幻视，幻视的形象或出现在偏盲境内，即病变对侧视野；或出现在正常一侧视野。……Sourbon 报道一侧耳聋伴有幻听的患者，病理解剖发现听辐射线破坏。"

大脑脚盖部、脑桥盖部受刺激或病损可诱发幻视。某颅内肿瘤患者，因颅压增高，曾行脑室穿刺术。某次，穿刺针方向稍有偏差，进针以后，患者呼叫："我看到火焰，有火警！"很可能因为针刺方向偏外，在脑室外侧壁，触及视辐射。幻象病例 13，一位老年妇女患者，某日在步行中途突然眩晕。根据临床表现，病变定位在大脑脚盖部。两周后患者陈述："每逢黄昏太阳落山时，看见许多奇怪的动物，猫呀，鸡呀，形状很奇怪，这些动物的瞳孔散大，发出迷人的光彩。不久，幻象的内容改变，患者看见许多装束怪异的人象和许多玩着洋娃娃的孩子，还看见其中一个孩子坐在邻铺的枕头上。幻象病例 24，某患者因咽鼓管开口过度扩张，每次打喷嚏，迷路必受震荡。因此，打喷嚏后即刻眩晕发作，同时方位定向丧失，患者自觉身体分裂为二，其中一

半仍保持原位,另一半离开原位,转向外看。待震荡停止,身体两半又重靠拢,合而为一,眩晕亦即停止。

神经系统某些局部刺激所诱发的幻觉也不一定与皮质的机能定位区域有必然联系。如"Riese 报道一例左侧额顶叶胶质瘤,除相应的神经系统体征外,更有丰富的幻视。Foerster 刺激大脑感觉皮质,也曾引起运动幻觉体验。……Morax、Terson、Tinel 及 Ajuriagerra 都有可靠的报道,任何年龄的患者,如有视觉器官的病变,都可能出现幻视……根据文献报道,出现幻视的眼疾病种不一,视网膜炎、脉络膜炎、青光眼、白内障、视网膜萎缩等都有幻视报道。"

2.大脑皮质局灶刺激学说

鉴于许多对大脑皮质的研究和病理资料,大脑皮质局部刺激可以诱发幻觉这一事实,以及幻觉与皮质的机能定位区域密切相关,许多学者提出了大脑皮质局灶刺激学说,如 Tamburini 的大脑皮质局灶刺激学说。

3.对"大脑皮质局灶刺激学说"简评

神经系统局部刺激可以诱发幻觉。

对大脑皮质各种初级感觉功能定位区的直接刺激,可诱发相应的幻觉。

神经系统某些局部刺激所诱发的幻觉,不一定与皮质的感觉机能定位区域有必然联系。如大脑皮质以下的视觉路径、听辐射线的刺激,额顶叶病变、运动区域的刺激,视觉器官的病变等均可以产生相应的幻觉。

神经系统高级功能层次受刺激,可诱发它所支配的功能区的幻觉,其表现也较为复杂。

诱发幻觉的刺激不论是直接的或间接的(通过神经传导),都是非特异性的,可以是机械的、电的、病理的等。

大脑皮质局灶刺激学说仅仅是幻觉产生的机制之一。

(二)中枢学说、心理学说与简评

1.中枢学说和心理学说

"K.Goldstein 和 J.Lhermitte 认为,发生幻觉需要整个脑髓参与;Head 强调发生幻觉的基本条件是患者首先处于'幻觉状态',由于有利于发生幻觉的'状态',结合某部位病损,遂出现幻觉。'幻觉状态'是整个大脑,或更全面地说,是整个机体的状态,例如入睡状态,就是有利于发生幻觉的状态。……

Lhermitte 认为大脑脚病变而发生幻觉,不等于说皮质下结构——大脑脚——是幻觉的发源地。而是由于皮质功能失调起因于大脑脚病损,而幻觉的发生出自皮质功能失调。

心理学派认为幻觉起因出自'心理根源',不在大脑局部状态;精神分析学派强调幻觉是显示压抑的欲望和企求。Baillarger 早在精神分析学说问世以前曾经说过'幻觉是心声'。Baruk 以具体病例分析,说明幻觉不仅表达潜在欲望和企求,幻觉也可能暴露最深藏的恐惧,或者显示最隐匿的忧患。总之,按 Baruk 的术语'幻觉是灵魂深处的思想',他认为,大脑局灶病变引起的幻觉如果不能全盘移植作为精神病幻觉的机理解说,至少可以提示一个合理的假定:精神病幻觉起因于整个大脑兴奋性改变,因此,幻觉内容丰富,富有情感色彩,而且整个精神趋向与幻觉融合。"

2.对中枢学说及心理学说的简评

中枢学说与心理学说与幻觉产生的实际相符合,"幻觉起因出自心理根源"已经将幻觉视为一种心理现象。但其理论是十分抽象的,并未揭示出幻象产生的具体机制。

二、幻象产生的潜意识机制

(一)幻象与梦的比较

1.中枢神经系统一定的抑制状态

幻象与梦,均产生于中枢神经系统一定的抑制状态。

2.幻象与梦产生的意识状态有所不同

梦产生于睡眠的快波睡眠相(B期),此时,现实意识已经停止活动,单纯的潜意识活动形成了梦;幻象产生于半睡眠状态,即睡眠的矇睡期(A期),是觉醒状态即将转入睡眠期的临界状态,此时,现实意识活动抑制,但未完全停止活动。潜意识已经脱离了现实意识的控制,开始活动,但还处于现实意识的部分控制之下,机体处于现实意识与潜意识的双重控制状态,这是幻象产生的基本条件。

3.主体意识

梦的主体是潜意识,对梦景感知与体验的是梦中自我;幻象时,幻象的主体主要是现实意识,感知与体验幻象的是现实自我。幻象的主体意识可随现实意识与潜意识控制的优势变化而变化。

4.幻象与梦均为自动呈现

幻象与梦均为自动呈现,是一种自发性活动,它不为现实自我意识(意志)控制或左右。

5.幻象与梦均为主观心理世界的呈现

幻象与梦,均为主观心理世界的呈现,占有一定的心理时空。较复杂的幻象犹如梦景,一般有自我形象及自然的、社会的各种景象或事物,自我形象与环境构成一定的活动关系。

6.幻象与梦的虚幻性

幻象与梦都没有客观现实根源,是虚幻的心理现象。

7.幻象与梦的创造性

就幻象的内容而言,其具有典型创造性特征。幻象不是现实生活中事物的原样再现,而是一种创造,甚至现实生活中没有的事物与现象均可被创造出来。

8.幻象与梦的"真实感"及判断力

梦中,对于梦景感知或体验的是梦中自我,梦中自我对于梦景,认为是"绝对真实的",并绝对"真实地"参与梦的活动;幻象中,对于幻象的感知或体验的主要是现实自我,幻象是否具有"真实感"及自知力或判断力,取决于现实意识与潜意识控制力的优势比,若现实意识控制占优势,则认为幻象只不过是一种虚幻的现象,若潜意识控制占优势,则认为幻象是"真实的",并受幻象的影响,参与幻象的活动。

9.幻象与梦的变化性

有的幻象在形式及内容上具有相对的稳定性,同种形式的幻象可反复出现,变化较小,有的幻象变化十分复杂,幻景变换不息。

10.幻象与梦均具有合理性与不合理性一面

幻象与梦均具有合理性与不合理性一面,许多幻象与日常生活中的现象相似,表现出合理性的一面,但有的幻象也具有荒诞离奇,不合理性的特征。

11.幻象的不完整性

幻象与梦相比,显示出孤立性、片断性、不完整性。简单幻象缺乏广泛的自然或社会背景景象。幻象中一般没有完整的自我幻象,自我幻象多表现为半身幻象或分身幻象。

12.简单幻象与复杂幻象

简单幻象:简单幻象在形式与内容上比较简单,表现出单纯性、局限性、孤立性及片断性的特征。

复杂幻象:复杂的幻象犹如梦景一般,称为梦样幻象。幻象中有自我形象及自然的、社会的各种景象或事物,自我形象与环境构成一定的活动关系。

13.幻象与梦的表现形式均有环境幻象及躯体幻象

幻象与梦的表现形式均有环境幻象及躯体幻象。梦由梦的环境及梦中自我构成。幻象由环境幻象与躯体幻象构成。

环境幻象:环境幻象是以环境事物为对象,以人体各种感觉、知觉为基础,具体可分为幻视(眼)、幻听(耳)、幻嗅(鼻)、幻味(舌)、身体幻觉(含痛觉、触觉、压觉、温度觉、痒觉、软硬觉、干湿觉、黏滞觉、触电觉等的幻象)。

躯体幻象:属于本体幻象,如自身幻象,本体的运动觉、方位觉、姿势觉、倾斜觉、腾飞及下坠感的幻象,机体肢体、器官、内脏的幻象,幻肢、幻肢麻木、沉重、轻松、肿胀等幻象,内脏疼痛、不适幻象、疾病幻象等。被控制、被影响体验或感受属于本体幻象。

14.幻象与梦的素材

幻象与梦的素材相同。

15.幻象与梦的内容

梦往往以某事物或某些事物为中心展开,犹如一个个故事,内容丰富多彩。梦所涉及的心理事物较全面、广泛,因此,梦在表现形式及内容上相对较为复杂、系统、完整;幻象所涉及心理活动不够完整,不够广泛,其内容较为简单,局限,显示出片断性、孤立性的特征。但幻象与梦在表现形式与内容上无明显的区分标志,复杂的幻像犹如梦境一样,称为"梦样幻象"。

(二)自发性幻象产生的潜意识机制

1.梦幻同源

幻象与梦的特征极为相似,在表现形式上有共同性,也有差异性。其共同性表明二者产生机制相同,即梦与幻象均产生于潜意识活动。但二者产生的条件有所不同,便产生一定的差异性。

2.幻象的产生条件

幻象产生于半睡眠状态,即中枢神经系统处于一定的抑制状态。如极度疲倦时的幻觉、老年人幻觉、各种躯体疾病时的幻觉等。

3.逆反规律

中枢神经系统抑制,按逆反规律发展,即由高级中枢向低位中枢方向发展。在神经系统的心理层面,由高级的现实意识向低级的潜意识发展。

4.睡眠的瞌睡期(A期)

瞌睡期是觉醒状态即将转入睡眠期的临界状态,此时,现实意识活动抑制,但未完全停止活动。潜意识已经脱离了现实意识的控制开始活动,机体处于现实意识与潜意识的双重控制状态,或称为幻象状态。

5.双重意识状态

一方面现实意识活动抑制,可产生一定的现实性反映;另一方面潜意识活动,可产生一定的潜意识性反映,但现实意识与潜意识活动均不够充分,不够完整。

6.幻象的自动呈现

幻象的呈现及演变不受现实自我意志所控制或左右,显示出自发性和自动性活动特征。

7.幻象是主观心理世界的呈现

幻象占有一定的心理时空。较复杂的幻象犹如梦景一般,有自我形象,自然的、社会的各种景象或事物,自我形象与环境构成一定的活动关系。

8.幻象的主体意识

幻象的主体意识主要是现实意识,感知与体验幻象的是现实自我。

9.双重意识性交感效应

现实性感觉、知觉:在双重意识状态,现实自我对客观现实的反映,呈现出现实性景象,是大脑对客观刺激的直接反映。

客观刺激潜意识化:客观外在环境的各种刺激作用于潜意识可产生潜意识性反映,潜意识对客观刺激的性质或意义可以被改变,或被赋予了新的意义,呈歪曲反映。客观外在环境的刺激产生的这种潜意识性反映称为"客观刺激潜意识化"。

潜意识活动产生的幻象介入现实意识,产生现实意识性反映,虚幻的刺激具有"真实感",称为"潜意识性刺激现实意识化"。

现实意识性精神活动与潜意识性精神活动的交感效应:在双重意识状态下,自我的心理或精神活动分离为现实意识性与潜意识性两部分,客观现实刺激与潜意识事物同时分别作用于现实意识与潜意识,并各自产生不同的反映,现实意识性与潜意识性心理或精神活动相互交织,通过交感效应形成了幻象,如图所示(图2-3-1)。

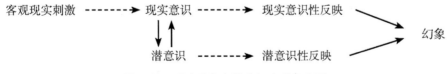

图2-3-1 现实意识与潜意识交感示意图

10.现实意识控制增强可使幻象消失

幻象呈现时,如幻视、幻听、幻肢等,若患者集中注意,现实意识控制增强,则幻象减弱或消失。

11.幻象的两重性

现实性感觉、知觉,是现实自我对客观现实的反映,呈现出现实性景象。

潜意识性心理现象呈现,即幻象。

白天的幻象由客观事物景象与幻象两部分构成。幻象出现在无光环境时,只有幻象,没有环境景象。

12.器官联动效应

心理是在神经生理、解剖基础上发展起来的,心理与神经生理关系密切。器官联动效应是心理的意向活动与躯体各种相关器官功能的联动效应。例如一个拳击运动员在心里设想一个动作的手、脚、头、身等应该怎样配合时,相关肢体通过神经联系,会引起一定的活动。如做梦时,眼球运动是梦中自我追视事物的表现,视觉意向与眼相联系;声音意向与耳相联系;气味意向与鼻、舌相联系等,这种心理的意向活动与各种相关器官功能联动反应称为器官联动效应。

13.幻象向梦的转化

幻象呈现后,若现实意识控制增强,向觉醒方向转化,幻象减弱或消失。若现实意识抑制加深,直至停止活动,潜意识活动完全获得独立,幻象则转化为梦,其中幻景转化为梦景,躯体幻象转化为梦中自我。

14.幻象的表现形式

环境幻象:环境幻象是以环境事物为对象,以人体各种感觉、知觉为基础,具体可分为幻视(眼)、幻听(耳)、幻嗅(鼻)、幻味(舌)、身体幻觉(含痛觉、触觉、压觉、温度觉、痒觉、软硬觉、干湿觉、黏滞觉、触电觉等的幻象)。

躯体幻象:属于本体幻象,如自身幻象,本体的运动觉、方位觉、姿势觉、倾斜觉、腾飞及下坠感的幻象等;本体肢体、器官、内脏的幻象,幻肢、幻肢麻木、沉重、轻松、肿胀等幻象,内脏疼痛、不适幻象、疾病幻象等。被控制、被影响体验或感受属于本体幻象。

15.幻象的初步定义

幻象产生于潜意识,是在双重意识状态下,潜意识性感知觉与现实意识性感知觉的交感效应。

三、刺激性幻象的产生机制

(一)对神经系统局部刺激能激发幻象产生

对神经系统局部刺激能激发该部位神经中枢(生理及心理中枢)的兴奋,并产生相应的功能活动。刺激与感觉、知觉相关的部位,可产生幻觉;刺激与运动相关的部位可产生运动性幻觉等。

(二)直接刺激初级感觉中枢可以产生初级幻觉

直接刺激初级感觉中枢可以产生初级幻觉。如刺激枕叶初级视区,可产生幻视;刺激颞叶初级听区,可产生幻听等,这种幻觉较为简单。初级感觉中枢即鲁利亚划分的初级投射区,它们具有高度模式特异性。

(三)直接刺激较高级的中枢可以产生较复杂的幻象

直接刺激初级感觉中枢以上的区域,即鲁利亚划分的第二、三区。第二区与知觉和认识有关。第三区则可整合多种感觉模式的信息,其模式的特异性消失了,且第三区的破坏引起凌驾于任何单个模式之上的障碍。如刺激额顶叶可以诱发幻觉,这种幻觉内容较复杂且丰富。

（四）刺激大脑皮质以下的神经组织可产生幻象

刺激大脑皮质以下的神经组织，通过神经联系，可以诱发幻觉。刺激各种感觉通路，可产生幻觉。如刺激视觉路径，可产生幻视；刺激听辐射线，可以产生幻听等。各种眼疾病也可以诱发幻视。这是刺激上传至上级感觉、知觉神经中枢而诱发的幻觉。

（五）刺激性幻象的产生规律

刺激性幻象的表现形式及内容与被刺激神经组织的功能结构相应。愈是高级的神经组织受刺激产生的幻象愈复杂；愈是低级的神经组织受刺激产生的幻象愈简单。

（六）一些例外

神经中枢受到刺激产生与该中枢相关的幻象，但在刺激致幻中，不能机械地看待刺激的局部作用，当刺激因素足以引发神经系统的病理性功能抑制时产生的幻象则属于潜意识活动的自发性幻象。

第四节 幻象特征解析

对幻觉的描述："幻觉没有客观现实根源，是虚幻的感受、体验……如果不属于感官的相应体验，不能称之为幻觉。生活个体有各种各样的体验，情绪爆发，行为活动和内心向往等等，这一切是自我表现……因此，某患者认为自我体验的情绪变化，行为动机及内心倾向非出自自我，而是不由自主，违背自愿，起于'外力'，虽然也是一种体验，也可以称为一种感受，并且也可以是自我的体验和感受'投射于外界'，认为影响自外界来，同时没有客观现实根源，但不属于幻觉，因为不涉及感官的感受，所以只能列之为'受控制体验'……幻觉在精神病学所指的虚幻感受或体验，是专指在正常情况下，通过眼、耳、鼻、舌、身五官作用而起的感受体验。"

"幻觉可以出现在白天，也可以出现在夜晚。很多的幻视仅出现在黑夜，光照反而使幻象消失。黑夜的幻视犹如电影银幕画面，变换而又活动，所以 Regis 称之为'电影样幻视'。据学者的描述，某些患者和幻视的物象之间，若有实在物体相隔，则幻象被遮蔽，不见幻象，只见实在物体。Guiraud 报道，有的患者的幻视物象透明，患者'透过'幻象可见幻象后边的实在物体。视觉幻象很少有三维深度或占有空间深度的立体形象，极大多数是平面图像，并且大多出现在帘幔、账子、墙壁或门板上，更奇特的是，据学者报道，假使在患者与幻象之间放一个棱镜，则患者见幻象倒置。若闭其双目则不见幻象；张开眼睑，幻象又出现；推动一个眼球，幻象呈复视双重幻象。幻象后面的真实物体可受幻象遮蔽，只见幻象而不见实在物体。"

"皮质盲连空间概念都不存在，但出现'幻视'，令人很难相信皮质盲的幻视确实投射在外界空间的景象。这个疑问从 Barat 开始就已经提出。确实，作为正常人，很难想象某些病理现象，但正常人难以想象的或难以理解的，不等于世界上不存在。……既然皮质盲患者丧失视觉的空间，又如何可以从患者自身将幻象投射在外界空间，并视如真实物象？但是事实俱在，皮质盲患者可以辨别什么是记忆中的或想象中的'意象'，什么是外在的、出现在自身体外的'客观的'景象。意象现于体内精神境界，幻象现于体外客观境界。"

真性幻觉（genuine hallucination）：真性幻觉是指患者所感知的幻觉形象与真实事物相同。幻觉不仅位于外界空间，而且是直接通过本人的感官获得的。

假性幻觉(pseudo hallucination):是存在于自己的主观空间内,不通过感觉器官而获得的幻觉。这类幻觉的特征:①患者所感受的幻觉形象,一般说来轮廓不清晰,不够明显和生动,它并不具有真性幻觉那种客观现实性,幻觉的形象往往是不完整的。②这些幻觉形象并不位于客观空间,而只是存在于患者的主观空间内(脑内),换言之,它不是外部投射的。③所有这些幻觉并不是通过患者的感官而获得的,患者可以不用自己的眼睛就看到脑子里有个人像,可以不通过耳朵而听到脑子里有人说话的声音。波波夫指出,幻觉(真性幻觉)具有感知觉的四个特征:①形象的生动性;②存在于客观空间;③不从属于自己;④也不随自己的意愿而改变。

一、幻象"问题"

所谓"幻觉投射于客观外在空间"问题:

皮质盲的"幻视"问题:皮质盲连空间概念都不存在,但患者却出现"幻视"。这是因为皮质盲患者可以辨别什么是记忆中的或想象中的"意象",什么是外在的、出现在自身体外的"客观的"景象。意象现于体内精神境界,幻象现于体外客观境界。

有的患者的幻视物象透明,患者透过幻象可见幻象后边的实在物体。

所谓"幻象可以透过真实物体而呈现":

某些患者和幻视的物象之间,若有实在物体相隔,则幻象被遮蔽,不见幻象,只见实在物体。幻象后面的真实物体也可受幻象遮蔽,只见幻象而不见实在物体。

二、解 析

(一)所谓"幻觉投射于客观外在空间"是一个错误的结论

人们对于幻觉的"投射"问题进行了许多研究,由于错误地确认了"投射"是一个基本事实,但最终均未能揭示出"投射"的机制,反而陷入了极大的困惑或迷茫之中。以幻象病例12.幻视为例讨论:Camus报道一例动脉硬化患者,原本一目失明,后来健眼左侧视野又因病缺损。在视野缺损后四年,见全视野境内出现幻象,幻象由若干活动小人组成,小人幻象在患者视境内行动不息,最后出现光怪陆离的万花筒般的圆形,小人幻象也随即消失。幻象出现突然,与患者注意集中与否或精神紧张与否无明显关系。正如与幻视的一般规律一样,这位患者幻视景象也随着眼球的运动而移动。如果患者看见的幻象恰巧在窗玻璃上,患者走进窗前,想看看仔细,幻象则移向窗外广场,和广场上游戏的儿童真像混在一起,并可以透过真实物体而呈现。

1.三种形式的心理空间

第一种是现实意识性空间:人生活在客观环境之中,在正常觉醒状态下,即现实意识控制状态,通过机体的各种感官,客观世界及其属性直接"印入"脑中,是大脑对客观世界的直接反映,这是现实意识性空间。

第二种是现实意识想象性空间:自我不断地认识客观世界,在心理建立和发展起来一个主观心理世界,这是一个庞大的心理空间。如在正常觉醒状态下,进行各种思维活动呈现出的各种心理事物的景象,便是主观心理空间,即所谓"记忆中的或想象中的意象"。

第三种是潜意识性心理空间:做梦时,梦景是潜意识性心理空间事物的显示,是又一种主观心理世界空间。

第一种空间是通过现实的各种感官反映出的客观外在空间,它是客观外在空间的直接显示。第二、第三种空间是不直接依赖于客观现实而存在的主观心理空间。

2.幻视的组成

白天的幻视由客观环境影像及幻象组成,黑夜的幻视没有客观环境影像。在双重意识控制状态下,一方面,现实意识通过视觉器官对外界环境产生的视觉反映,呈现出客观外在空间及其事物的景象,如幻象病例12中的"幻象恰巧在窗玻璃上"的"窗玻璃"。另一方面,潜意识性心理活动产生的幻觉,如幻象病例12中的"幻象由若干活动小人组成,小人幻象在患者视境内行动不息"。这样,由现实意识形成的客观外在空间事物的影像与潜意识活动形成的主观心理空间及其事物的幻象同时显现,两个空间的画面相互重叠在一起,由于感官的交感效应,便产生了所谓"幻觉投射于客观外在空间"的假象。

3.环境影像与幻象画面重新组合

幻象病例12.中"正如与幻视的一般规律一样,这位患者幻视景象也随着眼球的运动而移动。如果患者看见的幻象恰巧在窗玻璃上,患者走进窗前,想看看仔细,幻象则移向窗外广场,和广场上游戏的儿童真像混在一起,并可以透过真实物体而呈现"。当患者走近窗前,患者的现实性视线转向了广场。这时,视觉现实空间已经改变(窗玻璃改变为广场),但幻视景象不变,这样,原来的窗玻璃与幻觉组合改变为幻象与窗外广场重新组合。

4.所谓"投射"是一个错误结论

幻视出现是潜意识心理空间的显示,而不是"投射",所谓"投射"是一种假象,是一个错误结论。所谓"投射"是一种感官官能效应,幻视空间总是与眼相关,幻听空间总是与耳相关。人在做梦时,闭着双眼就能看见广阔变换的梦境。但梦境及黑夜的幻视均不是通过眼睛来"投射",它们不过是一种感官官能效应。

(二)关于"皮质盲"幻视问题的解析

1."皮质盲的幻视投射在外界空间的景象"是错误结论

"皮质盲连空间概念都不存在,但出现'幻视',令人很难相信皮质盲的幻视确实投射在外界空间的景象"是错误结论。皮质盲丧失的是客观空间(皮质盲连空间概念都不存在),幻觉是潜意识心理空间的显示。

2."意象"与"幻象"的混淆

所谓"皮质盲患者可以辨别什么是记忆中的或想象中的'意象',什么是外在的、出现在自身体外的'客观的'景象。意象现于体内精神境界,幻象现于体外客观境界"是一种对幻象的混沌描述,将"意象"与"幻象"混淆了。所谓"记忆中的或想象中的意象"是现实意识领域的意象;"幻象"出自于潜意识,是心理空间的显示,幻象不是"现于体外客观境界"(所谓"投射")。特别要指出的是,上述所谓的"皮质盲"指的是后天性。后天性皮质盲丧失了现实性视觉空间,不能形成现实性视觉景象,但保留着过去已经形成的心理视觉空间,包括潜意识性视觉空间,潜意识活动显示出心理的视觉空间即皮质盲患者的幻视。皮质盲的这种幻象较为单纯,它只有潜意识性心理空间的景象的显示,而没有客观外在空间景象的背景。若是先天性的盲者,他的一生都不能形成任何视觉信息,更谈不上视觉空间,更没有幻视。

(三)幻象的透明感

白天幻象由幻象及客观背景影像组成,在幻象已经形成的基础上,由于意识状态的改变,如现实意识控制逐渐加强,背景影像更加明显。幻象由强变弱的过程中,幻象淡化产生的双重影像,如同电视影像转化时的两个过渡影像重叠一样,产生"透明"影像。

(四)所谓"幻象可以透过真实物体而呈现"问题

"幻象可以透过真实物体而呈现"的说法是绝对不可能的,怎样证明真实物体后面存在着幻象?在上述幻象病例中的"真实物体"所指的是透明的玻璃,仅此而已。

(五)所谓"患者和幻视的物象之间,若有实在物体相隔,则幻象被遮盖"问题

"据学者描述,某些患者和幻视的物象之间,若有实在物体相隔,则幻象被遮盖,不见幻象,只见实在物体。"此种描述是不确切的,怎样确定实物后面存在"幻象"?不见幻象只见实在物体的原因是当幻象呈现后,由于意识状态的改变,现实意识控制逐渐加强,背景影像更加明显,幻象逐渐消失,幻者误认为是"幻象被实物"所遮盖。

(六)所谓"幻象后面的真实物体可受幻象遮蔽"问题

对于幻象后面的真实物体可受幻象遮蔽,只见幻象而不见实在物体,其实幻象是客观环境影像及幻象的重叠影像,当幻视影像较强,客观环境影像较弱,幻视影像则"遮盖"了客观环境影像。

(七)关于幻视多为"平面图像"问题

所谓"视觉幻象很少有三维深度或占有空间深度的立体形象,极大多数是平面图像"是对幻象的不准确描述。梦境的呈现具有明显的三维立体感,这是毫无疑问的。幻象也有立体特征,只是在双重意识状态下,不论现实意识活动还是潜意识活动都不能得到充分的展现,幻象与梦比较,显得单调、片断,没有广泛的幻景,立体感不十分明显而已。

(八)幻象并不是"多出现在帘幔、墙壁上"

帘幔、墙壁的背景影像的"画面"比较单调、平滑,对幻象的干扰较弱,幻象显示较清晰。不论幻象的背景影像简单与复杂,幻象出现的机率都是一样的。

(九)幻象的呈现不受白天、黑夜的限制

若幻象出现在白天,则幻象由幻象本身及背景影像组成。在无光环境或光线很暗的环境,如黑夜、闭目时、皮质盲,产生的幻象较单纯,只有幻象,而没有客观背景影像。

(十)电影样幻视

黑夜的幻视犹如电影银幕画面,变换而又活动,称之为"电影样幻视"。"电影样幻视"是复杂的幻视。

(十一)其他

据学者报道,假使在患者与幻象之间放一个棱镜,则患者见幻象倒置;若闭其双目,则不见幻象;张开眼睑,幻象又出现;推动一个眼球,幻象呈复视双重幻象。此报道与幻象诸多特征产生机制相违背,不符合幻象的产生规律,或为错误描述。其一,幻象的产生是由于中枢神经系统功能抑制,现实意识控制减弱,潜意识性精神活动,当患者面对如此复杂的实验时可以增强

或"唤醒"现实意识,现实意识增强,幻象是否还会存在是一个问题;其二,患者处于幻觉状态,对幻象的分辨能力减弱,此时患者对真实物象与幻象是否有清晰的辨别能力,也是一个问题。

(十二)幻视的呈现与消失

在双重意识状态下随着现实意识及潜意识活动的优势变化,幻象亦产生相应的变化。若外界客观环境刺激增强,如鲜明的、强烈的刺激可以提高现实意识的兴奋性,或对幻象集中注意,可以唤醒现实意识,促使现实意识控制力增强,潜意识控制力相对减弱时,可使幻象减弱或消失,反之,幻象又出现。如幻象病例5.幻视中,"我常常在似睡非睡的中间过程体验到许多奇异幻象。如果我强迫注意,意图看仔细,幻象立即消失得无影无踪"。幻象病例7.幻视中,"忽然眼前出现一个滨海村落,但当振作精神,仔细探视时,美丽的村落又顿失去向"。对于黑夜的幻象,光照反而使幻象消失。因光照是一种刺激,光亮刺激可以增强现实意识,提高现实意识控制力而使幻象消失。

(十三)在现实意识领域内,欲想揭示幻象的产生机制是不可能的

在现实意识领域内,欲想揭示幻象的产生机制是不可能的,欲想对幻象诸多特征的解释也是无能为力的。

三、关于幻象的一些模糊概念解析

(一)相关论述

"如果不属于感官的相应体验,不能称之为幻觉。不涉及感官的感受,所以只能列之为'受控制体验'"。

"某患者认为自我体验的情绪变化,行为动机及内心倾向非出自自我,不由自主,违背自愿,起于'外力'左右"。

真性幻觉:不仅位于外界空间,而且是直接通过本人的感官获得的幻觉。真性幻觉不从属于自己,也不随自己的意愿而改变。

假性幻觉:是存在于自己的主观空间内,不通过感觉器官而获得的幻觉。患者可以不用自己的眼睛就看到脑子里有个人像,可以不通过耳朵而听到脑子里有人说话的声音。

(二)解析

1.广义的幻象

广义的幻象包括环境幻象与躯体幻象,环境幻象是指与人体各种感觉、知觉相关的幻觉,躯体幻象是指自我躯体、器官等属性的幻象。所谓"受控制体验"属于本体感觉幻象,即对自身及自身精神或心理活动状态的幻象,诸如身体姿位、活动、情绪、情感、思维、行为活动等方面的幻象。"如果不属于感官(五官)的相应体验,不能称之为幻觉"之说是片面和狭隘的。

2.所谓"受控制体验""受外力"控制等问题

简单地说,所谓"外力"即是现实自我以外的因素,包括潜意识活动,潜意识性自然环境、社会环境。"受控制体验"是现实意识被潜意识活动所控制的体验。

"受控制体验"也属于妄想范畴,属于"受控制妄想"(见《妄想》章)。

3.所谓"真性幻觉""假性幻觉"问题

幻觉出自于潜意识心理空间,没有真假之分。自然不从属于现实自我(自己),也不随现实自我(自己)的意愿而改变。

幻觉均不是通过感觉器官获得的。"患者可以不用自己的眼睛就看到脑子里有个人像,可以不通过耳朵而听到脑子里有人说话的声音"等描述,正是幻觉的特征。

做梦时,梦境是潜意识精神活动的全面显示,有梦中自我,梦的自然环境、社会环境,梦中自我参与梦中人、事、物的活动,并不止是"患者可以不用自己的眼睛就看到脑子里有个人像"。

四、幻象的其他特征解析

(一)幻象的自动呈现

幻象的呈现及演变不受现实自我意志所控制或左右,显示出自发性和自动性活动特征。

(二)幻象的虚幻性等

幻象的虚幻性源自于潜意识的的创造性。幻象具有真实感。幻象的变化性、幻象的合理性与不合理性等,均是潜意识性心理活动的特征。

(三)幻象的孤立性、片断性、不完整性特征

在双重意识状态,现实意识与潜意识活动均不够充分、不完善,与梦相比,幻象显示出孤立性、片断性、不完整性等特征,相对简单,缺乏广泛的自然或社会背景景象。自我幻象中一般没有完整的自我幻象,如果出现,多为半身幻象或分身幻象。

(四)简单幻象与复杂幻象

简单幻象:简单幻象在形式与内容上比较简单,表现为单纯性、局限性、孤立性及片断性特征。

复杂幻象:复杂的幻象犹如梦景一般,称为梦样幻象。幻象中有自我形象,自然的、社会的各种景象或事物,自我形象与环境构成一定的活动关系。

(五)患者对幻象的自知力、判断力、情绪、情感、行为活动

幻象是在觉醒状态下呈现的心理现象,体验幻象的主体是现实自我,幻象对患者的情绪、情感、行为活动、但患者的自知力、判断力的影响取决于现实意识控制的强度。现实意识控制较强时,虽然面对幻象,其自知力、判断力趋向正常,他可知道幻象只不过是虚幻的景象而已。当现实意识控制相对较弱时,又由于受到幻象的"真实感"的影响,患者的自知力、判断力减弱,甚至否定幻象的虚幻性,认为幻象是绝对真实的,并参与幻象活动。

五、其他幻象

病例:幻象的呈现绝对不是通过眼、耳等感官而"投射"的。如幻象病例25的34岁男性患者自述病史:"常在偏头痛发作过程,或接近发作尾声,我感到我的头由正中线分裂为二,然后由裂缝中突出我整个身体的缩影。缩影逐渐扩大,以至与我真实身体相等。因此,我有两个分别的躯体,它们都是'我'(me or I),它们彼此相距一英尺,新出现的'我'总是在右边。我好像可以接触……那另一个我,我从来未用眼睛看到过'他',但是我感到(feel)他的存在,并且这种

感觉很明确。这另一个我出现在我的头像要裂开地痛的时候,当我的头痛停止,'他'——另一个我也就消失了。"

解析:该病例是自我躯体幻象,属于本体感觉幻象。在此病例中,患者产生的躯体幻象绝对不是通过眼睛将幻象"投射在客观外在空间",而是一种自我本体感觉幻象的显示。

第五节 躯体幻象

一、躯体幻象概念

幻象的初步定义:幻象产生于潜意识,是在双重意识状态下,潜意识性感觉、知觉与现实意识性感觉、知觉的交感效应。

广义幻象:包括环境幻象及躯体幻象。

环境幻象(狭义幻象):环境幻象是以环境事物为对象,与人体的各种感觉、知觉相关的幻象,分为幻视、幻听、幻嗅、幻味,自体幻觉(含痛觉、触觉、压觉、温度觉、痒觉、软硬觉、干湿觉、黏滞觉、触电觉等的幻觉)。环境幻象即传统的幻觉。

躯体幻象:躯体幻象或本体幻象,是以自我躯体及躯体各组成部分、各器官的功能、结构为对象的幻象,如自我幻象、分身幻象、机体的运动觉、方位觉、姿势觉、倾斜觉,腾飞,下坠幻象,被控制、被影响体验。疾病幻象等。

二、躯体幻象的特征

(一)一般特征

躯体幻象的一般特征与环境幻象的一般特征相同,如幻象产生的基本条件、自动呈现、虚幻性、创造性、真实感、变化性、不完整性、合理性与不合理性、患者对幻象的自知力、判断力、情绪、情感、行为活动等(详见《幻象的特征》)。

(二)躯体幻象特征

躯体幻象是以自我躯体、结构、功能属性为对象的幻象。

1.躯体整体幻象

幻象病例26.幻视:患者女性……手术摘除右侧中央后回胶质瘤。手术后出现轻度精神模糊,定向不全,有幻视。某日正当转头向左,忽见左侧坐着一女子,该女子即是患者自身形象,开始时患者以为是护士在她身边放置穿衣镜,但伸手摸索,发现不是穿衣镜,而是自身的游离形象。

幻象病例25.自体幻象:Lukianowicz 报道,男性患者,自述病史:"常在偏头痛发作过程,或接近发作尾声,我感到我的头由正中线分裂为二,然后由裂缝中突出我整个身体的缩影。缩影逐渐扩大,以至与我真实身体相等。因此,我有两个分别的躯体,它们都是'我'(me or I),它们彼此相距一英尺,新出现的'我'总是在右边。我好像可以接触……那另一个我,我从来未用眼睛看过'他',但是我感到(feel)他的存在,并且这种感觉很明确。这另一个我出现在我的头像要裂开地疼痛的时候,当我的头痛停止,'他'——另一个我也就消失了。"

2.躯体幻象也可以是不完整的自我形象

幻象病例 24.自体幻象:P.Bonnier 报道,某患者因咽鼓管开口过度扩张,每次打喷嚏,迷路必受震荡。因此,打喷嚏后即刻眩晕发作,同时方位定向丧失,患者自觉身体分裂为二,其中一半仍保持原位,另一半离开原位,转向外看。待震荡停止,身体两半又重靠拢,合而为一,眩晕亦即停止。

幻象病例 27.自体幻象。患者男性,71 岁。因卒中发生左侧肢体僵硬,并有同侧偏盲,偏盲境内出现幻视,幻觉活动如同电影,其中有一个半身人像,人像动作与患者自身动作完全符合。患者诉述有人跟踪并追随在患者左侧,且每当跟踪者出现,左侧肢体僵硬感消失。

3.躯体各组成部分的幻象

即机体的某一部分的幻象,如神经系统病变造成肢体瘫痪时的幻肢,神经干麻醉的幻肢;身体各部位或器官切除后的幻象,如拔牙、眼球摘除、乳房切除、阴茎切除等均可产生相应的器官幻象。其中,对幻肢的研究较多,此处仅以幻肢为例进行讨论。

(三)幻肢

截肢后,真实肢体已不存在,可出现幻肢体验。神经干病损或麻醉后,虽然真肢尚存,但处于麻痹瘫痪状态,已丧失功能,可相当于"功能性截肢"。

1.幻肢的存在及姿位等体验

如幻象病例 30.幻肢:Bouttier 引述一病例,患者突然感到左臂远离躯干,并做强烈旋转运动,无法制止,而事实上患者左臂不但未曾运动,而且完全瘫痪,最后证明是丘脑出血。

幻象病例 31.幻肢:Van.Bogaert 报道,患者左臂被切断,令其右手紧握铁杆,患者自觉左侧手指也使劲握拳。

幻象病例 37.幻肢:Van.Bogaert 报道一例,腰麻以后出现的幻肢体验。患者因肛门瘘手术,接受腰髓麻醉。麻醉后,患者感到两下肢处于产科姿位,手术完毕,麻醉效果业已消失,下肢感觉已经恢复,患者仍感下肢保留在产科姿位未变。

幻象病例 32.幻肢:患者自述:"虽然我已经失去了左手,但在梦里我还是有一双手,我和往常一样,双手检票(患者是铁路检票员),左手接票,右手压戳。"

2.幻肢疼痛等体验

如幻象病例 33.幻肢:某患者,9 岁时因意外事故截去右手。从 29 岁开始,经常有如下发作:"我感到我的右手(幻肢)膨大,继续膨大,直至要爆裂似的,手指也是如此,愈变愈粗,同时像针刺般疼痛。'右手'原来蜷缩着,这时候逐渐放开。"与先兆同时出现残肢局部频繁阵挛。

幻象病例 35 幻肢:男性患者,因意外事故致使第六、第七颈椎骨折,右侧臂丛神经麻痹,右臂功能完全丧失。……自从事故发生后,患者诉述不再感知原来胳膊,但感到另外一个胳膊在原来的胳膊旁边……幻肢紧接肩峰,与麻痹真肢平行。假使患者用左手移动麻痹真肢,患者感知幻肢紧随真肢平行移动。患者可以随意伸展或屈曲幻肢手指,可以握拳,但同时感到整个幻肢有触电感。幻肢有自发性疼痛,为了减轻疼痛,患者活动幻肢。幻肢的虚幻屈肘运动可达 90 度。幻肢不见连带运动,无反射运动。若做拳击真肢状,患者体验幻肢将受拳击,但不觉幻肢有退缩避让表现。

3.多肢现象

如幻象病例 34.幻肢:Lurje 曾报道 2 例急性感染性多发性神经根炎具有幻肢现象。其中一例自觉有三个胳膊;另一例自觉多出一只手,直接嵌在肘关节下方。

幻象病例 39.幻肢:Schaeffer 报道一例四肢瘫痪病例,起因于颈椎损伤。患者自觉两上肢交叉在腹前,但如果检查者抚摸患者瘫痪真肢,患者可以明确真肢在胸部两侧。这种体验给予患者精神上极大不安,因为患者同时体验有四个臂膀,必须由检查者将瘫痪真肢移向腹前,与幻肢合拢,患者精神上的不安才能消除。

4.幻肢呈现与消失、幻肢短缩、幻肢空缺现象

幻肢呈现与消失的时间因个体的不同而不同。"据 Lunn 的统计,70%的幻肢体验出现在截肢手术刚刚结束以后。……极少数患者在手术后 2~3 周逐步出现幻肢体验。截肢幻觉一经出现,可以历时 40~60 年毫无衰退,而且幻肢体验明确清晰,不因年深日久而褪色。

绝大多数病例,如果没有幻肢疼痛干扰,在一年内自觉幻肢逐渐短缩,幻肢远端渐渐向残肢靠拢,幻肢远端末梢附在残肢瘢痕上,最后完全消失。消失的幻肢可以在某种因素作用下重新体验……

有时幻肢体验虽然逐渐淡漠,但隐匿的只是幻肢的近端,而远端末梢部位仍旧保持原来强度的体验,并且幻肢存留的部分可以不向残端瘢痕靠拢,以至残端和稽留的幻肢远端之间存在一段空隙。例如幻肢的手和残肢上的胳膊不相衔接,幻肢的脚和残肢大腿之间还空着应当是小腿的空当。"

5.幻肢假肢干扰现象

"Weir.Mitchell 指出,假肢装在残肢上会影响幻肢的体验。近年,W.Riese 又提出这个现象,据他的观察,假肢装上以后可以使幻肢的体验更加清晰、明确……这种情况如果发生在上肢,幻肢与假肢可以互不相干,'幻肢与假肢各自为政'。这种情况如果发生在下肢,步行时,幻肢与假肢的关系可以归纳为四种情况:第一种情况,虽有假肢,但行走时,患者体验的是用幻肢走路;第二种情况,患者自觉幻肢随着前进,但跨步使用的不是幻肢;第三种情况,虽有明确体验的幻肢,但行走时明确体验使用的是安装在残肢上的假肢;第四种情况,患者明确体验使用假肢行走,但无幻肢体验。"

三、躯体幻象的产生机制

(一)以往关于幻肢形成机制与简评

1.以往关于躯体幻象的形成机理

刺激学说:最初提出幻肢机理学说的是笛卡儿(Descartes,1596—1650 年),近年以周围神经末梢刺激引起幻肢体验的解说,是笛卡儿学说的继续和发展。刺激学说认为,截肢以后,残肢神经断头或由断头发生的神经胶质增生受病理或生理刺激,正是这些周围刺激使截去的肢干重新获得体验感。

中枢学说:近代神经病学的前驱者 Charcot 是提出中枢学说的第一人。Charcot 于 1888年就认为:"但是一系列临床事实说明心理根源和运动在精神上的显示是根本的、主要的作

用。"主张中枢学说的学者,认为狭隘的周围学说不能解释许多关于幻肢的基本内容。首先,幻肢是一种肯定的认识机能,不是简单的刺激感受。主张幻肢发生根源在大脑中枢的学者,如Walton则认为躯体形象的模本或蓝图在大脑中枢是存在的。

心理学说:心理学派不否认器质基础,但认为心理因素亦颇重要。根据他们的解说,因肢体残缺,形体不完整,幻肢可以视为心理上对残缺的反映。H.Jachson认为,幻肢发生的根源是大脑中枢活动,他说:"幽灵般的手继续运动,确实是一种活动,是失去的手配合大脑的运动装置在活动。"

巴甫洛夫学派及 Henry.Head 学派使周围学说与中枢学说得到调和,相互补充。Cronholm 的意见也是如此,他承认中枢高度兴奋的存在,但不同意只有某些局限的神经元集团及其相互联系是幻觉固定的、唯一的高度兴奋中枢;他认为无论脊髓或大脑都可以成为兴奋中枢,它们之间的联系如此密切,相互影响是必然的。

2.以往关于躯体幻象学说的简评

刺激仅仅是幻肢的诱发因素。

中枢学说的"幻肢是一种肯定的认识机能",已将"幻肢"的形成肯定为"认识机能",即自我认识。在"躯体形象的模本或蓝图在大脑中枢是存在的"之说中的"躯体形象",或为"心理自我"的形象。

心理学说的"因肢体残缺,形体不完整,幻肢可以视为心理上对残缺的反映""幻肢发生的根源是大脑中枢活动"已将幻肢视为心理上对残缺的反映,即心理现象。

巴甫洛夫学派及 Henry.Head 学派使周围学说与中枢学说得到调和,是一种折中理论。

(二)躯体幻象、幻肢产生的潜意识机理

躯体幻象、幻肢,均属于本体感觉幻象,其产生机理与环境幻象的产生机理一样,都是潜意识性心理活动现象,即在双重意识状态下,现实意识性与潜意识性精神活动的交感效应。

躯体幻象是以自我本身及器官为对象的幻象。

1.主观心理世界与心理自我

我们已经讨论过自我心理的形成、发展过程,人在不断地认识客观世界,在心理形成了一个主观心理世界。人在认识客观世界的同时,也不断地认识自我本身,在主观心理世界中形成了心理自我。自我躯体、肢体、器官或各组成部分的结构、功能属性均可通过心理自我反映出来。

2.心理自我

心理自我的发展,其实质是在中枢神经系统不断地建立和发展各种"心理"控制中枢的过程,心理自我是一个不断发展的变量。

3.自我序列

现实自我与潜在自我均是自我的发展序列,均可反映出自我发展阶段的特征。

4."梦幻同源"

梦是单纯的潜意识精神活动的反映,梦由梦的环境与梦中自我构成。幻象是在双重意识状态下,现实意识性与潜意识性精神活动相互交织产生的交感效应。幻象有环境幻象与自我躯体幻象。

5.自我躯体幻象

自我躯体幻象是潜意识性自我躯体、器官属性的反映。

四、躯体幻象、幻肢特征解析

(一)躯体幻象解析

1.自我分离

躯体幻象是现实自我与心理自我的一种分离形式,如梦中自我是潜意识活动时心理自我的显示。

2.幻象显示出有限性、片断性特征

在双重意识状态,由于现实意识性精神活动与潜意识性精神活动均不够充分,环境幻象与自我躯体幻象的显示亦不够完善,环境幻象显示出有限性、片断性特征,躯体幻象也多呈半身幻象或分身幻象。

3.躯体各组成部分的幻象

心理自我是自我实体的反映,在正常情况下,心理自我与实体自我保持统一性和完整性。当截肢、器官切除或肢体瘫痪时,残缺的自我实体对于不同的自我意识,反映并不相同。对于现实意识而言,反映出现实性,可以即刻认识到肢体已经残缺这一客观事实;但对于潜意识而言,与现实意识认知功能相比,其更具有保守性或堕性,即虽然自我实体已经残缺,但潜意识中依然保持着自我的完整性。在双重意识状态下,现实意识面对的是残缺的自我,潜意识活动则显示出完整的自我,通过交感效应,形成躯体各组成部分的幻象,如幻象病例 32 中来自 Charcot 的病例。患者自述:"虽然我已经失去了左手,但在梦里我还是有一双手,我和往常一样,双手检票(患者是铁路检票员),左手接票,右手压戳。"在此例中,患者失去左手,对于现实自我而言,是十分明确的事实,但在潜意识中则仍然反映出完整自我的形象。

4.幻肢特征

心理自我(潜意识)是自我实体的反映,但凡肢体、器官的结构、功能的一切属性均可通过相应的幻象反映出来,如幻肢的存在感、体积、轻重、肿胀、疼痛感、触电感、姿位感、运动感、反射运动感等。

5.多肢现象

截肢患者只有幻肢体验而无多肢体验。神经系统病损、麻醉等所致的肢体麻痹瘫痪,相当于功能性截肢,虽然肢体尚存,但已经丧失功能,可产生功能性幻肢。在双重意识状态,麻痹或瘫痪的真实肢体与幻肢相加,产生多肢体验。

(二)幻肢消失与再现

1.相关论述

"Weir.Mitchell 指出,智力过低者将无幻肢体验,Lhermitter 不仅证实了 Weir.Mitchell 的意见,并且确定了截肢年龄与出现幻肢的关系。Riese 分析 24 例截肢儿童,认为最早出现幻肢的年龄是 6～7 岁,在这年龄以前从未见幻肢主诉。Pick 的研究证实,先天性的肢干发育不全,虽然肢干残缺,但从未见幻肢体验。"

2.解析

(1)自我心理的发展是不断认知的过程中,从上述研究中幻肢的表现表明了自我认识在心理自我形成和发展上的作用。在心理自我的形成与发展中,肢体的结构、功能也有其认识基础。心理发展是在大脑皮层不断建立神经信息系统的过程,心理自我是一个不断认识发展的变量。

(2)幻肢消失

自我修正机制:心理自我是一个动态发展的神经信息系统,在自我发展过程中,"修正错误"是一种重要机制。幻肢的消失是潜意识重新认识并修正错误的过程。截肢以后,现实意识即刻可以认识到残缺的自我实体,现实自我通过自我认识,修正错误,将原来完整的心理自我修正为"已经残缺的心理自我",达到新的统一。对于潜在自我(潜意识)而言,也须通过自我修正,使潜意识中完整的心理自我修正为"已经残缺的心理自我",达到新的统一,幻肢方能消失。

在自我修正时,并不是将原有的完整的心理自我的神经信息全部消除,重新建立一个"残缺的心理自我",也不是将与幻肢相关的原本完整的肢体的神经信息消除,而是在原有的完整的心理自我的神经信息结构基础上增加了"某肢体已不存在"的新的信息,其过程才是心理修正过程。当"某肢体已不存在"的神经信息产生实效,则幻肢体验消失。肢体残缺是即刻的,但由于潜意识功能相对的保守性、稳定性或堕性,完成修正需要时日,或有一个适应过程。

我们把心理自我的修正称为"自我修正机制"。

个体不断地认识新事物,不断地修正错误,是自我心理发展的普遍机制,神经系统的这种修正机制具有重要意义。

一个先天性肢体不全(残缺)的人,在心理自我形成和发展上与躯体的实际状况相应,也是残缺不全的,二者在心理控制关系上是统一的,不会产生幻肢体验。智力过低者,认识、思维能力低下,对客观世界及自我的认识,反映能力有限,显示幻肢的机率较低。有的研究表明,智力过低者就连做梦也很少见。

3.幻肢体验再现

在通过自我修正后原来完整的心理自我的信息并未消失,若已经消失的幻肢体验受到某种刺激,促成相关的神经功能活动,可诱发幻肢体验再现。

4.幻肢形成与消失病例简要分析

幻象病例40.幻肢:Henry.Head 报道一病例,由于外伤切断尺神经,患者丧失小指一切感觉,三个月后,因故施行下膊三分之一切断术,术后出现幻肢体验,但患者体验的幻肢只有四个手指,缺少小指。

这是幻肢体验与消失的一个难得的病例,简要分析如下:

患者在外伤之前,躯体的结构和功能是完整的,潜在自我(潜意识)是完整的,二者的活动控制关系是统一的。

外伤后,尺神经被切断,尺侧麻痹瘫痪,相当于功能性截肢,肢体功能不全。潜意识性心理自我仍然保持着原来的完整性,这样,潜意识与躯体实际状况的统一性被破坏,此时若产生幻肢体验,则出现尺侧小指幻指(幻肢)。

通过自我修正后,潜意识性心理自我被修正为尺侧及小指功能已经丧失,潜意识与手臂实际状况实现了新的统一,只有四个手指,小指幻指消失。则三个月后,施行下膊三分之一切断术,再度出现的幻肢体验,幻肢自然只有四个手指,缺乏小指。

(三)幻肢的短缩与空缺现象机制

1.神经生理、解剖学基础

"W.Riese 认为手的幻觉体验以桡侧最明显。Ajuriaguerra 就一系列事实认为,幻觉体验最清晰、保存时间最长的,正是 Penfield 和 Boldrey 大脑皮层测定占位最广的肢节。"。

在大脑皮层中央前回的"运动矮人"的空间占位中,头和上肢的占位面积最大,而躯干和下肢的占位面积明显较小。在上肢,占位面积从大到小依次为手掌、前臂、上臂。在下肢,占位面积从大到小依次为脚掌、小腿、大腿。大脑皮层中央后回的"感觉矮人"的空间占位也是如此。

大脑皮层各种功能定位中枢明示了神经信息结构的规律,即凡是功能活动愈发达、愈频繁、愈复杂、愈精细、愈敏感的器官、肢体或部位,其神经信息结构愈庞大,在大脑皮层的空间占位愈大,功能活动愈强、愈明显;反之,功能活动愈少、愈简单、愈不敏感的器官或肢体,神经信息结构愈小,在大脑皮层的空间占位愈小,功能活动愈弱愈不明显。如上肢的手、前臂、上臂,手的掌面与背面,其神经活动(运动或感觉)强弱差异很大。

不同个体关于机体各部位功能强弱的差异很大,如作家、音乐家、画家、运动员、打字员等,他们的各种器官、肢体部位应用的频繁度、复杂度、精细度等的个体差异很大,神经敏感度差异也很大。

2.幻肢的短缩与空缺现象解析

幻肢的短缩与空缺现象是幻肢消失过程中显示出的特征现象。在心理自我修正过程中,新建的神经控制机制对幻肢的抑制作用因幻肢不同部位相关的神经活动的强弱不等,在截肢后,虽然呈现出整个肢体的幻肢体验,但以优势活动部分最为明显。在幻肢消退过程中,整个幻肢神经活动逐渐弱化,原来活动较弱的部位的幻肢体验消失较快,原来活动较强的部位的幻肢体验消失较慢,这种消失的时间差便产生了"幻肢空缺"与"幻肢短缩"现象。

肢体各部位神经活动的强弱因人而异。惯于用手工作的人,如钢琴师、打字员,他们的手、前臂、上臂之间功能活动悬殊甚大,若截肢后产生幻肢,在幻肢的消失过程中,幻肢的臂部可在短时间内首先明显消退,只遗留手部幻觉,便形成了"幻肢空缺"现象。若是一个手、臂功能活动悬殊较小的患者的幻肢消失过程,幻肢的上臂、前臂、手,按顺序由弱至强依次逐渐消退,"幻肢空缺"不明显,而形成"幻肢逐渐短缩"现象。

(四)幻肢假肢干扰现象

1.安装假肢是心理自我的一种修正

心理自发展的神经基础是不断建立新的神经控制程序。安装假肢也是心理自我的一种修正。在心理自我结构中再建一个"假肢"的过程,此过程是认识与修正过程。当安装假肢以后,假肢刺激或可诱发幻肢体验。由于现实意识性假肢控制与潜意识性幻肢活动的优势不同,便产生了各种幻肢、假肢相互干扰现象。

若潜意识性幻肢活动占绝对优势,便形成了 W.Riese 所说的第一种情况,虽有假肢,但行走时,患者体验的是用幻肢走路。若现实意识性假肢控制与潜意识性幻肢活动相当,幻肢假肢相互干扰明显,则形成第二种情况,患者自觉幻肢随着前进,但跨步使用的不是幻肢。若幻肢干扰较轻,则形成第三种情况,即虽有明确体验的幻肢,但行走时明确体验使用的是假肢。若现实意识性假肢控制占优势,则患者明确体验使用假肢行走,但无幻肢体验。

在双重意识状态下,现实意识控制增强可抑制幻肢体验;现实意识控制减弱可加剧幻肢、假肢干扰程度。

第三章　妄想

第一节　妄想的一般概念

妄想是一种在病理基础上产生的歪曲信念、病态的推理和判断。妄想的内容可以十分荒谬，不合逻辑，不符合客观现实，但患者坚信不移，不易纠正。

妄想是精神病的一项重要症状。但是，到目前为止，还没有一个确切的定义。对于妄想的认识仍然处于蒙昧状态，更没有系统理论。历来，学者们仅仅是根据妄想的一些特征，对妄想做出现象性描述，意见也不尽相同。

"Esquirol 写道：'当一个人的知觉和客观事物不相符合，当他的思想和他的知觉不相符合，当他的判断、决定和他的思想不相符合，当他的思想、判断、决定和他的意志不相关联，这个人就是处于妄想状态。'……Jaspers 的规划：'妄想是不可能的或与事实不相符合的错误思想，而主观坚信不移，在逻辑推理及事实面前不动摇，也不可能动摇。'……Bumke 认为妄想是'病理性错误'……Seglas 认为'妄想'和'错误'之间的界线是很难划定的。……Gelma 承认妄想与错误思想界线不是很清楚，尤其同一个体，脱离现实的思想又常常与正常思想交替出现，更增加了鉴别困难。据 Gelma 的意见，妄想有如下几个特点：第一，妄想的思想存在内在矛盾；第二，妄想的思想具有不可动摇性；第三，妄想的思想是'非社会化的思想'，实质上是'孤独性思想'；第四，妄想的思想表达常常明显地拘泥于文字，也可以说'咬文嚼字'非常突出，还有若干其他属于精神疾病的体征和症状。"

上述论述均是在现实意识领域内，以现实意识性精神活动为参照对妄想的现象性描述，均未涉及到妄想的本质问题，如"知觉和客观事物不相符合……处于妄想状态""是错误思想，而主观坚信不移""在逻辑推理及事实面前不动摇，也不可能动摇""是病理性错误""脱离现实的思想又常常与正常思想交替出现，更增加了鉴别困难""妄想的思想存在内在矛盾""非社会化的思想""孤独性思想"等。仅仅在现实意识领域内的研究，绝对不能揭示妄想的本质，不能阐明妄想的产生机制。

上述描述表明，人们对妄想现象十分困惑、迷茫，对其认识也是混沌不清的。妄想在心理学、病理心理学、精神病学及其相关学科中是十分重要的概念，妄想不仅仅是精神疾病的一项重要症状，也是异常精神现象或精神症状的病理心理基础。关于妄想的产生机制，理论繁多，但肤浅，多具有片面性、局限性，未形成系统理论。由于妄想的产生机理未被阐明，但在各相关学科中涉及妄想的问题很多，因此，对于妄想的本质，需重新深入研究。

第二节　以往关于妄想产生机理学说与简评

一、以往关于妄想产生的机理

主要学说有精神自动学说、结构动力学说、自我分离学说、精神分析学说等。

（一）精神自动学说

精神自动学说起始于 1845 年的 Baillager，当时所谓的"精神自动"是指"意志不能统率指挥的一系列精神状态"。例如幻觉、妄想、强迫观念等，甚至躁狂也属于精神自动状态。现今所述的精神自动状态，一般是指 Clerambault 的"精神自动学说"。根据 Clerambault 规划的范围，不是所有非意志统率而涌现的思维都属精神自动，只有非意志统率而自动涌现，并且不为"自我"认定是出自自我的一切精神现象，这才是精神自动。正如 Clerambault 经常强调的，精神自动状态不仅是意志未曾整合的现象，还必须是分裂的（或脱离的）、不相关联的、不隶属于自我的。在他规划的精神自动症状群范围内，不仅包括妄想、癫痫精神病某些过程、慢性酒精中毒某些精神症状、阿尔兹海默病和精神分裂症某些症状表现，都属于精神自动表现。Clerambault 认为，精神病的最原始历程从无意识境界发掘，搜寻记忆中的陈旧事件，或近期种种遭遇，加于扩大，加于曲解。他还认为脑细胞陈旧的或新近的损害是精神自动状态的基础。

（二）结构动力学说

结构动力学说，创自于 H.Ey，该学说不仅是妄想的理论解说，也是精神病学系统学说之一。H.Ey 的结构动力学说源自于 Jackson 神经系统结构论。按 Jackson 神经系统结构论，神经系统的功能可分为若干个不同阶层，每一阶层活动受制于上级阶层，由上级阶层统率和节制。疾病的损害，按阶层的结构功能表现其征象，无论症象如何分歧变化，但症状的性质不外乎两种：一种是病损阶层的功能丧失，可谓之"缺失性症状"或"负的症状"；另一种是受制于病损阶层的下级健全阶层功能扩张或释放，因扩展或释放而出现的症状谓之"释放症状"。根据神经系统阶层结构论建立的精神病学结构动力学说，否认有所谓"刺激症状"，但不否认精神结构的各阶层可能各有局限的解剖基础。

（三）自我分离学说

Bleuler 几乎将全部妄想患者归之于"精神分裂症"。Bleuler 的以"本能生命"的故障作为原始病因。在本能活动水平（阶段）出现"我"的功能，也是在本能活动基础上，"我"的功能结构进行组合。所谓分裂或分离，正是形成"我"这个体验的动力成分缺乏正常整合和综合，分裂或分离的具体表现就是精神活动出自"自我"的某些基本素材，触及"我"时，不被确认属于自我事件或自我活动。不能为"我"确认属于自我精神活动，这是发生妄想的主要根源。同样，建立"我"这一功能的全体动力没有获得综合或整合，是狭义精神分裂症（早期痴呆）的根本问题，患者也因此出现了精神分裂症的主要症状——"我"的分裂、"我"的解体、"我"的崩溃，其他症状都是直接或间接由此派生或衍化的表现。这个概念既解释了狭义精神分裂症的基本内容，又说明产生妄想的机制。"我"的分裂、解体、崩溃，是狭义的精神分裂症的病理基础，也是构成妄想的根本机制。

（四）精神病理学的现象学

Jaspers 的定义："现象学是病态精神生活主体现象的学说。"他又说："精神病理学的现象学是探讨精神病患者心灵体验的学说。"根据精神病理学的现象学，妄想有以下特点：①所谓妄想，是人为的、不自然的抽象意念。妄想之虚幻不实与幻觉的虚幻不实一样。②患者向我们表白的妄想是经过若干过程的最终表现。检查者不能像对待正常人一样对待妄想患者的陈述。表达妄想的语言内容关系着内心深处的状态，有时出自无意识境界。③妄想的题材是人类生活的重要主题。某些题材比较常见，是人类语言和人类思维易于触及的体系（例如生与死、神与鬼、雄心、利欲、爱情、自由等）。主题或直接显示在妄想内容，或构成妄想的背景，有时非常显然，有时极难描述。④临床主要标准是"妄想难以改正"。改正或纠偏，对于理解妄想内容并无意义。妄想建立在真实感的基础上，难以改变是妄想患者的主观态度，不是妄想的内容或结构问题。⑤妄想生成并不说明患者在思维和判断形式上发生障碍。反之，思维和判断或其他抽象的功能都可以是完整的，因此，妄想发生不是由于这些功能欠缺，而是由于某种扰乱影响了这些功能。追索获悉原始扰乱，就是探求妄想的最终成因。

（五）精神分析学说

精神分析学说是与现象学说相对立的学说。现象学说所接触的现象是意识境界所体验的精神现象，它的主题限于意识边界以内的体验。精神分析学说所接触的论题超越意识所体验的现象，深入无意识境界，从无意识境界的内容寻求解说，在无意识境界发掘精神动力。

（六）巴甫洛夫学说

巴甫洛夫以病理堕性兴奋灶和超反常相来阐述偏执狂和心因性偏执状态的妄想。他认为，偏执狂产生妄想的病理生理基础是在第二信号系统逐渐形成病理堕性兴奋灶，因为：①偏执狂除了有固定的妄想以外，在其他方面和健康人基本一样，而病理堕性兴奋灶是"孤立"的病变点。②偏执狂的妄想特别牢固，并且将生活中的许多有关事情作为妄想的材料，使妄想逐渐发展。关于偏执狂对自己的错误想法（妄想）完全丧失批判能力这一点，巴甫洛夫以在病理堕性兴奋灶周围出现强烈的抑制（通过负诱导）来解释，即这种强烈的抑制会排除与妄想有矛盾的种种事实。

二、对以往妄想产生机理学说的简评

（一）对精神自动学说的简评

"精神自动"与"分裂性精神现象"均是精神病的基本症状，精神自动学说是在现实意识领域内对于精神病及其症状的现象性描述。

"精神病的最原始历程从无意识境界发掘"的论述，虽已与"潜意识"相联系，但不能阐明其"无意识"机制。

精神自动学说的"分裂"是指各种精神现象的"分裂"，不是指各种形式"自我"及"自我意识"的分离。

（二）对结构动力学说的简评

结构动力学说提出了神经系统的各级各类神经中枢及其控制关系，该理论是神经系统集中控制规律的基础。该理论为神经系统高级心理层面的控制机制给予了莫大的启示。但结构动力学说未涉及精神病的产生机制。

（三）对自我分离学说的简评

自我分离学说是在现实意识领域内对于精神病及其症状的现象性描述。

自我分离学说的所谓"分裂"是指各种精神现象的"分裂"，不是指各种形式"自我"及"自我意识"的分离。但"分裂"或"分离"对各种形式"自我"的区分给予了莫大的启示。

（四）对精神病理学的现象学的简评

"精神病理学的现象学"的命题表明其是对于精神疾病现象（症状）的描述。

"表达妄想的语言内容关系着内心深处的状态，有时出自无意识境界"的论述，已与"潜意识"相联系。

（五）对精神分析学说的简评

该理论已经将妄想的研究深入到了潜意识境界，开辟了心理研究的前景，但其理论框架多是主观臆造的，唯心成分淹没了科学成分，渲染了许多神秘色彩，脱离了科学的轨道，使其科学的部分也受到非议。

（六）对巴甫洛夫学说的简评

巴甫洛夫从神经系统的病理生理角度提出了"病理堕性兴奋灶"学说，但未涉及妄想的实质性问题。所谓"偏执狂对自己的错误想法（妄想）完全丧失批判能力这一点，巴甫洛夫以在病理堕性灶周围出现强烈的抑制（通过负诱导）来解释，即这种强烈的抑制会排除与妄想有矛盾的种种事实"的论述是牵强的。在现实意识领域内，仅仅从神经生理学角度就企图阐明妄想的本质是不可能的。

（七）总评

上述各种理论或学说，不仅仅是对妄想产生机制的学说，也是对整个精神疾病及其症状产生机制的一些主要理论。这些学说或理论是从不同的角度提出的，各有所据，各有所论，虽有片面性和偏向性，但无明显或严重的矛盾。

根据所涉及的意识领域不同，可将上述学说概括为两大序列：一个是在现实意识领域内的研究，如结构动力学说、自我分离学说；一个是在潜意识领域内的研究，如精神分析学说。在现实意识领域内欲想揭示妄想的产生机制是不可能的，并且反而会陷入极度的矛盾或困惑之中。

必须对潜意识重新进行系统研究，揭示潜意识的本质，还潜意识的"本来面目"。

第三节　妄想的产生机制

一、妄想的促因与素材

妄想的促因与素材与梦的促因、素材相同（详见《梦》）。

二、妄想产生的潜意识机制

（一）梦、幻象与妄想同源

比较梦、幻象与妄想的特征可知，梦、幻象与妄想三者均为潜意识活动的表现，梦、幻象与妄想同源。但由于三者产生的条件不同,在表现形式及内容上有所差异。

(二)病理生理基础

产生梦与妄想、幻象时,神经系统功能均产生不同程度的抑制。

(三)逆反规律

神经系统功能抑制按逆反规律发展,即由高级神经中枢向低位中枢扩展。在神经系统心理层面,抑制由最高级的现实意识逆反至低级的潜意识,产生意识分离。

(四)意识状态

睡眠时,现实意识停止活动,潜意识被解放,潜意识活动便形成梦。妄想、幻象时,现实意识尚未完全停止活动,潜意识活动已显露,机体处于现实意识与潜意识的双重控制状态。

(五)双重意识交感效应

在双重意识状态下,潜意识性心理或精神活动与现实意识性心理或精神活动相互交织,通过交感效应,则形成了妄想与幻象。其中妄想的感觉、知觉效应则显示为幻象,如图所示(图 3-3-1)。

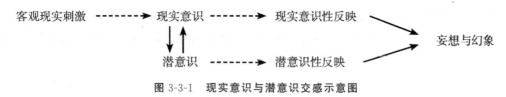

图 3-3-1 现实意识与潜意识交感示意图

三、潜意识性思维活动

(一)思维是精神活动的主要形式

在现实意识状态,思维是精神活动的主要形式,即在表象、概念的基础上进行分析、综合、判断、推理等认识活动的过程。通常所指的思维是现实意识性思维,如自然思维、动作思维、形象思维、言语思维、数学思维、创造性思维等。想象是创造性思维形式,想象是大脑对原有信息进行加工、改造,建立新形象的过程。潜意识性思维是潜意识性精神活动的主要形式。梦是潜意识性思维的产物,是潜意识性心理或精神活动的全面展示。

(二)妄想与幻象的关系

妄想是对潜意识性思维活动的描述,幻象是对潜意识活动的感知觉描述。

四、梦幻、妄想的关系

思想、观念及思维活动是心理活动的基本形式。妄想是潜意识性思想、观念、思维活动及其相关的精神活动,梦由妄想产生,梦即是妄想的表现形式,是潜意识性精神活动的全面展示。梦的特征即是妄想的特征。幻象是妄想的感知觉形式。

五、广义妄想是一个病理心理学概念,是精神疾病的根源

广义妄想涉及到整个潜意识性心理或精神活动领域,包括潜意识性心理的自然环境、社会

环境、心理自我,心理自我的感觉、知觉、认识、思维、行为、情绪情感等活动。思想、观念和思维活动是心理或精神活动的基本形式,从这个意义上讲,一切潜意识性思想、观念、思维活动及其相关的心理或精神活动(包括梦、幻象)都属于妄想。这样,广义妄想就不仅仅是精神病学的症状,而是一个病理心理学概念。

广义妄想是精神疾病的根源。通过对梦、幻象及妄想的研究,寻根溯源,发现妄想是精神病及其症状产生的总的病理根源。

第四节　妄想特征解析

一、妄想的定义

(一)广义妄想的定义
广义妄想是指潜意识性思想、观念、思维及其相关的心理或精神活动。

(二)狭义妄想的定义
狭义妄想是对于某事物或某些事物执着的潜意识性思想、观念和思维活动,即传统精神病学中的妄想。

所谓"执着",是指个体对某种事物在心理或精神活动上"特别关注",比如,为达到一定的目的在意志方面表现出坚定不移的信念。如作家、画家、音乐家在各自领域里的精神活动的主旋律是创作。一般每个人都有自己的生活倾向性及侧重点,并在心理上形成了独特的思想、观念,即个性心理特征。这种思想、观念在个体的整个精神活动中占有优势地位,具有高度的敏感性。在自我发展过程中,潜在自我(潜意识)随现实自我的发展而发展,顺理成章地形成了某种执着的观念。这些执着的观念,有的合乎理性,有的则是非理性的、荒谬的。非理性的执着观念是精神病系统妄想产生的病理基础。

二、狭义妄想特征解析

传统的妄想概念,是在现实意识领域内对妄想的现象性描述,因此,学者们对妄想的各种特征表现产生诸多困惑。

(一)妄想一般特征解析
1.妄想产生的意识状态

狭义妄想主要是在双重意识状态下产生。若现实意识控制增强,向觉醒方向转化,妄想即告消失;若现实意识抑制加深,直至停止活动,潜意识完全获得独立,妄想则转化为梦。

2.妄想与幻象没有明显的区分标志

妄想是潜意识性思维方面的描述;幻象是妄想的感觉、知觉的表现形式,妄想与幻象没有明显的区分标志。

3.自我分离

妄想是在双重意识状态下产生的。在双重意识状态下,自我分离为现实自我与潜在自我两部分。

4.妄想的主体意识

梦的主体是梦中自我,感知与体验梦的主体是梦中自我;妄想与幻象的主体意识主要是现实自我,感知与体验妄想与幻象的主要是现实自我。妄想与幻象的主体意识可随现实意识与潜意识的优势变化而变化,若现实意识控制占优势,则妄想的主体意识是现实意识;若潜意识控制占优势,则妄想的主体意识是潜意识。

5.妄想的自动呈现

梦、妄想与幻象均为自动呈现及演变,不为现实意识控制或左右,显示出自动性或自发性活动特征。

6.梦、幻象与妄想均是主观心理世界的呈现

梦、幻象与妄想均是一种心理现象,是主观心理世界的呈现。

7.选择与编导作用

患者处于妄想状态,对客观环境事物或现象,具有选择和编导作用。经过患者的编导,周围环境中一些实际与他无关的事物或现象,或改变性质或意义,或被赋予新的特殊意义后与本人发生联系,被纳入妄想体系,并确认与本人相关,如关系妄想、释义妄想、特殊意义妄想等。

8.妄想的创造性及虚幻性

妄想是潜意识性精神活动,潜意识活动具有极大的创造性特征。妄想是潜意识的创造性产物,是潜意识想象的任意发挥。妄想的主要创造方式是虚构,妄想的内容是虚幻的。

9.简单妄想与复杂妄想

妄想内容可以是简单的,也可以是复杂的,复杂的妄想如同梦境一样,称为"梦样妄想"。

10.潜意识的特殊思维

许多妄想的内容合乎理性,如同现实生活一般;妄想患者的思维、认识与判断力具有特殊的一面,显示出特殊思维及特殊逻辑,其感知、认识、综合、分析、推理、判断均是按特殊思维及特殊逻辑进行的,特殊思维符合妄想中事物的逻辑,但不符合现实生活的逻辑。许多妄想的内容是错误的、歪曲的、极端荒谬的不可思议的、充满内在矛盾的、不合乎逻辑的,这些都是在双重意识状态下,潜意识性思维特征的表现。

11.妄想的现实与非现实感(或真实与非真实感)

妄想产生于双重意识状态,一方面,潜意识活动,产生妄想;另一方面,在现实意识控制下,对外界环境刺激可产生一定的现实性反映。在双重意识状态,潜意识性精神活动与现实意识性精神活动产生的交感效应,便产生了现实感与非现实感。

现实意识反映:客观现实刺激作用于现实意识,产生现实感或真实感。

客观刺激潜意识化:客观现实刺激作用与潜意识产生歪曲反映,即客观刺激潜意识化,潜意识反映为"绝对真实"感。

潜意识性反映:潜意识性事物的呈现,潜意识反映为"真实感"。

潜意识性刺激现实意识化:潜意识性事物作用于现实意识,即潜意识性刺激现实意识化,产生妄想与幻象。

混乱性感觉、知觉效应:现实感与非现实感、真实感与非真实感相互交织,便产生了混乱性感觉、知觉效应。

12.真实感与非真实感

对于潜意识而言,潜意识性精神活动现象反映为"绝对真实感。"而对于现实意识的感觉、知觉而言,则取决于现实意识与潜意识控制优势,若现实意识控制占优势,具有虚幻感;若潜意识控制占优势,具有"真实感"。

13.患者的自知力与判断力

在梦中,对梦景感知或体验的是梦中自我,梦中自我认为梦景是绝对"真实的",并绝对"真实地"参与梦的活动。而在幻象、妄想中,对幻象、妄想的感知或体验主要的是现实自我,幻象、妄想是否具有"真实感"及自我的自知力或判断力,取决于现实意识与潜意识控制的优势比。若现实意识控制占优势,患者认为幻象、妄想只不过是一种虚幻的现象;若潜意识控制占优势,则认为幻象、妄想是"真实的",并受幻象、妄想的影响,并产生相应的活动。

14.人格改变

梦与妄想中的人格具有双重及多重人格表现。双重人格可以同时并存或可交替出现。潜意识性人格变化极大,产生的多重人格,以及梦中自我与妄想的角色(人格),可以是自我的一般形象,可以是伟大人物、王子、英雄、富豪、罪犯,可以是他人或某死者的化身,可以是神灵鬼怪、飞禽走兽,也可以是神仙、地狱、魔鬼等。

15.被影响感、被控制感、被操纵体验

妄想患者的感觉、知觉、行为、情感、情绪体验,取决于妄想事物。患者处于妄想状态,受妄想环境事物中的人、事、物活动的影响可产生被影响感、被控制感、被操纵感等。

16.情感、情绪反映

伴随妄想,患者可产生相应的行为、情绪、情感反映,可表现为欢喜、快慰、悲伤、忧虑、痛苦、绝望、愤怒、惊恐、思念、同情、爱憎,犯罪等,几年无所不具。

17.梦的特征

梦的特征便是广义妄想的特征。

(二)妄想谜团解析

1.对妄想的困惑(摘引)

关于妄想的相关论述如下。

Esquirol写道:"当一个人的知觉和客观事物不相符合,当他的思想和他的知觉不相符合,当他的判断、决定和他的思想不相符合,当他的思想、判断、决定和他的意志不相关联,这个人就是处于妄想状态。"……Jaspers的规划:"妄想是不可能的或与事实不相符合的错误思想,而主观坚信不移,在逻辑推理及事实面前不动摇,也不可能动摇。"……Bumke认为妄想是"病理性错误"……Seglas认为"妄想"和"错误"之间的界线是很难划定的……Gelma承认妄想与错误思想界线不是很清楚,尤其同一个体,脱离现实的思想又常常与正常思想交替出现,更增加了鉴别困难。据Gelma的意见,妄想有如下几个特点:第一,妄想的思想存在内在矛盾;第二,妄想的思想具有不可动摇性;第三,妄想的思想是"非社会化的思想",实质上是"孤独性思想";第四,妄想的思想表达常常明显地拘泥于文字,也可以说"咬文嚼字"非常突出,还有若干其他属于精神疾病的体征和症状。

精神自动症：康金斯基（1886 年）提出了关于假性幻觉的专著，论述了许多有关症状。Clerambault（1920 年）又进一步提出了精神自动这一术语。精神自动综合征是一个较复杂的综合征，它包括感知觉、思维、情感、意志等多种精神病理现象，其临床特点是在意识清晰状态下产生的一组症状，其中包括假性幻觉、强制性思维、被控制感、被揭露感，以及系统性的迫害妄想、影响妄想等相互联系的综合征状。此外，还可伴有假性幻觉性回忆的症状，如被患者早已忘却的往事突然以假性幻视方式出现。这些事件形象、生动、具体。此种回忆也成为患者的妄想结构内容。精神自动的典型表现是，患者感到患者的精神活动丧失了属于自我的特征，而感到是由外力作用的影响所致。

精神自动综合征的内容包括感知觉、思维、情感、意志等多种精神病现象。对于精神自动综合征所包括的内容各家意见不一。

Baillarger 所谓的"精神自动"是指"意志不能统率指挥的一系列精神状态"，例如幻觉、妄想、强迫观念等。现今所述的精神自动状态，一般是指 Clerambault 的"精神自动学说"。Clerambault 的精神自动学说针对的范围较 Baillarger 的精神自动状态略为缩小。根据 Clerambault 规划范围，不是所有非意志统率而涌现的思维都属于精神自动，而是非意志统率而自动涌现，并且不为"自我"认定是出自自我的一切精神现象，才是精神自动。因此，精神自动必须具备"至少在表面上是非自为的、非自然的、出自外力的"性质。

2.对妄想困惑的解析

（1）在现实意识领域内企图对妄想诸现象做出解释是不可能的：上述关于妄想的种种说法，均是在现实意识领域内，以现实意识性精神活动现象为参照，对妄想的现象性描述，均未涉及妄想的本质性问题——潜意识。因此，学者们对于妄想的认识是混沌不清的，也对妄想产生诸多困惑。

（2）广义妄想概念：妄想是潜意识思想、观念、思维活动及其相关的精神活动：若要对妄想现象进行解释，必须区分现实意识性精神活动与潜意识性精神活动，这样，对于妄想的若干困惑就一目了然了。在双重意识状态，感觉、知觉、思维、思想、判断、决定、意志等精神活动是受现实意识与潜意识双重控制的，两种意识性精神活动的交感效应则产生了混乱的精神活动。

（3）对妄想的种种困惑的解析

所谓"妄想是在意识清晰状态下产生的一组症状"：正常人在意识清晰状态下是不会产生妄想的。妄想在双重意识状态下产生，此时患者处于现实意识和潜意识的双重控制，所谓"意识清晰状态"是现实意识控制产生一定的现实性反映。

妄想的困惑：妄想是潜意识性虚幻的精神活动，仅仅在现实意识领域内论述妄想，因此，产生了"妄想是不可能的或与事实不相符合的""当他的思想、判断、决定和他的意志不相关联""错误思想""病理性错误""非社会化的思想""孤独性思想""内在矛盾"等诸多困惑。

"精神自动"：潜意识性精神活动不为现实意识所控制。一切潜意识性精神活动对于现实意识而言，都属于精神自动，包括梦、妄想、幻象，称为广义精神自动。

所谓"外力"作用等："精神活动丧失了属于自我的特征，而感到是由外力作用的影响所致"。其一，妄想是潜意识性精神活动，对于现实意识而言，是"另一个自我"，是"外在的"。其二，潜意识性心理世界的呈现，如自然的、社会的景象，对于现实自我的体验是一种"外来的事件"或"外力"。

强制性思维、被控制感、被揭露感以及系统性的迫害妄想、影响妄想等;所谓"强制""控制""影响",是现实自我(意识)受潜在自我(潜意识)或潜意识心理环境、事物的"强制""控制""影响"产生的体验。妄想患者处于妄想状态,受妄想环境与事物、妄想中的人物活动的影响、控制,产生被影响感、被控制感、被操纵体验,强制性思维、被揭露感,迫害妄想、影响妄想等,并随各种妄想产生相应的行为、情绪、情感等反映。这种"外力"不是来自于客观外在环境,而是来自于"现实自我"以外的潜意识性心理环境。

潜意识与现实意识性精神活动相互转换:潜意识性精神活动与现实意识性精神活动相互转换,产生了"脱离现实的思想又常常与正常思想交替出现"的困惑。

妄想的不可动摇性:妄想的"主观坚信不移,在逻辑推理及事实面前不动摇,也不可能动摇"是潜意识性精神活动的固有特征,正如梦中自我对于梦中极端荒谬的事物,也认为是"绝对真实的""不可动摇的"。

所谓"假性幻觉"及"假性幻觉性回忆的症状":幻象(幻觉)是妄想的感觉、知觉形式,幻象是虚幻的心理现象,幻象不存在真假之分。

所谓"假性幻觉性回忆":回忆有两种,一是现实意识性回忆,如回忆过去的某事物;一是潜意识性回忆,如在梦中,梦中自我回复到过去的某种活动。所谓"假性幻觉性回忆"是一个不确切的概念。

第五节　妄想分类

一、妄想的分类

(一)按妄想内容分类

1.Seglas 将最常见妄想按其内容分为十大类

①自责自罪,悲观失望,衰退毁灭,恐惧非难,深怕折磨,名誉扫地,卑躬屈节;②受迫害,被暗算;③防范自卫;④夸大财富、能力、权力、职位;⑤疑病;⑥否定;⑦奇谈;⑧宗教、迷信;⑨色情、妊娠、嫉妒;⑩死后复生,身体变质,本质变异。

2.A.Porot 根据妄想内容将其概括为三大类

①迫害妄想:道德上的诋毁,社会关系上的陷害,肉体和精神上的影响。②自满和夸大妄想:野心、智力、体力、职能、财富性质的夸大妄想。迷信狂热妄想和嫉妒妄想也可归纳为自满和夸大性质的妄想。③悲观妄想:具有痛苦色彩的妄想,如自惭、自责、自罪、无能、毁灭、否定等。

(二)依据妄想显现的方式分类

(1)由知觉异常出现的妄想。

(2)由直觉出现的妄想。

(3)由释义出现的妄想。

(4)由想象出现的妄想。

（三）原发性妄想与继发性妄想

K.Jaspers 将妄想分为原发性妄想（真性妄想）和继发性妄想（类妄想观念）。

（四）从结构上分类

从结构上可分为系统性妄想和非系统性妄想。

（五）根据思维的性质分类

根据思维的性质可分为释义性妄想和形象妄想。

二、对妄想分类的解析

（一）关于按妄想内容分类

因潜意识性思维内容十分复杂，有简有繁，"分类"受人为因素影响，难以做出全面的概括。A.Porot 的三类分法过于简单，而 Seglas 将妄想按其内容分为十大类则已足够，因除较特殊的妄想外，更多的分类也没有理论与临床意义。

（二）原发性妄想与继发性妄想

1.原发性妄想与继发性妄想的一般概念

K.Jaspers 将妄想分为原发性妄想（真性妄想）和继发性妄想（类妄想观念）。后者是指以错觉、幻觉，情感因素，如感动、恐惧、低落、情绪高涨等，或以某种愿望（如因犯对于赦免的愿望）为基础产生的。若作为基础的心理因素消失，妄想观念也随之消失。若联系到上述心理活动的基础，则妄想的产生是可理解的。心因性偏执状态的妄想，忧郁状态的自责自罪妄想，躁狂状态的夸大妄想，均属继发性妄想。而原发性妄想不以上述心理活动或精神刺激为基础，而是一种尚未阐明的、与正常心理有质的差别的妄想观念，如患者认为周围一切都变了，都在异乎寻常地注视他。精神分裂症的大部分妄想属于原发性妄想。

E.Bleuler 的意见认为，某些妄想很自然地紧接着另一个已经存在的妄想而呈现，并按逻辑推理，后呈现的妄想是先存妄想的合理后果，这叫作第二性妄想或继发性妄想。原发性妄想或原始妄想，亦称"直接妄想"或"马上妄想"或"一下子就出现的妄想"。按 E.Bleuler 的定义，所谓"马上妄想"是即刻显示于意识的妄想，好像早已完成的产品，可以直接拿出来。

Gruhle 认为妄想的内容性质是独具一格的，妄想的关键不在感官感受障碍，不在认识偏差，不在领悟缺陷，而主要表现在"象征性含义"。原发性妄想赋予某事物的含义是独一无二的。

2.解析

妄想概念：广义妄想是指潜意识性思想、观念、思维及其相关的心理或精神活动。狭义妄想是对于某事物或某些事物执着的潜意识性思想、观念和思维活动，即传统精神病学中的妄想。

所谓"原发性妄想"是指一切出自于潜意识性思想、观念的妄想。所谓"继发性妄想"是妄想的发展形式。

K.Jaspers 的学说：他对妄想的分类是以病因（精神病的第二病因）为基础的，阐述的是妄想与病因的关系。以病因明确与否为基础的分类，只能分为病因明确的妄想和病因不明确的妄想。

E.Bleuler 关于"原发性妄想"与"继发性妄想"的论述,按逻辑推理,二者的关系是合理的。

(三)关系妄想、释义妄想、特殊意义妄想

1.关系妄想、释义妄想、特殊意义妄想的一般性概念

关系妄想、释义妄想、特殊意义妄想均属于妄想的发展形式,在产生机理上有一定的联系,在这里一并讨论。

关系妄想:关系妄想又称援引观念。患者认为周围环境中一些实际与他无关的现象都与他本人有关,认为别人所讲的话、报纸上的文章、不相识的人的举动等,都对他有一定的关系。

释义妄想:释义妄想又称判断性妄想,主要是理性认识的障碍,妄想系统化,此时患者从病态思维出发,将与妄想观念相矛盾的一切置于不顾,对客观现象作片面地解释。甚至将与当前妄想毫不相干的既往经历也包罗进去(即妄想的逆行性扩张)。或与固定信念的方式,解释对方的所作所为和周围事物的一切安排。根据 Serieux 和 Capgras 的定义是,作为释义起点的感觉是存在的,或者作为释义起点的事件是实在的,由于与一定的倾向和情感有所联系,错误推理的归纳和演绎,将各种现象和事件歪曲地与本人联系,并且不可动摇地将歪曲的推理所认定的对象归属于患者本人。

特殊意义妄想:特殊意义妄想可以在关系妄想的基础上产生,患者认为周围人的言行、平凡的举动,不仅与他有关,还赋有特殊的意义。

2.解析

上述关于关系妄想、释义妄想、特殊意义妄想的论述,均是在现实意识领域内,以现实意识性精神活动为参照的现象性描述。诸如:"理性认识的障碍""患者从病态思维出发""将与妄想观念相矛盾的一切置于不顾""对客观现象作片面地解释""妄想的逆行性扩张""由于与一定的倾向和情感有所联系""错误推理的归纳和演绎"等描述,均未涉及到妄想的本质。

关系妄想、释义妄想、特殊意义妄想均属于妄想的发展形式,在产生机理上有一定的联系。它们的共同特征是:它们都是妄想的发展形式,即在已经形成的妄想的基础上,在体内外各种因素的作用下,不断地发展。

患者将周围环境中一些与本人无关的事物与本人联系起来,或将自己的经历、知识经验与某些无关的事物联系起来,改变客观事物的性质或意义后,纳入妄想体系,形成关系妄想。

在双重意识状态,各种客观外界刺激作用:一方面作用于现实意识,产生现实性感觉、知觉反映;另一方面,客观刺激也作用于潜意识,潜意识对于客观刺激呈选择性地反映。客观刺激通过潜意识的选择和"编导"作用,刺激的原来性质或意义不同程度的被改变成为符合妄想的意义或特殊意义,并纳入到妄想的情节中,便形成了释义妄想及特殊意义妄想,这是潜意识的歪曲反映。

客观刺激被赋予了新的、合乎潜意识事物的特殊意义,被纳入妄想体系中,形成特殊意义妄想。

妄想的歪曲反映、不可动摇性等,均是潜意识性思维活动的固有特征。

(四)系统妄想与非系统妄想

1.系统妄想与非系统妄想的一般概念

"妄想从结构上可分为系统性的和非系统性的。前者发展缓慢,结构严密,逐渐发展成系统化,且有不断泛化的趋势。患者将周围的所见所闻与固定的妄想观念交织在一起,形成一种

结构严密的系统性妄想……患者一般人格保存较完整。后者妄想内容零乱,前后矛盾,杂乱无章,多继发于意识障碍、智能障碍,以及其他感知觉障碍。"

2.解析

系统妄想属继发性妄想,是在原发性妄想基础上发展的一种形式。系统性妄想的形成必须有一个慢性发展的过程。

系统妄想是在关系妄想基础上,通过潜意识对刺激的慢性"选择"和"编导"作用,逐渐使妄想系统化。

非系统妄想多见于一些急性病例,不具备妄想慢性发展的条件,在双重意识状态,现实意识性精神活动与潜意识性精神活动相互交织,相互干扰明显,因此,妄想内容具有零乱,前后矛盾,杂乱无章等特征。妄想随着原发因素的消除而消失。

(五)变质妄想

1.变质妄想的一般概念

变质妄想所涉及的事物可以有三个不同方面。患者可以认定外界事物的变易、人物变易、历史变易等。患者也可以认定自身变易,或认定自身"不是人",是"神",是"畜",是"幽灵",是"另外某种物质构成的驱壳"。性别变易也可见于"变质妄想",患者原为男性而自认为是女性,或原为女性而自认为是男性。变质妄想还可以涉及"人格"变化,患者否认本人的原来"身份",确认自己是某某"显贵"或某"异族人士"等。以自身变为动物的妄想叫"变兽症"或变兽妄想,患者确信自己变为某种动物,如猪、狗等,并有相应的行为异常,如吃草、在地上爬等。

2.解析

变质妄想是关于环境事物,人物,自我人格变化的妄想。

和各种妄想一样,变质妄想是潜意识对自我人格创造的表现,是潜意识性精神活动(妄想)的特征表现之一。潜意识具有极大的创造活跃性、变化性、新颖性,现实生活中没有的,稀奇古怪的事物都可以被创造出来,其创造性充分地展现于梦中。

外界事物的变易:在梦中,每一个梦的环境都是环境事物的变易,几乎没有一个梦的环境是现实生活中环境事物的原样再现。

人格变易:在梦中,已经死去的人可以"复活"。自我人格变易十分常见,潜意识性人格变化极端复杂,可以是双重人格、多重人格,可以是伟大人物、王子、英雄、富豪、罪犯,可以是他人或某死者的替身,可以是神灵鬼怪、飞禽走兽,迷信妄想中的神仙、地狱、魔鬼附身等。

(六)虚无妄想

1.虚无妄想的一般性概念

"Cotard(1880)首次描述了当时他称之为虚无妄想综合征,以后则以 Cotard 的名字命名。他所描述的患者主诉为丧失了他的躯体、力量、心脏、血液和肠,并认为其他的人,甚至整个世界包括房子、树木都不存在了。一位女患者为了说明她自己什么都不存在了,称自己为'Zero'(即'零'的意思)夫人。精神科医生通常把 Cotard 氏综合征称为'虚无妄想'"。患者对周围现实环境产生不真实体验,否定世界的存在,否定周围环境的存在,否定自我的存在,否定某脏器的存在,认定某系统功能不能运行,不能活动,不能思维。

2.解析

妄想的主体意识是现实自我。在双重意识状态,现实意识性精神活动产生现实性反映,对环境及自我本身产生真实感、存在感。潜意识性精神活动产生的妄想(包括幻象),对于现实自我而言是虚幻的。现实意识与潜意识性精神活动的交感效应,便呈现出环境及自我的现实感与非现实感、真实感与非真实感、存在感与非存在感的妄想特征。当现实意识控制占优势,现实意识对客观环境及自我产生真实感、存在感。当现实意识控制减弱,潜意识活动占优势,对客观环境及自我产生非真实感、非存在感,即是虚无妄想。

虚无妄想属于人格解体妄想,可分为环境解体与自我解体。环境解体如对现实环境产生非真实感、相继产生否定世界的存在,否定周围环境的存在等。自我解体是对自我的非真实感,相继产生否定自我的存在,否定某脏器的存在,某器官损毁等。

(七)疑病妄想、疑病综合征及疑病性神经官能症

1.关于疑病妄想、疑病综合征、疑病性神经官能症的论述

疑病妄想:"患者毫无根据地认为自己患了某种严重疾病,是不治之症。通过一系列详细地检查和多次反复的医学检验,都不能纠正病态的信念。此类妄想可以有幻触或内脏感受器官知觉障碍为基础。严重时,患者诉说:"内脏已经烂了""肺已经不存在了""我本人已不存在了,只剩下一个空壳了"。

疑病综合征:疑病综合征是指对自身健康过分的关注,相信患了某些实际并不存在的疾病,并对微不足道的一些症状和体征过分夸张,而终日焦虑紧张。

疑病性神经官能症:疑病性神经官能症是一心想着自己的身体健康,担心某些器官患有他所想象的难以治愈的疾病为特征的神经官能症。

2.解析

疑病妄想、疑病综合征及疑病性神经官能症,在精神病学中是从不同的角度提出的概念,三者在本质上是同一的,仅有程度上的差异,均可列为疑病妄想,轻者为不典型疑病妄想。

疑病妄想是潜意识所演示的以自我伤病为特征的妄想,在梦中,自我伤病的形式很多。梦中自我的伤病种类繁多,如中刺、狗咬伤、刀伤、枪伤、腐蚀性物质伤、药物过敏、各种感染、肿瘤、各种躯体疾病、甚至精神病等。梦中自我伤病的临床表现如同真实疾病一样,形象、生动,有各种相应的自觉"症状"和"体征"。梦中自我的伤病少数由躯体客观伤痛或内脏不适性刺激所引起。梦中自我的伤病是潜意识关于自我伤病的演示。梦中自我的伤病与躯体的生理解剖、病理解剖不相符合,荒谬,稀奇古怪,风马牛不相及。

"内脏已经烂了""肺已经不存在了""我本人已不存在了,只剩下一个空壳了"也属于虚无妄想。

患者"相信患了某些实际并不存在的疾病""不能纠正病态的信念"是妄想的固有特征。

(八)迷信妄想

1.迷信妄想的一般概念

"迷信妄想更确切的名称是'神秘妄想'或'神话妄想'。……神秘妄想内容的性质可分为"自大"和"自卑"两种。前者自认为"天降",或自以为"天赋予特殊任务",或自述可以与神灵通往;后者内容多为抑郁妄想表现,自认"魔鬼附身""罪恶深重""应入地狱"。

2.解析

潜意识可创出大量虚幻的事物及各种人格类型。

迷信妄想是与人类迷信文化密切相关是妄想。人类文化的一部分不是客观世界在头脑中

的反映,而是人们主观创造的产物,诸如宗教信仰、民间传说、迷信及某些艺术创造等,就其事实,在客观世界中并不存在,但以一种文化形式而存在。迷信作为人类认识的素材,成为人类心理反映的一部分。它可以作为现实意识的素材被反映出来,也可以作为潜意识的素材反映出来,迷信文化内容自然也可以呈现于妄想之中。

妄想(按妄想内容分类)类型繁多,诸如自责自罪妄想、受迫害妄想等,不一一解析。

(九)关于妄想的一些模糊、不确切概念

1.所谓"幻觉性妄想"

(1)关于"幻觉性妄想"的论述

最典型的由知觉异常导致的妄想是幻觉性妄想。"幻觉与妄想的关系问题,各家的意见不一致。意见分歧的主要原因,虽然由于不同学派对幻觉和妄想发病机制的看法不同。但是针对的病种不同也是分歧原因之一。急性谵妄或精神模糊的幻觉和妄想,不能与慢性幻觉妄想症的幻觉和妄想相提并论。

谵妄或精神模糊者由于意识不清,定向不全,鉴别判断不能,感官体验有欠清晰,幻觉、错觉重重,思维统率无绪,因此,幻觉、错觉构成妄想素材。缺乏正常定向和判断统率思维,更助长了感官的错误体验,幻觉、妄想同出于一个根源——意识不清,又彼此相互影响,……Guiraud 认为幻觉可以构成妄想的基础,但不能等于'凡幻觉、妄想共存的病例,其幻觉必定是妄想的基础。'Giraud 认为慢性幻觉妄想症患者,其幻觉是妄想的'感觉化的表现'。根据 Guiraud 的见解,妄想起源大多是过激的本能和突出的心情体验,超过正常生理界限,因此淹没理性分析,模糊正常鉴别,为妄想创造了条件。……所以 Guiraud 的总结说:'过激的本能侵蚀因果关系的理智认识。幻觉患者相信他自己的幻觉,正因为幻觉出自患者真正的人格。'Guiraud 的探讨,以听幻觉为例,器质性疾病引起的幻听可以一直保持在理解性幻觉阶段,虽然幻觉干扰,但患者理解其虚幻,判断及行为不受扰乱;也可以逐步进入妄想,并多为迫害妄想。"

(2)解析

广义妄想概念:妄想是潜意识性思想、观念、思维活动及其相关的精神活动。幻象是妄想的感觉、知觉形式,幻觉妄想没有明显界限。

上述关于幻觉与妄想产生机制的种种论述,是在现实意识领域内,以现实意识性精神活动为参照,对幻象与妄想关系的现象性描述,论述是似是而非的。在现实意识领域内欲想揭示妄想、幻象的本质是不可能的。

"根据 Guiraud 的见解,妄想起源大多是过激的本能和突出的心情体验,超过正常生理界限,因此淹没理性分析,模糊正常鉴别,为妄想创造了条件"的论述是"妄想的本能学说",但妄想不是出自于本能,本能不等于潜意识。

关于幻象是否可保持在理解性幻觉阶段或非理解性阶段,取决于现实意识与潜意识控制的优势比,若现实意识控制占优势,则幻觉可保持在理解性阶段;若潜意识控制占优势,幻觉则呈现出不可理解性,患者可受幻觉的影响,并产生相应的精神活动。

慢性幻觉妄想症具有慢性发展过程,通过潜意识不断地"编导"和"提炼"。如关系妄想、系统妄想等,幻觉不明显。急性谵妄或精神模糊的幻觉和妄想,缺乏妄想的慢性发展过程,妄想、幻象多同时出现,由于现实意识性与潜意识性精神活动相互交织,产生混乱性精神活动。

幻觉是妄想的感觉、知觉形式,二者没有明显的界限,将妄想、幻觉孤立起来看待,所谓"幻觉性妄想"的命题是不确切的。

2.所谓"直觉妄想"

(1)关于"直觉妄想"的论述:"直觉,就是主观的直接认识和肯定。一件事、一个思想、一个感觉、直接受意识摄取,并即刻地、完全地、毫不动摇地被肯定,放弃一切验证,或事后寻觅辩解,支持已经坚信不移的信念。如此显示的直觉,没有经过检验的客观事实为依据,没有逻辑推理辨别,根本上就是妄想的基本性质。"

(2)解析

所谓"直觉",一般是指"无意识"知觉,即潜意识性知觉。所谓"直觉妄想"即潜意识性思想、观念及思维活动。"直觉妄想"概念是不确切的,多余的。

所谓"坚信不移的信念""没有经过检验的客观事实为依据,没有逻辑推理辨别,根本上就是妄想的基本性质"等,是潜意识性精神活动的固有特征。

3.所谓"想象性妄想"

(1)关于"想象性妄想"的论述:"想象妄想分急性及慢性两种不同类型。慢性想象性妄想仅仅是慢性妄想症的一个类型,它的特点是妄想建立的方式起自想象。患者表达意念,叙述经历,倾吐断语,凭想象呈现在脑海的印象组合,不顾事实依据。虽然实无其事,而患者坚信不移。患者陈述妄想内容不见揣摩演绎,叙事程序不顾逻辑联系,前后情景平铺直叙,事态变化罗列并举。'头脑里想什么就说什么'。急性想象妄想常见短暂的先驱意识模糊,意识模糊消失以后,想象妄想消失。"

(2)解析

当我们提及"想象"一概念时,必须区分现实意识性"想象"与潜意识性"想象",现实意识性想象是一种创造性思维活动,是无可非议的,现实意识性"想象"绝对不是"妄想"。妄想的本质即是潜意识性思想、观念、思维及其相关的精神活动,妄想是潜意识性"想象",不能将现实意识性思维活动与潜意识性思维活动相提并论。

所谓"妄想建立的方式起自想象""头脑里想什么就说什么""凭想象呈现在脑海的印象组合",其实质是潜意识性想象。

"不顾事实依据""坚信不移""叙事程序不顾逻辑联系"均是潜意识性思维的固有特征。

所谓"想象性妄想"概念是一个模糊、多余的概念。

4.所谓"类妄想性幻想综合征"

(1)关于"类妄想性幻想综合征的"论述:这一综合征又称为病理性幻想或内向性幻想综合征。……此种患者大致可分为二类:一类是妄想性幻想观念,较固定,不易被说服,比较接近妄想性质;另一类患者则此种观念较不固定,较易被说服。"

(2)解析

想象与幻想:人类神经系统具有高级的抽象思维功能,具有丰富的想象力及创造想象力。在正常现实意识状态下,想象是创造性思维活动。"幻想"一词,意指虚幻不实的想象,现今没有的事物(虚幻的),并不意味着将来没有。手机、计算机、机器人、人造卫星、飞船等原来世界上没有,现今被创造出来。因此,"幻想"一术语被列为正常想象范畴。

精神病学中,病态想象称为"妄想",有别于正常人的"幻想"。

所谓"类妄想性幻想综合征",要么是妄想,要么不是妄想或非典型妄想,所谓"类妄想性幻想综合征"是一个模糊、多余的概念。

5.超价观念

(1)超价观念的一般性概念:"超价观念是指由于某种强烈情绪加强了的、并在意识中占主导地位的观念。这种观念一般都是以某种事实作为基础,由于强烈的情绪存在,患者对某些事实做出超过寻常的评价,并坚持这种观念,因而影响其行为。……在逻辑推理上并不荒谬,而接近正常思维。从内容上讲是某些现实的反映。这些概念往往与切身利益相关,如自我的健康、亲人的安危、荣誉、发明创造等。如个别发明家、艺术家,存在对个人天才的超价观念,他们的想法虽然与事实不相符合,往往因为过于迷恋于他们的理想而不易纠正……"

(2)解析

正常人为了实现某种理想而坚定不移的信念、意志的"超价观念"是现实意识性反应,即现实自我对某事物过高的自我评价。

病理性的"超价观念"实质上是潜意识性价值观的反映,其本质属于夸大妄想(如夸大财富、能力、权力、职位等)。

夸大妄想的"不易纠正"或不可动摇性,是潜意识性思维活动的固有特征。

第六节　妄想的梦的模式

梦是潜意识性心理或精神活动的表现。广义妄想潜意识性思想、观念、思维及其相关的心理或精神活动。各种梦即是妄想的各种模式。妄想的梦的模式仅以 Seglas 的十大类(按妄想的内容分类)为例,妄想的各种模式均可在梦中显示出来。

一、自责自罪的梦

梦例 25.投案自首(1991 年 4 月 2 日):我到朋友王某某家去玩,电灯亮着,王某某已经在床上睡着了。我看到墙角放着一张渔网,好像是我已经丢失了好久的那张。我想拿回去吧,物归原主。我拿着渔网出了门往回走,被一个男人看见了,那人拿着一根木棒追了上来,我也找了一根木棒。到了大街上,我们便打了起来,那男人向我进攻,我一躲一闪地躲避着,看起来他虽然力大,但显得十分笨拙。他的腰部被我击中多次,我看中了一个机会,对准他的脑袋猛力一棒,他倒下了,可能死了。我沿路飞奔,碰到了一个少妇,她好像要拦住我,我顺手一棒将她也打倒。打死了人,逃到哪里去呢? 迟早总是要被抓住的归案的,走投无路了,只有去投案自首。于是,我走进了派出所。值班的是一个女警察,我对她说:"我打死了人,一个是我自卫打死的,一个是无辜的,我犯了罪,我来自首。"我叙述了事情的经过。女警察说:"你认为那两个人确是死了吗?"我不好回答。心想:是呀,如果那两人没死,我就不会以命抵命了。

二、悲观失望的梦

梦例 20.考试(1989 年 6 月 31 日):我们许多人参加了一场考试(题目回忆不起来)。考试结果在电视屏幕上用几个大写英文字母显示出来。节目主持人报告说:"考试第一名的是彭加勒。"我听了不服气地说:"评委又将第一名判给了名人。"

三、毁灭的梦

梦例 4.地震(1988 年 11 月 17 日):一个晚上,月色明朗,我和几个同事从乡下回县城,途中要爬山涉水。当我们路过一个村庄时,眼前一个小山样的泥石流在缓缓移动,道路被堵塞了。有一个农民在泥石流上搬一块大石头。为了赶路,我们爬上了泥石流,唯恐陷进去,我们趴着行走,一边爬,一边随泥石流往下滑。爬过了泥石流,前面又被一人多高的一块岩石挡住了去路,我们搬来了许多石块垫起来,互相帮着,费尽气力,爬上了岩石,继续往前爬。到处是泥石流,地面软绵绵的,时刻都有陷进去的危险。远处传来了轰隆隆的响声,月光也暗淡了,我暗自猜想,一次陷落性大地震就要发生了。左边一座高山坍塌了大半,地面晃动着倾斜起来,缓缓下沉。大家惊慌失措,我说:"真糟糕,我们盲目地爬,反爬到了震中了。"另一个说:"我们趴在地上别动,看看震动方向是从那方来的。"又一个说:"快趴稳,又要回震了。"我心中惶恐、绝望,很可能要被深深地埋入地下,只好等待着命运的安排了。突然,我们的脚下出现了裂缝,并逐渐扩大。大家喊叫着说:"快跳到那边去! 快跳到那边去!"我们都跳到了裂缝的另一边……终于,脚下感到了硬邦邦的地面,脱险了。过了一会,北方出现了黄白色的天际,大地恢复了平静。

四、名誉扫地的梦

梦例 22.颁奖会(1989 年 4 月 22 日):在某工厂的一个颁奖大会上,颁奖仪式由厂长主持。这时,江首长进来了,她以权势控制着厂长,厂长只好按首长的旨意行事。他宣布:"按首长指示,某某获金奖,奖金项链一串,宝石一盒;某某获银奖,奖银项链一串,宝石一盒。"然后,厂长拿着一个红色面具向我走过来,对我说:"这是首长奖给你的,是死亡面具。"我躺着,他将面具套在我的头上,并小声地对我说:"不要紧,我们会按照我们自己的方式办理。"听他这么一说,我忍住了心中的怒气。一会,我坐在一列火车上,在原野上飞驰。

五、被迫害的梦

梦例 12.游行(1988 年 11 月 12 日):我参加了游行队伍,遭到了警察的袭击。一些人被打倒了,我和同伴们被捕。一些人被砍去了双腿,我和几个同伴被绑着,躺在地上,等待着被拉去枪决。生命只有片刻了,枪决是一种什么滋味呢?我绝望了。同伴们被一个个拉了过去,枪响毙命,轮到我了,只听枪声过后,感到前额中弹,倒下了。我总觉得我还没有死,便装死躺着不动,我的前额被打掉了拳头大的一块,冒着鲜血,脑浆也流了出来。有一个陌生的护士用棉花塞进了我的颅腔，血又浸湿了棉花……我最终没死，头伤没了，却变成了脚伤，左脚跟被砍去了半个足跟。我们被警察押着走，我一颠一跛地走着，不知道他们要把我们带到什么地方去。我想，我们总是要被处死的，一定要寻找机会逃走。我看见一条小巷，像是通往一片田野，逃跑的机会来了。我对警察说："我要解小便。"警察允许了，并跟着我进了小巷。我盘算着，杀死他，我注意着周围有没有石块、棍棒……我还盘算着，一定要击中警察的头部，怎样迂回运动才能躲避子弹……我突然拣起一块石头，向警察头部砸了过去。

六、飞翔的梦

梦例 13.斗殴（1988 年 12 月 31 日）：我看到了一大一小的两个男孩在十字路口打斗，看样子不是在玩耍，小孩子被大孩子按倒在地上往死里打，我便走过去劝阻，突然从四面冲出五、六个大男孩，将我抱住拳打脚踢，我被激怒了，出手还击。我感到有一种神奇的力量，双手一甩，他们就被一个个地被甩开了。我抓到了一个孩子，用两手握住了他的右前臂，轻轻地用力，他的手臂折断了，接着，又将他的左臂也折断。一连抓到了三个孩子，都将他们的手臂折断，第四个孩子的手腕，我只是轻轻地一捏，他的手骨便碎了。这时，我才意识到我闯下了大祸，惊慌起来，只有逃走。我跑到一个街口，发现有几个人用冲锋枪向我瞄准，我调头在大街上迂回地跑着，跑到了另一个街口，也有手持冲锋枪的人围了上来，我逃进了一条小胡同，随后到了一片田野里。我越跑越快，手中拿着一根木棍挥舞着，木棍一挥，双脚一蹬，就飞了起来，我飞过了一座座山峰、一道道峡谷，把追兵甩得远远的才停了下来。

七、神像的梦

梦例 33.我是一尊神（1990 年 9 月 13 日）：一个朋友请我给他的孩子看病。我看了 X 光片上有一个病灶，怀疑是肿瘤。随后，我取出了患者的肝脏（梦境无手术过程）翻看，肝脏呈灰黑色，表面有一个破口，整个肝脏已经变质坏死了。我对朋友说："你看，肝脏坏了，无可救药。"孩子是没有希望了。他将肝脏放到火炉中烧了，说要将病儿也火化掉，还说孩子没有了可以再生。已经是深夜了，我与朋友告辞，出了大门，上了大街。朋友说："从这边走路更近些。"我调转身上了一条小路。夜静悄悄的，我走了一段路，觉得身后似乎有两个黑影在尾随着，我只管往前走，前面也有两个黑影，我知道是遇上了歹徒。但我并不觉得害怕，我纵身一跳，飞了起来，十分轻松，速度很快。我飞过了街道，飞过了原野，将歹徒甩得很远，才降落下来。一会，到了一个城堡，守门的卫士正要关城门，我大喊一声："我来了！"城门大开，卫士们排在两边。我身披长毛大披风，威风凛凛地进了城。一些臣仆向我欠身敬礼、齐声喊："王子好！"我也挥手致意。我和两个卫士进了大殿，我坐在宝座上，卫士列两旁，我变成了一尊神像。

八、疑病的梦

梦例 45.狗皮膏药（1988 年 8 月 22 日）：在大街上，我和许多人围着一个卖狗皮膏药的人看热闹。那人拿着一种牙膏样的膏药叫卖："我的膏药如涂在手上，手便有神力，如涂在身上，就会产生神功。"他一边叫卖，一边表演武功，他将鸡蛋大小的一块石头用手指一弹，石头便无影无踪了……不少人买了他的膏药,但我可不相信,只是看热闹而已。一个朋友也买了一条膏药,他马上将膏药涂在手上试验,他在我的手上也抹了一把。我的双手渐渐发痒,皮肤发红,并起了一些小水泡,手肿胀起来,肿得像馒头一样。其他涂了膏药的人也有各种异常反应。他们质问卖药的人:"这是怎么回事?"卖药人解释道:"涂了药会有一些反应,但很快就会好的。"我说:"你卖的是假药,是在骗人,你看看我的手!"他看了,不讲话,立即在我手上拔起火罐来。

九、奇怪的思维

梦例35.对一个老人的遗嘱的分析(1990年1月9日):一个老人生前有一份遗嘱:"我的财产分装在编了号的10个箱子中,分给我的10个儿子。前3个儿子得7箱,后7个儿子得3箱。"年长的儿子们说:"这样分配很好,财产集中于长者,可维护家业及显示家族荣耀。"年幼的儿子们觉得不公平,吵着要重新分配。我是一个旁观者,我想,老人为什么不按一人一箱分配呢,那不是很省事吗?其中恐怕有其特殊的用意。或者箱子的数量不能说明财产的实际价值,每箱的价值也不一定相等,得箱多者不一定多得利;或者老人想保护幼子们不受长子们的虐待,表面上使长子们多得利;或者是一种暗示,叫孩子们不要分家;或者是故意想激起10个孩子相互斗争,摆开3大斗7小的阵势,胜者存,败者亡,进行优选。

十、死而复生的梦

梦例60.梦见死去的朋友(2014年8月13日中午):中午,我去参加一个会议,我到得最早,随后又来了一个年轻人,他在我的旁边坐下,第三个来的是胡某,我和他打了招呼,他坐在全面的主席团坐位。我问旁边的年轻人:"你知不知道他是谁?"年轻人道:"他是我们的领导。"我说:"他是我的朋友。"然后,我走到胡某面前对他说:"有个很奇怪现象,按理说,客观上您已经死了,但我常常见到你,有十几次了,您的出现使我感到非常奇怪!"他说:"那您就别那么想!"说着,我拿手中的小树枝打了他一下,他顺手打了我一个耳光。我说:"您看看,您已经恼火了,我的脸还烧呼呼的,说是你已经死了,我曾多次验证过你没有死,现在,您、我不是实实在在地在这里么?怎么说是你已经死了呢,真是不可思议!"他没作声,站起来走了。

十一、本质变异的梦

梦例35.变鸟(1992年7月1日):我遇到了多年前已经离婚的前妻,我上前和她打招呼,问好。她怒目而视,看来,她还记恨于我,我只好离开。我转身就走,她又从后面紧跟而来,我加快脚步奔跑。我变成了一只小鸟,她也变成了一只小鸟追了上来。我先在一幢楼房上下飞串,时隐时现,她也跟随,如同捉迷藏一样。我飞过了街市,飞过了原野,飞进了一个村庄,她也紧随追了上来。我们现了原型,我看她衣着破旧,但比以前更年轻了,面容如同儿童一般。我们对看着,没有讲话。我一阵心酸,不由心中怜悯起来,她遭遇了很多的不幸。

十二、其他梦

接近日常生活的梦——梦例9.救火(1989年3月24日):我在宿舍中,忽然听到母亲紧急呼叫："厨房着火了！"我急忙跑到厨房，看见我母亲正在用扫帚打火。房内好几处都冒起了浓烟，我打了一桶水，不慌不忙地走近一个个火源，将水准确地泼在火上，一会功夫，火被浇灭了。我对他们说："救火时不要慌张，不要乱扑乱打，要冷静。"

梦境的变化——梦例28.作画(1989年3月12日)：星期天，我和几个朋友到一个河谷地带游玩。两岸是翠绿的竹林，清澈的流水，清清的微风，河边还有一个岩洞，风景十分秀丽。我兴致勃勃，拿出纸笔写生。画面主题是岩洞，画了一会，岩洞、小河、树木已经画出，还想画上几个人物，我看着画面，构思着。画面越来越大，内容逐渐复杂起来，风景画面变成了一个矿区，各种机器、车辆在运转，工人们在忙碌地工作，呈现出一派繁忙的景象。

与知识相关的梦——梦例7.海市蜃楼一、(1988年8月22日)：有人喊叫："快来看呀！海市蜃楼！海市蜃楼！"我立即跑到院里和大家一起观看。在西南方的天空，出现了一大一小的两朵向日葵，起初还较模糊，后来逐渐变得清晰起来，深绿色的花盘，金黄色的花瓣，十分鲜艳。不远处还可看见隐隐约约的花园。已来不及用相机将此景拍摄下来，蜃景就慢慢地消失了。我想，此景一定是某一地面景物在天空中的投射。我到处搜寻着地面有关景物，终于在花园中找到了两株向日葵，还感到向日葵正在发出噼噼啪啪的电波声，我断定蜃景就是这两棵向日葵向天空的投射。我还怀疑到我是否在做梦，我还访问了许多人，他们都说也看到了"向日葵"蜃景。

荒唐的梦——梦例17.开剥(1990年4月21日)：几个人在杀猪，我也帮他们用刀刮猪毛，刀很快，不小心就会将猪皮刮破，刮好以后，只等待开剥。一会，那猪变成了我的一个朋友，李某某，他一丝不挂地站立起来，我问他："怕不怕，能否忍受？"他说："不要紧。"他毫无惧色，等待着开剥。我用刀在他的上腹部从左至右，横划一刀，他的肚子张开了一个大口，肠肚都露出来了，但他似乎毫无反应。另一个人用刀在他的身上比划着，似乎是在指导我，他说："正确的划法应该是从锁骨上方先将头部割下来。"

按梦的内容分类，可分类出许多类型，不一一列举。

第四章　催眠术

第一节　催眠术概述

一、催眠术的一般概念

催眠术是一种古老的心理学技术,是以一定程序的诱导使受术者进入催眠状态的方法。至今,还没有一个普遍接受的理论可以确切地解释催眠的性质及原理,现有的大量理论或学说,观点不尽相同,甚至相互矛盾。一般认为,催眠是以人为诱导(如放松、单调刺激、集中注意、想象等)引起的一种特殊的心理状态,其特点是受术者自主判断、自主意愿、行动减弱或丧失,感觉、知觉产生歪曲或丧失。受术者遵从催眠师的暗示或指示行动。催眠暗示所产生的效应可以延续到催眠后的觉醒活动中。

二、催眠术的种类与方法

按施术者可分为自我催眠、他人催眠;按暗示条件可分为言语催眠和操作催眠;按受术者的意识状态可分为苏醒时催眠和睡眠时催眠;按进入催眠的速度可分为快速催眠和慢速催眠;按接受催眠的人数可分为个别催眠和集体催眠;按距离可分为近体催眠和远离催眠等。

三、暗示的种类与方法

按暗示的性质划分为消极暗示与积极暗示;按来源划分为自我暗示、环境暗示;按方向划分为反向暗示与正向暗示;按逻辑性划分为直接暗示与间接暗示;按受术者的状态划分为清醒暗示、睡眠中暗示与后催眠暗示;按暗示的功能划分为现实指令暗示、意念动作暗示、反应抑制性暗示与认知歪曲性暗示;按其他功能划分为放松暗示、深入暗示、想象暗示等。

四、催眠的基本条件

排除或减少周围环境刺激的干扰,受催眠者高度集中注意催眠师的暗示指令,即"注意范围被集中缩小的状态",受催眠者与催眠师的密切配合,强化催眠师的指令对受催眠者潜意识的有效控制。

五、催眠状态

(一)浅、中、深三度分期

有的学者把催眠状态分为浅度、中度、深度三期。

1.浅度催眠

受术者呈安静的放松状态,全身肌肉松弛,感到手足沉重,眼皮乏力,脑子清楚,能感觉到周围的情况,可听到别人的讲话声及周围嘈杂音,此时的暗示性不很强,受术者保持一定的判断力。可以被外来的强刺激唤醒,清醒后基本上能回忆催眠状态中的情景。

2.中度催眠

呈嗜睡状态,全身肌肉松弛无力,无自主的随意运动,暗示性增强,批判力差。痛觉减退,有的会感到像在海滩上散步,非常轻松愉快,甚至有美好的"梦境"出现,清醒后大都不能回忆或仅模糊的片断回忆。

3.深度催眠

面部表情呆滞,肌肉完全松弛,可以在暗示下起步行走,但动作较迟钝。此时仅与施术者保持单线的感应关系,对周围的任何刺激均无感受,呈现高度的暗示性,失去自制力和判断力,绝对听命于施术者,可出现各种暗示性幻觉,看到久别的亲人,把物件当作亲人拥抱接吻,嗅到玫瑰的芳香,听到悦耳的音乐。在暗示下,全身肌肉达到高度僵直状态和各种腊样屈曲的姿势,对疼痛刺激完全丧失。一杯白开水可以经暗示被当作糖水津津有味地喝上数口。清醒后对催眠状态中的情况完全遗忘。

(二)六阶段分法

有的学者将催眠恍惚划分成 6 个不同的阶段或深度。

第一阶段:伴随瞌睡与放松开始,"想睡觉"。催眠师此时能使受术者第一次发生肌肉僵硬。受术者紧闭双眼,感觉无力睁眼。

第二阶段:轻度恍惚。受术者的一些肌肉组开始僵直,比如一条胳膊等,会有些沉重或漂浮感。

第三阶段:中度恍惚。受术者的双腿甚至全身肌肉呈僵直状态。味觉、嗅觉也发生改变。

第四阶段:催眠师诱导受术者出现健忘症(丧失记忆)。会产生部分肢体感觉麻木,痛觉丧失。

第五阶段:进入深度恍惚初期,幻觉开始出现,催眠师诱导受术者看到或听到现场不存在的某些事物或声音。这是催眠师常常使用不寻常的后催眠暗示,诱导受术者做出各种身体反映。

第六阶段:最深度恍惚。受术者出现某种麻醉现象,这时甚至可以进行外科手术。当然,这一阶段也会促成"负幻觉"现象,受术者看不到、听不到现场实际存在的事物或声音。

催眠师的大部分工作可以放在轻度的恍惚状态(前三个阶段)进行,而后三个阶段已经是失忆阶段。

六、现代关于催眠的理论现状

为了探讨催眠术的奥秘,许多人曾经进行专门研究,但至今还无确切的科学依据说明人类催眠现象发生的种种规律,在催眠状态下一些特殊功能是如何产生的。有人认为是心理暗示的作用,也有人认为是受神经生理的影响,或是生物的返祖现象。近几十年来则倾向于综合性模式的理论,即心理、神经生理等解释模式……然而,还没有一个普遍接受的理论可以确切地解释催眠的性质及其运作原理,现行的大量科学观点各有不同,有时还相互冲突。

关于催眠现象的研究,理论繁多,或是抽象,或是主观臆断,或是错误推断,或是片面,或矛盾重重。对"神奇"的催眠现象而感到迷茫。

自从弗洛伊德提出了潜意识理论或精神分析理论(主要是关于"梦"的理论)以来,后期关于催眠的潜意识理论都是以弗洛伊德理论为基础,或是对弗洛伊德"潜意识理论"的传承,或是有所修正,但始终无法摆脱弗洛伊德"精神分析"的理论桎梏。关于催眠术的理论,虽然提及到潜意识理论,但仅仅是停留在"潜意识"的表面概念上,对潜意识仍然缺乏全面、系统的认识,至今没有取得突破性的进展,也未形成完整系统的理论。对于催眠术的"潜意识理论"须重新研究,关于催眠现象的许多"谜团"及模糊观念,需要进一步地解析与澄清。

第二节 关于催眠的理论与简评

一、催眠术学派

(一)巴黎学派

巴黎学派的代表是法国有名的神经学家沙可,他认为催眠是有病的神经系统的产物,因而催眠现象具有不正常的生理基础,或催眠现象都是病理性的。他提出催眠常呈三种状态,而每个状态都各有其特征。第一为昏迷状态,其特征有四肢松懈,五官麻木,唯筋肉呈现过度感动性;第二为菱靡状态,其特征为缺乏筋肉过度感动性,患者肢体完全受施术者支配;第三为睡行症(梦游)状态,其特征为敏锐的暗示感受性,催眠者发出任何命令,受术者唯命是从。全具三种状态的为"大催眠状态"。

(二)南锡学派

南锡学派的领袖是伯恩海姆,代表人物是李厄保。伯恩海姆相信所有的催眠现象,包括催眠术是由暗示所引起的完全正常的效应,与病理无关。催眠与天然的睡眠,根本并无二致。南锡学派提出了暗示理论。

(三)新南锡学派

新南锡学派的代表人物是库维,他所催眠的患者真正进入熟睡的仅 1/10,而不入熟睡状态者也同样可受暗示。他断定暗示不一定要催眠,也不一定要有催眠者,他抛开催眠术而代以"自暗示"。但库维未曾阐明"自暗示"的理论。阐明"自暗示学理论"的人是鲍都文,他把实施者与受术者的关系完全抛开,他说暗示是"观念之潜意识的实现"。如此方向,催眠术的研究被转向了"暗示"，又进一步转向了"自暗示"。

（四）简评

巴黎学派的"催眠是有病的神经系统的产物"或"或催眠现象都是病理性的"的理论与催眠实际不相符合，该理论被南锡学派所否定。

南锡学派与巴黎学派的观点相反，提出"催眠术是由暗示所引起的，是完全正常的效应""催眠与天然的睡眠，根本并无二致"的观点与催眠实际基本符合，南锡学派提出了暗示理论。

新南锡学派又进一步转向了自暗示，暗示是"观念之潜意识的实现"。初步揭示了催眠术的实质性问题，催眠现象是潜意识性观念显示。

二、以往的催眠理论与简评

（一）生物学理论与简评

1.生物学理论

生物学理论是从生物返祖现象的观点出发，把催眠状态中感应关系、顺从关系看作人类原始性服从的早期形式，是一种幼稚的思维、感觉和行为方式，是精神功能回归到原始阶段的重现，表现宿命、服从和模仿性的特点，因此认为，催眠现象是一种原始性本能的返祖现象，是一种生物退化性表现。

2.对生物学理论的简评

"返祖现象""催眠现象是一种原始性本能的返祖现象，是一种生物退化性表现"的论述是片面的，不能全面地反映催眠现象。"宿命、服从和模仿性的特点"只是潜意识活动低级性特征。原始本能也不等于潜意识。

（二）生理学理论与简评

1.巴甫洛夫为代表的条件反射理论

巴甫洛夫为代表的条件反射理论，把重点放在脑的生理机制上。巴甫洛夫认为，催眠词也是一种单调重复的刺激，催眠词作为一种与睡眠有关的条件刺激，使大脑皮层产生选择性的抑制，也就是从清醒到睡眠过程的中间阶段或过度阶段，催眠是部分的睡眠。后来对这一观点又进一步修正解释，认为催眠状态是注意力高度集中的一种形式，伴有外周感觉的缩小。

2.对生理学理论的简评

巴甫洛夫学派的高级神经活动学说的主要贡献是条件反射学说，条件反射学说是心理形成的生理因素，自然也是潜意识性心理的形成的生理基础。正是条件反射理论在大脑生理基础上产生了心理，催眠现象的实质是潜意识性心理的反映。"催眠词作为一种与睡眠有关的条件刺激，使大脑皮层产生选择性的抑制，也就是从清醒到睡眠过程的中间阶段或过度阶段，催眠是部分的睡眠"的论述并不十分准确。仅仅从神经生理学的角度解释催眠现象未涉及催眠现象的本质问题。

（三）神经生理学理论与简评

1.神经生理学理论

神经生理学理论认为，从宏观走向神经结构的微观研究，提出催眠对中枢神经系统的影响是通过改变大脑皮层和皮层下的交通关系,尤其是丘脑下部网状结构和边缘系统。

2.对神经生理学理论的简评

网状激活系统是清醒与睡眠生理调节的神经基础,可以控制睡眠与觉醒机制,但催眠时的心理现象发生在大脑皮层的心理功能层面,神经生理学不能解释催眠状态下一系列具体的精神活动现象的产生。

(四)心理神经生理生物综合理论与简评

1.心理神经生理生物综合理论

对催眠术的研究,目前已趋向于综合性解释模式。催眠术所产生的催眠过程是一个复杂的心理神经生理活动过程。心理的暗示可以导致神经活动和生物学改变及产生生理效应等已得到证实。

2.对心理神经生理生物综合理论的简评

该学说涉及面过广,可称为"泛生物学说",但归根结底,催眠现象最基本的问题是神经心理现象。

(五)新离解学说与简评

1.新离解学说

事实上是对流行于本世纪初期的离解学说的修正。新离解学说的主要倡导者是希尔加德。他指出,每个人都具有一系列认知系统,它们按级别排列着。催眠术具有使各个系统相互离解的作用。这样,被催眠的人可以报告说他们感受不到疼痛;但另一方面,也还有希尔加德称之为"隐蔽观察者"的认知系统在起作用,因而他们又可报告说自己感受到了疼痛。按照他的看法,在催眠过程中,通过适当的指令,催眠师可能和"隐蔽观察者"取得联系。当受术者被催眠时,受影响的只是部分认知系统,而其他则未有涉及。人们尚不清楚一个人有多少认知系统;甚至也不知道提这样的问题是否有任何意义。这种学说把人的认知控制系统视为多重的、按顺序排列着的,这是关于认知组合的一般性学说。正如瓦格斯塔夫所说,人们现在尚未得到有关这一学说的结论性实验证据。

2.对新离解学说的简评

该学说所谓"一系列认知系统"的论述,或许是神经系统的一系列心理活动中枢及"心理自我"。

"催眠术具有使各个系统相互离解的作用"的论述,或许是对"自我分离"的早期认识。

所谓"隐蔽观察者"的论述,或许是指"内感觉、内知觉"或"梦中自我"。

新离解学说对于催眠术的潜意识理论给予了莫大的启示。

(六)角色扮演学说与简评

1.角色扮演学说

角色扮演学说,是由萨宾提出并详细阐述的。他认为,每一个人在自己的一生中都扮演一定的角色,以适应不同的社会环境,催眠也不过是一种社会环境。正如人们能够扮演雇员、恋人或其他任何成千上万的角色一样,人们也可以扮演"受术者"或"催眠师"这样的角色。萨宾称之为"机体进入角色"。正是由于进入了角色,受术者才正真相信他们的确经历着所受暗示的催眠行为。当受术者报告体验着幻觉时,萨宾认为这些幻觉是"信任的想象"。受术者非常好地扮演了"受术者"的角色,以至于他们自己也真正相信确实产生了幻觉。

2.对角色扮演学说的简评

所谓"角色扮演"的论述,是对被催眠者形象的一种很好的比喻。但将现实生活中自我的角色"移植"到催眠之中并不确切。

(七)策略行动学说与简评

1.策略行动学说

策略行动学说是由斯潘罗斯提出的。他认为催眠行为不会无意识地发生,像其他社会行为一样,它可以被视为一种有目的的行为。不过,催眠情景的一个中心要求是,受术者要将自己的反应认为是不随意发生的现象,而并非随意行为,反映了受术者对自己行为的理解。

2.对策略行动学说的简评

有意识与无意识是两个相对概念,有目的的行动是受现实意识所控制的。现实意识控制的心理现象绝对不是催眠现象。

所谓"催眠情景的一个中心要求是,受术者要将自己的反应认为是不随意发生的现象,而并非随意行为"的论述是牵强的,将"随意行为""不随意行为"混为一谈。对无意识(潜意识)的否定,自然也是对催眠现象的否定,催眠现象被否定了,这种理论也就自然崩溃了。

(八)心理学理论与简评(主要讨论精神分析理论)

1.弗洛伊德的精神分析学说

弗洛伊德通过催眠术的应用,发现在人的意识背后,还深藏着另一种心智过程——潜意识。后来,他发掘这种潜意识,最后创立了精神分析理论。正如格伦瓦尔德所说:"弗洛伊德对于催眠有关的许多主题都做了详略不同的论述;而这些都是关于该问题的其他精神分析论著的基础。希尔加德指出,催眠的精神分析学说能够将催眠问题包括它的术语、概念都结合进一个更大的理论框架。后来格伦瓦尔德绘出了主要理论框架。然而,精神分析观点的基本实质就是把催眠状态解释为适应性的退行。他们认为,这是一种自我的服从性退行,故它处在自我的控制之下,能够服从自我意识而终止。这里有一种假设,即为了加强对内心体验的掌握,受术者可通过暂时与现实隔绝,从而启动、控制和终止心理回归。他们认为,催眠依赖于受术者与催眠师的感情关系,即移情作用;而且具有思维过程容易被操纵的特点。

弗洛姆对各种不同的意识变换状态进行了研究,其中包括白日梦、各种松弛状态、创造性想象、睡眠前和觉醒前状态、催眠状态、感觉剥夺状态、夜梦状态、药物性幻觉状态、神经专注和冥想状态、神秘的着魔状态、离解状态、人格解体状态、神游症状态以及精神病状态,特别是幻觉患者。为了帮助人们理解这些状态,他使用了"自我接受性"这一术语。自我接受性的特点是被动地接受信息,而不是像正常情况下那样对信息进行主动的加工处理和操纵掌握。

2.对心理学理论的简评

弗洛伊德的精神分析理论,提出了"潜意识"概念,虽然存在着许多唯心的观念,但精神分析理论(潜意识理论),对心理学、病理心理学、神经生理学、神经心理学、精神病学等相关学科跨越式的发展开辟了广阔前景,做出了划时代的贡献。

他提出的精神分析理论,把本来已经发现的清晰的潜意识人为地复杂化了。他把心理区分为"自我""本我"和"超我"(自我典范)。又把心理区分为"意识""无意识"和"前意识"。其中："本我""超我""前意识"等概念是主观臆造的。而且各种"我"之间的相互关系、各种"意识"之间的关系、各种"我"与各种"意识"的关系的论证是混乱不清的。该理论存在不确定性,是似是而非的。

"精神分析理论"是二重不可知论,因此更增加了许多神秘色彩,客观上将"潜意识"增添了层层迷雾,如同筑造了一个迷宫,对后来关于"潜意识"的深入研究设下了不可逾越的障碍。

后期精神分析学说关于催眠状态下受术者的"被动服从性"用所谓"适应性的退行"或"自我接受性"均是主观的臆想。

(九)其他

还有放松学说、遵从和信任学说、变换范型学说等,不一一列举。

第三节　催眠的机制

一、催眠状态与梦、妄想、幻象均属于潜意识反映

催眠状态与梦、妄想、幻象的产生均涉及到潜意识,它们均属于潜意识反映,只是它们产生的条件不同,而在表现形式上也有各自的特征。将催眠的机理与梦、妄想、幻象的产生机理做一个比较,催眠产生的潜意识机理就一目了然了。

二、催眠的潜意识机制

(一)神经系统的功能抑制

催眠是用人工的诱导方法促使神经系统的功能抑制过程。

(二)逆反规律

当神经系统抑制时,按神经系统功能抑制的逆反规律发展,即从高级的神中枢开始,依次向低级的神经中枢层层抑制的过程。在神经系统的心理功能层面,是由最高级的现实意识层面向较低级的潜意识层面抑制的过程。随着抑制的逐步加深,依次向更低级的神经中枢产生层层抑制。

(三)意识分离状态

在由最高级的现实意识中枢向较低级的潜意识中枢抑制的过程中,现实意识控制功能减弱或停止;潜意识功能被解放,部分取代或取代现实意识的控制地位,并产生自发性活动,是为"双重意识控制状态",双重意识状态是意识分离状态。

(四)双重意识及潜意识状态

是人为地将意识状态"锁定"在双重意识及潜意识状态。

(五)催眠术

在催眠状态,催眠师(或者自我催眠)用既定的暗示指令直接介入潜意识,并与潜意识沟通、交流或对话,达到预期的目的,这就是催眠术。

（六）催眠深度

1.催眠状态有不同的深度

催眠深度的实质是神经系统抑制的深度。随着神经系统功能抑制的深度不同,现实意识与潜意识的活动的强度也随之改变,在神经系统功能抑制较轻时,现实意识控制占优势,现实意识性精神活动明显,这便是轻度催眠状态;在神经系统功能中度抑制时,现实意识与潜意识活动相当,两种意识性精神活动相互干扰,产生典型的精神活动混乱现象,这便是中度催眠状态;在神经系统功能深度抑制时,现实意识控制停止,被潜意识控制替代,精神活动是单纯的潜意识性的,是为深度催眠状态。

2.睡眠与催眠

睡眠是中枢神经系统生理性抑制,是按睡眠周期规律进行的,催眠是受人工控制的(如催眠师的指令),即用人工方法"锁定"潜意识活动状态(催眠状态)。

3.催眠师常用的催眠深度

一般是轻、中度催眠,如 6 级分类法的前三个阶段,而后三个阶段已经是失忆阶段,一般不采用。

（七）催眠状态

整个催眠状态,受术者的潜意识活动一般均按催眠师的指令控制行动。受术者的各种活动都是潜意识性精神活动,属于广义的妄想(含幻象)。由催眠诱发的妄想、幻象、梦境及梦游症分别称为催眠性妄想、催眠性幻象、催眠性梦及催眠梦游症等,如示意图(图 4-3-1)。

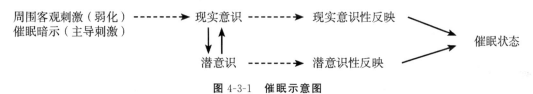

图 4-3-1 催眠示意图

（八）催眠的自由度

一般而言,受术者的精神活动是受催眠师指令控制的,由于潜意识也会不同程度地脱离催眠师指令的控制,或催眠师指令较为抽象或宽广,如"想象海边"的指令,受催眠者潜意识有自由、宽广的"想象"范围,催眠过程中则会伴有部分自发性精神活动,如自发性幻觉、妄想、梦样状态、梦游症或类似精神病的各种症状。

（九）刺激

催眠暗示的实质是一种"强化"的客观刺激,是催眠师与受催眠者的潜意识建立起来的,刺激具有较强的暗示性,是催眠过程中催眠现象的主要动因。在双重意识状态,当浅度催眠时,周围一般性客观刺激可作用于现实意识,可产生一定的现实性感觉、知觉反映,受催眠者感知为意识清醒;当催眠加深,现实意识反映逐渐减弱,深度催眠时,现实意识性感觉、知觉被抑制,产生负性催眠,如感觉、知觉丧失,受术者出现"催眠麻醉""负幻觉"等现象,受术者看不到、听不到现场实际存在的事物或声音。

（十）催眠现象停止

若抑制过程进一步加深,潜意识功能也被抑制,则进入深度睡眠期,潜意识活动停止,催眠现象也停止。神经系统功能再进一步抑制,则会产生各种相应的神经现象。

三、催眠术定义

(一)以往关于催眠术的论述(摘引)

催眠是人为诱导(入放松、单调刺激、集中注意、想象等)引起的一种特殊的心理状态,其特点是受术者自主判断、自主意愿行动减弱或丧失,感觉、知觉发生歪曲或丧失。在催眠过程中,受术者遵从催眠师的暗示或指示,并做出反应。催眠时暗示所产生的效应可延续到催眠后的苏醒活动中。

出于指导意义,一个简短而广泛的综合定义得到了大多数人的认可。他涵盖了催眠的所有要点,即催眠是一种注意范围被集中缩小的状态,在该状态下,建议性和暗示性可以被极大地提高。

(二)对以往关于催眠术定义的简评

所谓"引起的一种特殊的心理状态,其特点是受术者自主判断、自主意愿行动减弱或丧失,感觉、知觉发生歪曲或丧失""催眠是一种注意范围被集中缩小的状态"的论述是在现实意识领域对催眠的现象性描述,未涉及到催眠术的本质。

(三)对催眠术及其相关概念的重新定义

1.催眠术定义

催眠术是用人工方法通过暗示诱导,促成中枢神经系统功能抑制,产生意识分离,诱导出潜意识,并用暗示指令与潜意识交流,以达到既定的目的的方法。

2.催眠诱导

催眠诱导是使受术者进入催眠状态的过程。

3.暗示

暗示是按既定的目的对受术者的操控指令。

4."催眠术"概念

尽管后来的学者提出了催眠的实质是"暗示"或"自我暗示",但"催眠术"术语沿用至今,改换名称没有必要。

四、催眠性幻象与梦的关系

自我催眠可诱导出梦幻现象,催眠性梦是单纯潜意识性精神活动;催眠性幻象是在双重意识状态下,现实意识与潜意识的交感效应。催眠性幻象与催眠性梦的图像鲜明,可以记忆,可以记录。现实意识与潜意识之间的界线不十分明显,似乎只是有一"膜"之隔。二者非常接近,容易跨越,瞬时,幻象即转化为梦境。下面是自我催眠的举例。

1.工艺品

(凌晨,我仍然躺在床上做自我催眠,想象一个乡村。但没有出现预想的图像,不知不觉地入睡了,进入梦中)在一个地摊上,摆满了许多木制工艺品,我很喜欢观看此类东西。我走近观看,各式各样工艺品近百件,琳琅满目。大的大约40厘米高,小的有手掌大。但颜色都是黄白色的,没有木纹,光滑明亮,雕功精细,雕痕都是灰黑色的线条。我拿起一件30厘米左右高的花瓶,仔细地看着上面的梅花图案,雕纹很细,柔和,花朵逼真,我想一定是出自于名家之手。我问老板:"这一件要多少钱?"老板回答:"9 元,不不,10 元。"我怀疑我听错了,再问道:"多少?"老板回答:"10 元。"我觉得太便宜了,我想选一件较大的,一件件地看着。旁边来了一个人,也在选购,他挑选了一个 40 厘米大小的座钟,是在工艺品上装上一个大钟,40 元成交。我问老板:"还有没有更大的?"他说:"有,在家里。"我到了他家中,在房内外,庭院中,有好多好多的工艺品,最大的有 3 多米高。我只看大的,其中有几座"塔",雄伟,壮观,件件都十分精致,要选哪一件呢? 我指着一件问老板说:"喂! 老板,这一件要多少钱?"走过来一个女人,她说:"不知道。"我说:"你不是老板?"(室外的鸟声吵醒了我,我睁开眼睛,天已经亮了,我还是很快闭上眼睛)那些工艺品还在。我还是念念不舍地观看,一边观看,一边听窗外鸟叫声,证明我不是在梦中,我一直在看那些工艺品。

注:由催眠性梦境转换为催眠性幻象。

2.一条街道

(凌晨,我仍然仰卧在床上做自我催眠,眼睛凝视视野中一点。一会,在视网膜中心区开始交替出现了黄绿色、紫红色光团,提示催眠性幻象即将出现)接着,出现了如同电视画面样图案,但不那么明亮,有动物、树木、房屋等。每种图案持续 1~2 秒。画面呈横长方形,有逐渐扩大的趋势(这时,我清楚知道我是完全清醒的,没有睡着,仰卧在床上,还用手摸身体和床铺等)。接着,出现了周围环境画面,一条街面,几家人家的画面呈现在眼前,这些房屋都是老式平房。我虽然躺着,但已经融入环境画面之中,成为一个观察者。有一个家中有一个中老年妇女,在做针线活。另一个家中有两个老年夫妇,在做家务。第三家有三个人从大门口走出来,其中有一个小孩,好像是父母亲送孩子去上学(我再次查看我是否清醒,我仍然躺在床上,没有入睡)。我反反复复观察这三家人活动情景良久。街面上的人逐渐多了起来,有向厕所方向去的,来来往往,人很多,但没有我熟悉的人(我想继续观察,看看这一画面有什么变化,会持续多长时间。我清楚地知道,这次的催眠幻象画面是非常清晰的,出现的时间是足够长的。而且反反复复地确认,我是清醒的)。观察的时间太长,我想走出去,看看画面还有什么变化,是否有熟悉的人物出现。我走出了一条街,就到了我的家中。我母亲、妻子、孩子们都起来了,他们做着各自的事情。我因为观察到了这么好的幻境,心中感到十分快慰、高兴。我在一个凳子坐下,画面突然消失了(睁开眼睛,室内昏暗,我仍然躺在床上)。

注:由催眠性幻象转换为催眠性梦境。

3.村庄

(我仍然平躺在床上做自我催眠。闭着眼睛,在黑暗中凝视一点,或思考一些问题)眼前出现了图像,这是一个村庄,有许多房屋,树木。近处左边有一间房屋,土木结构,房屋已很破旧。房屋边是大片的蔬菜地,种满了蔬菜,大多是青菜,长势很好(我确认是处于清醒状态,仍然平躺在床上)。图像稳定,没有什么变换,我久久地扫视着,让这一画面停留较长时间。一会,图像中出现了一只大灰熊,我感到十分恐惧,赶快离开了,跑到了一个村庄。这里房屋建筑杂乱,有少数人来往,还有一些动物在活动,有家养的牛马,也有野生的马鹿等。我遇见了我的老领导张某某。我对他讲述了自我催眠看到的各种情景。

注:由催眠性幻象转换为催眠性梦境。

第四节　催眠现象解析

一、催眠现象解析要点

(一)梦

梦是潜意识活动的全面展示,梦的特征即是潜意识活动特征。妄想是潜意识性思想、观念及思维活动及其相关的精神活动。妄想是一切潜意识性精神活动的总的根源。幻象是妄想的感觉、知觉形式。

(二)催眠术定义

催眠术是用人工方法诱导,促使中枢神经系统功能抑制,产生意识分离,诱导出潜意识,并用暗示指令与潜意识交流,以达到既定的目的的方法。

(三)催眠状态

催眠状态是指双重意识控制状态或潜意识控制状态。轻度、中度催眠状态主要是双重意识控制状态,深度催眠是进入潜意识控制状态。

(四)催眠的实质

是通过人工方法,激发出潜意识性精神活动,在催眠指令下,受术者可以呈现出催眠性妄想、催眠性幻象、催眠性梦境、催眠性梦游等。

(五)催眠的自由度

催眠现象主要是受术者的潜意识按照催眠师的指令的活动,在催眠过程中,如果潜意识脱离了催眠师指令的控制,或者催眠师以抽象广阔指令暗示,如"想象海滨""想象过去"等,潜意识则有发挥自由想象的余地,而产生一定的自发性活动。产生一系列潜意识性创造性活动。

二、催眠现象解析

(一)暗示全面地影响心理活动

催眠可以影响潜意识性精神活动的各方面,潜意识性精神活动也可以影响机体的各种生理变化。以三期分类的催眠现象为例。

浅度催眠期,受催眠者"感到心中明白,脑子清楚,能感觉到周围的情况""保持一定的判断力"等,是在双重意识状态,现实意识性精神活动的表现。

中度催眠期,受术者"无自主的随意运动""批判力差""甚至有美好的梦境出现",是现实意识控制力明显减弱,潜意识性精神活动增强,即将取代现实意识控制,已呈现出梦境状态。

深度催眠期,受术者"对周围的任何刺激均无感受,对疼痛刺激完全丧失""失去自制力和判断力""出现各种暗示性幻觉,嗅到玫瑰的芳香,听到悦耳的音乐""一杯白开水可以经暗示当作糖水津津有味地喝上数口,把物件当作亲人拥抱接吻""肌肉达到高度僵直状态和各种腊样屈曲的姿势,可以在暗示下起步行走"等,是神经系统进一步地抑制,现实意识停止活动,在催眠师的诱导下,潜意识活动产生的催眠性幻象与妄想及潜意识性行为。

（二）潜意识的服从与反抗

1.关于服从的相关论述

正如一位患者描述的那样："我好像是一架机器人，催眠师应用遥控器（催眠术）控制着我，我无条件地服从他的一切指令，执行他要求我做的一切。"

催眠的实质是暗示。暗示是在没有对抗态度的情况下，采用某种方式影响人们心理与行动，从而使人自觉和不自觉地按照一定方式行动或不加批判地接受一定意见和思想，或者引起生理上的某些变化。在通常情况下，潜意识服从意识的指令，但有时情况会相反，因为潜意识会对意识做出的突然改变产生抵触。当你计划改变自己曾经一贯的行为、信仰或者态度时，这种抵触作用就会表现得更加强烈。

2.以往关于服从与反抗的理论或学说

生物学理论：是从生物返祖现象的观点出发，把催眠状态中感应关系、顺从关系看作人类原始性服从的早期形式，是一种幼稚的思维、感觉和行为方式，是精神功能回归到原始阶段的重现，表现宿命、服从和模仿性的特点……因此认为，催眠现象是一种原始性本能的返祖现象，是一种生物退化性表现。

精神分析理论：精神分析观点的基本实质就是把催眠状态解释为适应性的退行……他们认为，这是一种自我的服从性退行，故它处在自我的控制之下，能够服从自我意识而终止。……催眠依赖于受术者与催眠师的感情关系，即移情作用；而且具有思维过程容易被操纵的特点。弗洛姆对各种不同的意识变换状态进行了研究，……为了帮助人们理解这些状态，他使用了"自我接受性"这一术语。自我接受性的特点是被动地接受信息，而不是正常情况下那样对信息进行主动的加工处理和操纵掌握。

3.解析

所谓受术者"不加批判地接受一定意见和思想""机器人"等。在催眠状态下，在某种程度上，受术者是听从催眠师指令地控制，催眠师通过指令控制着受术者的潜意识活动，并按催眠师的指令行事。这是潜意识的服从性。但潜意识也有不服从催眠师掌控的一面，产生抵抗（反抗）。

生物学理论所谓"催眠现象是一种原始性本能的返祖现象，是一种生物退化性表现"的论述是"本能论"，不论动物本能或人类本能，"本能"不总是"无条件的服从""服从"仅仅本能反应的一方面，其理论不符合催眠现象的实际。

精神分析观点的基本实质就是把催眠状态解释为"适应性的退行"，弗洛姆使用了"自我接受性"这一术语。精神分析理论的论述是主观臆想的、牵强的。

现实自我意识是最高级的心理控制中枢。在觉醒状态下，现实意识对潜意识实行控制，潜意识活动一直处于现实意识的控制之下，总是被动地服从。潜意识活动的服从性或被控制性是现实意识及潜意识在发生，发展上形成的控制与被控制关系，被动服从性是潜意识服从的"惯性表现"，是潜意识活动的特征之一。如果没有催眠师的控制指令，单纯的潜意识自发性活动则产生了梦。在催眠状态，现实意识控制减弱或停止活动，取而代之的是催眠师的指令，催眠师与被催眠者潜意识的关系如同现实意识与潜意识的控制与被控制关系一样，潜意识的被动服从是"惯性"的表现。但潜意识活动的被动性不是绝对的，有时，当违背了潜意识的意愿时也会表现出抵抗，甚至是剧烈地反抗，这取决于受术者潜意识的心理状况。

（三）催眠性妄想、催眠性幻象及催眠性梦样状态

催眠现象是通过催眠诱导产生的潜意识性心理现象,催眠现象的实质即是催眠性妄想、催眠性幻象及催眠性梦样状态。

1.相关论述

受术者可以从中看到催眠师所暗示的任何东西,或是受术者看到自己特别重要的某些东西。……而在催眠状态下,人类的知觉通道处于半关闭状态。虽然人的意识暂时处于空白,但是通过催眠师的暗示,受术者仍然依靠主观感受能模拟看到、听到、嗅到并不存在的虚拟客体。

许多报告都一致提到,在催眠状态下常常出现幻觉。事实上,大多数催眠易感性试验都含有诱导幻觉的暗示。但个人认为"幻觉"这一术语的使用有时并不准确。真正的幻觉应该具有两种性质。第一,幻觉是在没有真正的外部刺激的情况下出现的知觉;第二,体验到幻觉的人相信它们是真实的。……如果用幻觉的这两重定义来衡量,那么催眠过程中所出现的幻觉就可能很少了。假如人们被催眠暗示,可以听见波涛在拍击着海岸,有多少人相信他们通过想象听到的声音是真正的知觉,他们是否真正感到海水在拍着他们的下肢? 毫无疑问这些读者会不同意这样为幻觉下的定义,并提出异议。……人们可以坐在这里,想象出瓦尔特·佩特里在1986年的超级橄榄球赛上为芝加哥"硬汉子队"赢得一球的情景;大多数英国人都可以想象出这种情景,但这并不是幻觉。

人们对幻觉的出现作了很多研究。尤多夫得出结论说:在催眠状态下很难诱导出幻觉。……使人能否相信催眠引起的幻觉的一个事实依据是受术者(包括为之催眠的人)的口头报告。……即是他们的知觉与真正的外界刺激引起的知觉毫无二致,但如果他们知道这种知觉是由暗示引起的,那么就不是幻觉。实验能够做到,受术者能在暗示的作用下获得某种知觉,并且相信它是真实的,而他又不知道是如何产生的,那么这便是真正的幻觉。

2.解析

妄想是潜意识性思想、观念及思维活动极其相关的精神活动。妄想是一切潜意识性精神活动的总的根源。妄想与幻象没有严格的区分标志。幻象是妄想的感觉、知觉形式。

在催眠状态,由催眠师用催眠指令控制的各种潜意识活动都属于妄想(包括幻觉)。

所谓"'幻觉'这一术语的使用有时并不准确"的论述是片面肤浅的。其一,刺激性幻觉比比皆是,如对神经系统各种感觉中枢的刺激,可产生相应的幻觉。其二,自发性幻觉出自于潜意识,客观刺激可通过"客观刺激的潜意识化"产生幻觉。其三,毫无疑问,幻觉对于被催眠者的"真实感"是毋庸置疑的。其四,现实意识性"想象"与幻觉不能相提并论,不能混淆。其五,受术者对幻觉产生原因知道与否,不是判定幻觉的标志。总之,对催眠性幻觉、催眠性妄想、催眠性梦境的怀疑,就是对催眠现象的否定。

（四）人工梦游

1.相关论述

德·普伊塞格揭示的"人工梦游"的意识状态。这种状态与现代的"催眠状态"概念极为相似。在这种状态下,患者能够睁开眼睛,走出室外,与人谈话,随催眠师的要求做出反映。

可以在暗示下起步行走,但动作较迟钝。此时仅与施术者保持单线的感应关系,对周围的

任何刺激均无感受,呈现高度的暗示性,失去自制力和判断力,绝对听令于施术者,可出现各种暗示性幻觉,看到久别的亲人,把物件当作亲人拥抱接吻,嗅到玫瑰的芳香,听到悦耳的音乐。暗示下,能使全身肌肉达到高度僵直状态和各种"腊样屈曲"的姿势,对疼痛刺激完全丧失。清醒后对催眠状态中的情况完全遗忘。

2.解析

讨论此问题时,首先必须明确催眠的不同意识状态。在轻、中度催眠状态是双重意识控制状态;深度催眠是潜意识控制状态。

人在自然睡眠过程中,潜意识活动可产生梦,梦中自我的活动便是广义的梦游,睡眠时,当潜意识控制了躯体活动则形成梦游症。精神病患者的神游症是在病理性条件下产生的潜意识性活动的表现,当潜意识控制了躯体活动则形成梦游症。"人工梦游"(催眠性梦游)与梦中自我的梦游及精神病患者神游症不同的是,催眠性梦游是由催眠师指令引导下产生的潜意识活动,所谓"人工梦游"的意识状态即是较深度的"催眠状态"即潜意识控制状态。

"对周围的任何刺激均无感受""失去自制力和判断力""对疼痛刺激完全丧失""清醒后对催眠状态中的情况完全遗忘"等,是潜意识活动取代了现实意识活动,现实意识功能停止或丧失的表现。

妄想及幻觉属于催眠性妄想及催眠性幻觉,"腊样屈曲"的姿势是受催眠师指令肌肉肌紧张的姿势。

(五)所谓"催眠逻辑"

1.相关论述

在所有的催眠现象中最令人感兴趣的现象是催眠逻辑,"催眠逻辑"一词由奥斯(1959 年)最先提出,其基本意思是,已被催眠的人可以同时相信在不相容的观点或知觉,而并不知道它们是互不相容的。

奥恩(1962 年)说:如果要被催眠者对椅子作负面想象(即想象椅子已不在原处),那么当要他睁开眼睛在室内行走时,他们会控制自己不碰到椅子,但他们仍然坚持说看不见椅子,这便是催眠逻辑的一种表现。没有催眠逻辑的人就会碰到椅子上(鲍尔斯,1976 年)。在这个实验中,有的不清楚被催眠者是否真正相信椅子不在原处,或椅子尚在原处,但他们已经不能看见它。如果他们相信椅子尚在原处,只是看不见它,那么他们在看不见椅子的时候还能回避它,这也不是违背逻辑的,因为被催眠者可能还记得椅子的位置。若将椅子移动地方,这种实验就要完善得多。其道理是在椅子移动后,如果被催眠者一方面报告看不见椅子,一方面又回避摸着椅子,这就更清楚地说明其反应的不相容性,因为他们在也不能凭记忆知道椅子的位置。

与此相似的另一种催眠逻辑现象是有人报告的"双重"幻觉。其表现是,在催眠师的指导下,受术者幻视见一个物体,而这个物体已在屋里;或者幻视见一个人,而这个人正在步入室内。这都是双重幻觉催眠逻辑。

不过,麦克唐纳和史密斯(1975 年),席汉、奥布斯托和麦康基础(1976 年)等人发现,并非所有报告讲的都是双重幻觉,有不少受术者是假装看见了双重幻觉。此外,双重幻觉的不相容性也有疑问,这里要分析一下被催眠者对幻视物体真实性的相信程度,他们不能认为幻视物体只不过是想象的产物。如果他们真正相信幻视物体是客观存在的，那么看见一个以上的物体便不合乎逻辑。如果受术者知道两个物体中有一个是幻觉，那么就无不相容性可言。

透明幻觉是催眠逻辑的又一种表现。所谓透明幻觉就是受术者报告，他们透过幻视物体，看见了真正的物体。同样，也有一些受术者所报告的这一现象是假的。看见一个被另一物体完全遮掩住的物体，这显然是不合逻辑的。

不过，幻觉没有多少规则可遵循，对大多数被催眠者来说，幻觉的一个性质可能就是被催眠者可以透过它看见对面的物体。催眠逻辑是一种难以捉摸的现象，有不少人报告了它的存在，越仔细地分析它，它就越难把握。其主要原因在于不知道被催眠者是真的相信看见的物体是真实的，还是认为那是一种幻觉。是真正相信并不存在那个物体，还是认为那是一种负性幻觉。催眠逻辑仍然是一个有趣的问题。

2.解析

（1）三种形式的心理空间。

现实意识性空间：在现实意识控制下，人生活在客观环境之中，通过机体的各种感官，客观世界及其属性直接"印入"脑中，是人脑对客观世界的直接反映，这是现实意识性空间。

心理空间：自我不断地认识世界，在心理建立和发展起来一个主观心理世界，这是一个庞大的心理空间，如我们想象（现实意识性想象）某种心理事物时呈现出的心理空间。

在做梦时（潜意识控制），梦境又是一种主观心理世界的呈现。

（2）所谓"催眠逻辑"实例解析：幻觉（幻象）有两种空间。一是，现实意识可产生现实性感觉、知觉；其二，潜意识活动产生幻觉。在有光环境下的幻觉具有两种感觉、知觉影像，如"幻视见一个人，而这个人正在步入室内"。其中，"见一个人"是潜意识性活动产生的幻视；"室内"是现实意识产生的真实的环境影像，两个画面重叠，便产生了"幻视见一个人，而这个人正在步入室内"的影像，此幻觉（幻视）实际只有"见一个人"是幻视。所谓"双重幻觉"是不存在的，也没有幻视的"不相容性"，也不存在"催眠逻辑"。在无光环境下，不能形成客观环境影像，只有"幻象"，如闭目时、夜晚、睡眠时的幻象。

所谓"双重幻觉"或是对幻象描述的错误，但不是受术者假装看见了"双重幻觉"。

（3）所谓"透明幻觉"：即幻象与真实影像的重叠影像形成后，若潜意识控制力减弱，现实性环境影像鲜明，幻象画面即将退出，逐渐"淡化"的影像而产生了"透明感"。

（4）"看见一个被另一个完全遮掩住的物体"现象：不论是幻象"遮蔽"现实影像或现实影响"遮蔽"幻象的现象是绝对不可能的，这是一种错误描述。其机制是在已经产生幻觉的基础上，由于现实意识与潜意识控制力强弱转换时产生的影像变化。当现实意识控制力减弱，现实意识性影像消失之际，只剩下幻视影像，则产生了所谓"现实意识性影像被幻视所遮蔽"的错觉，或现实意识控制力增强，幻视影像消失之际，则产生了所谓"幻视影像被实物影像所遮蔽"的错觉。再则，被遮蔽图像（幻象遮蔽真实物象或真实物象遮蔽幻象）的存在是不可证的。

（5）所谓"催眠逻辑"是不存在的。这是由于对催眠产生的机理不明的情况下对幻视的错误结论。

（六）"人桥术"

1.相关论述

催眠可以促发"无中生有"的生理效应。催眠师只需要对受术者做一个特定的暗示，而不用对其进行真实地刺激作用,就能够使受术者不仅在主观上产生一定的心理体验,而且在生理上也会产生出相应的效应。处于催眠状态中的受术者,在催眠师的暗示下,其肌肉可以僵直得像一块钢板。最著名的是"人桥"术,就是通过催眠将肌肉弄得像块钢板,横架在两把椅子之间,让中间悬空,而且,腹部可以站人。

2.解析

催眠师的暗示指令的实质就是一种客观刺激,所谓"无中生有"是潜意识对暗示指令做出的种种反映。

肌肉是指横纹肌,肌肉运动或紧张度变化受高级的意志控制。现实意识可以使某一群肌肉松弛与紧张,如举重运动员举重时,全身肌肉高度紧张,肌力增强;当放松时,肌肉变得软弱无力。在催眠状态,潜意识可以控制肌肉的紧张与松弛是容易理解的。催眠时的肌肉紧张是催眠师暗示(刺激)而产生的,是肌力潜能的发挥。"肌肉可以僵直得像一块钢板"的论述是一个形容语,肌肉的力量与训练有关,但肌肉紧张无论如何也不会超过其生理限度。

催眠可控制肌肉,肌群,可控制动作、运动、行为等。

(七)白开水变"糖水"

1.相关论述

催眠师递给受术者一杯白开水,请他喝下,同时暗示他:"这是一杯糖水,里面放了很多糖,所以非常甜。"受术者喝下白开水之后,很高兴地说:"这杯糖水非常甜。"不过,令人惊奇的并不是受术者在主观心理上觉得这是一杯糖开水,而是受术者在生理上产生了变化。人们对受术者进行了抽血化验,惊奇地发现血液中的含糖量大大增高了。显而易见,催眠师的这个暗示,不仅引起了受术者在心理上发生了变化,同时,也造成了生理上的变化。

2.解析

一杯白开水在"糖水"的暗示下("糖水"是语言刺激),受术者感到"非常甜",是潜意识性幻觉(幻味)。在潜意识控制状态,各种味道、气味,虽然没有相应的客观现实刺激,可以被潜意识所创造出来,各种气味、味道在潜意识创造的梦中是十分常见的现象,是心理自我味觉反映现象,是不难理解的。这是原则催眠性幻味例子。

在正常情况下(现实意识控制状态),如体力、脑力活动,均会导致神经介质、内分泌、以至各器官功能相应的适应性变化,如遭遇车祸时产生的惊吓,机体会产生战抖,心跳加速等。在梦中,梦中自我遭遇恐怖事件时,醒来后还心有余悸,大汗淋漓。各种精神活动可以影响机体的生理、病理变化是不言而喻的。在催眠状态,潜意识的各种精神活动引起机体相关的各种生理、病理变化也是不言而喻的。"糖水"暗示引起味觉变化,导致相关的生理变化也是如此,但这种变化是非特异性的。在正常清醒(现实意识控制)情况下,"甜味"意向(想象甜味)不会使血糖显著地升高。催眠状态"血液中的含糖量大大增高了"与"糖水"暗示呈特异性反应,"非常甜"的幻觉引起"血糖大大增高"涉及到潜意识心理活动可否控制生理功能问题,还需要充分验证。

(八)人工印记

1.相关论述

"人工记印实验"是催眠术著名的范例。实验:首先,催眠师取出一块大拇指大小的湿纸片,贴在受术者的额头或手臂的皮肤上,使他进入催眠状态之后,下指令暗示他,在贴纸的地方会有发热的感觉。受术者集中注意去体验这种发热的感觉,过了一段时间之后,催眠师揭去那块纸片,人们会发现受术者被贴上纸片的皮肤果然已经发红了。更有甚者,如果催眠师用一枚硬币或一块金属片贴在受术者的手臂上,并暗示他说,硬币或金属片是发烫的,他的皮肤会被烫得起水泡。在片刻以后,受术者被硬币或金属片所覆盖的皮肤果真起了水泡。

2.解析

"人工印记实验"中"贴在受术者额头或手臂皮肤上纸皮""硬币或金属片"通过发热暗示,首先是受催眠者对局部刺激"集中注意"体验"热或烫",二是潜意识性"集中注意"对"热或烫"的刺激具有"加强"或"放大"效应,这种对温度的"放大"(高温),引起局部对高温的强力刺激引起一系列病理性生化反应,产生了皮肤发红及水泡(无菌性炎症)反应。在梦中,各种有关皮肤刺激的幻觉具有一定"放大"效应是常见的现象,如痛觉、冷热觉、触觉等,梦中的枪炮声、特殊气味、伤病等,不仅仅是"无中生有",且具有"放大"效应。此外,一些恐怖性的梦,会引起机体一系列强烈生化反应,醒来后还心有余悸、大汗淋漓等。

"人工印记实验"是通过语言暗示,使潜意识对相关刺激产生病理性生化反应。此现象提示,各种精神活动可以影响机体的生理变化,各种强烈刺激可以导致机体一定的病理变化。在精神病学中,许多由精神因素所致的各种心身疾病由此而产生,尤其是应激性反应。相反,良性刺激可治疗某些躯体疾病或促进疾病的康复。

这是一则催眠性肤觉(热幻觉)并导致局部病理反应的幻例。

(九)记忆、遗忘与负性幻觉

1.相关论述

催眠产生两种记忆,清醒时的记忆和被催眠的记忆。被催眠时的记忆是独立存在的,而不是装出来的。

健忘,可由直接的暗示引起,亦可自发性地产生。有人认为,自发性健忘就是受术者将催眠时发生的事情遗忘殆尽,但催眠师并未要求他们这样。

在深度催眠状态下,催眠师的确可以下指令让你忘却某些记忆,产生所谓的失忆现象。而且,这也是一种可以逆转的机制。

除正性幻觉以外,在催眠状态下也可出现负性幻觉。如艾里克森报告,在他的实验中,有些受术者出现了耳聋,这可能是一条感觉通道完全的负性幻觉。此外,还有些实验暗示被催眠者,他们的部分知觉已有损害,如艾里克森使处于深度催眠状态的人变成色盲。

处于中度或深度催眠状态的受术者,绝大部分都是目光呆滞无神,面部也毫无表情,无条件地接受催眠师的一切指令。受术者哪怕是见到自己的父亲、配偶、子女、好友等,也全然不认识。

催眠恍惚第六阶段,受术者会出现某种麻醉现象,这时甚至可以对受术者进行外科手术。当然,这一阶段也会促成"负幻觉"现象,即受术者看不到或听不到现场实际存在的某些事物或声音。

数字遗忘:进入第三级催眠深度的受术者可能会出现记忆的增强或减弱,可以在催眠师的引导下遗忘某个数字。

2.解析

（1）神经信息活动的"加强"或"减弱"

在正常情况下（现实意识控制的清醒状态），心理活动是受意志控制的，即随意活动。现实意识控制着他所能及的心理领域，如感知觉、运动、思维等。在觉醒状态，整个心理领域处于待激发状态，如要进行某种活动，要提取相关的信息，相关的神经信息结构的功能被激活，参与活动，无关的神经信息结构的功能仍然处于待激发状态。换句话说，现实意识可以"打开"或"关闭"信息通道，"加强"或"减弱"神经信息活动，其中，"注意"起着重要作用（注意的指向性及增强性）。

潜意识（潜在自我意识）是心理自我形式之一，是心理自我序列，控制着它所能及的心理领域。在催眠状态，催眠师的指令控制着潜意识活动，与指令相关的神经信息结构的功能被激活，参与活动，与指令无关的神经信息结构的功能仍然处于"关闭"状态。所谓"健忘可由直接的暗示引起"，是催眠师的暗示指令，使潜意识主动将相关的神经信息通道"关闭"而产生的，如催眠性"耳聋"、催眠性"部分知觉丧失"、催眠性"色盲"等。

（2）催眠过程的记忆与遗忘

一般而言，受术者醒来对催眠过程是可以记忆的。受术者的记忆取决于催眠的深度。

清醒时的记忆：在催眠状态（双重意识状态），现实意识尚清晰，可保持对客观环境事物的记忆，如对催眠现场情景的记忆及周围环境刺激的记忆。

被催眠的记忆：在催眠状态下现实意识尚未停止活动，如果催眠在轻、中度（即双重意识控制状态或轻度潜意识控制状态），受术者醒来可以回忆催眠过程的事件；若催眠较深，现实意识停止活动，受术者醒来对催眠过程记忆模糊或不能记忆，即"自发性健忘"。自发性健忘和做梦一样，在较深的睡眠产生的梦，苏醒后，不易被现实意识记忆；而在清晨的梦，现实意识对梦可有清晰的记忆。

负性幻觉：在梦中，潜意识可以控制感觉、知觉，包括感觉的增强和减弱，也可以使某种感觉、知觉消失。在双重意识控制状态下，潜意识活动可以产生各种妄想，幻象。在精神病中，如癔病的各种感觉消失最为典型。在催眠状态下，催眠师的指令可以使各种潜意识性精神活动消失，称为负性幻觉。催眠师的确可以下指令让你忘却某些记忆，产生所谓的失忆现象。诸如"遗忘某个数字""有些受术者出现了耳聋""深度催眠状态的人变成色盲"。在催眠状态，随着催眠加深，现实意识停止活动，"受术者看不到或听不到现场实际存在的某些事物或声音""见到自己的父亲、配偶、子女、好友等，也全然不认识""麻醉现象"等，统称为负性幻觉。

催眠可控制记忆，器官、系统功能，乃至整个机体、精神活动。

（十）人格变化

1.相关论述

催眠师可使受术者变"天鹅""钢琴""飞机""小鸽子""天鹅"等。参与舞台表演的志愿者可能会被要求学鸭子蹒跚或嘎嘎叫、学鸟儿拍"翅膀"。

2.解析

催眠师可使受术者变天鹅、钢琴、飞机、小鸽子等。参与舞台表演的志愿者可能会被要求"学鸭子蹒跚或嘎嘎叫、学鸟儿拍翅膀等"。是受术者的潜意识产生的人格变化。如"变鸭子"，作为受术者本身体验是真正变成了"鸭子",并表现出鸭子的行为,认为是"真实的",而不是扮演或模仿,这是潜意识的人格变化。潜意识的人格变化十分复杂,可以是英雄、罪犯,或某死者的化身,神灵鬼怪、飞禽走兽、"鬼神附体"等体验。潜意识的人格改变是潜意识性在人格方面地创造。

广义妄想是潜意识性思想、观念及思维活动极其相关的精神活动。潜意识的人格变化属于广义妄想。

催眠性人格改变属于催眠性人格妄想。

(十一)"返童"与"速老"现象

1.相关论述

"返童现象"极为有趣,它能使受术者回到以往生活的某个时期。……出现返童现象的人是真正相信他们正处于那个年龄,还是在某种程度有些伪装?……即使受术者真正相信自己已经返回到了某一年龄,要研究返童现象仍有困难。……当然,出现了返童现象的也有一些与年龄不符合的行为。

"速老现象"就是受术者在暗示的作用下,心理年龄迅速增长。……出现速老现象的人通常能够讲述尚未发生的事情,不过,他们显然并不知道这些事情,而是根据自己现有的知识对这些事情作推测。

2.解析

潜在自我(潜意识)是一种心理自我形式,是自我的发展的一个序列,潜意识可反映出自我发展的阶段性特征。返童现象是在催眠师的暗示诱导下,使受术者回复到童年某一年龄阶段的表现。返童现象对于受术者而言是一种真实体验,不是伪装。返童现象在梦中十分常见。

返童现象并非是过去某一时期真实生活记忆的原样再现,鉴于潜意识活动具有极大的"创造性",返童现象只是潜意识以某一时期事物某些素材为基础的创造性表现。在反映该时期的情景时,必然参杂了许多创造性成分,因此"出现了返童现象的人也有一些与年龄不符合的行为"。

对于受术者的潜意识而言,对返童现象的体验是真实的,也是如实地描述体验到的真实情景,这是潜意识思维的特征,绝不是"伪装"。如同在梦中,梦中自我对梦中返童现象确信是真实的一样。

"速老现象":在现实意识状态控制状态,未来是人还没有经历过的事物。如一个较年轻的人设想自己老年时的情景是常有的生活事件。在催眠状态下的"速老现象",也是如此,如在催眠师的"想象老年"的暗示下,潜意识性思维则以"老年"为"前提"做出相关反映。"速老现象"对于受催眠者本人而言,感知是真实的,是如实地描述,这是潜意识思维活动的特征。催眠性"速老现象"与现实意识控制状态下的"想象"不是同一概念,也不是现实意识性"推测",而是潜意识以老年"题材"的自我创造性活动。

"返童"与"速老"现象,属于人格妄想。

(十二)回忆"前世"

1.相关论述

人能够脱胎转世,这种观点是科学家难以接受的。但如果我们承认在催眠状态下能回忆

"前世"生活,那当然又必须接受这种观点。……许多人在催眠状态下确实"回想"起了"前世"的生活,而事实上他们也深信无疑。对于这种现象又当如何解释?……当催眠师暗示他们能回忆"前世"时,他们也就遵言而行,想象出"前世"生活,并且相信自己曾经就是那样生活。……人们必须记住,受术者虽然能够回忆在催眠状态之前不曾知道的事情,但这并不能证明这些事情都是前世的生活。……一旦他们相信确有其事这就形成了一个基本框架:真实的记忆与杜撰的回想皆能在此框架上组合起来。可以初步肯定,他们回忆的信息是准确的,但不完全是自己真正的经历。其中有一部分是来自于书本、电视等,还有一部分则极有可能是杜撰的。

2.解析

在催眠状态,受术者主要是在催眠师的控制下的潜意识性精神活动,但受术者的活动并不完全是被动的,这一点常常被人们所忽略。所谓"回忆前世",可以说是催眠师对受术者的潜意识命题式的指令,这给了潜意识活动比较广泛空间,涉及到潜意识心理活动的方方面面。正如一个语文老师对学生的作文命题一样,学生可以根据自己的知识、经验围绕命题任意发挥想象力一样。如催眠师的"想象童年"可以产生"返童现象""想象老年"可以产生"速老现象""想象海边"可以产生"在海边的情景"等。所谓"回忆前世"也一样,是受催眠者对催眠师"指令"作出的反映。

所谓"回想"起了"前世的生活",是潜意识以迷信文化为素材的一种创造性思维,即潜意识性杜撰或创造,潜意识的创造是形形色色、千奇百怪的,如梦见"到仙山游玩,成了仙人"等。

在催眠状态下的回忆"前世",对于受术者的潜意识而言,对"前世"的体验是真实的,对"前世"生活也是如实对"前世"情景的描述,但受催眠者的真实体验不等于真实事件,这是潜意识创造性思维特征。

受催眠者的"真实体验""深信无疑"不等于实际事件。所谓"又必须接受这种观点"的论述是对催眠现象的一种蒙昧认识。

回忆"前世"属于迷信妄想。

(十三)人工假死状态

1.相关论述

催眠暗示甚至可以使受术者陷入"人工假死"的状态,即出现一切自然死亡的特征,如呼吸中断、心跳脉搏停止等。

2.解析

在现实意识控制状态,呼吸属于半自动控制,呼吸暂停是可以控制的,但受一定的时间限制,心跳属自动控制,不能为意志所左右。

人工假死状态属于催眠性人格妄想或死亡妄想。

"人工假死"可以被潜意识演示出来,但"出现一切自然死亡的特征,如呼吸中断、心跳脉搏停止等。"是不可思议的。在催眠状态,呼吸中断仍然有一定的限度。心跳属于自主神经系统控制,不能为意志所控制。不论是呼吸或心脏运动停止,均导致大脑缺血、缺氧,大脑缺血、缺氧超过一定时限,势必造成脑细胞死亡。

如果催眠暗示真的可使人出现"人工假死"状态,唯一地解释是:或"人工假死"是通过催眠使整个机体迅速进入"休眠"状态,各种生理活动,细胞的新陈代谢等极度降低,尤其是脑细胞代谢降低,如同动物界一些冷血动物的冬眠一样,所谓"人工假死"状态还要进一步验证。

(十四)后催眠暗示

1.相关论述

如在催眠状态下施以暗示,令受术者在醒后某时执行某种行动,受术者醒后就能按指令执行,称为后催眠性暗示。甚至在催眠暗示下,要求受术者醒来后做一些毫无意义的事或动作时,也能按时遵照指令执行,受术者自己也不知为什么会这样去做。有人认为这是无意识在起作用……说明觉醒时的心理活动和深度催眠时的心理活动是不连贯的、相分离的,而前后两次催眠状态中的心理则是互相连贯的。

日本藤本正雄曾记载了这样一次催眠试验:引导一位20岁的女子进入中等程度的催眠状态,对她暗示说:"你醒来后见我一站起来,你就立即起身去打开对面窗户,然后把你滑下了一点的长筒袜子拉好,再回到坐位上去。我说的这些话你是记不住的,但你必须照我说的办。"接着让她觉醒过来,同她说了一会儿话后站起来,她立即去打开了窗户。"你为什么打开窗户?"故意问她。"空气好像有点不好。"她回答说,从她的神态自然的样子看,好像对催眠状态下的指令一点也不知道。打开窗户后她并没有回到坐位上,显得不知如何是好,藤本故意把脸扭到一边,斜眼观察她,她看到藤本脸已扭到一边,敏捷地拉了拉袜子,然后不慌不忙地坐好。

2.解析

在催眠状态下的某种暗示,是在潜意识中形成的相关行为信息,如果在催眠状态未被解除,当清醒后,受催眠者实际仍然处一定的催眠状态(即浅度催眠状态或双重意识控制状态),潜意识中的这种指令会表现出来,一方面是按催眠指令行动,这种潜意识性活动不被现实意识所察觉,即"受术者自己也不知道为什么会这样去做"。另外一面催眠师可与受催眠者的现实意识交流。

所谓"说明觉醒时的心理活动和深度催眠时的心理活动是不连贯、相分离的"。显然,催眠状态的精神活动是受潜意识控制的,觉醒时的心理活动是受现实意识控制的,二者是独立的自我序列,后催眠暗示是潜意识活动的表现,它不受现实意识的控制,因此它们的心理活动是分离的、不连贯的。所谓"前后两次催眠状态中的心理则是互相连贯的"。因受催眠者处于双重意识控制状态,当现实意识功能增强,取得完全控制地位,潜意识性精神活动则"退去",实现了自我的"统一"(现实意识控制状态),这是现实意识与潜意识的控制关系,具有"分离"又有"统一",它们是"相互连贯"的。

后催眠暗示原理是催眠治疗的基础。

(十五)正性催眠与负性催眠

1.相关论述

正性催眠:应用积极、正面心理暗示能够调整并纠正被扰乱和被破坏的身心状态与行为模式。使人们在催眠状态下调整身心状态使某些疾病症状减轻或消失。称为正性催眠。

负性催眠:利用催眠控制别人去做一些危害社会及他人利益的事情,称为负性催眠。通常情况下,一位高水平的催眠师会自始至终恪守自己的职业操守,不会去做那些有违职业道德的事情。利用催眠进行犯罪的例子有很多。

2.解析

催眠可以诱导出各种精神现象,正性催眠是催眠治疗的手段。利用负性催眠进行非法、非人道、甚至犯罪等活动是催眠师不允许的,但利用负性催眠进行犯罪的例子很多。

(十六)睡眠催眠

1.相关论述

利用受术者熟睡之机进行催眠的方法称为睡眠性催眠……这种方法就是利用受术者睡眠中精神已处于不思考状态。

2.解析

睡眠催眠是催眠方法之一,生理性睡眠是自然的生理过程,是按睡眠周期进行的,其中包含潜意识活动阶段。睡眠催眠是直接将受催眠者从生理性周期睡眠"锁定"到催眠状态,即潜意识及双重意识控制状态。

(十七)催眠与睡眠的脑电波的同异

1.相关论述

催眠与睡眠的脑电图:睡眠脑电图与催眠状态下的脑电图,仍未取得一致的足够证据以说明催眠是部分的睡眠。

催眠状态的脑电图,催眠的不同状态:

清醒或激动状态:beta 波,脑电波处于 13 赫兹/秒。

催眠状态:Alpha 波,脑电波处于 8～12 赫兹/秒。

梦境状态 Theta 波,脑电波处于 4～7 赫兹/秒。

深度睡眠状态 Delta 波,脑电波处于 0.5～3 赫兹/秒。

催眠脑电波的意义:

清醒状态或激动状态:beta 波状态下,此时,潜意识的大门处于关闭状态。最直接的原因在于,人们固守于既往的价值观念,很难认同不同意见,同时人们自己接受外部信息的能力也很差。而当脑电波开始降低到 8～12 赫兹/秒时,大脑的潜意识大门就被打开了,此时大脑所处的状态就是 Alpha 波状态。在 Alpha 波状态,人们很容易接受别人积极的建议,通过潜意识和记忆深处的大门也就打开了,也就是催眠。

从清醒状态能够过度到 Theta 波和 Delta 波两种波形状态,这两种状态是做梦状态和熟睡状态。在 Theta 波形状态也就是做梦的状态时,脑电波震荡频率处于 4～7 赫兹/秒。因此,这就很好地解释了为什么人在做梦状态下大脑没法得到充分休息的缘故。

而熟睡的状态下脑电波的震荡频率处于 Delta 波状态下,震荡的频率也就最低,频率处于 0.5～3 赫兹/秒,这就很好地解释了为什么人在深层的睡眠之后才可以得到充分的休息。当脑电波的震荡频率最低时,人们的潜意识得到解放。而催眠,就是这样帮助大脑进入潜意识状态的。

2.解析

(1)睡眠的脑电图

根据人类脑电图的频率与振幅将脑电图波分为下列四种波形。

Delta 波,每分 0.5～3 次,20～200 微伏。成人觉醒状态下无此波,在睡眠、深度麻醉、缺氧、大脑皮质性病变等情况下呈现。一般认为 Delta 波的出现是中枢神经系统深度抑制的表现。

theta 波,每分 4～7 次,振幅 10～150 微伏,在困倦与睡眠时间可以出现。一般认为,它的出现是中枢神经系统抑制状态的表现。

alpha 波,每分 8～13 次,振幅 20～100 微伏,在觉醒、安静、闭目时出现,以枕部最为显著。alpha 波可有时大时小的波幅变化,形成 alpha 梭状波。如睁眼、思考问题或受其他刺激时,alpha 波即消失,现出快波。

beta 波,每分 14～30 次,振幅 5～30 微伏,安静、闭目时只在额叶出现。如果被试者睁眼视物或突然的声音或进行思考时,在皮层的其他部位也可出现,beta 波的出现,一般表示大脑皮层积极的活动状态。

根据脑电波的研究,一般认为,当脑电波由高振幅的慢波转为低振幅的快波时,表示兴奋过程的增强;反之,由低振幅的快波转为高振幅的慢波时,表示抑制过程的发展。快波是新皮层处于紧张活动状态的主要脑电活动表现。慢波是睡眠状态下皮层的主要脑电活动的表现。

(2)脑电波形与睡眠周期

根据睡眠时的脑电波形及睡眠时的生理特征将睡眠深度划分为 A、B、C、D、E 五期:

A 期:瞌睡期,alpha 波占优势。

B 期:入睡期,alpha 波减弱(梦、幻期)。

C 期:浅睡期:Delta 波节律,间有梭状波。

D 期:中度睡眠期:Delta 波节律及 K 符合波。

E 期:深度睡眠期:Delta 波节律。

在正常睡眠过程中从觉醒状态至深度睡眠状态由 A 期开始依次进入 E 期,然后又向反向回复至 B 期,完成了一个周期。整个睡眠期如此循环 3～5 次,直到转入觉醒状态。

快波睡眠与梦:根据睡眠的脑电活动变化及睡眠的生理特征,可区分出两种睡眠时相。一种是同步化慢波时相,称为慢波睡眠,慢波睡眠为 C、D、E 期,此种睡眠呈现出各种抑制性生理特征;另一种是去同步快波时相,称为快波睡眠(也称为异相睡眠或反常睡眠)。快波睡眠为 B 期。此期呈现出的梦幻是十分特征的现象。

(3)催眠的脑电波与睡眠脑电波的同异

催眠脑电波与睡眠脑电波是从不同角度对脑电波的研究,具有一定的同一性与差异性,二者并不矛盾。

睡眠脑电波是中枢神经系统的生理性抑制,睡眠按照睡眠周期进行,睡眠的入睡期,alpha 波减弱,即梦、幻期,梦幻期是潜意识活动期。催眠脑电波是由催眠师介入,将中枢神经系统活动"锁定"在催眠状态,脑电图显示 Alpha 波。二者同异由此而产生。

睡眠的入睡期,alpha 波减弱,是做梦期;催眠状态:alpha 波,是催眠状态。二者基本是一致的。

睡眠期没有 theta 波,一般认为,它的出现是中枢神经系统抑制状态的表现。在催眠脑电波中,将 Theta 波规为梦境状态。催眠时,催眠指令地介入,潜意识处于相对活跃状态,呈现出

Theta 波(梦境状态)。

催眠师常用的催眠深度一般是轻、中度催眠,如 6 级分类法的前三个阶段。随着催眠程度加深,神经系统功能抑制加深,进入深度催眠状态,深度催眠呈现出梦境状态,脑电图波形也会随之发生改变。因此,催眠脑电图的梦境状态 Theta 波应该列入催眠状态波形,因此,催眠状态实际是指催眠脑电图的催眠状态和梦境状态两部分。事实上,催眠诱导出的梦境状态是常见的。催眠状态的 alpha 波及梦境状态 Theta 波型均是潜意识活动的波型。

睡眠时的梦幻是潜意识活动的表现,催眠状态是催眠师与受术者潜意识的交流,催眠诸现象是潜意识活动。因此,催眠与睡眠,从脑电图及表现形式,均具有同一性,又有差异性。

所谓"当脑电波的震荡频率最低时,人们的潜意识得到解放"的论述是错误的,脑电波处于0.5~3 赫兹/秒时,是深度睡眠状态(Delta 波),此时,潜意识活动亦停止,而不是"得到解放"。

(十八)催眠与睡眠之争

1.相关论述

南锡学派认为催成的睡眠与天然的睡眠,根本并无二致。

巴甫洛夫认为,催眠是部分的睡眠。后来对这一观点又进一步的修正解释,认为催眠状态注意力高度集中的一种形式,伴有对外周感觉缩小。

实验表明催眠与睡眠有着巨大的差别。催眠是不是"让人睡觉",催眠,顾名思义,催眠是催人睡眠。其实这不仅仅在普通大众眼里经常有人这么想,就连医学界、心理学界也常有人这么认为。一些受术者在经过催眠治疗过后,会对催眠师说:"您催眠的时候,我并没有睡着啊,您说的每一句话我都能听到,周围人说的话我也能听得到……"其实,催眠和睡眠完全是两回事,睡眠是人对整个环境和自身知觉的一种高度抑制,而在催眠状态下,受术者对于周围的反应是被抑制的部分抑制得更深,而被唤起注意的部分比平时还要注意力集中。事实上,在催眠状态下,受术者甚至比平时更清醒,更不用说比睡觉的时候。睡觉时人的大脑处于休眠的状态,中途还会做梦,而催眠的时候就不会有这种情况发生。

催眠属于心理和生理的范畴,而睡眠则属于生理的范畴。

处于催眠状态中的受术者,虽然大脑皮层大部分区域已经被抑制,但是皮层上仍有一点是高度兴奋的,反应非常灵敏,对于催眠师的问题也会做出相应回答;而处于普通睡眠状态的人,意识活动则是完全停止的,对外界毫不自知,更不能配合别人回答问题。

处于催眠状态中的受术者,有时在催眠师的暗示下,其肌肉可以僵直得像一块钢板;而处于普通睡眠状态中的人,一般肌肉都是处于松弛状态,没有特别的影响和刺激是不会有较强烈的反应的。

处于催眠状态中的受术者,经过催眠师的暗示会做出某些动作和行为,比如痛哭、大笑、呕吐、出汗等;而在睡眠状态下的人则远远没有如此丰富的活动,他们只会在梦中才能感受到。

处于催眠状态中的受术者,在没有收到催眠师的苏醒暗示之前,即使是睁开眼睛,也仍然是在催眠状态之中;而处于睡眠状态中的人,眼睛一旦睁开,便立即恢复到清醒的状态,不需要任何暗示便回到现实生活中来。

自然睡眠和催眠状态截然不同。在自然睡眠中,人类的知觉通道基本是处于关闭的,而在催眠状态下,人类的知觉通道处于半关闭状态。虽然人的意识暂时处于空白,但是通过催眠师的暗示,受术者仍然依靠主观感受能模拟看到、听到、嗅到并不存在的虚拟客体。在自然睡眠中,人们基本上除了说梦话以外不会有语言产生。但是在催眠状态中完全不同,受术者在这种状态下的意识十分清醒,只要催眠师发出暗示,受术者同样能够说话、阅读、写作,甚至效率也会更高、创造性也会更强。可见,自然睡眠状态和催眠状态不能相提并论。

在低度与中度的催眠状态下,当事人的意识是很清醒的,就算进入深度催眠状态,有的人也会内心杂念平息,感觉比平常要更加清醒"。

要知道,真正催眠状态下的人们五官感觉会比平时更加敏锐,注意力、记忆力也会增强,所以根本就不会有健忘症的发生。

据报道,在催眠过程中,受术者形成表象的能力得到增强,表现的形象更加生动、更加丰富多彩。人们对这一问题做了研究,有些结果支持这种说法;但也有一些结果,如巴伯和威尔逊的研究结果并不支持这种说法。其次,表象的基本性质是主观的,采用任何方法都很难测量它。此外,当受术者报告说他们的表象非常生动时,我们也很难理会他们所说的生动是什么意思。或许事实上他们只是比较专一,因而觉得表象更加生动一些。

2.解析

以往,由于没有系统的催眠理论,催眠术的具体机制未被阐明,对于催眠一系列现象的认识不清晰,对于催眠与睡眠现象的解释也是混沌不清的。由于对催眠的本质认识的模糊,产生了诸多迷惑不解的问题,在睡眠与催眠的同异问题上纠缠不清。

在睡眠与催眠的脑电图解析中,已初步阐述了睡眠与催眠的同异问题。

一般而言,睡眠是中枢神经系统生理性抑制,但在睡眠过程中,呈现出潜意识自发性各种心理活动(精神活动),即梦幻。

催眠是催眠师与潜意识的"沟通",在催眠师的指令下,潜意识可呈现出各种心理活动或精神活动,即催眠性梦幻。

催眠是人工将受术者的意识状态"锁定"催眠状态(双重意识控制识状态及潜意识控制状态),催眠状态相当于睡眠的 B 期即梦、幻期,从这个意义讲,催眠是睡眠的一部分。就催眠与睡眠时的潜意识精神活动而言,没有本质上的区别,从这个意义讲,"催眠与睡眠并无二致",只是催眠时的潜意识性精神活动有催眠师的介入。

催眠时,催眠师的介入是催眠与睡眠差异的原因。

上述关于催眠与睡眠的种种差异的论述,均是一些模糊观点。

所谓"在催眠状态下,受术者甚至比平时更清醒""真正催眠状态下的人们五官感觉会比平时更加敏锐,注意力、记忆力也会增强"的论述是不确切的,所谓"清醒"是指现实意识还是潜意识? 催眠时,现实意识抑制,是不清醒的,催眠状态下的五官感觉也不会比平时更加敏锐,注意力、记忆力也不会增强。

睡眠时睁开眼睛醒来,是睡眠与觉醒的周期交替现象。

催眠状态的"睁眼"现象:通常认为,从睡眠状态到清醒状态,睁开眼睛即回到现实生活(现实意识控制状态),可产生环境视觉。但睁开眼睛不是觉醒的标志,觉醒状态也可以闭起眼睛。处于催眠状态中的受术者,睁开眼睛有两种情况,一是在轻、中度催眠状态(双重意识状态),睁开眼睛是现实意识活动的视觉表现,可产生环境视觉。二是潜意识控制状态(较深度催眠),睁开眼睛不能产生环境视觉效应,即"处于催眠状态中的受术者,在没有收到催眠师的苏醒暗示之前,即使是睁开眼睛,也仍然是在催眠状态之中"。

"在催眠过程中,受术者形成表象的能力得到增强,表现的形象更加生动、更加丰富多彩",是指潜意识性"表象"比现实意识状态下想象的表象力的增强。

(十九)潜意识活动特征

1. 潜意识的歪曲反应

(1)相关论述:催眠是以人为诱导(如放松、单调刺激、集中注意、想象等)引起的一种特殊的心理状态,其特点是受术者自主判断、自主愿意行动减弱或丧失,感觉、知觉发生歪曲或丧失。在催眠过程中,受术者遵从催眠师暗示或指示,并做出反应。

(2)解析:所谓"受术者自主判断、自主愿意行动减弱或丧失,感觉、知觉发生歪曲"的论述与"在低度与中度的催眠状态下,当事人的意识是很清醒的,就算进入深度催眠状态,有的人也会内心杂念平息,感觉比平常要更加清醒"的论述相矛盾。某种刺激因素能否进入梦中或成为梦的组成部分,要经过梦的"选择"与"编导"。有效刺激进入梦中,刺激的性质及意义或基本不变,直接成为梦的内容的组成部分。有的刺激的性质及意义也可以发生变化,全部或部分属性被歪曲了。如闹钟声可以变成教堂的钟声,蚊噬可以变成箭创。在催眠状态,除催眠师暗示指令对潜意识活动的正向引导外,亦可产生一系列歪曲反应,如各种感知觉(包括本体感觉),运动信息的产生,消失,放大,缩小等变化,在催眠师的相关暗示指令控制下,潜意识做出的反应可出现幻视、幻听、幻味、幻嗅、幻痛,局部麻木感、沉重感,漂浮感、腾飞、坠落、瘫痪、木僵等,无所不能,"感觉、知觉发生歪曲"现象,是潜意识性精神活动固有的特征之一。歪曲反映的实质是潜意识创造性活动的表现。

2. 潜意识的堕性或不可动摇性

(1)相关论述:潜意识在你的记忆系统里无孔不入,它禁锢着你所有的特性以及信念,不让它们被侵扰或改变,潜意识会让你持续地保持原有的、经常的行为模式。

(2)解析:上述特征是潜意识性思想、观念的堕性或不可动摇性表现,是潜意识活动固有的特征现象之一。如精神病的偏执妄想尤为典型。

3. 所谓"潜意识的原始性"

(1)相关论述:潜意识具有原始性。潜意识是人的精神机构中最初级、最简单、最基本的因素。它的产生早于意识和前意识。意识是经过发展而转化了的潜意识,但是并不是所有的潜意识都能成为意识,这取决于外部环境潜意识本身的性质。潜意识具有冲动性、潜意识具有非时间性、潜意识活动具有非道德性、潜意识具有非语言性。在潜意识或本我中没有思维的概括能力,它的表达主要是借助知觉材料,并非语言参与。

(2)解析

上述关于潜意识的特征的理论基础是弗洛伊德的精神分析理论,或本能论。精神分析理论关于自我、本我、超我的关系,意识、前意识、无意识的关系,各种"我"与各种意识的关系的论证是混乱不清的。

本能(包括原始心理)是心理发展的基础。

现实自我是在原始心理的基础上发展起来的。在现实自我发展的同时,潜在自我也随之发展。现实自我及潜在自我均是"自我发展"的序列,都可以反映出自我发展的历程。潜意识是一种低级的意识,受控于现实意识。

所谓潜意识"具有冲动性""具有非道德性""具有非语言性"等论述是片面的,这些只是潜意识性精神活动的一面。潜意识性精神活动也有非冲动性(理智)、道德的一面。梦中自我有理性的一面,有时是十分理性的,甚至表现出超常的解决问题的能力。潜意识性语言也是丰富的,在潜意识所主导的梦中,梦中自我的演讲、对话、歌唱等均是梦的语言的表现。就连催眠术中的暗示主要是靠语言进行的。所谓潜意识"具有冲动性""具有非道德性""具有非语言性"等论述与潜意识性精神活动的事实不相符合。

潜意识不等于本能。

(二十)其他

1.催眠与侦破

(1)相关论述

从 19 世纪初,催眠在犯罪调查方面的应用在美国和其他国家都遭到了质疑。虽然目击证人和犯罪受害人可以在催眠作用下记起关键细节,但谁又能保证这细节是真实的呢?这就是人们所称的"虚谈现象"。在这个虚谈过程中,大脑(有时在提示的辅助下)在遗忘的空白处填上适合的信息,这种虚构性的回忆并不是"撒谎",因为它并不是有意欺骗,但它确实是杜撰的。调查者也许知道自己想要什么答案,于是便有意或无意的牵引证人或受害人最终说出他们想要的答案。

由于所谓的虚假记忆综合征,催眠卷入了一场剧烈的争论之中。其中涉及到的案例是,患者在治疗中会记起早已遗忘的发生在过去的受虐事件。这有时被称为被压抑掉记忆或恢复的记忆。但事实上,这些"记忆"经常最终被证实是假的,而被指控的肇事者也是冤枉的。因此,催眠在很多这类备受争议的案例中的使用使其受到舆论瞩目。而其帮助患者恢复记忆的能力也因此遭到舆论质疑。

当患者在此类案中借助于治疗回忆起的基本事实被证实是虚假的时候,警钟就敲响了。例如,一名妇女记起自己曾经在童年时代被父亲骚扰,地点是在自己家的阁楼上,但他家并没有阁楼;在另一个案例中,一名妇女说她曾经在两岁时遭到父亲的虐待,但事实上她两岁时一直在和监狱中的母亲一起生活。

这种争议导致的结果是,美国和其他国家一些明显犯有虐待罪的肇事者都纷纷翻案。虐待案件的唯一真实证据往往是被害人的陈述,而他们却只在治疗中记起相关细节。于是直接后果是,一些患者起诉治疗师,指控治疗师在他们的大脑里灌输了虚假的记忆。1985 年,美国医学学会科学理事会发布了一项声明,警告说:"在催眠状态中回忆起的信息有可能属于虚谈或伪记忆,不仅不会更加精确,实际上反而会比非催眠性记忆更加不可靠。"

虚谈现象是指人们针对关于过去提出的问题给予虚假或人为虚构的答案,从而填补记忆遗忘所造成的空白,但同时自己却相信这些答案的真实性。一旦这些记忆创造出来,它们便变得和其他记忆一样真实,并且在患者的意识中获得真实记忆的地位。这表示,有关过去犯罪行为的恢复记忆不能作为法律程序的根据。

（2）解析

催眠术定义：催眠术是用人工方法诱导出的潜意识活动。

潜意识的记忆不像现代录像技术那样对言语、声音、图像丝毫不差的记录下来。在梦中，就梦的总体而言，没有一个梦是过去某事物的原样再现。所谓记忆再现，只是关于某事物记忆片断或元素的再现。

潜意识具有极大的创造性，各种事物都可以被创造出来。各种体内外刺激（包括催眠师的暗示指令），对于潜意识活动都是激发因数。催眠状态，只要催眠师作相关暗示，则受术者就会围绕着催眠师的提示进行创编活动。这就是所谓的"虚谈现象""虚假记忆综合征""伪记忆"。

潜意识创造的事物，对于受术者的体验，是完全真实性，这是潜意识的特征，不是受术者"撒谎"或"欺骗"。

用催眠诱导出对事物记忆作为侦破的依据是绝对不可靠的。

所谓"恢复记忆"："失忆症"是某种病理因素（器质性及功能性）所致的记忆障碍。当病理因素解除，记忆可恢复（记忆系统的破坏，导致永久性记忆障碍除外）。功能性记忆障碍是记忆系统或记忆系统某部分"关闭"（记忆信息的阻滞），产生记忆障碍，如深度睡眠时的记忆减弱或消失，催眠、各种功能性精神病的记忆障碍，称为"催眠性失忆症""精神病性失忆症"。当记忆系统通道被"打开"（记忆信息开启），记忆恢复。催眠性记忆恢复仅此而已。但催眠绝不能使"过去某现实事件"原样再现。

2.催眠的副作用

催眠术在医学方面的应用较为广泛，对于某些疾病是一种主导治疗方法，且有显著的疗效，但也存在许多副作用也是肯定的。

催眠有许多的副作用是肯定的。如头晕、头痛、急躁、抑郁、甚至疯狂，人格的改变等。不能因为催眠术可以用于治疗某些疾病等而忽视其缺陷或副作用。

催眠师的催眠技术固然重要，但将催眠副作用完全归责于催眠师的技术是不合适的。

所谓"自我保护机制"或"潜意识也会像一个忠诚的卫士一样异常坚决的保护着自己""受术者是不会做出违背自己意愿的事情""人们在催眠中是无法被迫违背自己的信仰和道德观说话或做事的"的论述与催眠现象不相符合，诸如许多"负性催眠""利用催眠进行犯罪"等，"自我保护机制"为什么不能发挥"保护作用"呢？所谓"自我保护机制"是牵强的或臆造的。

催眠状态是"双重意识控制状态"或"潜意识控制状态"，在这两种控制状态，虽然说催眠过程是由催眠师的指令对潜意识控制的活动，潜意识活动范围受到一定的限制，但潜意识也可以摆脱了催眠师指令的控制而呈现出自发性活动，便产生了妄想、幻象。妄想是千奇百怪的，是难以意料的，潜意识可以"制造出"各种异常精神现象。诸如所谓"催眠术的危机""有可能制造出在精神病状态下自然出现的各种异常现象""在梦中人们会犯下各式各样的一切愚行与罪恶""精神病患者就是'醒着做梦而又把梦当成真的'"等描述，均是催眠副作用的例证。

（二十一）催眠可以人为复制出各种精神症状

潜意识性精神活动（广义妄想）是一切异常精神现象（或精神病及其症状）产生的总根源。癔病是在自然条件下，潜意识演示的一种精神疾病。催眠可以人为地诱导出癔病的全部症状，可以诱导出其他各种精神病症状。

第五节　催眠与精神病

精神疾病最主要的症状即是梦幻、妄想，精神疾病各种症状即是在病理条件下以此为基础的衍生现象。催眠可以诱导出各种异常精神现象，如催眠性梦幻、催眠性妄想，或者说催眠可通过人工方法诱导出各种异常精神现象。最具有代表性的、典型的精神疾病是癔病（歇斯底里症），现代分类称为（分离性障碍）。关于催眠与精神疾病，仅以该病为例进行讨论。

一、催眠可诱发出各种精神病症状

（一）相关论述

1.催眠的副作用

催眠可产生头晕、头痛、无力、倦怠、多梦等不适症状。记忆力减退，情绪改变，急躁、抑郁、甚至疯狂，人格的改变等。

虽然在催眠术实施之后，一些受术者有种种过于被动或是烦躁、发狂甚至是精神失常的表现，但这样的事情极少发生。在催眠施术结束之后，某些受术者出现了紧张、头痛、恶性、焦虑、抑郁或者是难以苏醒等现象。如果一个催眠师的基本功以及技术还达不到的话，他会忽略掉一些必须的暗示。而少了这些环节，就会让受术者在清醒之后出现一些迷茫、头昏、倦怠、四肢乏力等。

处于中度或深度催眠状态的受术者，绝大部分都是目光呆滞无神，面部也毫无表情，无条件地接受催眠师的一切指令。受术者哪怕是见到自己的父亲、配偶、子女、好友等，也全然不认识。

2.应用催眠治疗精神病的副作用

"我们的结论是催眠术作为一种心理学技术，有可能制造出在精神病状态下自然出现的各种异常现象。"

"精神病患者实际上就是进入了潜意识。精神病患者会听到别人听不到的声音，看到别人看不到的种种人物鬼怪。而他们把这当成真实的存在，不知道这只是一种象征形象而已。精神病患者就是"醒着做梦而又把梦当成真的人"。这类似的看法其实柏拉图在其名著《理想国》中就有阐述。他认为在梦中"人们会犯下各式各样的一切愚行与罪恶——甚至乱伦或任何不合自然原则的结合，或弑父"

"有人说：'若以'梦中的行为做出判罪的依据，那么人人都是罪犯。"

麦斯麦的催眠术一般要使患者经历所谓的"危机"，好像现代的歇斯底里反应：如痉挛、通常伴有大笑、大喊、甚至出现意识丧失。

至于患有精神偏执疾病的人，患有精神分裂症者，患有抑郁症者，患有脑器质性精神疾病同时伴有意识障碍者,以及长期以来对催眠有严重恐惧心理的人等,是不适合催眠的。这些人在催眠状态下可能引起病情恶化,有时候甚至会诱发幻觉妄想,或者引发各种各样的思维混乱,如果强行催眠治疗的话有可能加重症状。

(二)催眠的相关概念

(1)广义妄想是潜意识性思想、观念、思维及其相关的心理或精神活动,妄想是精神病及其症状产生的总根源。

(2)各种精神病症状是妄想、幻象的衍生现象。

(3)催眠的本质:催眠是人工诱导出的潜意识活动,即催眠性梦幻、催眠性妄想。

(4)催眠可以诱发出各种精神病症状。

(5)与催眠相似的,最具代表性的精神病是癔病(歇斯底里症),现代分类称为(分离性障碍)。关于催眠与精神疾病,仅以该病为例进行讨论。

二、癔病与催眠现象

(一)癔病(歇斯底里症)概念

癔病原属于神经,现代分类称为(分离性障碍)。癔病的症状是功能性的,是由精神因素,如生活事件、内心冲突、暗示或自我暗示作用于易感个体引起的精神疾病。癔病的主要表现有分离症状和假性躯体症状两类。一部分患者表现为分离症状,另一部分患者表现为各种形式的假性躯体症状。其症状不符合神经系统生理解剖特点,缺乏相应的器质性损害的病理基础。癔病的症状是病理性表现,癔病的临床表现多种多样。国外常按症状的性质和形式分为分离型和转换型(即假性躯体症状)。

(二)催眠的本质

催眠是人工诱导出的潜意识活动,即催眠性梦幻、催眠性妄想。

三、癔病症状与催眠现象解析

(一)精神症状

1.精神自动

定义:广义精神自动,是指一切潜意识性精神活动。潜意识性精神活动是一种独立的、自发的精神活动现象,它不受现实意识的控制。在双重意识状态下,潜意识活动对于现实意识而言是为精神自动。梦、妄想、幻象,均属于精神自动现象。

催眠主要是人工诱发并控制的潜意识活动,潜意识也可以脱离催眠师的控制,产生一定的自发性活动。

2.妄想

广义妄想(定义):潜意识性思想、观念、思维及其相关的精神活动。狭义妄想:执着的潜意识性思想、观念、思维及其精神活动。

人格改变是妄想的普遍现象。如交替人格,患者在不同时间内出现两种不同的体验,表现为两种截然不同的人格。交替人格是意识分离所致,在双重意识状态,一方面是现实自我;另一方面是潜在自我。临床上还可见到另一种自我意识障碍,即附体体验。患者自称是被神、鬼、已死的人的灵魂附体。这种发作形式见于具有迷信思想的患者。潜意识性人格变化十分复杂，可出现多重人格、变兽人格、附体体验(患者自称是被神、鬼、已死的人的灵魂附体)等。人格解体现象属于人格解体妄想。

催眠是人工控制的潜意识性精神活动，是"催眠性妄想"。上述各种人格改变均可以通过催眠诱导出来。

3.幻象

幻象定义：幻象是在双重意识状态下，潜意识与现实意识性精神活动的交感效应，幻象是妄想的感知觉形式。癔病有时可出现错觉和幻觉。

催眠状态，可以诱导出各种幻象，称"催眠性幻象"，也可以产生各种自发性幻象。

4.癔病兴奋性与抑制性精神活动

癔病的兴奋性精神活动：情感爆发。急性发病，常表现为哭笑、打滚、叫喊、吵闹等。情绪转变迅速，常可破涕为笑，并伴有戏剧样表情动作。抑制性精神活动：昏睡状态：意识障碍较深，表现为终日卧床不动，或偶有翻身。呼之不醒，推之不动。肌张力增高，腱反射亢进，木僵等。

上述现象如哭笑、叫喊、木僵、肌张力增高、木僵等，均可以通过催眠而产生，多见于催眠副作用，许多现象为催眠所不允许。

5.潜意识性精神活动及混乱性精神活动

情感爆发：急性发病，常表现为哭笑、打滚、叫喊、吵闹等。情绪转变迅速，常可破涕为笑，并伴有戏剧样表情动作。一般发作时间较短，且常伴有轻度意识障碍。意识朦胧状态：表现为意识范围缩小，对周围的感知较迟钝，定向力不完整。有时可出现错觉和幻觉，形象多鲜明、具体，或带有恐惧性质。Ganser综合征：对简单的问题给予近似的、不确切的回答。童样痴呆：患者自称为儿童，表现十分幼稚、顽皮。虽然这些表现好像是痴呆状态，但实际上并无智能障碍。

在催眠状态，催眠师诱导出的各种精神活动，均属于潜意识性精神活动。如：情感爆发、意识朦胧状态、意识范围缩小、对周围的感知较迟钝、定向力不完整、错觉和幻觉、童样痴呆等，多出现于催眠的副作用，许多现象为催眠所不允许。

6.低级性精神活动

癔病性童样痴呆，患者自称为儿童，表现十分幼稚、顽皮。虽然这些表现好像是痴呆状态，但实际上并无智能障碍。Ganser综合征：对简单的问题给予近似的、不确切的回答。

催眠状态，催眠诱导的所谓"返童现象"，也可诱导出"速老现象""回忆前世"等。

7.遗忘症

癔病性遗忘：情感爆发后部分遗忘。患者突然发生对自己生活中某一段时期的经历完全遗忘，或将既往的一切突然全部遗忘，甚至连自己的姓名、年龄也不复记忆。

在催眠状态，遗忘可通过催眠诱导可以产生"失忆症"，如"忘记某个数字""忘记某一段经历""忘记某件事物"等，许多现象为催眠不允许。

(二)假性躯体症状

1.癔病症状

痉挛发作：痉挛发作无规律性，或呈阵发性四肢挺直，或角弓反张。发作过程可有揪衣服、扯头发、捶胸,或发出怪声等富有强烈情感色彩的表现。面部有各种表情,显得夸张与做作。检查无病理性反射。

肢体震颤:肌阵挛和抽搐。震颤特点是振幅粗大、不规则,可累及一肢体、四肢或全身,可表现为肢体舞蹈样动作。有时可表现为局部肌肉挛缩或僵直状态,如患者手部肌肉挛缩,可长时保持握拳状态。颈部肌肉挛缩使头部向一侧歪斜。挛缩在患者没有"意识到"时或入睡后,可以伸展。

瘫痪:多出现偏瘫、截瘫、单瘫,以截瘫较多。瘫痪不伴有上、下运动神经元受损伤的体征。肢体被动活动时有抵抗。截瘫时没有膀胱括约肌障碍和感觉节段性水平改变。偏瘫时无面瘫和舌偏斜。不论截瘫或偏瘫,提睾反射保持正常。同时常伴有癔病发作的其他症状。

起立不能和步行不能:检查并无下肢麻痹或共济失调现象。不言症和失音症:患者不用言语回答问题,而用手势、表情或书写进行交谈,而阅读和书写的能力完全保存,智能无改变。失音症者可以完全发不出声音,或可以发出嘶哑声及耳语声,但咳嗽时可咳出声音,还可表现为口吃或发音不清,但发音器官并无麻痹现象。

感觉过敏和感觉减弱或消失:感觉过敏表现为感觉过敏区的存在,即使轻微的触摸可引起剧痛。过敏范围常呈手套样或靴样,与神经分布不相符合。对暗示反应明显。感觉减退或消失表现为偏身型,上半身性,下半身型,手套型,靴子型,限局型等。其范围与神经分布不一致,易受暗示影响而多变。

特殊感官障碍:耳聋,常出现双侧性绝对耳聋,但无前庭功能障碍,听反射存在,有时对声音刺激可有瞬目反应,有时可在睡眠中被叫醒。视力障碍,弱视或失明。视野改变的特点是呈管状缩小。失明时,对光反射存在,暗示可使之恢复,但常反复发作。

痉挛发作、肢体震颤、瘫痪、起立不能和步行不能、感觉过敏和感觉减弱或消失、特殊感官障碍等,均可通过催眠而产生,只是有些现象是催眠不允许的。

假性躯体症状:患者表现的痉挛发作、肢体震颤、局部肌肉挛缩或僵直、瘫痪、起立不能、步行不能、不言症、失声症、感觉过敏、感觉减退、癔病球、蚁行感、耳聋、失明及植物神经功能障碍等,都属于广义妄想范畴。都是潜意识所演示的姿态、动作及自我伤病的表现。因此,客观检查没有相应的阳性体征,躯体症状与神经生理解剖不相符合,称为假性躯体症状。

2.癔病症状

可通过催眠"复制"出来,如痉挛发作、肢体震颤、局部肌肉挛缩或僵直、瘫痪、起立不能、步行不能、不言症、失声症、感觉过敏、感觉减退、癔病球、蚁行感、耳聋、失明等。但许多现象为催眠所不允许。

(三)集体发作

癔病集体发病:在集体场合下,一个人患癔病后,由于暗示和自我暗示,一些人相继出现症状相同的癔病发作。集体发作偶见于偏僻地区的学校女学生中。关于癔病的集体发病问题:须具备以下条件。①首例病例的存在。②现实意识控制力薄弱的人群。③紧张、恐怖的环境气氛。

集体催眠与癔病集体发作类似。

（四）暗示与自我暗示

暗示可以诱发疾病，如各种精神刺激性疾病；暗示也可促成癔病的消失。癔病是官能性精神病，是潜意识演示的"疾病状态"。

催眠现象是通过催眠暗示而产生。

（五）二者均没有相应的生理病理解剖基础

癔病症状没有相应的生理解剖基础，症状与病理生理解剖不相符合；各种催眠现象属于功能性改变，也没有相应的生理病理解剖基础。

（六）其他

催眠可以人为地"复制"出其他精神症状，如"人工梦游"、各种"负性催眠"现象等。

第五章 潜意识与相关学科

"潜意识"实质上是人类神经系统的一个重要的生理心理功能。是人类高级神经系统的一个重要的心理功能层面。然而,它至少是被人们忽略掉的一个研究领域,或者说是生理学及神经生理学研究的空白,或是一个断层。潜意识是精神病学、心理学、生理心理学、病理心理学、心理病理学、精神病学等学科的一个重要概念,是病理心理学、心理病理学及精神病学等学科的支柱或核心。没有"潜意识"概念,欲想阐明各种异常心理或精神现象的产生机制是不可能的。

第一节 与潜意识相关的学科

潜意识的基础学科是神经解剖学、神经生理学、心理学、生理心理学、神经心理学等学科。潜意识概念与心理学、病理心理学、心理病理学、精神病学等学科密切相关。

一、心理学(Psychology)

心理学是一门研究人类的心理现象、精神功能和行为的科学。心理学一方面尝试用大脑运作来解释个体基本的行为与心理机能,也尝试解释个体心理机能在社会行为与社会动力中的角色。它与神经科学、医学、生物学等科学相关。

(一)普通心理学

普通心理学属于基础心理学,是研究正常精神现象的学科。同时也研究正常心理的个体差异。但它无法说明差异到什么程度就超出了正常范围。

(二)生理心理学(Physiological Psychology)

生理心理学是研究人类和动物的行为、经验及心理活动的进化、发育和生理机制的一门科学。生理心理学以大脑为中心,研究各种心理和行为的生理机制,主要是心理和行为的神经机制。

(三)神经心理学(Neuropsychological)

神经心理学把脑当作心理活动的物质本体来研究脑和心理或脑和行为的关系。它把人的感知、记忆、言语、思维智力、行为和脑的机能结构之间建立了量的关系。它结合神经解剖学、神经生理学、神经药理学、神经生化学和实验心理学及临床心理学的研究成果,采用独特的研究方法,成为心理学与神经科学交叉的一门学科。

神经心理学的研究成效显著:前苏联学者鲁利亚(1912—1977年)1973年出版的《神经心

理学原理》,习惯上把 1861 年德国外科医生布罗卡发现左脑额叶下回病变引起运动性失语症作为神经心理学的历史起点,自那时起,神经心理学的发展一直沿着所谓"临床神经心理学"和"实验神经心理学"这两条道路不断前进。在临床观察方面积累了大量有关脑损伤的病例,在实验室方面,通过对动物的脑损毁的实验研究和人类大脑两半球功能的生化、生理和实验心理学的研究也积累了大量资料。

(四)病理心理学(Pathopcychology)

病理心理学亦称为"变态心理学""异常心理学",是研究异常心理现象的学科,他所涉及的范围与精神病学中所论述的内容应该是同一的。病理心理学是按照心理学的原理和方法探讨精神疾病异常心理现象的发生、发展、变化的原因与规律,并探讨其机制。

一般人认为,病理心理学即是医学心理学。长期以来人们惯用心理学的知识和术语来阐述心理的病态,在描述精神疾病的症状时,就是依据普通心理学的知识分为认识过程、情感过程和意志行为过程加以讨论。此外,病理心理学还探索精神异常的病因,介绍各种有关学说,论述精神病病理过程的发展,评定和测量精神异常的方法及心理治疗技术。

病理心理学所涉及的范围与临床精神病学所论述的大体相同,但其理论体系属心理学。病理心理学以普通心理学,包括实验心理学的基本知识和实验技术为基础。病理心理学与精神病学即有紧密联系,又各有不同任务和课题。

(五)心理病理学或称精神病理学(Psychopathology)

心理病理学又称精神病理学,是一门研究心理障碍的基本性质及其产生原因、结构、变化机制和过程的科学,可分为描述性心理病理学和病原性心理病理学。精神病理学与精神病学中的症状学相同。精神病理学是病理学一个领域。

(六)其他心理学

直到二十世纪初期的心理学,仍然以人的意识和经验为研究对象,被称为"意识心理学"。二十年代,在美国学者提出了"认识心理学"。在前苏联学者提出了"活动心理学"。随着近代科学的发展,心理学也随之发展,西方心理学变得五花八门。根据各家的理论观点提出了各自的心理学理论体系。这些学说仅仅是从精神现象的不同角度的研究。

二、精神病学(psychiatry)

精神病学是现代医学科学的一个重要分支,主要研究精神障碍的病因、发病机理、病象和临床规律以及预防、诊断、治疗和康复有关问题。

三、其他学科及学说

(一)普通心理学

普通心理学是精神病学的基础学科之一。普通心理学是研究正常心理现象(现实意识领域)的科学。梦是睡眠时的一种正常心理现象,但普通心理学没有涉及此领域,是一个很大的缺陷。

(二)生理心理学及神经心理学

生理心理学及神经心理学是从神经科学的角度来研究心理问题。生理心理学从神经生理角度来研究心理,心理是神经系统的功能。神经心理学比生理心理学更进一步,将心理研究直接指向大脑,尤其是对大脑心理功能的解剖学定位研究,即大脑的各级、各种"心理中枢"的研究,突显了"心理活动是大脑的高级功能",为心理、病理心理现象产生机制提供了神经心理学的依据,尤其是心理神经中枢的定位研究,为心理研究奠定了生理解剖学基础。

(三)病理心理学与心理病理学

均是探讨精神疾病,异常心理现象的发生、发展、变化的原因与规律,并探讨其机制。病理心理学理应成为精神病学的重要基础学科之一,但病理心理学关于异常精神现象的产生机制,迄今,介绍的各种有关学说中,尚不能提供有价值的系统理论,不能为精神病学提供科学的支撑。

(四)其他学科

如意识心理学、认识心理学、活动心理学等,均是从不同的角度对对心理现象的描述。

(五)精神分析学说

1.潜意识

弗洛伊德提出的"精神分析理论"将心理学的研究从通常的"意识领域"深入到了"潜意识领域",为心理学及相关学科的深入研究广开了前景。

2.精神分析理论脱离了科学的轨道

精神分析理论诸多主观臆造成分,最终脱离了科学的轨道,使该理论有价值的部分也蒙受了菲薄。

3.心理动力学理论

现代精神分析理论(心理动力学理论)的分支中,不论是"精神分析的自我心理学"还是"新精神分析"理论,都不能摆脱弗洛伊德精神分析理论的桎梏,仍然没有重大突破。

第二节　潜意识与精神病学

一、精神病学

精神病学是临床医学的一个分支,它是以研究各种精神疾病的病因、发病机理、临床病相、疾病的发展规律,以及治疗和预防的一门科学。

二、精神病学尚没有系统的理论支撑

传统精神病学的研究,其一,不能从病理心理学或心理病理学得到科学的支撑。其二,和病理心理学一样,研究仍然是停留在通常意识(现实意识)领域内,对病理心理大多是现象性描述,未涉及到潜意识这一本质问题,虽然理论繁多,其理论多是肤浅的,或是支离破碎的,或似是而非的,呈现出一片混沌状态。目前,病理心理学及心理病理学对于异常心理问题的产生机制缺乏系统的理论。

三、新的潜意识理论

对梦幻、妄想的研究,奠定了潜意识基础理论:梦幻与妄想是精神疾病最重要的临床症状,对梦幻、妄想的研究,奠定了潜意识基础理论,揭示了精神病及其症状产生的潜意识机制,是精神病学的基本理论,也是病理心理学、心理病理学等学科的主体理论。

第二篇 潜意识与精神病

第六章 精神病绪论

第一节 相关的概念

一、精神

取自于哲学的"精神"概念，即物质是第一性的，精神是第二性的。人的精神是外在客观世界在人脑中的反映，脑是思维的器官，是精神活动的器官。

二、精神疾病

直到十九世纪中叶，精神病才被当作大脑的疾病来看待。精神疾病是指在体内外各种致病因素的影响下，大脑机能活动发生紊乱，导致认识、情感、行为和意志等精神活动不同程度障碍的疾病。

三、神经病学与精神病学的关系

就神经系统的功能而言，分为生理控制与心理控制两大部分，心理控制的实质也是神经系统的高级生理功能。神经系统疾病分类属于神经病学。神经病学（神经内科学）是研究神经系统疾病的病因、发病机制、临床表现、诊断、治疗及预防的一门临床医学学科。精神病学是以研究各种精神疾病的病因、发病机理、临床病相、疾病的发展规律，以及治疗和预防的一门科学。二者均是研究神经系统疾病的学科，二者联系十分紧密，因此，在传统的精神病分类中有"神经官能症"（神经症）的名称，并将其列入精神病学中，在神经病学中也研究失语症、失用症、失认症等，显然也介入到精神病学范围。

四、意识、心理、精神的概念

意识、心理、精神概念：在哲学、社会学、政治学、心理学及医学（含精神病学）各学科中，"意识"一概念都有特定的含义。在哲学中，意识这一概念是与物质这一概念对应而提出来的。唯物主义认为意识自身也是物质的一种属性。意识往往是精神、思想的同义语，有时把感觉、经验等也包括在意识概念之中。

（一）意识是心理活动的最高级形式

在心理学中，心理是从脑的机能，是客观现实在人脑中的反映这一命题来论述意识的。意识在心理学中是指人类所特有的一种心理现象,即借助于语言对客观现实世界的反映,它是心理活动的最高级形式。

(二)心理、意识是同义语

所谓心理,是指人对客观世界的反映,又把感觉、知觉、记忆思维、情绪、情感、意志、行为等各种心理活动的总和称为意识,把心理作为意识的同义语。

(三)意识即指人类心理的自觉性

心理学中的意识概念还有另一层意思,即指人类心理的自觉性。

(四)思维活动与意识活动是同义语

因为人对外部世界的反映是有意识的反映,所以在人的头脑中可以形成一个主观世界。人的主观世界不仅在头脑中进行运动,即积极的思维活动。用思维察觉到自己的存在,这是自我意识。用思维察觉到客观世界,就是意识到客观世界。所以有时又把思维活动作为意识活动的同义语使用。

(五)人的心理活动

还包括有意识和无意识两种反映形式。

(六)意识状态

在医学(含精神病学)中的意识概念:意识主要是指人对自身状态的理解水平——自我意识水平,以及对周围环境的理解水平——环境意识水平。意识还有两个含义,一是指人的清醒程度,一是指理解自己与环境的完整程度,一般使用"意识状态"一词。

(七)在潜意识理论中,将自我、意识、心理活动及精神活动特作如下限定

1.自我

自我包括现实自我、心理自我,心理自我包括现实自我想象中的自我、潜在自我及梦中自我。

2.意识是自我的属性

现实自我的意识是现实意识;潜在自我的意识是潜意识;梦中自我的意识是梦中自我意识。现实意识是心理活动的最高级形式。

3.各种意识有其所属的心理活动或精神活动

即现实意识性心理或精神活动;潜意识性心理或精神活动;梦中自我意识性心理或精神活动。

4.心理指心理活动,精神指精神活动

心理活动与精神活动是同一语,是感觉、知觉、记忆、思维、情绪、情感、意志、行为等各种心理活动的总和。

5.意识状态

在医学(含精神病学)中的意识概念:意识主要是指人对自身状态的理解水平——自我意识水平,以及对周围环境的理解水平——环境意识水平。意识还有两个含义,一是指人的清醒程度,一是指理解自己与环境的完整程度,一般使用"意识状态"一词。

第二节　正常与异常精神活动

　　1990 年世界卫生组织(WHO)对健康下的定义是:健康是指一个人在身体健康、心理健康、社会适应健康和道德健康四方面皆健全。

一、心理健康(mental health)

　　心理健康还没有确切的定义。

(一)马斯洛的十条标准

　　马斯洛(Maslow)和米特尔曼(Mittelman,1951)提出的心理健康的十条标准:①有充分的自我安全感;②能充分了解自己,并能够恰当地估价自己的能力;③生活理想切合实际;④不脱离周围现实环境;⑤能保持人格的完整与和谐;⑥善于从经验中学习;⑦能保持良好的人际关系;⑧能适度地宣泄情绪和控制情绪;⑨在符合团体要求的前提下,能有限度地发挥个性;⑩在不违背社会规范的前提下,能适当地满足个人的基本需求。

(二)我国学者的提出的心理健康标准

　　①智力正常;②情绪良好;③人际和谐;④适应环境;⑤人格完整。

(三)简评

　　人类个体的活动主要是社会活动,人的心理发生、发展主要体现于人类个体的社会化过程。

　　心理健康是指整个心理全面的健康,而不是强调心理某一方面或某些方面。

　　人类个体的适应主要表现在对变化着的环境的适应,诸如自然灾难,如地震、洪水等;社会性灾难如战争、恐怖事件等的适应。人类更主要的一面是自我实现,即个体的积极向上的精神活动。

　　马斯洛提出的心理健康的 10 条标准,多是以精神病的临床表现为参照提出的,排除具有精神病症状表现的,即是健康,但精神病的表现十分复杂,不能面面俱到,因此,既不全面,又十分繁琐。

　　我国学者提出的心理健康 5 项标准,是从普通心理学的部分心理活动方面而提出的,是不全面的。

　　鉴于正常心理与异常心理还没有一个确切客观判定标准,要全面地表述心理健康,是困难的,倒不如哲学式的抽象化一些:一是个体自身具有协调性,即认知、情绪、情感和意志行动等之间的协调性;二是个体与环境(自然和社会环境)的协调性(适应与改造);三是自我实现化。

二、正常与异常精神活动

(一)正常的精神活动

　　人的正常的精神活动与周围客观世界具有统一性,有一致性的关系。正常精神活动自身具有协调性,即是认知、情绪、情感和意志行动之间,保持着相互影响,相互制约和相互调节的关系,正是这种协调性保证了精神活动的完整。

普通心理学只是研究正常心理问题,同时也研究正常心理的个体差异。但它无法说明差异到什么程度就超出了正常范围。要想合理地区分精神的正常与否,在还没有一套检查精神正常与否的客观方法之时。目前的判断原则:①心理与环境的统一性;②精神活动自身是否具有完整性和协调性。他的认识过程、内心体验和意志活动是否协调一致;③个性特征是否具有相对的稳定性。

(二)精神异常的统计学观点

心理异常是指常态分布的两极,即属于5%一类。但统计学不能阐明精神异常的实质性问题。统计学标准是一种机率平均方法,将正态分布的两极,即5%的列为"异常",这种"异常"又包括"次常"及"超常""超常"也被"划入"异常范围。

个性的形成,具有先天的遗传成分,也有后天塑造的因素的影响,尤其是社会化的程度不一样,形成了社会化"等级"差异,这种"等级"差异是连续性的,没有客观"界限"。

心理发展是多元性的,如个性,每一个人的个性不一样。在个体的心理发展过程中,其中重要的一方面是从"生物人"向"社会人"过渡发展的过程,社会化程度越低的人,动物性心理活动鲜明,用社会标准评定,他们的精神活动可被列入"精神异常"。

又由于不同的社会制度、不同文化、不同民族中,人们按各自的道德规范来规定所谓正常心理的标准,往往带有主观性,以致很难取得一致。

各种精神疾病的人,自然属于异常。

(三)潜意识理论对精神疾病及其症状的诊断标志

精神自动、妄想、幻象是广义精神分裂症及其症状的三大临床标志。

第七章　精神病症状学

第一节　概述

研究精神病症状及其产生机制的学科称为精神病症状学，又称为精神病理学（psychopathology）。异常心理现象也是病理心理学及心理病理学描述的主题。精神病症状学客观、广泛地记述了异常心理现象。精神病的症状是按普通心理学规划将人的精神活动分为感知、思维、情感和意志行为等心理过程来描述。

判断标准：所有精神病的异常表现，都是以现实意识性精神活动为参照的临床描述，尚无精准的判断标准。判断某一精神活动是否属于病态，一般以三个方面进行分析：①纵向比较，即与其过去一贯表现进行比较，精神活动是否具有明显改变。②横向比较，即与大多数正常人的精神活动相比较，是否具有明显差别。③是否与现实环境相符。精神症状的共同点：①症状的出现不受患者意志的控制；②症状一旦出现，难以通过注意力转移等方法令其消失；③症状的内容与周围客观环境不相称；④症状会给患者带来不同程度的社会损害。

潜意识理论对精神疾病及其症状的诊断标志：精神自动、妄想、幻象是广义精神分裂症及其症状的三大临床标志。

第二节　常见精神症状

一、感觉、知觉障碍

感觉、知觉，包括感觉和知觉两个心理过程。感觉（Sensation）是大脑对客观刺激作用于感觉器官所产生对事物个别属性的反映，如形状、大小、重量和气味等。知觉（Perception）是在感觉基础上，大脑对事物的各种不同属性进行整合，并结合以往经验而形成的整体印象。正常情况下，人们的感觉和知觉是与外界客观事物相一致的。

（一）感觉障碍

1.感觉过敏（hyperesthesia）

感觉过敏是指对刺激的感受性增高，感觉阈值降低，表现为对外界一般强度的刺激产生强烈的感觉体验。多见于神经系统疾病、更年期综合征。

2.感觉减退（hypoesthesia）

感觉减退是对刺激的感受性降低，感觉阈值增高，表现为对外界强烈的刺激产生轻微的感觉体验或完全不能感知。多见于神经系统疾病,精神科多见于抑郁发作、木僵状态、意识障碍和分离(转换)障碍等。

3.分离(转换)障碍

表现的感觉减退或消失,不符合神经系统的解剖生理。如患者的手或脚呈现手套或袜套式的感觉缺失,或出现以躯体中线为分界的某一侧皮肤感觉的减退或消失,同神经组织的分布范围不相符合。见于癔病、精神分裂症等。

4.内感性不适

躯体内部产生各种不适或难以忍受的异样感觉。如某种牵拉、挤压、转动、游走、虫爬等。多见于精神分裂症、抑郁发作、疑病症、躯体化障碍。

5.感觉倒错

感觉倒错是患者对外界刺激产生与正常人不同质的或相反的感觉体验。如对冷的刺激产生热感。多见于分离(转换)障碍。

(二)知觉障碍(disorders of perception)

1.错觉(illusion)

错觉是指对客观事物歪曲的知觉也就是把实际存在的事物被歪曲地感知为与实际完全不相符合的现象。精神病患者的错觉可表现为各种知觉性错觉,如错听、错视、错嗅、错味、错触及各种内感性错觉。

幻想性错觉:患者把实际存在的事物,通过主观想象的作用,错误地感知为与原事物完全不同的形象。如患者把天空的云感知为飞天仙女的形象。见于癔病、精神分裂症、轻度意识障碍患者等。

错觉也可见于正常人。

2.幻觉(hallucination)

幻觉是指没有现实刺激作用于感觉器官出现的知觉体验,是一种虚幻的知觉。幻觉是精神科临床上常见的且重要的精神病性症状之一。幻觉可根据所涉及的感觉器官、来源和产生条件分类。

(1)根据所涉及的感觉器官,幻觉可分为幻视、幻听、幻嗅、幻味、幻触、内脏性幻觉、运动性幻觉等。

幻听(auditory hallucination):是一种虚幻的听觉。即患者听到了并不存在的声音。幻听是精神科临床最常见的幻觉,幻听可以是单调的,也可以是复杂的;可以是言语性的,如评论、辱骂、命令等,也可以是非言语性的,如机器声、流水声、鸟叫声等。幻听见于多种精神障碍。

幻视(visual hallucination):即患者看到了并不存在的事物。幻视的内容可以是单调的光、色或片断的形象,也可以是复杂的人物、景象、场面等。意识清晰状态下出现的幻觉多见于精神分裂症;意识障碍时的幻觉多见于器质性精神障碍的谵妄状态。

幻味(gustatory hallucination):患者尝到食物和水中并不存在的某种味道。多见于精神分裂症。

幻嗅(olfactory hallucination):患者闻到环境中并不存在的某种难闻的气味,如尸体气味、焦味等。多见于精神分裂症。单一出现的幻嗅,多见于颞叶癫痫或颞叶器质性损伤。

幻触(tactile hallucination):没有任何刺激时,患者感到皮肤上有某种异常的感觉,如电麻感、虫爬感、针刺感等。可见于精神分裂症或器质性精神障碍。

内脏性幻觉(visceral hallucination):患者感到体内某一部位或某一脏器虚幻的知觉体验。如内脏的扭转、断裂、穿孔等。多见于精神分裂症、疑病妄想、抑郁发作。

运动性幻觉(motor hallucination):是指关于本体知觉的幻觉,如躯体运动、位置等幻觉。多见于精神分裂症。

(2)根据体验的来源,幻觉可分为真性幻觉和假性幻觉。

真性幻觉(genuine hallucination):真性幻觉是指患者所感知的幻觉形象与真实事物相同。幻觉不仅位于外界空间,而且又是直接通过本人的感官获得的。

假性幻觉(pseudo hallucination):是存在于自己的主观空间内,不通过感觉器官而获得的幻觉。这类幻觉的特征:①患者所感受的幻觉形象,一般说来轮廓不清晰,不够显明和生动,它并不具有真性幻觉那种客观现实性,幻觉的形象往往是不完整的。②这些幻觉形象并不位于客观空间,而只是存在于患者的主观空间内(脑内),换言之,它不是外部投射的。③所有这些幻觉并不是通过患者的感官而获得的,患者可以不用自己的眼睛就看到脑子里有个人像。可以不通过耳朵而听到脑子里有人说话的声音。波波夫指出,幻觉(真性幻觉)具有感知觉的四个特征:①形象的生动性;②存在于客观空间;③不从属于自己;④也不随自己的意愿而加于改变。

(3)根据产生的条件,幻觉可分为功能性幻觉、反射性幻觉、心因性幻觉、和入睡前幻觉。

功能性幻觉(functional hallucination):是一种伴随现实刺激而出现的幻觉,其特征是幻觉(通常是幻听)和现实刺激同时出现,共同存在而又共同消失,但二者并不融合在一起。例如,患者听到外界某个真实存在的声音的同时,又出现与此无关的言语性幻听。当现实刺激作用终止后,幻觉也随之消失。多见于精神分裂症。

病例:患者女性,18 岁,精神分裂症。患者在听到刮风和打雷声的同时,听到在高空与风雷同源处又有人在讲:"要下雨了! 要下雨了!"。打开水龙头或拉厕所水箱时,听到流水声中夹杂着声音:"辩证唯物主义! 辩证唯物主义"。在脚步声、钟表声、电扇声中听到:"顶牛! 顶牛! 顶牛!"的声音。这些声音的节律与钟表等声音的节律相一致,同时存在并同时消失。多见于精神分裂症。

反射性幻觉(reflex hallucination):是一种伴随现实刺激而出现的幻觉,当某一感官受到现实刺激,产生某种感觉体验时,另一感官即出现幻觉。例如,当患者听到关门的响声,便看到一个人的形象(幻视);又如患者听到别人打喷嚏时,感到自己头部某一部位产生疼痛。多见于精神分裂症。

心因性幻觉(psychogenic hallucination):是在强烈心理因素影响下出现的幻觉,幻觉的内容与心理因素有密切联系。多见于应激相关障碍、分离(转换)障碍。

入睡前幻觉(hypnagogic hallucination):是出现在入睡前的幻觉,与睡梦时的体验相近似。

(三)感知综合障碍(psychosensory disturbance)

1.视物变形症(metamorphopsia)

视物变形症是指患者对外界事物的形象大小、颜色、体积等与客观事物不相符合,如物体显大症、显小症等。多见于癫痫。

2.自身感知综合障碍

自身感知综合障碍是指患者感到自己的整个躯体或部分发生了改变,如四肢的长短、粗细、形态、轻重、颜色等发生了变化,与自身躯体的实际不相符合。多见于精神分裂症、癫痫。

3.时间感知综合障碍

对时间的快慢出现不正确感知体验。如感到时间凝固了或感到时间飞逝。多见于情感性精神障碍。

4.空间知觉障碍

空间知觉障碍是指患者感到周围事物的距离、空间位置感知错误。

5.非真实感(derealization)

又称为现实解体,是指患者感到周围的一切似乎都是不活动的、僵死的、或者都是变化着的,变得似乎不鲜明、模糊、缺乏真实感(非真实感)等。多见于精神分裂症、中毒性精神病和颅脑损伤伴发精神病。

6.定向障碍:定向力(orientation)

定向力指一个人对时间、地点、人物以及自身状态的认知能力。前者称为对周围环境的定向力,后者称为自我定向力。时间定向力是对当时的时间,如年、月、日、时,白天、黑夜,上午、下午等的认识力;地点定向力即对所处的地点的认识力;人物定向力包括对周围环境中人和自己的认识力。定向力障碍(disorientation)是指对环境或自身状况认识能力的丧失或错误。

7.自知力障碍

自知力(insight)又称领悟力或内省力,是指患者对自己精神状态的认识和判断能力。自知力障碍(disorder of insight)是指患者对本身精神状态的认识能力障碍。表现为自知力丧失或部分丧失。自知力及定向障碍多见于大脑器质性疾病,精神分裂症。

二、思维障碍

思维是人脑对客观事物间接概括的反映,它可以揭露事物内在的、本质的特征,是人类认识活动的最高形式。思维包括分析、综合、比较、抽象、概括、判断和推理等基本过程。正常思维的特征:①目的性;②连贯性;③逻辑性;④实践性。

(一)思维形式障碍(disorders of the thinking form)

1.思维奔逸(flight of thought)

思维联想速度加快、数量增多和转换加速。患者联想甚快,说话滔滔不竭,内容丰富,信口开河,音联、意联。思维随境即迁,逻辑肤浅,行为轻率,做事有始无终等。多见于躁狂发作。

2.思维迟缓(inhibition of thought)

指思维联想速度数量减少和转换困难。表现为语言减少,语速慢,语音低和反应迟缓。多见于抑郁发作。

3.思维贫乏(poverty of thought)

指联想概念与词汇贫乏,患者感到脑子空虚没有思想。表现为寡言少语,回答问题简单等。多见于精神分裂症、脑器质性精神障碍及精神发育迟滞。

(二)思维连贯性障碍

1.思维散漫(looseness of thought)

思维散漫表现为患者联想松弛,内容散漫,缺乏主题。

2.思维破裂(splitting of thought)

思维破裂表现为言语或书写内容、句子结构的不完整,令人费解,交流困难。

3.语词杂拌(word salad)

言语支离破碎,句子结构不完整,词语堆积,称为语词杂拌。多见于精神分裂症。

4.思维不连贯(incoherence of thought)

患者的思维、言语、行为活动等,比破裂性思维更为严重,更为混乱。多见于谵妄状态。

5.思维中断(blocking of thought)

患者思维突然中断,言语突然停止。思维不受患者意愿支配,伴有明显的不自主感。有时有思想插入、妄想等。多见于精神分裂症。

6.思维被夺(thought deprivation)、思维插入(thought insertion)

属于思维联想障碍,感到自己的思维被某种外力作用突然停止,感到某种不属于自己的思想被强行塞入。两者均不受个人意志所支配。多见于精神分裂症。

7.强制性思维(forced thinking)或思想云集

思维联想的自主性障碍。表现为患者感到脑内涌现大量无现实意义的、不属于自己的联想,是被外力强加的。多见于精神分裂症。

8.病理性赘述(circumstantiality)

指联想活动迂回曲折,联系枝节过多。表现为患者对某种事物做不必要的过分详尽的描述,言语啰嗦。多见于癫痫、脑器质性精神障碍及老年性痴呆。

9.思维化声(thought hearing)或思维鸣响

同时包含思维障碍和感知觉障碍两种成分的症状。患者在思考时,感到自己的思想变成了言语声,自己和他人均能听到。多见于精神分裂症。

10.语词新作(neologism)

概念的融合和无关概念的拼凑。患者自创一些奇特的文字、符号、图形或语言并赋予特殊意义,他人无法理解。多见于精神分裂症。

11.象征性思维(symbolic thinking)

属于概念转换,患者以无关的具体概念代替某一抽象概念,他人无法理解。如患者常反穿衣服,表示自己"表里如一"。多见于精神分裂症。

12.逻辑倒错性思维(paralogic thinking)

以推理缺乏逻辑性为特点,表现为患者推理过程缺乏前提依据,令人不可理解,推理过程十分荒谬,离奇古怪。多见于精神分裂症和妄想性障碍。

13.强迫思维(obsessive thinking)

指在患者脑中反复出现的某一概念或相同内容的思维,明知不合理和没有必要,但又无法摆脱,常伴有痛苦体验。强迫思维可表现为:①反复出现某些想法;②怀疑自己的言行是否正确、得当(强迫怀疑);③反复回忆做过的事情或说过的话(强迫回忆);④反复出现一些对立的思想(强迫性对立思维);⑤反复考虑毫无意义的问题(强迫性穷思竭虑)。多见于强迫症、也可见于精神分裂症。

14.强制性思维

外力强加的不属于自己的思想,内容变化多端。多见于精神分裂症。

15.持续言语(perseveration)

患者单调地重复某一概念,或对一些不同的问题总是用第一次回答的话来回答。见于脑器质性疾病、癫痫精神障碍等。

16.重复言语(palilalia)

患者常重复他所说的最末几个字或词。见于脑器质性疾病、癫痫精神障碍等。

17.刻板言语(stereotypy of speech)

患者机械而刻板地重复某些无意义的词语或句子。

18.模仿言语(echolalia)

患者模仿周围人的话,别人说什么,患者跟着说什么。多见于精神分裂症。

(三)思维内容障碍

思维内容障碍主要表现为妄想,它是在病态推理和判断基础上形成的一种病理的歪曲信念。特征:①妄想的内容与事实不符,缺乏客观现实基础,但患者坚信不移;②妄想内容涉及患者本人且与个人有利害关系;③妄想内容具有个体独特性,是个体的心理现象,并非集体信念;④妄想内容与患者的文化背景和经历有关。妄想是精神科临床上常见且重要的精神病性症状之一。可以根据其起源、结构和内容进行分类。

1.根据妄想的起源

可分为原发性妄想和继发性妄想。

(1)原发性妄想(primary delusion):是没有发生基础的妄想。表现为内容不可理解、不能用既往经历、当前处境及其他心理活动等加以解释。原发性妄想是精神分裂症的典型症状。

(2)继发性妄想(secondary delusion):是发生在其他病理心理基础上的妄想,或与某种经历、情景等的妄想。如在抑郁基础上产生的自罪妄想,过分关注自己身体健康而形成的疑病妄想等,可见于多种精神障碍。

2.按照妄想的结构

可分为系统性妄想和非系统性妄想。

(1)系统性妄想(systematized delusion):是指内容前后相互联系、结构严密的妄想。此类妄想形成过程较漫长,逻辑性较强,与现实具有一定联系或围绕某一核心思想。多见于偏执性精神障碍。

(2)非系统性妄想(non-systematized delusion):是一些片断、零散、内容不固定、结构不严密的妄想。此类妄想往往产生较快,缺乏逻辑性,内容明显脱离现实,且易发生变化,甚至自相矛盾。多见于精神分裂症。

3.按妄想的主要内容归类

(1)关系妄想(delusion of reference):患者认为周围环境中所发生的与自己无关的事情均

与自己有关。多见于精神分裂症。

(2)被害妄想(delusion of persecution):患者坚信自己被某人或某组织迫害,如投毒、跟踪、监视、诽谤等。患者受妄想的影响可出现拒食、逃跑、报警、自杀、伤人等行为。多见于精神分裂症、偏执性精神障碍。

(3)夸大妄想(grandiose delusion):患者认为自己拥有非凡的才能、智慧、财富、权力、地位等,如称自己是著名的科学家、发明家、国家领导人等。可见于躁狂发作、精神分裂症等。

(4)罪恶妄想(delusion of guilt):患者毫无根据地坚信自己犯了严重错误或罪恶,甚至认为自己罪大恶极、死有余辜,应受严厉惩罚,可出现自杀行为等。多见于抑郁发作、也可见于精神分裂症。

(5)疑病妄想(hypochondriacal delusion):患者毫无根据地坚信自己患了某种严重的躯体疾病或不治之症,因而到处求医,各种详细的检查和反复的医学验证也不能纠正。如认为自己得了癌症、心脏病等,严重时,患者认为"内脏都腐烂了""血液干枯了",称为虚无妄想。多见于抑郁发作、精神分裂症、更年期及老年期精神障碍。

(6)钟情妄想(delusion of love):患者坚信自己被某异性或许多异性钟情,对方的一言一行都是对自己爱的表达。甚至去追求对方遭到拒绝,也毫无置疑。多见于精神分裂症。

(7)嫉妒妄想(delusion of jealousy):患者无中生有地坚信自己的配偶对自己不忠,另有所爱。甚至跟踪和监视配偶的日常生活。多见于精神分裂症。

(8)非血统妄想(delusion of non-biological parents):患者毫无依据地坚信自己不是父母亲自生的,虽然反复解释和证实,仍然坚信不移。多见于精神分裂症。

(9)物理影响妄想(delusion of physical influence):又称为被控制感,患者感到自己的思想、情感、或意志行为受到某种外界力量的控制而身不由己。如被红外线、电磁波、超声波或某种特殊的仪器控制。多见于精神分裂症。

(10)内心被揭露感(experience of being revealed):又称被洞悉感。患者感到内心所想的事情,虽然没有说出,但被别人都知道了。该症状是精神分裂症的典型症状。

(11)超价观念(overvalued idea):超价观念是一种具有强烈情感色彩的错误观念,其发生一般均有一定事实依据,不十分荒谬离奇,也没有明显的逻辑推理错误。此种观念片面而偏激,可明显地影响患者的行为及其他心理活动。多见于人格障碍和心因性障碍。

(12)妄想的种类繁多,如特殊意义妄想、变兽妄想等。

三、意识障碍

精神病症状学中所指的意识状态,是指个体对周围环境、自身状态感知的清晰程度及认识反应能力。意识障碍(disorder of Consciousness):包括嗜睡、混浊、昏睡、昏迷、朦胧状态、谵妄状态、梦样状态。

(一)对周围环境的意识障碍

1.嗜睡(drowsiness)

患者意识的清晰度轻度降低,处于嗜睡状态,呼唤时可立即唤醒,可进行一些简单而正确的交谈。

2.混浊(confusion)或反应迟钝状态

意识清晰度轻度受损。患者处于半睡状态,不易唤醒,表情呆板,反应迟钝,思维缓慢,注意、记忆、理解困难。可出现一些原始动作如舔唇、伸舌、强握、吸吮等。此时吞咽、角膜、对光反射存在。

3.昏睡(sopor)

意识清晰度较混浊更低,患者的周围环境定向力和自我定向力丧失,没有言语能力。不能唤醒,对强刺激可引起防御性反应。吞咽、角膜、对光反射迟钝。可出现病理反射,震颤和不自主运动。

4.昏迷(coma)

意识完全丧失,以痛觉反应和随意运动消失为特征。吞咽、角膜、对光反射均消失。可出现病理反射。

(二)以意识的范围改变为主的意识障碍

1.朦胧状态(twilight states)

指在意识清晰度降低的同时,伴有意识范围缩小。出现片断的幻觉、错觉、妄想以及相应行为。

2.谵妄状态(delirium states)

指在意识清晰度降低的同时出现大量的幻觉、错觉。患者有紧张、恐惧的情绪反应和相应的兴奋不安,行为冲动,杂乱无章。思维方面有言语不连贯,不断喃喃自语。对周围环境定向力丧失。

(三)以意识内容改变为主的意识障碍

1.精神错乱状态

患者言语、思维极不连贯,偶见片断的幻觉和妄想。患者丧失对周围环境的意识和自我意识。运动多为无规则的伸展、抖动,动作单调。多见于传染病、中毒性疾病。

2.梦样状态

一种梦境样的体验。伴有幻觉和妄想体验,与周围环境脱离。

(四)自我意识障碍

1.人格解体

指对自我和周围现实的一种不真实感。其中,对自我的不真实感是狭义的人格解体。

2.交替人格

同一患者在不同时间内表现为两种完全不同的个性特征和内心体验,即两种不同人格,并可交替出现。多见于癔病、精神分裂症。

3.双重人格和多重人格

患者在同一时间内表现为两种人格,称为双重人格。同一患者出现两种以上的人格,称为多重人格。多见于精神分裂症。

(五)漫游性自动症

1.梦游症

患者在入睡后1～2小时突然起床,此时仍未觉醒,但刻板地执行某些简单的、无目的的动作,发作后又上床入睡。多见于癫痫、癔病等。

2.神游症

产生于白天,患者无目的的外出漫游或到外地旅行,可持续数小时、一日或更长时间,常突然清醒。多见于癫痫、癔病、反应性精神病。

四、意志障碍

意志(volition)是人自觉地确定目标,并根据目标调节自身的行为,克服困难,实现预定目标的心理过程。意志障碍(disorder of volition)主要表现为:

(一)意志增强(hyperbulia)
指意志活动的增多。多见于偏执型精神分裂症、妄想性障碍、躁狂发作。

(二)意志减退(hypobulia)
指意志活动的减少、减弱。多见于抑郁发作和精神分裂症。

(三)意志缺乏(abulia)
指对任何活动都缺乏明显的动机,行为被动等。多见于精神分裂症、精神发育迟滞、痴呆。

(四)意向倒错
指患者的意向与常情相违背,行为使人感到难以理解。如患者自伤,吃草,吃大便等。多见于精神分裂症。

(五)矛盾意志(ambivalence)
患者对同一事物同时产生对立的、相互矛盾的意志活动。多见于精神分裂症。

五、动作行为障碍

动作(movement)是指简单的随意和不随意活动。行为(behavior)是一系列动作的有机组合,是为达到一定目的而进行的复杂的随意运动。精神障碍患者由于病理性感知、思维、情感等影响,可出现不同形式的动作行为障碍(disorder of Movement and behavior)。

(一)精神运动性兴奋(Psychomotor excitement)
指患者的动作行为及言语活动明显增多。包括协调性和不协调性两类。

1.协调性精神运动性兴奋(coherent Psychomotor excitement)

表现为增多的动作行为及言语与思维、情感、意志等精神活动协调一致,与环境保持较密切联系。患者的整个精神活动比较协调,行为具有目的,可以被周围人理解。多见于躁狂发作。

2.不协调性精神运动性兴奋(incoherent psychomotor excitement)

表现为增多的动作行为及言语与思维、情感、意志等精神活动不相协调,脱离周围现实环境。患者的整个精神活动不相协调,动作行为杂乱无章,缺乏动机及目的,使人难以理解。多见于精神分裂症、谵妄状态。

3.按精神病性症状可分为

(1)躁狂性兴奋(manic Excitement):多见于躁狂发作。

(2)青春性兴奋(hebephrenie Excitement)：主要见于精神分裂症。

(3)紧张性兴奋(caratonic Excitement)：主要见于精神分裂症。

(4)器质性兴奋(organic Excitement)：主要见于大脑器质性病变。

(二)精神运动性抑制(psychomotor inhibition)

指动作行为和言语活动显著减少。主要包括木僵、蜡样屈曲、缄默症和违拗症。

1.缄默症(mutism)

指言语活动明显抑制。表现为缄默不语，不回答任何问题，有时仅以手示意或者用书写交流。多见于精神分裂症、癔病。

2.蜡样屈曲(waxy flexibility)

在木僵的基础上，出现肢体任人摆布，即使是极不舒服的姿势也能够较长时间维持不动。多见于紧张型精神分裂症。

3.违拗症(negativism)

指患者对别人向他提出的要求采取的反抗行为。主要有两种表现：

(1)主动违拗(active Negativism)：患者做出与对方要求完全相反的行为。

(2)被动违拗(passive Negativism)：患者拒绝别人的要求。

4.木僵状态(stupor)

指动作、行为和言语活动被完全抑制。表现为不语、不动、不饮、不食，肌张力增高，面部表情固定，对刺激缺乏反应，经常保持一种固定姿势，甚至大小便潴留。症状轻者，可表现为少语、少动、表情呆滞，能自行进食，自行大小便，称亚木僵状态。可见于精神分裂症、严重抑郁发作、应激障碍、脑器质性精神障碍等。

(1)紧张性木僵(catatonic Stupor)：多见于精神分裂症。

(2)心因性木僵(psychogenic Stupor)：多见于应激性精神障碍。

(3)抑郁性木僵(depressive Stupor)：多见于抑郁症发作。

(4)器质性木僵(Organic Stupor)：多见于脑器质性病变。

(三)其他

1.被动服从(passive obedience)

与违拗症相反，患者可绝对地服从任何人的要求或命令。

2.刻板动作(stereotyped act)

患者单调而重复地做一个毫无意义的动作。常和刻板言语同时出现。多见于精神分裂症。

3.模仿动作(echopraxia)

患者毫无目的、毫无意义地模仿他人的动作。常和模仿言语同时出现。多见于精神分裂症。

4.作态(mannerism)

患者做些古怪、愚蠢而幼稚的动作或姿态，使人感到好像是故意装出来的。多见于精神分裂症。

5.离奇动作

患者的行为离奇古怪,不可理解。多见于精神分裂症。

6.持续动作

患者重复地做刚才所做的动作。常和持续言语同时出现。

7.强制动作(forced act)

不符合患者意愿、且不受他自己支配的、带有强制性的动作。多见于精神分裂症。

8.强迫动作(compulsion)

指患者明知没有必要,却难以克制地去重复做某种动作行为。如强迫洗涤、强迫检查等。强迫动作与强迫思维有关。常见于强迫症。

9.被影响性行为活动

患者产生被影响、被控制、被操纵性行为活动,如强迫仪式、强迫行为、强迫动作等。

六、智能障碍

智能(intelligence):智能是人们获得及运用知识解决实际问题的能力,包括在经验中学习或理解的能力,保存知识的能力等。它涉及到感知、记忆、注意和思维等一系列认知过程。智能障碍可分为精神发育迟滞和痴呆两大类。

(一)精神发育迟滞(mental retardation)

指先天或发育成熟以前(18岁以前),由于各种原因影响智能发育造成的智力低下和社会适应困难状态。随着年龄的增长,患者的智力水平可能有所提高,但仍明显低于正常同龄人。影响智能发育的原因包括遗传、感染、中毒、缺氧、脑外伤、内分泌异常等。

(二)痴呆(dementia)

痴呆是指智力发育成熟以后由于各种原因损害造成的智力减退状态。痴呆往往具有脑器质性病变基础,如脑外伤、颅脑感染、脑缺氧、脑血管病等。临床主要表现为记忆力、计算力、理解力、判断力下降,工作和学习能力下降,知识与技能丧失等,严重时甚至生活不能自理。根据大脑病理变化的性质、所涉及的范围及智能损害的广度,可分为全面性痴呆、部分性痴呆和假性痴呆。

1.全面性痴呆

表现为大脑弥漫性损害,智能活动的各个方面均受累及,从而影响患者全部精神活动。常出现人格改变、定向力障碍及自知力缺乏。多见于老年性痴呆。

2.部分性痴呆

智能产生部分性障碍,如记忆力减退,或理解力降低,或分析综合困难等。但人格保持良好,定向力完整,有一定的自知力。多见于血管性痴呆、外伤性痴呆。

3.假性痴呆

在强烈的精神创伤后,患者可产生一种类似痴呆的表现,而脑组织结构无任何器质性损害。可见于癔病(分离(转换)障碍)及应激障碍等。有以下特殊类型:

(1)刚塞综合征(Ganser syndrome):又称为心因性假性痴呆,患者对一些简单的问题给予近似而错误的回答,如当问他"2+2=?",他回答"5"。表明患者能够理解问题的意义,回答切题,但不正确。

(2)童样痴呆(puerilism):以行为幼稚、模仿儿童的言行为特征。多见于癔病。

七、注意障碍

注意(attention)是指个体精神活动集中指向一定对象的心理过程。注意可分为主动注意和被动注意两类。主动注意的作用是选择性地指向和集中某种精神活动,增强其活动效应。如感知觉注意、思维注意、活动注意、情绪情感注意等。注意的改变,往往是意识功能改变的标志。正常人的注意特征:①注意集中性,指注意集中于某事物;②注意的稳定性,指长时间地集中注意于某事物的特性;③注意的转移性,指根据情况调整注意的对象。常见的注意障碍如下:

(一)注意增强(hyperprosexia)

为主动注意的兴奋性增强,表现为过分关注某些事物。多见于偏执型精神分裂症、神经症、更年期抑郁症等。

(二)注意减退(hypoprosexia)

为主动及被动注意的兴奋性减弱和注意稳定性降低,表现为注意力难以唤起和维持。多见于神经症、器质性精神障碍及意识障碍。

(三)注意涣散(Divergence of attention)

指被动注意兴奋性增强和注意稳定性降低,表现为注意力不集中,容易受到外界的干扰。多见于注意缺陷及多动障碍、神经症及精神分裂症。

(四)注意狭窄(Narrowing of attention)

为注意广度和范围显著缩小。表现为当注意集中于某一事物时,不能再注意与之有关的其他事物。多见于意识障碍、智能障碍。

(五)注意转移(transference of attention)

为注意转换性增强和稳定性降低。表现为主动注意不持久,很容易受外界环境的影响而使注意对象不断转换。多见于躁狂发作。

八、记忆障碍

记忆(memory)是既往事物经验在大脑中的重现。记忆是在感知觉和思维基础上建立起来的精神活动,包括识记、保持、再认和回忆三个基本过程。识记是指事物或经验在大脑留下痕迹的过程;保持:是指识记痕迹保存的过程;再认和回忆:再认是指现实刺激与既往痕迹联系的过程。回忆是指既往痕迹的重新再现。常见的记忆障碍如下:

(一)记忆增强(hypermnesia)

病理性的记忆增强。表现为患者对病前已经遗忘的事物能重新回忆起来。多见于躁狂发作和偏执状态。

(二)记忆减退(hypomnesia)

记忆各个基本过程的普遍减退。多见于神经症、脑器质性精神障碍、正常老年人。

（三）遗忘（amnesia）

指记忆痕迹在大脑中丧失，表现为对既往感知过的事物不能回忆。遗忘包括如下内容。

1.顺行性遗忘（anterograde amnesia）

即回忆不起疾病发生后一段时间所经历的事件。这类遗忘多由于意识障碍导致不能识记引起，见于脑损伤等。

2.逆行性遗忘（retrograde amnesia）

即回忆不起疾病发生之前某一段时间的事件。见于卒中、颅脑损伤、老年性精神病等。

3.界线性遗忘（circumscribed amnesia）

又称为分离性遗忘。指对某一特定时间段的经历不能回忆。多见于分离（转换）性障碍。

4.进行性遗忘（progressive amnesia）

指随着疾病的发展，遗忘逐渐加重。多见于老年痴呆。

5.虚构症（confabulation）

一种记忆错误。是患者在回忆中将过去事实上从未发生的事或体验，说成确有其事。多见于酒精中毒性精神病、痴呆。

（1）想象性虚构症：带有幻想性的虚构症。见于老年性痴呆、妄想痴呆综合征等。

（2）睡梦性虚构症：内容荒谬，变换不定，丰富多彩。见于酒精中毒性精神病、老年痴呆、脑器质性精神病等。

（3）柯萨可夫综合征：如果有记忆减退、错构、虚构和定向障碍同时出现，称为柯萨可夫综合征。

6.潜隐记忆（kryptomnesia）

或称歪曲记忆，指患者对不同来源的记忆混淆不清，相互颠倒。患者把自己过去看到过的或听到的，或是在自己梦中体验过的事物的回忆，认为是自己实际体验过的事物。

7.似曾相识和旧事如新

患者体验新事物时，有一种似乎早已体验过的熟悉感，或将已多次体验过的事物感到似乎从未体验过的生疏感。多见于癫痫。

九、情感障碍

情感（affection）和情绪（emotion）：情感和情绪是指个体对客观事物的态度和产生相应的内心体验。情感主要指与人的社会性需要相联系的体验。情绪则主要是指与人的自然性需要相联系的体验。情绪情感不是一个独立的精神活动现象，它伴随其他各种精神活动而产生。心境（mood）是指一种较微弱而持续的情绪状态，是一段时间内精神活动的基本背景。情感障碍（affective disorder）主要包括如下内容。

（一）情感高涨（elation）

情感活动明显增强。患者表现为病态的欢欣喜悦，对周围事物兴致勃勃、乐观、幸福感，表情丰富多彩等，但患者情绪不稳定，易激惹，可勃然大怒，或伤心流泪。往往与思维奔逸同时出现。多见于躁狂发作。

(二)欣快(euphoria)

在智能障碍基础上出现的与周围环境不协调的高兴、快乐,但表情呆傻、愚蠢。多见于脑器质性精神障碍。

(三)情感低落(depression)

患者表现为情绪低沉,忧心忡忡,愁眉不展,悲观绝望,对周围事物兴趣低落等。多见于抑郁发作。

(四)情感迟钝(dullness emotional blunting)

明显的刺激不易激起相应的情感反应,或反应平淡。见于精神分裂症等。

(五)情感淡漠(apathy)

患者对外界任何刺激均缺乏相应的情感反应,缺乏内心体验。即使极大悲伤或高度愉快的事件也处之泰然。对周围发生的事物漠不关心,与周围环境失去情感联系。见于精神分裂症等。

(六)焦虑(anxiety)

患者在无明显客观根据的情况下出现的内心不安状态。表现为忧虑不安,紧张恐惧,顾虑重重,惶惶不可终日。见于焦虑症。

(七)恐惧(phobia)

指面临某种事物或处境时出现紧张不安反应。多见于恐惧症。

(八)易激惹(irritability)

情感活动的增高,表现为极易因一般小事而引起强烈的不愉快的情感反应。如生气、激动、愤怒,大发雷霆等。常见于人格障碍、神经症等。

(九)情感脆弱(fragility)

对于微弱的刺激,可引起患者情感波动,或强烈情感反应,伤心流泪,兴奋激动不易克制等。常见于癔病、神经衰弱、脑动脉硬化性精神病。

(十)情感不稳(emotional instability)

情感活动的稳定性障碍,表现为情感反应极易发生变化,从一个极端转变为另一个极端,喜怒无常,变化莫测。多见于脑器质性精神障碍。

(十一)情感爆发(Emotional outburst raptus)

患者的情绪情感极不稳定,脆弱,易激惹。重度情感高张常无故地产生情感爆发,叫喊吵闹,勃然大怒,行为粗暴,伤人毁物,喜怒哭笑无常等。常见于癔病。

(十二)病理性激情(pathological affect)

突然发作,持续时间短暂,表现为反应强。

(十三)情感倒错(parathymia)与表情倒错(paramimia)

情感倒错是指患者认识过程和情感活动丧失了协调性。如他听到悲伤的事件却表现为高兴和愉快。表情倒错是指情感体验与表情不协调。多见于精神分裂症。

(十四)矛盾情感(affective ambivalence)

患者对同一件事情产生两种相反的、相互矛盾的情感体验。见于精神分裂症等。

（十五）病理性心境恶劣（dysphoria）

无任何外界原因而突然出现的低沉、紧张、不满情绪的发作。患者易激动，恐惧。常见于癫痫。

（十六）强制性情感

患者没有任何外界因素的影响，突然出现不能控制的、带有强制性的哭笑等。

十、假性躯体症状

一种心理现象，查无器质性疾病，故称为假性躯体症状。

（一）分离性运动症状

如分离性瘫痪、肢体震颤、抽动或肌阵挛、起立或行走不能、失声症等，症状与神经解剖不符。

（二）分离性感觉症状

如表现为躯体感觉缺失、感觉过敏、听力丧失、弱视、失明、管窥等，症状与神经解剖不符。

（三）胃肠道症状

有不适、疼痛、打嗝、恶性、呕吐、咽喉异物感等，呼吸、循环系统症状有心悸、胸闷、气短等。心脏神经症、胃神经症、心因性呃逆、肠激惹综合征、心因性过度换气等，皮肤肌肉感觉异常，躯体部位不定的疼痛、痒、烧灼感、沉重感、紧束感、肿胀感、麻木感、蚁行感等。

十一、局限性症状

局限性精神症状见于脑器质性疾病，如脑肿瘤、脑损伤、等脑部疾病及一些神经生理、病理性实验研究。一方面，器质性疾病可作为精神疾病的病因，导致中枢神经系统产生病理性功能抑制，产生广泛精神症状，另一方面，器质性疾病的局部作用于不同的脑区，不同的皮层区，可产生局部的神经、精神症状。

第三节　常见精神疾病综合征

在临床上通常将具有一定的内在联系，且往往同时出现一组精神症状称为精神疾病综合征。传统精神病学常见的精神疾病综合征（以往关于精神病综合征分项较多）如下：

一、精神自动综合征（康金斯基综合征）

（一）概述

康金斯基（1886 年）提出了关于假性幻觉的专著，论述了许多有关症状。Clerambault（1920 年）又进一步提出了精神自动症这一术语。精神自动症综合征是一个较复杂的综合征，它包括感知觉、思维、情感、意志等多种精神病理现象。其临床特点是在意识清晰状态下产生的一组症状，其中包括假性幻觉、强制性思维、被控制感、被揭露感，以及系统性的迫害妄想、影响妄想等相互联系的症状综合。此外，还可伴有假性幻觉性回忆的症状，早已被患者忘却的往事突然以假性幻视方式出现。这些事件形象、生动、具体。此种回忆也成为患者的妄想结构内容。精神自动症的典型表现是,患者感到患者的精神活动丧失了属于自我的特征,而受外力作用影响。关于精神自动综合征所包括的内容各家意见不一。

Baillarger 所谓的"精神自动"是指"意志不能统率指挥的一系列精神状态",例如幻觉、妄想、强迫观念等。现今所述的精神自动状态,一般是指 Clerambault 的"精神自动学说"。Clerambault 的精神自动学说针对的范围较 Baillarger 的精神自动状态略为缩小。根据 Clerambault 规划范围,不是所有非意志统率而涌现的思维都属于精神自动,非意志统率而自动涌现,并且不为"自我"认定是出自自我的一切精神现象,才是精神自动。因此,精神自动必须具备"至少在表面上是非自为的、非自然的、出自外力的"性质。

(二)强迫状态

传统精神病学所谓精神自动,主要是指强迫性精神活动,"强迫状态指的是以强迫观念、强迫情绪和强迫动作等一系列的强迫现象为主的一种综合征"。见于精神分裂症、神经官能症、神经衰弱等。

二、幻觉症与自体幻象

(一)幻觉症与自体幻象

在意识清晰时出现的大量的幻觉,主要是言语性幻听,而幻视以及其他感官的幻觉较为少见。言语性幻觉常可伴发与其关联的妄想以及恐惧或焦虑的情绪反应。幻觉征可分为急性及慢性两种。幻觉症最多见于慢性酒精中毒性精神病,其特点是只有幻听而无妄想。也可见于感染性、中毒性精神病,反应性精神病及精神分裂症等。

(二)自体幻象

患者产生视觉性幻象,在幻象中看到自己的躯体形象,如看到自己在谈话,在步行,在做什么动作,有时看到自己躯体全部,有时只是看到部分。有时还有幻听。常见于各种躯体性疾病性精神障碍、精神分裂症等。

(三)幻觉妄想综合征(hallucinatory-paranoid syndrome)

其特点是以幻觉为主,多为幻听、幻嗅等。在幻觉背景上又产生迫害、影响等妄想。这类综合征的主要特征在于幻觉和妄想彼此之间既密切结合又相互依存,相互影响。这类综合征较多见与精神分裂症,也见于器质性精神障碍等。

(四)疑病症综合征

疑病症是患者相信自己患了某些实际并不存在的疾病。见于抑郁性精神病、反应性精神病、精神分裂症、神经官能症及各种躯体性疾病等。

(五)Cotard 氏综合征(虚无妄想综合征)

特点是患者认为丧失了他的躯体、力量、心脏、血液和肠等,并认为其他的人,甚至整个世界包括房子、树木都不存在了。多见于躁郁症抑郁状态、更年期抑郁症,也可见于精神分裂症和老年性精神病。

(六)躁狂综合征(manic syndrome)

兴奋性精神活动,表现为情感高涨、思维奔逸和活动增多为特征。主要见于躁狂发作,也可见于器质性精神障碍。

（七）抑郁综合征（depressive syndrome）

抑制性精神活动。表现为情绪低落、思维迟缓和活动减少为特征。主要见于抑郁发作，也可见于器质性精神障碍。

（八）紧张综合征（catatonic syndrome）

最突出的症状是患者全身肌肉紧张力增强，包括紧张性木僵和紧张性兴奋两种状态。紧张性木僵是抑制性紧张，常有违拗症、刻板言语、模仿言语、刻板动作、模仿动作、蜡样屈曲等症状。紧张性兴奋是突然爆发的兴奋激动和暴力行为。紧张性木僵可转入兴奋状态，又可转入木僵状态。紧张性综合征见于精神分裂症、抑郁发作、器质性精神障碍等。

（九）情感性综合征

情感高涨是兴奋性精神活动，表现为情感高涨、思维奔逸和活动增多三主症。根据症状特点和性质又可分为谵妄性躁狂、暴怒性躁狂和梦样躁狂状态。情感低落为抑制性精神活动，表现为情绪低落、思维迟缓和运动抑制三主症。情感性综合征见于精神分裂症、中毒性精神病、各种躯体性精神病等。

（十）遗忘综合征（amnestic syndrome）

又称为柯萨可夫综合征，患者无意识障碍，智能相对完好。主要表现为近事记忆障碍、定向力障碍和虚构。多见于酒精中毒性精神障碍、脑器质性精神障碍。

（十一）Ganser 氏综合征

其临床特点是患者对简单的问题作近似的、不确切的回答。对简单计算也产生明显错误，把猫说成狗等。患者对可以产生应答，但不确切。

（十二）Capgras 氏综合征

也称之为冒充者综合征。即一个人看起来很像另一个人。或者看作是极其相似者的错觉。这种患者的妄想观念多是涉及自己熟悉的人。此综合征见于精神分裂症偏执型、躁狂抑郁症、更年期精神病等。

（十三）与文化密切联系的综合征

近 20～30 年来发展起来的跨文化精神病学，又称民族精神病学、文化精神病学及比较精神病学，是精神病学的一个分支。研究与文化密切联系的综合征。

（十四）类妄想性幻想综合征（病理性幻想或内向性幻想综合征）

除病理性幻想外，还可有幻觉、精神自动。见于反应性精神病、精神分裂症等。

（十五）类病态人格综合征（又称假性病态人格、大脑病态）

指后天性大脑器质性损害所引起的类似病态人格状态，表现为精神活动各方面不协调，其中以情感和意志障碍最为突出，易于发生暴怒性激情发作，情绪难于控制，易与周围人发生冲突。可见于各种躯体性、中毒性精神病、精神分裂症等。

第八章　精神病症状解析

为了揭示诸多精神症状"之谜",还需要对于各种精神症状做出进一步地解析"解析"。按普通心理学的方式将各种精神症状横向分为认知、情绪情感、意志行为等方面分别讨论,可清晰的阐述各种精神症状的概念。但在某种程度上忽略了它们的内在联系,甚至将它们视为各种孤立的现象来看待,失去了精神疾病症状之间的内在联系。在阐述精神病及其症状的产生机制时,改变一种方式,按精神病的病理心理方式进行阐述,对精神病及其症状产生的机理则更为简捷明了。

第一节　常见精神病症状解析

一、精神分裂症"三主症"

(一)精神自动

1.广义精神自动

潜意识性精神活动是一种独立的、自发的精神活动现象,它不受现实意识的控制。在双重意识状态下,潜意识活动对于现实意识而言是为精神自动。梦、妄想、幻象,均属于精神自动现象。

2.狭义精神自动

指传统精神病学中的被影响、被控制、被操纵性行为活动,如强迫仪式、强迫行为、强迫动作等。

(二)妄想

1.妄想概念

(1)广义妄想:广义妄想是潜意识性思想、观念、思维及其相关的精神活动。

(2)狭义妄想:狭义妄想是执着的潜意识性思想、观念、思维及其精神活动。

2.妄想表现

(1)妄想分类:如关系妄想、特殊意义妄想、夸大妄想、罪恶妄想、疑病妄想、钟情妄想、变兽妄想、夸大妄想、超价观念、强迫观念等。分别见于精神分裂症、偏执狂、躁郁症、老年性精神病、反应性精神病等。

(2)被影响性行为活动或被影响妄想:如被迫害妄想、被影响妄想、被控制妄想、被强迫妄想(强迫仪式、强迫行为、强迫动作、强制性情感,违拗症与被动服从)、变质妄想等。

（3）内心被揭露感又称被洞悉感。

3.特殊症状解析

（1）思维内容的妄想：思维内容的妄想是潜意识性思想、观念、思维及其相关的精神活动。

（2）"被影响""被控制""被强迫强制"等：所谓"被影响""被控制""被强迫强制"等，是现实意识被潜意识或潜意识性事物所影响、控制、强迫、强制"。

（3）内心被揭露感：所谓"内心被揭露"是思维活动的"外泄"或"暴露"，是潜意识性心理活动为"内感觉"所感知，并进入现实意识过程的反映。对于潜意识而言，产生"内心被揭露感"。

（三）幻象

1.幻象概念

（1）广义幻象概念：广义幻象是广义妄想的感觉、知觉形式。包括环境幻象及躯体幻象，如自体幻象、幻肢、内脏性幻觉、运动性幻觉等。

（2）狭义幻象概念：即环境幻象，是指与"五官"相关的幻象，即精神病学中的幻视、幻听、幻嗅、幻味、幻触。

2.幻象的临床表现

（1）与"五官"相关的幻象（幻觉）：如幻视、幻听、幻嗅、幻味、幻触、内脏性幻觉、运动性幻觉等。多见于意识障碍、精神分裂症、器质性精神病、更年期精神病等。

（2）内脏性幻觉：患者感到某一内脏的扭转、断裂、穿孔等。多见于精神分裂症、抑郁症等。

（3）运动性幻觉：是指关于本体知觉的幻觉，如躯体运动、位置等幻觉。多见于精神分裂症。

（4）思维鸣想（思维回响）：当患者想到什么，就听到说话声讲出他所想的内容，自己的思想变成了言语声。多见于精神分裂症。

（5）机能性幻听：其特征是幻觉（通常是幻听）和现实刺激同时出现，共同存在而又共同消失，但二者并不融合在一起。例如，患者听到外界某个真实存在的声音的同时，又出现与此无关的言语性幻听。当现实刺激作用终止后，幻觉也随之消失。

（6）反射性幻觉：当某一感官受到现实刺激，产生某种感觉体验时，另一感官即出现幻觉。例如，当患者听到关门的响声，便看到一个人的形象（幻视）；又如患者听到别人打喷嚏时，感到自己头部某一部位产生疼痛。多见于癔病、癫痫。

（7）"成形幻觉"与"不成形幻觉"，"真性幻觉"与"假性幻觉"："有的学者根据幻觉的外部形态将幻觉区分为'成形幻觉'与'不成形幻觉'两类。成形幻觉是指具有具体形态和明显结构的幻觉形象；不成形幻觉又称为原始形幻觉。缺乏具体的形态和明确的结构。……有的学者就幻觉的性质，把幻觉分为'真性幻觉'与'假形幻觉'两类。真性幻觉是指患者所感知的幻觉形象与真实事物相同。幻觉不仅位于外界空间，而且又是直接通过本人的感官获得的。……假性幻觉，这类幻觉的特征为：①患者所感受的幻觉形象，一般说来轮廓不清晰，不够显明和生动，它并不具有真性幻觉那种客观现实性，幻觉的形象往往是不完整的……②这些幻觉形象并不位于客观空间，而只是存在于患者的主观空间内（脑内），换言之，它不是外部投射的……③所有这些幻觉并不是通过患者的感官而获得的，患者可以不用自己的眼睛就看到脑子里有个人像。可以不通过耳朵而听到脑子里有人说话的声音。……波波夫指出，幻觉（真性幻觉）具有感知觉的四个特征：①形象的生动性；②存在于客观空间；③不从属于自己；④也不随自己的意愿而加于改变。"

3.特殊幻象解析

（1）内脏性幻觉、运动性幻觉：是自我躯体的幻象，躯体幻象分为躯体整体幻象及躯体某部分的幻现象（如器官幻象、幻肢等），运动幻象是躯体活动形式的幻象。

（2）思维鸣想（思维回响）：在梦中（潜意识活动），思维鸣响是普遍存在的，如梦中自我的演讲、对话等，言语声音十分清晰，但不是现实自我的真实言语声。患者对于潜意识性环境声响表现为环境幻听，对自我的言语声，表现为思维鸣响。思维鸣响是在双重意识状态下，潜意识性言语反映。

（3）机能性幻听、反射性幻觉：潜意识对刺激具有选择及"编导"作用，但潜意识对特定的刺激可以呈歪曲反映。各单纯的刺激可以激发相关的梦，即激发整个潜意识性精神活动。机能性幻听是刺激激发潜意识听觉有限的联动、联想反映。反射性幻觉是刺激激发潜意识听觉及其他感觉有限的联动、联想反映。

（4）所谓"幻觉投射与客观外在空间"问题

感官的交感效应：感觉是通过感官形成的，感觉与感官在心理上发展上密切相连，视幻觉总是与眼相关，幻视影像总是出现在眼睛的视野之中，不可能出现在头部的后方，幻听可以不受方向的限制，但也可以识别方向的来源。感觉与感官在心理上发展上密切相连，称为感官的交感效应。

在双重意识控制状态下，一方面，现实意识控制，通过视觉器官对外界环境产生的视觉反映，呈现出客观外在空间；另一方面，潜意识性心理活动产生的幻觉，是心理空间的呈现。由现实意识形成的客观外在空间影像与潜意识活动形成的主观心理空间的幻象同时显现，两个空间的画面相互重叠在一起，由于感官的交感效应，便产生了所谓"幻觉投射于客观外在空间"的假象。所谓"幻觉投射与客观外在空间"是一个错误结论。

精神自动、妄想、幻象是精神分裂症的三大显著标志：精神自动、妄想、幻象贯穿于各种精神病（综合征）中。

二、潜意识性精神活动及混乱性精神活动

（一）潜意识性精神活动及混乱的精神活动产生机制（总机制）

在双重意识状态下，患者的精神活动具有双重性。现实意识性精神活动与潜意识性精神活动相互交织、交感，患者同时呈现出两种精神现象（双重性精神现象）。两种精神现象相互交织，相互干扰，形成混乱性精神症状。临床特征：一是现实意识控制力减弱的特征；二是直接出自于潜意识精神活动的特征；三是潜意识性与现实意识性精神活动相互交织、交感，产生的混乱性精神活动特征。

（二）临床表现

现实意识控制力减弱的表现：由于现实意识控制功能抑制，产生一系列现实意识功能减弱的现象。现实意识控制功能抑制，潜意识活动显示，产生一系列潜意识性精神活动，并具有潜

意识精神活动特征。由于现实意识性精神活动与潜意识性精神活动相互交织、相互干扰,产生了混乱性精神活动。由于现实意识性精神活动与潜意识性精神活动相互交织,某种精神症状没有严格的区分标志。

1.现实意识控制力减弱的表现

(1)嗜睡状态:患者意识的清晰度水平轻度降低,处于嗜睡状态,呼唤时可立即唤醒,可进行一些简单而正确的交谈。

(2)意识混浊状态(反应迟钝状态):患者处于半睡状态,不易唤醒,表情呆板,反应迟钝,思维缓慢,注意、记忆、理解困难。可出现一些原始动作如舐唇、伸舌、强握、吸吮等。意识朦胧状态:特点是意识范围缩小,并伴有意识清晰度降低。

(3)昏睡状态:不能唤醒,可见深反射亢进,震颤和不自主运动。

(4)昏迷状态:意识完全丧失,许多正常反射消失。

2.潜意识性精神活动表现

(1)感觉、知觉方面:幻象、妄想。

(2)思维方面

病理性赘述:是指思维过程的主题转换停止或抓不住重点,做不必要的赘述。

破裂性思维:患者联想破裂,思维缺乏连贯性和逻辑性,言语支离破碎,行为杂乱无章,使人无法理解等。

思维不连贯:患者的思维、言语、行为活动等,比破裂性思维更为严重,更为混乱。多见于感染、中毒、颅脑损伤、癫痫性精神障碍。

思维中断:患者思维突然中断,言语突然停止。思维不受患者意愿支配,伴有明显的不自主感。有时有思想插入、妄想等。

思想云集:又称强制性思维。患者思潮不受患者意愿支配,各种思想强制性的大量涌现在脑内,内容错乱多变,出于患者意料之外。

象征性思维:患者以一些普通概念、词句、或动作来表示某种特殊意义,除患者自己以外,旁人无法理解。

语词新作:患者创造一些文字、图形、符号,并赋予特殊意义。

逻辑倒错思维:其特征是推理过程十分荒谬,离奇古怪,使人无法理解。

上述症状多见于精神分裂症。

(3)注意方面:注意涣散、注意狭窄、注意固定、转移注意等。

(4)情绪、情感方面

欣快:高兴、快乐,但表情呆傻、愚蠢。见于老年性痴呆、麻痹性痴呆、脑动脉硬化性精神病等。

焦虑:患者在无明显客观根据的情况下,感到忧虑不安,紧张恐惧,顾虑重重,惶惶不可终日。见于精神衰弱、精神官能症、更年期抑郁症等。

情感脆弱:对于微弱的刺激,可引起患者情感波动,或强烈情感反应,伤心流泪,兴奋激动不易克制等。常见于癔病、神经衰弱、脑动脉硬化性精神病。

易激惹:患者一遇到刺激或不愉快情况,容易产生一些剧烈的情感反应。生气、激动、愤怒,大发雷霆等。常见于癔病、神经衰弱、躁狂状态、躯体性疾病、器质性精神病等。

病理性激情:突然发作,持续时间短暂,表现为反应强烈,暴行残酷,伤人毁物等。多见于癫痫、中毒性精神病、精神分裂症。

恐怖症:如怕藏、怕感染、怕旷野、怕高地、怕深渊等。见于神经衰弱、精神分裂症等。

病理性心境恶劣:是无任何外界原因而突然出现的低沉、紧张、不满情绪的发作。患者易激动,恐惧。常见于癫痫。

(5)意志行为方面

意向倒错:是指患者的意向与常情相违背,行为使人感到难以理解。如患者自伤、吃草、吃大便等。多见于精神分裂症。

被影响性行为活动:患者产生被影响、被控制、被操纵性行为活动,如强迫仪式、强迫行为、强迫动作等。

梦游症:患者在入睡后1~2小时突然起床,此时仍未觉醒,但刻板地执行某些简单的、无目的性的动作。发作后又上床入睡。多见于癫痫、癔病等。神游症:产生于白天,患者无目的的外出漫游或到外地旅行,可持续数小时、一日或更长时间。常突然清醒。多见于癫痫、癔病、反应性精神病。

3.混乱性精神活动表现

(1)意识方面

谵妄状态:意识清晰度降低,同时产生大量错觉和幻觉。患者有紧张、恐惧的情绪反应和相应的兴奋不安,行为冲动,杂乱无章。思维方面有言语不连贯,不断喃喃自语。对周围环境定向力丧失。

精神错乱状态:患者言语、思维极不连贯,偶见片断的幻觉和妄想。患者丧失对周围环境的意识和自我意识。运动多为无规则的伸展、抖动,动作单调。多见于传染病、中毒性疾病。

梦样状态:是一种梦境样的体验,伴有幻觉和妄想体验,与周围环境脱离。

(2)感觉、知觉障碍方面

错觉:错觉是指被歪曲的知觉。也就是把实际存在的事物被歪曲地感知为与实际完全不相符合的事物。精神病患者的错觉可表现为各种知觉性错觉,如错听、错视、错嗅、错味、错触及各种内感性错觉。

幻想性错觉:患者把实际存在的事物,通过主观想象的作用,错误地感知为与原事物完全不同的形象。如患者把天空的云感知为飞天仙女的形象。见于癔病、精神分裂症、轻度意识障碍患者。

视物变形症:是指患者对外界事物的形象、大小、颜色等与客观事物不相符合,如显大症、显小症等。

感觉倒错:感觉倒错是患者对外界刺激产生与正常人不同质的或相反的感觉体验。如对冷的刺激产生热感。多见于癔病。

空间知觉障碍:是指患者感到周围事物的距离、位置发生改变。

定向力障碍:定向力指个体对时间、地点、人物以及自己本身状态的认识力,定向力障碍表现为患者对时间、地点、人物认识的障碍。自知力及定向障碍多见于大脑器质性疾病,精神分裂症等。

周围环境改变的感知综合障碍：是指患者感到周围的一切似乎都是不活动的、僵死的、或者都是变化着的，变得似乎不鲜明、模糊、缺乏真实感(非真实感)等。多见于精神分裂症、中毒性精神病和颅脑损伤伴发精神病。

自知力障碍：自知力是指患者对本身精神状态的认识能力。自知力丧失或部分丧失，对自身状况认识障碍。对自身躯体结构与功能的感知综合障碍是指患者感到自己的整个躯体或部分发生了改变，如四肢的长短、粗细、形态、轻重、颜色等发生了变化，与自身躯体的实际不相符合。自知力及定向障碍多见于大脑器质性疾病，精神分裂症等。

(3)情绪情感方面

情感倒错与表情倒错：情感倒错是指患者认识过程和情感活动丧失了协调性。如他听到悲伤的事件却表现为高兴和愉快。表情倒错是指情感体验与表情不协调。多见于精神分裂症。

矛盾情感：患者对同一件事情产生两种相反的、相互矛盾的情感体验。见于精神分裂症等。

强制性情感：患者没有任何外界因素的影响，突然出现不能控制的、带有强制性的哭笑等。

(4)意志行为方面：矛盾意志：患者对同一事物同时产生对立的相矛盾的意志活动。多见于精神分裂症。

(5)由于现实意识性精神活动与潜意识性精神活动相互交织，潜意识性精神活动及混乱的精神活动没有严格的区分。

4.特殊症状解析

(1)被影响、被强迫精神活动等：包括被影响性精神活动、强迫仪式、强迫行为、强迫动作、强制性情感、被控制感等。是现实意识被潜意识或潜意识性事物所影响、控制。

(2)梦游症及神游症：均是潜意识所主导的精神活动。在双重意识状态下，或潜意识活动占优势，或潜意识取代了现实意识的控制地位则形成了梦游症与神游症。若发生在白天称为神游症，若发生在睡眠时称为梦游症。

(3)周围环境改变的感知综合障碍、自知力障碍属于非真实感均属于非真实性妄想，对自身的非真实感属于变质妄想或虚无妄想。

(4)违拗症与被动服从：在正常情况下，潜意识服从现实意识的控制，这是在进化过程中，心理发展上形成的控制关系。被动服从是潜意识的"惯性"表现，这种控制关系在催眠过程中十分典型。但潜意识对于某些强迫性指令也会产生抵抗，违拗症即是潜意识对指令抵抗的表现。

(5)所谓"幻想性错觉"："幻想"属于正常想象范畴，错觉不是幻想出来的，幻觉是潜意识性知觉，是潜意识的歪曲反映。所谓"幻想性错觉"是一个"错误"概念。

三、兴奋性与抑制性精神活动

(一)临床表现

包括兴奋性精神活动、抑制性精神活动、兴奋与抑制交替性精神活动。

1.兴奋性精神活动

感觉方面有感觉过敏;思维方面有思维奔逸;注意方面有注意增强;记忆方面有记忆增强;意志方面有意志增强、精神运动性兴奋,如躁狂性兴奋、青春性兴奋、紧张性兴奋、器质性兴奋等;情绪情感方面有情感高涨、情感爆发等。

2.抑制性精神活动

感觉方面有感觉减退,分离(转换)障碍有感觉减退或消失;思维方面有思维迟缓、思维贫乏;意志方面有意志减退、意志缺乏、精神运动性抑制,如缄默症、蜡样屈曲;木僵状态,如紧张性木僵、心因性木僵、抑郁性木僵、器质性木僵;注意方面有注意减退;记忆方面有记忆减退;情绪情感方面有情感低落、情感迟钝、情感淡漠。

3.兴奋与抑制交替性精神活动

分裂情感型,又称混合型、循环型。临床特点:有典型的抑郁或躁狂病相,同时具有精神分裂症的症状。可见分裂性和情感性症状同时出现,或多次反复发病时交替出现情感性或精神分裂症症状,可伴有意识模糊。紧张型:主要表现为紧张性兴奋和紧张性木僵,两者交替出现,或单独发生。

(二)解析

1.兴奋或抑制性精神活动机制

不论现实意识还是潜意识性精神活动,均具有兴奋和抑制倾向。兴奋和抑制倾向取决于患者的遗传素质,如兴奋型及抑郁型素质,还取决于患者所处的心境,包括潜意识性心境。若是兴奋性心境,则产生兴奋性精神活动,反之,则产生抑制性精神活动。兴奋性或抑制性精神活动的程度不一,可从轻度的一般性兴奋或一般性抑制至极度的兴奋或极度的抑制。

2.患者所处的环境及心理环境

兴奋性精神活动与抑制性精神活动取决于决于患者所处的环境。潜意识性心理环境,随着潜意识心理状态,可表现为兴奋或抑制,或兴奋与抑制交替出现,由兴奋转入抑制,或由抑制转为兴奋,如紧张性兴奋和紧张性木僵交替出现。

3.木僵现象

木僵现象不能用"神经系统抑制扩展至皮层下,脑内有关适应姿势改变和保持姿势反射的功能释放"来解释,而是一种假性躯体症状。如精神分裂症的木僵,患者的感觉、知觉依然存在,躁狂性木僵是躁狂状态下的木僵等,均是潜意识所演示的动作或姿态表现。患者神经系统抑制并未扩展至皮层下的深度。

四、人格障碍

(一)临床表现

临床表现包括人格解体、交替人格、双重人格和多重人格。

1.人格解体

指对自我和周围现实的一种不真实感,对自我的不真实感是狭义的人格解体。对周围现实的不真实感称为不真实感。

2.交替人格

同一患者在不同时间内表现为两种完全不同的个性特征和内心体验,即两种不同人格,并可交替出现。多见于癔病、精神分裂症。

3.双重人格和多重人格

患者在同一时间内表现为两种人格,称为双重人格。同一患者出现两种以上的人格,称为多重人格。多见于精神分裂症。

(二)解析

1.人格解体

人格解体属于人格变质妄想或虚无妄想。

2.交替人格、双重人格和多重人格

均是潜意识的人格变化。潜意识的人格变化极端复杂,可演示出多重人格。可以是自我的一般形象,可以是伟大人物、王子、英雄、富豪、罪犯,可以是他人或某死者的化身,可以是神灵鬼怪、飞禽走兽、魔鬼等。

五、智能障碍与痴呆

(一)临床表现

1.先天性智力低下

见于大脑发育不良。

2.后天获得性痴呆

由大脑器质性损害所造成。

3.全面性痴呆

大脑呈弥漫性器质性损害,涉及到智能活动的各个方面,全面影响患者精神活动,常出现人格改变。如老年性痴呆、麻痹性痴呆等。

4.部分性痴呆

智能产生部分性障碍,如记忆力减退,或理解力降低,或分析综合困难等。见于脑动脉硬化性精神病、外伤性痴呆等。

5.心因性假性痴呆

患者对一些简单的问题的回答十分荒谬,或近似回答。多见于癔病、精神创伤性精神障碍。

6.童样痴呆

表现为类似儿童一样幼稚。多见于癔病。

(二)解析

(1)大脑先天性、后天性器质性病理损害导致相关心理中枢障碍,均可产生器质性痴呆。

(2)潜意识是心理自我形式,可反映出自我心理发展的阶段性特征,心因性痴呆、童样痴呆属于功能性痴呆,是潜意识性思维活动(智能)同行恢复到自我发展的早期阶段的表现。

六、记忆与遗忘

(一)临床表现

1.顺行性遗忘

即回忆不起疾病发生后一段时间所经历的事件。见于脑损伤等。

2.递行性遗忘

即回忆不起疾病发生之前某一段时间的事件。见于卒中、颅脑损伤、老年性精神病等。

3.进行性遗忘

记忆过程全面障碍。多见于老年痴呆。

4.心因性遗忘

由严重精神创伤引起。

5.错构症

患者将过去生活中所经历过,但在他所指的那段时间内却并未发生的事件,说成是在当时发生的,并坚信是事实。见于酒精中毒性精神病、精神发育不全、脑器质性疾病等。

6.虚构症

患者在回忆中将过去事实上从未发生的事或体验,说成确有其事。多见于中毒性精神病、酒精中毒性精神病、麻痹性痴呆等。

想象性虚构症:带有幻想性的虚构症。见于老年性痴呆、妄想痴呆综合征等。

睡梦性虚构症:内容荒谬,变换不定,丰富多彩。见于酒精中毒性精神病、老年痴呆、脑器质性精神病等。

7.潜隐记忆(或称歪曲记忆)

指患者对不同来源的记忆混淆不清,相互颠倒。患者把自己过去看到过的或听到的,或是在自己梦中体验过的事物的回忆,认为是自己实际体验过的事物。

(二)解析

1.器质性遗忘

器质性遗忘是各种器质性病理所致的,与记忆相关的结构、功能的损害有关。

2.暂时性遗忘

暂时性遗忘是功能性遗忘,由与某种与记忆相关的神经信息通道的"关闭"或"阻滞"所致,如在现实意识状态下,对某个熟悉的人的名字的暂时遗忘;在催眠时,随催眠师"忘记某数字"的暗示指令所致的数字遗忘。心因性遗忘属于暂时性遗忘,是由心理因素所致的遗忘。

3.永久性遗忘

永久性遗忘由记忆系统不可逆的、永久性的破坏所致。

4.进行性遗忘

进行性遗忘是中枢神经系统进行性病理损害所致,如老年痴呆。

5.顺行性遗忘

主要是识记功能的损害所致,即不能识记近期事物。

6.逆行性遗忘

损害涉及已形成的记忆功能,即不能回忆已经形成的记忆。

7.错构症、虚构症、潜隐记忆

不是记忆错误,不属于记忆障碍,而是潜意识性"创造性"思维的表现。

8."似曾相识"属于错认

潜意识对客观刺激的歪曲反映,即客观刺激的潜意识化,新的刺激被改变性质,融入潜意识的"熟悉景象",包括人物及环境。似曾相识在梦中十分普遍,如梦见过去熟悉的场所(房屋、街道、人、事、物等),虽然不是现实场景的重现,但均被潜意识认为是熟悉的(相识)事物。

9.旧事如新或生疏感

属于失忆症,对过去熟悉的事物失去记忆,过去的、熟悉的事物再度呈现,不能再认,重新识记,产生"新的"感知觉。

七、低级的精神活动

(一)临床表现

包括思维、情绪情感、意志行为等方面的表现。

1.思维方面

持续言语:患者单调地重复某一概念,或对一些不同的问题总是用第一次回答的话来回答。

重复言语:患者常重复他所说的最末几个字或词。

刻板言语:患者机械而刻板地重复某些无意义的词语或句子。

模仿言语:患者模仿周围人的话,别人说什么,患者跟着说什么。

2.情绪情感方面

表情欣快、做作,或表情简单、刻板,或幼稚、愚蠢、呆傻等。

3.意志行为方面

刻板动作:患者单调而重复地做一个毫无意义的动作。常和刻板言语同时出现。

模仿动作:患者毫无目的,毫无意义地模仿他人的动作。常和模仿言语同时出现。

持续动作:患者重复地做刚才所做的动作。常和持续言语同时出现。

离奇动作、古怪动作:出现幼稚、愚蠢、作态、持续动作、刻板动作、模仿动作、伸舌、吸吮、强握等。患者的行为离奇古怪,不可理解。

上述症状多见于脑器质性疾病、癫痫精神障碍、精神分裂症等。

(二)解析

低级的精神活动是神经系统功能抑制加深,潜意识性思维活动回复到自我心理发展的早期的表现。一些低级的原始性精神活动出现,如思维、言语、动作、情绪等各方面表现出简单、刻板、幼稚、愚蠢、古怪、离奇的精神活动,甚至出现伸舌、吸吮、强握等原始性本能活动。

八、假性躯体症状(分离性症状)

(一)所谓"躯体化""转换"与"分离"

1.相关论述

(1)躯体化:躯体化(somatization)是 steckel(1943 年)提出的概念。原指表现为躯体障碍的一种深层神经症(deep-seated neurosis),与弗洛伊德的"转换"概念相同,其后,这一术语的含义演变为泛指通过躯体症状表达心理痛苦的病理心理过程。躯体化作用的发生通常不为患者意识到,但诉述的躯体症状不是阻抑在无意识领域的内心冲突的象征性表达,而是与不愉快的情感体验,特别是焦虑和抑郁密切相关,因此,有别于"转换"。躯体化作用是临床上和社区中相当常见的现象,并不限于癔症。所谓躯体化障碍只不过是躯体化作用较严重的一种类型,躯体化作用在躯体化障碍的发病机制中较其他癔症类型更为突出。

(2)转换:是弗洛伊德早期(1894 年)提出的概念。他认为癔症患者的性心理发展固着于早期阶段,即"恋父"情结阶段,其性冲动受阻抑,于是其精神能量转化为躯体症状,这不仅保护了患者使他不能意识到性冲动的存在,而且,这种躯体症状往往是内心冲突的一种象征表达,从而使患者免于焦虑(原发性获益)。这类癔症患者对自己的躯体功能障碍常表现漠不关心的态度,19 世纪的法国医生称之为"泰然漠视",这种态度给人一种印象,似乎患者并不关注自身躯体功能的恢复,而是想保留症状从中获得某种社会利益(继发性获益),尽管患者本人通常并未意识到症状与获益之间的内在联系。但病理心理学家认为这类患者存在无意识动机,转换症状是由患者未觉察到的动机促成的,患者有了这类症状,便具有了患者身份,可以享受患者权利。其症状本身足以说明工作任务未完成并非本人的过错,或以此索取赔偿或驾驶他人的目的,因此,有人把转换症状看作是患者与外界的一种非语言交流,但行为学家则认为,转换症状是患者对遭受挫折的生活经历的一种适应方式,而病后的获益通过操作性条件反射使症状强化,癔症的症状被看作是一种学习到的反应,患者一旦发现这类症状可以减轻困难处境给他带来的焦虑,并使他的依存需要得到满足,症状便会被强化,持续存在,或在以后遇到困难时再次出现。

(3)分离:分离是 janet(1889 年)提出的概念,他指出在许多精神障碍中一些观念和认知过程可从意识的主流中分离出去,转变为神经症性症状,如瘫痪、遗忘、意识状态改变和自动症等,但通过催眠,可把这些观念和过程重新整合,恢复正常状态,他认为这些分离的成分都是下意识的,意识分离主要是不同意识成分整合的障碍,是催眠现象和各种癔症发生的基础,但弗洛伊德则认为分离是阻抑的一种变型,是一种积极的防卫过程,它的作用在于令人感到痛苦的情感和思想从意识中排除掉。现代的一些学者认为分离即是转换性障碍,也是分离性障碍的基本的病理心理机制,其发生与急性精神应激或自我催眠有关,这些患者常有暗示性增高,知觉、记忆和身份识别等心理功能的整合被抑制,便表现为各种分离症状。分离症状和转换症状可见于多种神经精神疾病和躯体疾病,国内外对本病的大量随访观察结果表明,神经系统器质性疾病,如癫痫、多发性硬化、肝豆状核病变、颅内占位性病变等,精神疾病,如精神分裂症、抑郁症、人格障碍等,躯体疾病,如肝性脑病、破伤风等。

2.简评

(1)躯体化:所谓"深层神经症"是指什么?"通过躯体症状表达心理痛苦的病理心理过程"的机制是什么?这都是未知R,或为学者们的主观臆想。

(2)转换:弗洛伊德的精神分析理论框架已从精神分析学派内部逐步被动摇。所谓"性冲动受阻抑,于是其精神能量转化为躯体症状""这种躯体症状往往是内心冲突的一种象征表达""原发性获益""继发性获益"均是主观臆想出的概念。病理心理学家认为"这类患者存在无意识动机""一种非语言交流"。行为学家则认"转换症状是患者对遭受挫折的生活经历的一种适应方式"等,均是主观臆想。

(3)"分离(转化)性障碍"概念:现代的一些学者认为"分离即是转换性障碍,也是分离性障碍的基本的病理心理机制",因"分离"与"转换"难以区分,将二者捏合起来,形成了"分离(转化)性障碍"概念。

(4)所谓"转换"与"分离":所谓"转换"机制是一种主观的臆想。所谓分离是指"一些观念和认知过程可从意识的主流中分离出去,转变为神经症性症状","这些分离的成分都是下意识的"。但不是指"自我"的分离,不是指"现实意识与潜意识的分离"。"分离(转化)性障碍"概念是一个模糊不清的概念。

(二)躯体症、假性躯体症表现

躯体症状是指各种躯体疾病的症状,诸如炎症的红、肿、热、痛,外伤的出血、疼痛,胃肠道疾病产生的疼痛、打嗝、反酸、恶性、呕吐等,心脏病产生的心悸、胸闷、气短等。躯体性疾病均有各自的躯体性症状、体征。假性躯体症状是心理现象,查无器质性疾病,故称为假性躯体症状。

1.假性躯体症临床表现

(1)分离性运动症状:如分离性瘫痪、肢体震颤、抽动或肌阵挛、起立或行走不能、失声症等。症状与神经解剖不符。

(2)分离性感觉症状:如表现为躯体感觉缺失、感觉过敏、听力丧失、弱视、失明、管窥等,症状与神经解剖不符。

(3)假性躯体症状:以躯体症状为主要表现常见的症状有胃肠道症状有不适、疼痛、打嗝、恶性、呕吐、咽喉异物感等,呼吸、循环系统症状有心悸、胸闷、气短等。心脏神经症、胃神经症、心因性呃逆、肠激惹综合征、心因性过度换气等,皮肤感觉异常,部位不定的疼痛、痒、烧灼感、沉重感、紧束感、蚁行感等。肢体有肿胀感、麻木感感等。

(4)"疑病症"的假性头痛、面部痛、腰背痛等,可为钝痛、胀痛、酸痛和锐痛。

2.解析

(1)自我(意识)分离:按新的潜意识理论,分离是指现实意识与潜意识的分离,精神活动分离为现实意识性与潜意识性精神活动两类,包括两种感知觉、思维、思想、观念、情绪、情感、行为等。

(2)梦是潜意识性精神活动的全面展示:是一种心理现象,是一系列创造性精神活动。广义妄想是潜意识性思想、观念、思维及其相关的精神活动,按妄想内容分类,是五花八门的、形形色色的,包括"伤病妄想"。"伤病妄想"在梦中十分常见,有"症状""体征",形象的鲜明性、情节的生动性,犹如真实一般。

(3)自我伤病妄想:"假性躯体症状"是伤病妄想的症状。

(4)"假性躯体症状"精神分裂症症状:假性躯体症状不是孤立产生,而是精神分裂症的临床症状的一部分。

(5)催眠术:催眠术几乎可以"复制出"全部假性躯体性症状。

第二节　局限性精神症状解析

局限性精神症状见于脑器质性疾病,如脑肿瘤、脑损伤等脑部疾病及一些神经病理性实验研究。一方面,脑器质性疾病可作为精神疾病的第二病因,导致中枢神经系统产生病理性功能抑制,产生广泛性精神症状。另一方面,器质病变直接作用于局部不同的皮层区,可产生局部的神经、精神症状。

一、大脑皮质功能区

(一)鲁利亚(Luria)把人脑分为三个基本的机能联合区

第一机能联合区,主要就网状结构而言,其基本机能是维持大脑皮层兴奋状态;第二机能联合区主要是指大脑半球后半部的各种感觉区(视觉区、听觉区、本体感觉区),由大脑皮质的不同层次分别形成第一级、第二级、第三级皮质区,其基本功能是接受信息,加工信息,保存信息;第三机能联合区主要指大脑半球前半部的运动区,它也有大脑皮质的不同层次而分别形成第一级、第二级和第三级运动皮质区,其基本机能是,在第三级和第二级运动皮质区内,形成运动的计划和纲领,然后由第一级运动皮质区将准备好的运动冲动发放到外周。

(二)鲁利亚将中央沟后面的全部脑区分成三类皮质区(感觉区)

初级区一般称初级投射区,它们具有高度模式特异性,例如每个特殊区对高度分化的视觉、听觉、或本体感觉信息发生反应。第二区与初级投射区临近,在这里模式特异性的信息整合成有意义的整体。一般而言,初级区可能与感觉有关,而第二区则与知觉和认识有关。这些第二区的破坏则会引起局限于一种知觉模式的认识或知觉障碍。例如听觉、视觉、和触觉失认症。第三区可整合多种感觉模式的信息。第三区的破坏引起凌驾于任何单个模式之上的障碍。

(三)额叶结构(运动区)

运动区也是类似地分等级排列的,即运动皮质、前运动皮质、(运动的组织)和前额皮质(高级整合)。

二、心理中枢

心理活动是自我整体形式的活动,心理活动的控制基础是各级、各类心理中枢,最高级别的心理控制中枢是现实自我(现实意识)。各级、各类心理中枢的损害,则导致各种局限性精神症状。

（一）触觉失认症

触觉质量失认症是顶叶病变的征象。听觉失认症：听觉认识障碍的病理解剖基础在主半球第一颞回是极大多数学者的意见。

（二）视觉失认症

皮质性盲，病变在纹区（17 区，Brodmann）。意念运用不能症：Dejerine、Nielsen 认为意念性运用不能症的出现表明大脑有弥漫性或播散性疾病存在。

（三）失语症

Grasset 和 Charcot 综合各家报道，分言语中枢为四个区域：口语表达区或 Broca 区，在第三额回后端。文字书写区或 Exner 区，在第二额回后端。口语领悟区或 Wernicke 区，在第一颞回与第二颞回后端。文字阅读区在角回。

三、局限性神经、精神症状产生规律

（一）症状与病变的部位、性质相关

神经系统局限性症状与器质性病变的部位、性质等相关。

（二）症状与各种生理、心理中枢相关

神经系统不同部位不同功能层次，具有各种特定的生理、心理中枢，不同部位直接的病理损害，可产生特定的神经症状及精神症状。

（三）症状与皮层的等级相关

初级区，一般称初级投射区，它们具有高度模式特异性，初级投射区可能与感觉有关。第二区，在这里模式特异性的信息整合成有意义的整体，第二区则与知觉和认识有关。第三区可整合多种感觉模式的信息，第三区的破坏引起凌驾于任何单个模式之上的障碍。病理性损害的等级：损害等级越低，精神症状越简单，损害等级越高，临床表现越复杂。

（四）局限性病理不是绝对的

若病理损害足以产生神经系统功能抑制，潜意识活动出现，其精神、神经症状则不属于局限性症状范畴。

（五）病理性质

特定的神经及精神症状可分为刺激性症状与破坏性症状。刺激性症状是指病变对大脑某局部区域的刺激作用导致该区域的生理中枢、心理中枢的兴奋，并产生相应的神经、精神现象；破坏性症状是指病变对大脑某局部区域的破坏导致该区域的生理中枢、心理中枢的破坏，产生相应的的神经、精神功能的丧失。

第三节　非精神分裂性精神病

非精神分裂性精神病是指潜意识与现实意识分化较差，自我意识分离不明显的精神疾病，异常精神活动（症状）是现实意识领域的常态化表现。非精神分裂症性精神病多见于精神发育迟滞、病态人格及一些儿童精神病综合征。

一、非精神分裂症性精神病均有不同程度的心理发育障碍

自我意识的分化：心理发展以原始心理(本能)为基础。在现实自我心理发展的同时，潜在心理自我(潜意识)也随之同步发展。在心理不断地发展过程中，潜意识始终沦为现实意识的控制下，成为下级心理中枢，称为"自我意识的分化"。

重度精神发育迟滞者：现实意识与潜意识分化不明显，其精神活动呈现出原始、低级、简单的特征，如点头、摇摆身体、爬行、奔跑、冲撞，甚至自伤。有的患者不会进食或乱抓东西吃，不能分辨亲疏，情感倒错，表情愚蠢等。异常的精神活动是现实意识领域常态化表现。

中、轻度精神发育迟滞者，现实意识与潜意识分化较明显，在现实意识领域，精神活动具有正常的一面，也有原始、低级、简单的一面，表现出一定的异常精神现象，异常精神现象是现实意识领域常态化表现。

精神活动特征：精神发育迟滞者，精神活动原始、低级、简单的特征是自我意识发展初期阶段的表现，不是潜意识活动，属于非精神分裂性精神病。

二、精神分裂症

轻、中度精神发育迟滞者由于现实意识控制力较薄弱，若因某种病理因素作用，潜意识性精神活动易于显露，造成意识分离，产生精神分裂现象，在常态化异常精神现象基础上，又出现各种精神症状，如强迫行为、幻觉、自伤行为等，尤其是出现精神自动、妄想、幻象"三主症"，可视为"精神分裂症"。

第九章 广义精神分裂症

第一节 精神分裂症的病因

大脑是精神或心理的器官,脑的正常功能产生正常的精神或心理活动,病理性精神或心理活动自然是脑功能障碍的表现。关于精神疾病的确切病因,在精神疾病的病因研究方面,进展缓慢,特别是一些常见的精神病,如精神分裂症等的病因还处于探索阶段,至今尚未完全被阐明。但需要指出的是,神经科学并不是把精神现象简单还原成为神经传导,也不能仅仅用突触、受体和神经环路来解释各种精神活动。精神现象也不能仅仅还原为神经生化、神经生理现象。

关于精神障碍总的病因病理,我们以传统精神病学中的精神分裂症病因病理为基础,结合传统精神病学中的各种精神疾病的病因病理展开讨论,最终阐明广义精神分裂症的病因病理。

一、遗传是精神疾病产生的基础,即第一病因

遗传学(genetic)研究:遗传学是指基于基因序列改变所致基因表达水平变化,如基因突变、基因杂合、基因丢失等。对于所谓"功能性精神障碍"如精神分裂症、心境障碍、惊恐障碍等进行了家族性研究,共同的结论是这些疾病具有遗传性。目前,绝大多数精神障碍都不能用单基因遗传来解释,而是多个基因的相互作用,使危险性增加,加上环境因素的参与,产生了精神疾病。对多基因的相互作用的研究十分困难,这是精神疾病病因研究进展缓慢的主要原因。在多基因遗传病中,遗传和环境因素的共同作用,决定了某一个体是否患病及疾病类型。目前,基因与环境的相互作用产生疾病或行为问题已经成为人们的共识。

表观遗传学(epigenetics)研究:表观遗传学是与遗传学相对应的概念。表观遗传学是指基于非基因序列改变所致基因表达水平变化,如 DNA 甲基化和染色质构象变化等。这种表观遗传的改变有遗传致下一代的倾向。

(一)调查研究

1.遗传因素

国内外大量有关精神分裂症的家系调查、双生子及寄养子的研究均发现遗传因素在本病的发生中起重要作用,与患者血缘关系越近,则患病的风险度越大,亲属中患病的人数越多。单卵双生子(MZ)的同病率(约为 50%)至少为双卵双生子(DZ)的 3 倍,为普通人群的 40~60 倍。对寄养子的研究,亦提示遗传因素也起主导作用。传统精神病学中的心境障碍、妄想、躯

体形式障碍及癔症[分离(转换)性障碍]、惊恐障碍、恐惧症、广泛性焦虑障碍、强迫障碍、人格障碍、精神发育不全等均有一定的遗传性。各种器质性精神障碍与遗传因素有关。体质、个性心理特征都与遗传有关。

2.精神疾病的个性特征

个性心理特征与精神疾病临床类型相关,个性是在遗传基础上,在后天发展中形成的,具有一定的遗传成分。

个性心理特征与精神病的关系很早就受到重视。不少学者认为,不同的体质和个性特征容易发生某一类型精神疾病。E.Bleuler认为,精神分裂症患者常见于分裂性人格,且有发展成为潜隐型精神分裂症的可能。Mayerk-Gross指出,有30~50%的精神分裂症患者在病前无精神因素,其发病与分裂性格有关。又如躁狂抑郁症与循环型病态人格的关系也像精神分裂症一样。一些人的性格自幼就明显偏离正常、适应不良,称之为人格障碍。有些人格障碍与精神障碍的类型关系密切,如具有表演型性格的人易患癔症(分离障碍),具有强迫性格的人易患强迫症,分裂样人格障碍的人易患精神分裂症。

巴甫洛夫学派提出了神经类型学说。根据神经活动过程的强弱、均衡性和灵活性,将常见的神经类型分为四种:强不均衡型(兴奋型)、强均衡灵活型、强均衡堕性型及弱型(抑制型)。根据两个信号系统的关系,又可分为艺术型、思维型及中间型。巴甫洛夫指出,强不均衡型及弱型在不利的情况下,容易出现精神病或神经官能症。如精神分裂症的患者多偏于弱型,躁郁症(心境障碍)患者多偏于强不均衡型,而神经衰弱患者多见于弱型或中间型。癔病(分离障碍)患者则一般与弱型和艺术型相结合为主,而精神衰弱患者则表现为弱型和思维型相结合。

(二)精神分裂症遗传学模式

精神分裂症是一个遗传学模式复杂、具有多种表现型的疾病,确切的遗传模式不清。近年来,大量研究提示,有以下染色体位点与精神分裂症的发生密切相关,如 6p24~p22,6q13~q26,10p15~p11,22q12~q13 等。对这些染色体位点的进一步分析提示,目前最可能成为精神分裂症致病候选基因是:精神分裂症1断裂基因(DISC1),代谢型谷氨酸受体3基因(GRM3),儿茶酚氧位甲基转移酶(COMT)基因,神经调节蛋白基因(NRG1)等。研究显示,这些基因对精神分裂症的易感性起到部分作用。

(三)遗传因素导致神经发育异常

神经发育的影响因素有遗传、表观遗传和环境因素:在个体发育的早期,由于遗传和环境因素的相互作用,影响了特定脑区(或环路)的发育,导致神经发育异常。而不同脑区发育异常则分化为各种不同的精神疾病类型,表现出不同的临床特征。

精神分裂症神经发育假说:精神分裂症的发生可能与神经发育异常有关。精神分裂症神经发育假说认为,由于遗传因素(易感性)和某些神经发育危险因素[妊娠期与出生时的并发症、妊娠期间暴露于流感病毒或母爱剥夺,Rhesus(Rh)因子不相容等]的相互作用,在胚胎期大脑发育过程就出现了某种神经病理改变,主要是新皮质形成期神经细胞从大脑深部向皮层迁移过程中出现了紊乱,导致心理整合功能异常。精神分裂症神经发育异常的证据可概括如下:

脑解剖和神经病理学研究发现,精神分裂症患者有边缘系统和颞叶结构的缩小,半球不对称;海马、额叶皮层、扣带回和内嗅脑皮层有细胞结构的紊乱,推测是在脑发育阶段神经元移行异位或分化障碍造成。皮层结构的改变,破坏了皮层联络的正常模式,这些大脑皮层结构改变的同时,不伴有神经系统退行性改变的特征,故其组织学改变更倾向于神经发育源性。

脑影像学研究发现,部分患者有脑室(尤其是侧脑室和第三脑室)扩大和脑皮质萎缩,大脑皮层结构的变化在病前就明显存在,与神经发育损害一致;部分患者有额叶功能低下,与正常人群比,在认知刺激作用下,额叶代谢低下,血流不足,激活较差,且与病前的神经心理缺陷(执行功能)有关;不少研究者发现,脑部的上述影像学改变,也见于患者的一级亲属。以上这些发现提示,遗传因素可能是构成精神分裂症大脑皮层结构发育异常的基础。

临床研究发现,神经发育异常的外部表现体现在以下几方面。第一,病前轻度躯体异常,常见的有上眶凹陷或突出、眼裂下斜、鼻翼不对称、耳叶小、手掌长、通贯掌等。第二,社会适应性与个性特征异常,如童年期发育延缓,并有认知障碍,语言智商的成绩较差,尤其是语言发育迟缓和面部异常运动者,预示有可能发生精神分裂症;部分患者病前表现体育、品行成绩较差,缺课,孤独,焦虑等。第三,神经功能异常,表现在运动协调、感觉统合、神经反射的形成等方面。如眨眼频率增加、平稳眼跟踪异常、警觉水平下降或过度警觉状态等。第四,神经心理异常,精神分裂症患者的神经心理测验结果类似于脑器质性精神障碍患者的结果,只是程度较轻。患者在注意、记忆、智能、概念的形成与抽象等方面均有不同程度的损害。其中以语义记忆、执行功能和注意受损更为明显。

二、精神疾病产生的诱发因素,称第二病因

精神障碍的躯体疾病因素、环境因素、心理、社会因素,是精神疾病产生的诱发因素,称第二病因。

(一)环境因素

环境因素在精神分裂症的发病中是肯定的。单卵孪生子的遗传物质是完全相同的,如果没有环境因素的作用,其同病率应该很高,可是实际资料并非如此,如1960年后的资料显示,单卵孪生子的同病率低于50%。躯体疾病因素、环境因素、心理、社会因素对于精神分裂症的产生也是至关重要的。

(二)心理、社会因素

包括应激性生活事件、情绪状态、性别、年龄、父母的养育方式、社会阶层、社会经济状况、文化宗教背景、人际关系等。与心理、社会因素相关的精神障碍如反应性精神障碍、创伤后应激障碍、适应障碍等。也可以作为相关因素影响精神障碍的发展,还可以在躯体疾病的发生、发展中起重要作用,如各种心身疾病。

(三)疾病因素

如神经系统器质性疾病、躯体疾病、感染、创伤、营养不良、毒物等各种原发疾病可诱发精神障碍,属于症状性精神疾病,或称为精神症状。

(四)神经生化因素

属于精神疾病的诱发因素之一。

三、神经生化机制

精神分裂症的中介机制:近年来,国外学者对中介机理进行了大量研究。研究着重于神经生理、神经生化、内分泌和免疫过程等的中介机理。Mason 研究情绪的精神内分泌学,他认为心理因素大大地改变了体内的激素水平,因而影响了所有的代谢过程。遗传上的某种素质和个性特征及机体机能状态等也影响中介机理,改变对疾病的抵抗能力。在中介机理中,大脑的神经生化假说尤其受到人们的关注。

(一)精神分裂症的神经生化假说

1.多巴胺(dopamine,DA)假说

该学说认为精神分裂症是中枢 DA 功能亢进,或由于 DA 受体增加导致对 DA 的敏感性增加所致。该假说支持的证据主要包括,长期使用促进多巴胺释放剂如苯丙胺,会使正常人产生幻觉和妄想;抗精神病药物因拮抗多巴胺 D2 受体,对精神分裂症的阳性症状有效。然而,DA 亢进假说不能解释精神分裂症其他方面的表现(如阴性症状和认知缺陷等)。新近的研究提示,前额叶 DA 功能低下可能与患者的阴性症状和认知缺陷有关。

2.谷氨酸假说

该理论有三个方面:其一是中枢谷氨酸功能不足可能是精神分裂症的病因之一。因谷氨酸受体拮抗剂如苯环利定可在受试者身上引起幻觉、妄想及情感淡漠、退缩等症状。谷氨酸是皮层神经元重要的兴奋性递质,脑发育早期突触的形成、突触的维持及突触的可塑性均受到谷氨酸系统的影响。其二,不少研究认为精神分裂症的多巴胺功能异常是继发于谷氨酸神经元调节功能紊乱基础上。其三,目前已经发现的精神分裂症易感基因都与谷氨酸传递有关。

3.5-羟色胺(5-HT)假说

该假说源于 5-HT 激动剂麦角胺二乙酰胺(LSD)能导致幻觉。5-HT 可能与情感、行为控制及 DA 调节释放有关。尸体检查和脑功能影像学研究发现,精神分裂症患者额叶皮质 5-HT$_2$ 受体表达下降,进一步支持 5-HT 在精神分裂症发病中的病理生理作用。

4.伽马氨基丁酸(GABA)假说

GABA 是脑内主要的抑制性神经递质。GABA 与精神分裂症有关的理由如下:首先,患者大脑皮质 GABA 合成酶(谷氨酸脱羧酶)水平下降;其次,一种特殊类型的 GABA 能神经元(其中包含微清蛋白)的密度及其突触末梢均减少;最后,GABAA 受体表达异常。

5.其他

此外,精神分裂症可能还有神经肽、肾上腺素、乙酰胆碱等相关等。

(二)心境障碍的神经生化假说

1.5-羟色胺(5-HT)假说

该假说认为 5-HT 功能活动降低可能与抑制发作有关,5-HT 功能活动增高可能与躁狂发作有关。阻止 5-HT 回收的药物(如选择 5-HT 再摄取抑制剂)、抑制 5-HT 降解的药物(如单胺氧化酶抑制剂)、5-HT 的前体色氨酸和 5-羟色氨酸均具有抗抑郁作用;而选择性或非选择性 5-HT 耗竭剂(对氯苯丙氨酸与利血平)可导致抑郁。一些抑郁发作患者脑脊液中 5-HT 的

代谢产物 5-羟吲哚乙酸(5-HIAA)含量降低,浓度越低,抑制程度越重。抑郁发作患者和自杀患者的尸、脑研究也发现 5-HT 或 5-HIAA 的含量降低。

2.去甲肾上腺素(NE)假说

该假说认为 NE 功能活动降低可能与抑制发作有关,NE 功能活动增高可能与躁狂发作有关。阻止 NE 回收的药物(如选择性 NE 再摄取抑制剂等)具有抗抑郁作用;酪氨酸羟化酶(NE 生物合成的限速酶)抑制剂 α-甲基酪氨酸可以控制躁狂发作,并可以导致轻度抑郁或抑郁障碍恶化;利血平可以耗竭突触间隙 NE 而导致抑郁。抑郁发作患者中枢 NE 浓度降低。

3.多巴胺(DA)假说

该假说认为 DA 功能活动降低可能与抑郁发作有关,DA 功能活动增高可能与躁狂发作有关。阻止 DA 回收的药物(安非他酮)、多巴胺受体激动剂(嗅隐亭)、多巴胺前体(L-多巴)具有抗抑郁作用;能够阻断 DA 受体的抗精神药物可以治疗躁狂发作。

(三)其他

神经症等的神经生化假说(略)。

(四)对神经生化假说的简评

1.精神分裂症与心境障碍均有兴奋性递质 DA 假说及 5-羟色胺假说

在精神分裂症的神经生化假说中,如果 DA 功能亢进与精神分裂症患者阳性症状(幻觉、妄想等)有关。DA 功能相对低下与阴性症状(情感淡漠、意志减退等)有关。在心境障碍神经化学假说中,如果 DA 功能活动增高可能与躁狂发作有关。DA 功能活动降低可能与抑郁发作有关。帕金森病是一种重要的神经系统退行性疾病,是由黑质纹状体系统的退行性变导致神经递质 DA 功能低下。其临床表现主要是肌肉僵化、运动迟缓、静止震颤和姿态不稳等相关脑区或中枢受损的障碍,也可以出现其他精神方面的症状。同是 DA 功能亢进或低下,为什么有的表现为精神分裂症,有的表现为心境障碍,有的表现为帕金森病?

2.精神分裂症与心境障碍均有兴奋性递质 5-HT 假说

在精神分裂症的神经生化假说中,如果 5-HT 功能亢进与阳性症状有关,5-HT 功能低下与阴性症状有关。在心境障碍神经生化假说中,如果 5-HT 功能活动增高可能与躁狂发作有关。5-羟色胺功能活动降低可能与抑郁发作有关。同是 5-HT 功能亢进或低下,为什么会分别表现为精神分裂症及心境障碍?

3.心境障碍的双相型

在心境障碍的双相型中,双相 I 型,只有一次或多次躁狂发作或混合发作,又有重性抑郁发作,这是临床上最常见的情感障碍。双相 II 型,指明显的抑郁发作,同时有一次或多次轻躁狂发作,但无躁狂发作。快速循环型:指双相障碍患者频繁发作(每年发作 4 次以上),发作可以是躁狂、轻躁狂,抑郁或混合发作。按神经生化 DA 或 5-HT 的假说,同一个心境障碍的双相型患者,他的 DA 水平或 5-HT 水平呈现出决然相反的变化,其学说就自然失去了依托。

4.甲状腺机能亢进和甲状腺机能减退

甲状腺机能亢进和甲状腺机能减退时的精神障碍,就病因的性质而言,它们是完全相反的,但都导致精神障碍。

5.神经生化的改变作为精神障碍的病因之一

在精神分裂症中,DA假说不能解释精神分裂症更多的复杂的其他方面的表现。与各种神经系统器质性疾病、躯体性疾病、内分泌疾病、感染、创伤、毒物等产生的精神障碍的病因一样,只是精神病的诱发因素。

6.因果关系

各种心理或精神活动决定神经生理、神经生化、内分泌等的相应变化,是因果关系,精神活动是因,生化改变是果。在正常情况下,神经生化的控制属于自动控制系统,其功能是随着精神活动的改变而改变的,如兴奋和抑制、感觉、知觉、情绪、思维、动作、运动、行为活动等,均可引起神经生理、生化、内分泌等的相应变化。在病理情况下也是这样,神经生化也与病态的精神活动相适应。精神活动决定神经生化的相应改变是普遍的生理机制。不能把精神现象简单地还原为神经生化、神经生理现象。精神病的神经生化假说不能成立,且偏离了精神病主要病因研究的方向。

第二节 精神分裂症传统的病理机制

一、巴甫洛夫学派高级神经活动学说

(一)巴甫洛夫学派高级神经活动学说关于精神分裂症的解释

巴甫洛夫学派应用高级神经活动病理生理学的研究,解释精神分裂症的症状。认为精神分裂症的症状是产生于大脑皮质慢性催眠状态的基础之上。抑制过程有不同的深度和广度,有时可扩散至皮质下部。如以运动性抑制解释紧张症的缄默不语、不动、对周围刺激不起反应。以大脑皮质运动区高度衰弱性和相继诱导的原理解释违拗症。对蜡样屈曲和倔强症的产生机理,则用大脑皮质受抑制,脑内有关适应姿势改变和保持姿势反射的功能释放来解释。并用正诱导的关系,加强皮质下的兴奋性,出现冲动行为。青春型患者的愚蠢行为、性欲食欲本能到错,以及紧张性兴奋等的产生机理均属此类。

波波夫认为精神分裂症患者的思维障碍,如概念应用不当、相互顶替或发生颠倒,将两种相似的现象或字的相互结合等,与正常人睡梦中的思维有共同之处。其产生机理是一种分化障碍。精神分裂症的思维特点是对综合性刺激缺乏鉴别能力。当抑制过程波及的到皮质下情感反射弧时,则出现情感淡漠和迟钝。

巴甫洛夫学派以大脑皮质病理堕性兴奋灶并通过负诱导来解释妄想的不可说服性和缺乏批判力。以逆转机理解释妄想的内容与患者平时所想、所期望的完全相反的现象。

(二)对巴甫洛夫的高级神经活动学说的简评

巴甫洛夫的高级神经活动学说对于精神疾病理论的主要贡献是"中枢神经系统的病理性功能抑制"学说。

巴甫洛夫学说对精神疾病及其症状产生机制的解释是牵强的。用所谓"正诱导""负诱导""位相状态""相继诱导""逆转机理"等,对精神分裂症的种种解释是混沌不清的,是似是而非的。高级神经活动病理生理学及其他相关学说或理论,均是在现实意识领域内的研究,仅仅在现实意识领域内欲想揭示精神疾病的产生机制是徒劳的。

巴甫洛夫高级神经活动病理生理学的研究,"认为精神分裂症患者的思维障碍等,与正常人睡梦中的思维有共同之处"。"精神分裂症的症状是产生于大脑皮质慢性催眠状态的基础之上"的论述提示,"正常人睡梦""催眠状态"已涉及到潜意识活动。

二、其他学说

关于精神分裂症的其他学说或理论在精神病各中讨论。

第三节 精神分裂症产生的潜意识机制

通过对传统的精神分裂症(狭义精神分裂症)的病因病理扩充到广义精神分裂症病因病理的讨论,阐述了广义精神分裂症产生的潜意识机制。

凡具有以自我意识分离为基础的精神疾病,是为广义精神分裂症。涵盖了传统精神病学中的精神分裂症、妄想、心境障碍、躯体形式障碍、分离(转换)性障碍及各种脑器质性精神病、躯体疾病性精神病、症状性精神病等。

广义精神分裂症是一系列精神分裂综合征(症候群)。精神分裂综合征有简有繁,简单的仅有较少的症状组成,复杂的有多重症状组成。

广义精神分裂症产生的潜意识机制(新的潜意识理论),排斥弗洛伊德的经典精神分析理论及其他理论。

一、广义精神分裂症产生的潜意识机制(病理)

妄想、幻象是精神分裂症的两项基本症状,妄想、幻象产生的潜意识机制被阐明,精神分裂症及其症状的产生机制已被初步揭示,精神分裂症及其症状是在双重意识状态下,妄想、幻象的衍生现象。

(一)精神分裂症产生的潜意识机制

现实意识控制功能薄弱是精神分裂症产生的重要环节。

一切引起中枢神经系统内环境变化的因素达到一定限度时,最终均是导致神经系统内环境稳定性的破坏,致使中枢神经系统发生病理性功能抑制。中枢神经系统病理性功能抑制,是广义精神分裂症的病理生理基础。

神经系统病理性功能抑制,按逆反规律发展,即由高级神经中枢依次向低位中枢发展。在神经系统的心理层面,首先表现为高级的心理功能层次逆反,即由最高级的现实意识功能层面逆反至潜意识功能层面。

现实意识控制功能减弱,潜意识功能被解放,并产生独立的、自发的精神现象,自我(或自我意识)产生了分离,患者处于现实意识与潜意识的双重意识控制状态(或精神病状态)。

双重意识控制状态:客观现实刺激作用于现实意识,产生现实意识性精神活动,即正常精神活动的一面。潜意识活动(广义妄想)是潜意识性心理事物的呈现。客观现实刺激作用于潜意识(客观刺激的潜意识化),产生潜意识性反映,这种反映可以是歪曲反映。

潜意识事物作用于现实意识(潜意识刺激现实意识化),产生"现实反映"。

潜意识性精神活动与现实意识性精神活动相互交织,通过交感效应,便产生了妄想与幻象,其中,妄想的感觉、知觉形式即是幻象(如图 8-3-1 所示)。

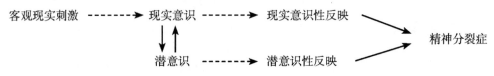

图 8-3-1　广义精神分裂症及其症状产生机理示意图

精神分裂症及其症状:在双重意识状态下,患者的精神活动具有双重性,一方面是现实意识控制的正常精神活动的一面;另一方面是妄想与幻象的病理性精神现象的一面。现实意识性精神活动与潜意识性精神活动相互交织、交感,患者同时呈现出两种精神现象(双重性精神现象)。两种精神现象相互交织,相互干扰,形成混乱性精神症状。若现实意识控制增强,患者的精神活动趋向正常;若患者现实意识控制减弱,潜意识控制增强,潜意识性精神活动(妄想、幻象)显现。

神经系统的病理性功能抑制加深,潜意识取代了现实意识控制,在睡眠状态,潜意识活动则形成了梦或梦游症;在觉醒状态形成了神游症。

随着抑制的加深,依次向皮层下、脑干及各级神经中枢逆反。各级神经中枢依次产生层层抑制及层层功能释放现象,便显示出各种原始本能活动及各种神经症状,一些病理性神经反射出现。神经症状与病理性抑制所致的神经中枢的功能相当。

神经系统功能抑制进一步加深,潜意识活动亦被抑制,机体则进入深度睡眠状态。

二、第一病因与第二病因相互作用机制

(一)第一病因是基础病因

第二病因诱发精神障碍必须以第一病因为基础,只有作用于具有精神疾病素质的人,才能导致精神疾病的产生。

(二)第二病因共同的病理机制

第二病因是多种多样的,如脑器质性精神疾病、躯体疾病所致的精神疾病、各种内分泌与代谢疾病的精神疾病、物质所致的精神疾病、营养障碍等,大脑缺血、缺氧,甚至体温变化、血糖变化、水电解质紊乱、体液酸碱度失恒等,都可以成为精神疾病的第二病因。第二病因诱发精神疾病的作用是非特异性的,虽然各种致病因素繁多,但病理机制是同一的,一切引起中枢神经系统内环境的变化的因素达到一定限度时,最终均导致神经系统内环境稳定性的破坏,致使中枢神经系统产生病理性功能抑制。中枢神经系统病理性功能抑制,是精神病的病理生理基础。

(三)基因与环境因素的相互作用机制

1.基因与环境因素的相互作用

单卵孪生子的遗传物质是完全相同的,如果没有环境因素的作用,其同病率应该很高,可

是实际资料并非如此,如1960年后的资料显示,单卵孪生子的同病率低于50%。国内外大量有关精神分裂症的家系调查、双生子及寄养子的研究均发现遗传因素在本病的发生中起重要作用,与患者血缘关系越近,则患病的风险度越大,亲属中患病的人数越多。单卵双生子(MZ)的同病率(约为50)至少为双卵双生子(DZ)的3倍,为普通人群的40~60倍。

遗传因素在精神障碍的发生中的作用是肯定的,但不是唯一的;各种环境因素、心理社会因素等,在精神疾病的发生中的作用也是肯定的;因此,精神疾病的发生是遗传因素与环境因素相互作用的结果。目前,基因与环境的相互作用产生疾病或行为问题已经成为人们的共识。

那么是什么环境因素保护了部分同卵双生子罹患疾病?遗传与环境如何相互作用?这是目前研究的热点与难点。

2.遗传因素(基因)与环境因素的相互作用机制

自我心理的形成发展。

胎儿出生时则是一个生命整体,具有先天遗传的生命功能及本能。初生婴儿的大脑皮层是一片空白,大脑皮层是先天遗传为后天心理发展设置的。大脑皮层的可塑性,是后天心理的发展的物质基础。皮层下的各种遗传性原始心理功能(本能)是后天心理发展的基础。

个体仅仅依靠先天本能是不能正常生活的,还需要后天不断地发展。个体出生后则开始在现实环境(自然环境及社会环境)中生活,现实生活是个体生活的主体。在现实环境中,学习、认知和实践是人类后天心理的发展的主要形式。学习与认知从感知觉开始,通过感觉,个体心理与环境联系起来。通过直接或间接的学习,不断地认识自然,认识社会,获得知识、经验、技能等,以至于形成思想、观念、思维活动,产生意志行为活动,能够改造自然、改造社会的活动等,促使个体向人类文明方向发展。

个体的社会化是心理发展的重要方面。在社会化过程中,凡符合现实生活原则及社会规范的心理成分得到进一步地巩固与发展;凡不符合现实生活原则及社会规范的心理成分受到压抑、限制和改造。这种矛盾推动着个体从"生物人"向"社会人"过渡,达到矛盾的统一,使人类个体的发展纳入社会规范的轨道,成为一个健康的社会人,这是人类个体社会化的核心。

从神经信息结构的观点看,心理发展过程是皮层下神经功能延续、继承、改造、发展的过程,是在皮层不断地建设新的、更高级别的神经控制中枢(心理中枢)的过程。这些新建的神经中枢是基因(如本能)与环境相互作用的产物。压抑或改造是发展、建设过程,而不是消除。心理发展也不是简单的"神经元迁移"(有人认为新皮质形成期是神经细胞从大脑深部向皮层迁移过程)过程。

大脑皮层建设新的心理中枢,是遗传基因与后天环境相互作(尤其是个体的社会化过程)用下形成的,是原始心理的延续、继承、改造、发展。在个体心理发展过程中,受基因控制的本能可以受到不同程度地改造。

社会化程度的差异:社会化是改造个体生物性遗传的重要过程。人类社会化程度不等,形成各种等级的人格层次。社会化程度越低的人,生物性特征突触,动物行为显著。年龄越小,社会化程度较差,心理的原始成分比例较大,动物性特征显著。

现实意识与潜意识领域的差异:现实意识是现实自我的意识,是最高级别的意识,是人类个体现实生活的主体意识。现实自我心理包含着发展了的原始的心理成分,如本能,这种"本能"已不是皮层下的原始本能,而是不同程度地发展(继承、压抑、改造和发展)了的本能;鉴于潜意识的稳定性或保守性(潜意识活动的不可动摇性),在自我心理发展过程中仍然保持或隐藏着各种与正常现实意识没有的原始、低级的心理活动功能,这是精神分裂症症状产生的根源。潜意识是低级的意识,受控于现实意识。现实自我与潜在自我均是自我的发展序列,均可反映出自我心理发展的阶段性特征。

在现实意识领域,不良的环境可以促发某种精神疾病的产生,良好的环境可以避免精神疾病的发生。在遗传基因与环境因素相互作用下,个体心理在后天发展过程中,对自然的、社会的环境的适应性有强弱差异,具有完全相同的精神分裂症遗传基因的单卵孪生子在心理发展过程中,适应性产生了变化,适应性强的人可以抵抗(抑制)自然的、社会的各种强烈有害的刺激因素,尽管具有某种精神障碍的遗传基因,不一定成为精神疾病的患者,但病理性遗传因素并未消除,只是受到抑制;适应性弱的人(心理脆弱的人),抵抗各种有害刺激因素能力较弱,可成为精神疾病的易患者。

按潜意识理论,精神分裂症及症状均出自于潜意识。关键取决于现实意识与潜意识控制的强度比。若现实意识控制功能减弱或薄弱,潜意识活动相对增强,潜意识活动显示,则产生精神分裂症。现实意识控制薄弱导致潜意识性精神活动是精神分裂症的重要病理机制。因此,建立强大的现实意识控制功能对于防止精神分裂症的产生至关重要。

精神分裂症发病过程中,遗传因素是基础因素,但不是唯一的,环境因素同样重要,精神分裂症的发生是二者相互作用的结果。

第十章　狭义精神分裂症

第一节　概述

一、精神分裂症定义

狭义精神分裂症或经典精神分裂症是指传统精神病学中的精神分裂症。将精神分裂症是一组病因未明的精神病,以基本个性改变,思维、情绪、行为的分裂,精神活动与环境的不协调为主要特征的常见的精神疾病。病因尚未阐明。多在青壮年起病,病程迁延,缓慢进展,有发展为衰竭的可能。

二、精神分裂症简史

十九世纪中叶以来,欧洲精神病学家将本病不同症状分别看成独立的疾病。如法国Morel(1857)首次提出早发性痴呆一词。德国 Kahlbaum(1874)描述了一种具有特殊精神障碍并伴有全身肌肉紧张的精神病,称为紧张症。Hecker(1871)将发生于青春期而具有荒谬、愚蠢行为的病例,称为青春痴呆。1896 年,德国 Kraepelin 指出上述不同描述并非独立的疾病,而是同一疾病的不同类型,总称为早发性痴呆,首次作为一个疾病单元提出。

二十世纪,瑞士精神病学家布鲁勒(E.Bleuler,1911)对本病进行了细致的临床研究,指出情感、联想和意志障碍是本病的原发性症状,而中心问题是人格的分裂,故提出了"精神分裂症"的概念。布鲁勒提出的精神分裂症概念是作为一病组提出的。至于疾病的本质,从克雷丕林首先作为疾病单元提出以来,由于病因没有解决,精神分裂症究竟是一个疾病单元还是具有相同症状特点的一组疾病,是一个长期以来有争议的问题,还有待于进一步研究来阐明。

三、病理心理机制

由于精神分裂症产生的病理心理机制不明确,理论繁多。症状学分类也是五花八门的,各家有自己的见解和观点。

四、狭义精神分裂症的归属

(一)归属的混乱性
(1)精神分裂症(狭义)是否独立的疾病有争议。

(2)精神分裂症现代分类:均指狭义的精神分裂症(传统的精神分裂症)。精神病的现代分类具有相当的不确定性。精神分裂症的临床分型是狭隘的,不足以概括更多的精神分裂症症候群或综合征。

(3)传统的精神分裂症的各种临床类型与其他精神病相互交叉,如偏执性精神病与精神分裂症的偏执型相互交叉等,其实质是同一症状在不同的分类中交叉出现,而被认为是不同的疾病。

(二)归属

1.广义的精神分裂症

凡具有自我意识分离产生的精神疾病,是为广义精神分裂症,它是一大组精神分裂症症候群或综合征,包括传统精神病学中的妄想性障碍、心境障碍、躯体形式障碍、分离(转换)性障碍等。

2.狭义精神分裂症

狭义精神分裂症是广义精神分裂症类型的一部分。

五、对传统精神分裂症有关概念的简评

由于对精神分裂症的病因,具体的发生机制未被阐明,"精神分裂症究竟是一个疾病单元还是具有相同症状特点的一组疾病,是一个长期以来有争议的问题"。

对于精神分裂症,由于精神分裂症产生的病理心理机制不明确,理论繁多。症状学分类也是五花八门的,各有自己的见解和观点。"有的学者将精神分裂症分为三大类特征性症状,即阳性症状、阴性症状和认知性症状。有的认为,精神分裂症存在以下五个症状维度(亚症状群),即幻觉、妄想症状群,阴性症状群,瓦解症状群,焦虑抑郁症状群和激越症状群"。上述论述均未涉及精神分裂症的实质问题,在概念上,过多的词语变换(如阳性症状、阴性症状、瓦解性症状等),对临床及理论研究上没有帮助,只会增加概念的混乱性。

ICD-10仍然存在不确定性。

上述理论仅仅是以现实意识领域内对精神分裂症的现象性描述,其理论未能涉及"自我""意识"及整个"精神分离",更未阐明精神分裂的具体机制。

精神分裂症定义是狭隘的。

第二节 临床表现

精神分裂症的临床症状复杂多样。可以这样说,各种精神症状均可能见于不同的精神分裂症患者中,只是出现的频率不一。症状包括感知、思维、情感、意志及行为的不协调和脱离现实环境等特点。

一、前驱症状

精神分裂症的前驱症状与起病类型有关。起病形式可分为慢性、亚急性和急性,慢性起病多见。前驱症状以性格改变和类似神经官能症症状最为常见。患者的精神活动逐渐变得迟钝,对人冷淡,与人疏远,躲避亲人并怀敌意,或寡言少语,好独自呆坐,或无目的地漫游,生活

懒散。有的患者表现为性格反常,好无故发脾气,不能自制,敏感多疑。或沉湎于一些脱离现实的幻想、自言自语、自笑,或无端恐惧。部分患者可表现为类似神经官能症症状,如失眠、头痛、易疲劳,注意力不集中、情绪不稳定、学习和工作力下降。有的患者出现强迫状态,怕脏、怕得病或毫无原因的恐惧,或刻板仪式动作。有的患者出现人格解体,出现疑病观念。有的出现思维联想障碍,谈话不中肯,令人费解等。部分患者亚急性起病,情感障碍表现为抑郁、忧愁、强迫性症状、或疑病观念,妄想体验等。急性起病者,突然出现兴奋躁动、冲动毁物、行为反常、情感恐惧、困惑、毫无原因的喜悦等。

二、典型精神症状

典型精神症状包括思维、情感、意志行为等全面障碍。

(一)思维联想障碍

思维联想过程缺乏连贯性和逻辑性,是精神分裂症最具有特征性的症状。其特点是患者在意识清楚的情况下,思维联想散漫或分裂,缺乏具体性和现实性。

破裂性思维:即患者在言语或书写中,语句之间、观念之间、上下文之间缺乏内在意义上的联系,因而失去中心思想和现实意义。

逻辑倒错性思维或诡辩论,有时逻辑推理荒谬离奇。

词的杂拌:言语支离破碎,个别词之间,也缺乏联系。

联想松弛:患者回答问题不中肯、不切题,使人感到患者接触困难。

象征性思维:患者用一些普通的词句、名词,甚至动作来表达某些特殊的,旁人无法理解的意义。如某一患者突然扑到正在急驰的汽车轮胎下面,表示要"投胎"。

词语新作:患者创造新词,把几个无关的字、词拼凑起来,赋予特殊意义。

思维中断:患者的联想过程可在无外界因素影响下突然中断。

思想云集:涌现大量的强制思维,这类联想障碍往往伴有较明显的不自主感,患者感到难以控制自己的思想,并常常做出妄想性的判断,认为自己的思想受外力的控制或操纵。

(二)情感障碍

情感迟钝淡漠:情感反应与思维内容及外界刺激不协调,是精神分裂症的重要特征。患者对周围事物情感反应变得迟钝或平淡,对生活、学习的要求减退,兴趣爱好减少。情感体验日益贫乏,对一切无动于衷,甚至对于那些使一般人产生莫大悲哀和痛苦的事件,患者表现冷淡无情,丧失了对周围环境的情感性联系。患者对细小事件可产生爆发性情感反应。

情感倒错:患者可流着眼泪唱愉快的歌曲,笑着叙述自己痛苦和不幸,或对同一事物产生对立的矛盾情感。

(三)意志行为障碍

患者的活动减少,行为被动、退缩,行为懒散。严重时,行为极为被动,终日卧床或呆坐,无所事事。患者日益孤僻离群,脱离现实。

意向倒错,吃一些不能吃的东西,如肥皂、昆虫、草木,或自伤。

行动或违拗,或被动服从、蜡样屈曲、模仿言语、模仿动作。

有时出现一些突然的、无目的性的冲动行为,如连续几天卧床不动,突然起床,打碎门窗玻璃,后又卧床不动。行为动作不受自己意愿的支配,是具有特征性的症状。

内向性:思维、情感、意志活动三方面的障碍使患者精神活动与环境脱离,行为离奇、孤僻离群,沉醉在自己的病态体验中,自乐自笑,周围人无法理解其内心的喜怒哀乐。

(四)幻觉

最常见的是幻听,主要是言语性幻听,患者听见邻居、亲人、同事或陌生人说话,话语或是谈论患者,或争吵,或评论患者,或威胁、命令患者,或谈论患者的思想、行为,或指责、批评患者。

有时产生思维鸣响,患者想什么,幻听就是什么。幻听的内容多离奇、不现实。

患者的行为常受幻觉的支配。如患者与幻听对话,喃喃自语,发怒,大笑,恐惧等,或沉醉于幻听之中,窃窃私语,自言自语。幻听可以是真性的,声音来自客观空间,外界。较常见的是假性幻觉,即患者听见脑子里有声音在对话,在谈论他。

病例(这是一位精神分裂症患者对自己幻听的亲笔描述):从1971年9月起,突然在耳边听到一个小喇叭说话的声音。两年来一直跟随着我。喇叭可以模仿各种人的说话声音,重复地模仿外界一切声音。也可以借用外界的一些声音说话,可以影响我的思维活动,两年来说了很多话,只要我一醒来它就讲话。对我所看到的、听到的一切事物,它都要说。我想什么问题,喇叭就说什么问题,并能和我想的问题进行辩论,或者报道我的思想活动,行动去向。有时看来周围群众好像事先都知道。比如我想去厕所小便,喇叭就说某某要去厕所小便。

幻视也不少见。幻触、幻嗅、幻味较少见。也可有内感受器幻觉,如腹内有蠕动感,好像有蛇、小动物在爬行等。

(五)感知综合障碍

人格解体:患者感到脑袋离开了自己的躯干,丧失了体重,身体轻得好像风能吹得起来,走路时感到下肢的不存在等。这类体验较复杂而抽象,如患者诉述丧失了完整的"我"的感觉,"我"分成了两个或三个,自己是其中的一个。只有部分精神活动和肉体活动受自己的支配。有的学者将人格解体分为精神人格解体——感到精神活动不存在或不属于自己;躯体人格解体——躯体某部分不存在或不属于自己的身体;现实人格解体——对环境缺乏真实感。

病例:患者男性,17岁,中学生,四年来感到自己多变,发呆自笑,自言自语入院。患者因未评上红小兵而感到心中不快以后,感到自己变了,看到或想到什么就变成什么。他说:"道理上知道不会变,但实际上感到自己变了,如想王八,就感到自己后背有一个盖,肚子是白的,四肢变成王八的腿了。看见妹妹、母亲,就感到变成了她们的模样,所以不想看到她们。"一年后,逐渐出现自言自语、自笑,并怀疑别人跟踪他,生活懒散,自理差。入院后,除见明显破裂性思维外,存在人格解体和自我意识障碍,如一会儿说自己"不存在了,上西天了",一会儿说自己"能变男变女,心想什么,看见什么,就变成什么"。他还感到自己的胳臂变细了,变长了,腿变粗了,变成猪头了。还说自己是魔术脑袋,还会变神仙。

(六)妄想

内容上以被害妄想、关系妄想、影响妄想最为常见。此外,还可见疑病、钟情、自责自罪、嫉妒、夸大等妄想。

精神分裂症妄想的主要特点：①内容离奇，逻辑荒谬，发生突然。②妄想涉及的范围有不断扩大化和泛化趋势或具有特殊意义。如认为周围人的一举一动是针对他的。人们都在议论他，报纸，电台广播节目都含沙射影地在说他。许多自然现象如刮风、下雨等都是信号，有特殊意义，是暗示自己将要发生什么。

（七）精神自动

患者坚信有外力在控制、干扰和支配自己的行动和思想，而自己则完全不能自主，甚至有某种特殊的仪器、电波、计算机或一种莫名其妙的力量在控制自己。

内心被揭露感：患者坚信自己的内心体验或所想的事，已尽人皆知。

康金斯基——克拉伦波精神自动症综合征。如被控制感、强制性思维、幻觉、内心被洞悉或相结合出现，即所谓康金斯基——克拉伦波精神自动症综合征。

精神自动症最早由 Glerambault 描述，分感觉性（各种感觉异常）、运动性（强制性冲动行为）和言语性思维（内部的语声、思维云集、思维鸣响）三种。

（八）紧张综合征

最明显的表现是紧张性木僵。患者缄默、不动、违拗或被动性服从，并伴有肌张力增高。患者的姿势极不自然，如患者卧在床上，头与枕头间可隔一距离（空气枕头），可见蜡样屈曲，患者的任何部位可随意摆布并保持在固定位置。

有时可突然出现冲动行为，即紧张性兴奋。患者行为冲动，动作杂乱、做作或带有刻板性，此时患者缄默不语，或有片断的破裂性言语。

精神分裂症患者一般没有意识障碍。妄想、幻觉和其他思维障碍一般都在意识清楚的情况下出现。无智能障碍，自知力缺如。

（九）躯体症状

紧张症木僵状态，患者的躯体变化较明显。神经系统体征见肌张力增高，腱反射亢进，少数病例可出现病理反射或阵挛现象。

（十）植物神经症状

植物神经方面可见副交感神经张力增高，如脉搏缓慢、瞳孔扩大、出汗等。脑电图检查缺乏特征性变化，大多数属正常范围。

三、精神分裂症的临床类型

当病情发作到一定阶段，可按临床特征分为若干类型。在临床上可见部分患者从一种类型转变至另一种类型，或数种类型的特点结合在一起。

（一）ICD-10

F20-F29　精神分裂症、分裂型障碍和妄想性障碍

F20　精神分裂症

F20.0　偏执型精神分裂症

F20.1　青春型精神分裂症

F20.2　紧张型精神分裂症

F20.3　未定型精神分裂症

F20.4　精神分裂症后抑郁

F20.5　残留型精神分裂症

F20.6　单纯型精神分裂症

F20.8　其他精神分裂症

F20.9　精神分裂症,未特定

1.单纯型(simplex type)

青少年起病,起病缓慢,持续进行。表现为日益加重的孤僻,被动,活动减少,生活懒散;情感逐渐淡漠,对生活学习的兴趣越来越少,对亲友表现冷淡;行为退缩,日益脱离现实生活;逐渐发展的人格衰退。一般无幻觉和妄想,如有,则为片断或一过性。

2.青春型(hebephrenic type)

多在青春期急性或亚急性起病。临床主要表现为言语增多,内容荒诞离奇,想入非非,思维零乱,甚至破裂。情感喜怒无常,变化莫测。表情做作,好扮鬼脸。行为幼稚、愚蠢、奇特,常有行为冲动。有意向倒错,如吃脏东西、吃痰、吃大小便等。幻觉生动,妄想片断,常零乱不固定,内容荒诞与患者的愚蠢行为相一致。有的出现象征性思维等。

3.紧张型(catatonic type)

大多数起病于青年或中年。起病较急,病程多呈发作性。主要表现为紧张性兴奋和紧张性木僵,两者交替出现,或单独发生。以紧张性木僵为多。

紧张性木僵:突出表现出运动性抑制。轻者动作缓慢,少语少动,或长时间保持某一姿势不动。重者终日卧床,不食不动,缄默不语,对周围环境刺激不起反应。肌张力增高,可出现蜡样屈曲,被动性服从或违拗,出现模仿动作、模仿言语。偶可出现幻觉和妄想。患者虽呈运动性抑制,但对周围事物的感知觉仍存在,病后对所经历事件均能回忆。一般持续数周或数月。

紧张性兴奋:以突然发生的运动性兴奋为特点。患者行为冲动,不可理解,言语内容单调刻板。如患者突然起床,砸东西,伤人毁物,无目的地在室内徘徊,不停地在原地踏步。动作古怪,作态。言语联想散漫,内容离奇,可出现语词新作,模仿言语。可持续数日或数周。紧张性兴奋可自动缓解,或转入木僵状态。

病例:患者男性,22岁,大学生,家族中无精神病史。患者自幼胆小,读书专心,成绩较好,不合群。起病较急,沉闷,呆坐,听课时常发愣,不做笔记,有时自言自语,或冷笑,常迟到、早退或旷课。五天前开始,患者整天卧床不起,不吃饭,不上厕所,叫他推他均无反应,表情呆板而入院。患者卧床不动,不语,不回答问题。表情呆板,对周围刺激无反应。检查时以针刺手臂及面部,无任何反应。全身肌张力增高,如将四肢上举,患者保持此姿势很久不变。住院20天,患者突然起床,在屋内不断来回走动,反复高声叫喊:"冲!冲!"表情紧张,出现无目的冲动行为,撞门,摔东西,整天整夜高声叫喊,内容片断、刻板,但不承认自己有精神病。约两周后,又陷入不动不语状态。经治疗后逐渐恢复正常。

4.偏执型(paranoid type)

偏执型最常见,发病年龄较晚,多为中年。起病缓慢,起初敏感多疑,逐渐发展成妄想,绝大多数患者有数种妄想同时存在。偏执型一般不伴有感知障碍,或虽伴有幻觉,但在整个病程中仍以妄想为主者占多。幻觉中以言语性幻听最常见,内容多使人不愉快,如讽刺、批评、威胁、命令等,患者的幻觉和妄想内容多较离奇、抽象,而情感行为则常受幻觉和妄想的支配,如由于迫害妄想的影响,患者闭门不出,表现愤怒和恐惧不安,犹如大祸临头,或进行谩骂、报复、伤人、自伤等。有嫉妒妄想的患者对爱人进行监视、跟踪。行为孤僻离群,不与周围接触,对外界漠不关心。

妄想痴呆:克雷丕林把有些不发展到人格衰退的妄想划分出来,命名为妄想痴呆。这组患者的临床特点:起病年龄在 30~35 岁;情感始终生动活跃,妄想固定,结构严密、系统;病程发展缓慢,人格的破坏也较少。克雷丕林将妄想痴呆分为四种:系统性妄想痴呆、夸大性妄想痴呆、幻想性妄想痴呆和虚构性妄想痴呆。

关于妄想痴呆的归属问题至今仍有不同的看法。有的学者认为应作为一种综合征;有的学者认为作为精神分裂症偏执型的一个变异等。

5.未分化型(undifferentiated type)

指患者符合精神分裂症的诊断标准,有明显的幻觉、妄想等症状,但又不符合上述的任何类型的一组疾病。

6.残留型(residual type)

指过去符合精神分裂症诊断标准,目前主要表现为抑制性症状而无幻觉、妄想等症状。

7.精神分裂症后抑郁(post schizophrenia depression)

指患者在过去一年内曾经符合精神分裂症的诊断,目前病情好转但未痊愈,出现抑郁症状,并抑郁持续两周以上。

(二)国内分型

国内分型还有分裂情感型,又称混合型、循环型,假性神经官能症、假性病态人格。

1.分裂情感型

临床特点:①有典型的抑郁或躁狂病相,同时具有精神分裂症的症状。②病程呈间歇发作,缓解后不遗留明显缺陷。③起病较急,发病可能存在不同诱因,病前个性无明显缺陷,部分患者可有精神分裂症,心境障碍或癫痫家族史。④发病年龄以青壮年多见,女性多于男性。临床特征可见分裂性和情感性症状同时出现,或多次反复发病时,交替出现情感性或精神分裂症症状,可伴有意识模糊。关于分裂情感型概念,学者们仍然有不同的看法:①系独立的疾病单元。②不典型精神分裂症。③接近心境障碍。④真正的混合状态或介于精神分裂症和心境障碍之间的中间状态。

2.假性神经官能症

本型患者在疾病早期阶段与神经官能症症状为主,其中以强迫状态最为常见。多在青少年,缓慢起病,病程可持续数年之久。精神分裂症时的强迫状态与强迫性神经官能症或精神衰弱不同。强迫性症状多种多样,且多变,内容荒谬,古怪。患者对症状的自知力不完整。不因此而感到痛苦,情感反应不鲜明,摆脱强迫性体验的要求不强烈。有时可伴有疑病观念和焦虑情绪。随着病程的发展,症状的强迫性体验逐渐消失,而往往代之于妄想性体验。

3.假性病态人格

部分患者可以个性改变为主要临床症状。表现为以意志行为和情感障碍为主。易激怒,暴躁,对父母亲冷酷无情,甚至敌视。无目的地外跑,漫游,欺骗,说谎。缓慢出现分裂症所特有的症状,如联想散漫、谈话无中心内容、离奇的妄想、生活懒散等。

第三节　狭义精神分裂症产生的潜意识机制

一、病因

精神分裂症的病因分为第一病因及第二病因。

(一)第一病因

即遗传学病因,是精神障碍产生的基础病因。个性心理特征具有遗传成分。具有精神分裂症遗传素质者,可能是精神障碍的易感者,且与精神疾病临床类型相关。

(二)第二病因

环境因素及心理社会因素(包括症状性精神障碍),即精神障碍的诱发病因,称为第二病因。

(三)第一病因是基础病因

第一病因为基础,第二病因是诱发因素,只有作用于具有精神疾病素质的人,才能导致精神障碍的产生。精神分裂症由遗传因素与环境因素的相互作用产生。

二、精神分裂症产生的潜意识机制(病理)

(一)现实意识控制功能薄弱

现实意识控制功能薄弱是精神分裂症产生的病理心理基础。

(二)精神分裂症的病理生理基础

一切引起中枢神经系统内环境变化的因素达到一定限度时,最终均是导致神经系统内环境稳定性的破坏,致使中枢神经系统发生病理性功能抑制。中枢神经系统病理性功能抑制,是广义精神分裂症的病理生理基础。

(三)精神病状态

神经系统病理性功能抑制,按逆反规律发展,即由高级神经中枢依次向低位中枢发展。在神经系统的心理层面,首先表现为高级的心理功能层次的逆反抑制,即由最高级的现实意识功能层面逆反至潜意识功能层面。现实意识控制功能减弱,潜意识功能被解放,并产生独立的、自发的精神现象,自我(或自我意识)产生了分离,患者处于双重意识控制状态或精神病状态。

(四)双重意识状态

1.现实意识性精神活动

客观现实刺激(含自我本身)作用于现实意识,产生现实意识性精神活动,即正常精神活动的一面。

2.潜意识性精神活动

潜意识活动(广义妄想)是潜意识性心理事物的呈现,如梦境。

3.客观刺激的潜意识化

客观现实刺激作用于潜意识,产生潜意识性反映,这种反映可以是歪曲反映。

4.潜意识刺激现实意识化

潜意识事物作用于现实意识(潜意识刺激现实意识化),产生"现实反映"。

5.潜意识性精神活动与现实意识性精神活动相互交织

潜意识性精神活动与现实意识性精神活动相互交织,通过交感效应,便产生了妄想与幻象,其中,妄想的感觉、知觉形式即是幻象。

6.精神分裂症及其症状

在双重意识状态下,患者的精神活动具有双重性,一方面是现实意识控制的正常的一面;另一方面是妄想与幻象的病理性现象的一面。若现实意识控制增强,患者的精神活动趋向正常;若患者现实意识控制减弱,潜意识控制增强,潜意识性精神活动显现。由于现实意识性精神活动与潜意识性精神活动相互交织、交感,患者同时呈现出两种精神现象(双重性精神现象)。两种精神现象相互交织,相互干扰,形成混乱性精神症状。

(五)现实意识活动进一步减弱

现实意识活动进一步减弱,潜意识取代了现实意识控制,产生了潜意识性精神活动,便形成了梦。若神经系统的病理性抑制使潜意识控制取代了现实意识控制,在觉醒状态,形成神游症;在睡眠状态,单纯的潜意识活动则形成了梦或梦游症。

(六)神经系统抑制加深

潜意识活动亦被抑制,机体则进入深度睡眠状态。

(七)抑制进一步加深

依次向皮层下、脑干及各级神经中枢逆反,各级神经中枢依次产生层层抑制及层层功能释放现象,便显示出各种原始本能活动及各种神经症状,一些病理性神经反射出现。神经症状与病理性抑制所致的神经中枢的功能相当。

精神分裂症产生的潜意识机制详见《广义精神分裂症的病因病理》篇。

三、精神分裂症特征症状的解析

(一)精神分裂症三主症

精神分裂症三主症包括精神自动现象、妄想、幻象。

1.精神自动现象

(1)临床表现:患者坚信有外力在控制、干扰和支配自己的行动和思想,而自己则完全不能自主,甚至有某种特殊的仪器、电波、计算机或一种莫名其妙的力量在控制自己。如被控制感、强制性思维、内心被洞悉感等。

(2)解析

广义精神自动:是指一切潜意识性精神活动,潜意识性精神活动是一种独立的、自发的精神活动现象,它不受现实意识的控制。在双重意识状态下,潜意识性精神活动(含潜意识性自然的、社会的环境)不为现实自我所控制,对于现实自我而言,是为精神自动。梦、妄想、幻象,均属于精神自动现象。

狭义的精神自动:在传统精神病学中是指被影响感、被控制感、被操纵感等精神症状,是现实自我(意识)被潜意识及潜意识性环境事物所影响、控制、操纵。

2.妄想

(1)临床表现:急性起病者,不久就出现被控制感、强制性思维、内心被揭露感及影响妄想。亚急性起病者,出现疑病观念,妄想体验等。偏执型(妄想型),在整个病程中仍以妄想为主者占多,以被害妄想、关系妄想、影响妄想最为常见。此外,还可见疑病、钟情、自责自罪、嫉妒、夸大、特殊意义妄想。情感行为则常受妄想的支配。

人格解体:患者感到脑袋离开了自己的躯干,丧失了体重,丧失了完整的"我"的感觉,"我"分成了两个,自己是其中的一个。只有部分精神活动和肉体活动受自己的支配等。

(2)解析

广义妄想定义:妄想是潜意识性思想、观念、思维及其相关的精神活动。广义妄想包含了全部潜意识性精神活动,如梦、幻象及各种潜意识性精神活动。

狭义妄想定义:狭义妄想是关于某事物或某些事物执着的潜意识性思想、观念和思维活动。即传统精神病学中的妄想。

人格解体属于人格解体妄想,是在双重意识状态下,潜意识人格变化的表现。自我分离为现实自我与潜意识心理自我,这是最明显、最基本的双重人格。潜意识的人格变化极端复杂,可演示出多重人格变化。可以是自我的一般形象,可以是伟大人物、王子、英雄、富豪、罪犯,可以是他人或某死者的化身,可以是神灵鬼怪、飞禽走兽、神仙、魔鬼等。

3.幻象

(1)临床表现:幻觉中以言语性幻听最常见,幻视也不少见,幻触、幻嗅、幻味较少见。也可有内感受器幻觉,如腹内有蠕动感,好像有蛇、小动物在爬行等。有时产生思维鸣响,患者的行为常受幻觉的支配。

(2)解析

广义幻象:是在双重意识状态下,潜意识与现实意识性精神活动的交感效应,幻象是妄想的感觉、知觉形式。

狭义幻象(幻觉):是指传统精神病学中"五官"感觉的幻觉,即幻视、幻听、幻嗅、幻味、幻痛、幻触等,还应包括本体感觉幻现象,如躯体幻象、机体各系器官的幻象、幻肢等。

妄想与幻象没有严格的区分界限。

(二)现实意识功能减弱的表现

1.临床表现

前驱症状:主要表现为现实意识功能减弱,潜意识活动开始显露,但活动不明显。患者可表现为类似神经官能症症状,如失眠、头痛、易疲劳,注意力不集中、情绪不稳定、学习和工作力下降。以性格改变最为常见。患者的精神活动逐渐变得迟钝,对人冷淡,与人疏远,躲避亲人并怀敌意,或寡言少语,好独自呆坐,或无目的的漫游,生活懒散。有的患者表现为性格反常,好无故发脾气,不能自制,敏感多疑,或沉湎于一些脱离现实的幻想。

2.解析

中枢神经系统病理性功能抑制,首先表现为现实意识功能抑制,现实意识性精神活动减弱。随着神经系统的抑制加深,潜意识性精神活动也逐渐显露出来。

（三）潜意识性精神活动及混乱性精神活动现象

1.临床表现

（1）一般性症状：有的患者表现为性格反常，好无故发脾气，不能自制，敏感多疑，或沉湎于一些脱离现实的幻想、自言自语、自笑，或无端恐惧。

（2）有的出现思维联想障碍，如谈话不中肯，令人费解等。急性起病者突然出现兴奋躁动，冲动毁物。思维障碍最典型的表现为破裂性思维、逻辑倒错性思维、词的杂拌、联想松弛、象征性思维、词语新作、思维中断、思想云集等。

（3）情感障碍：情感倒错，矛盾情感。

（4）意志行为障碍：产生违拗、被动服从，有时出现一些突然的、无目的性的冲动行为，无目的的漫游。

（5）精神活动与环境脱离：以上思维、情感、意志活动等方面的障碍，使患者精神活动与环境脱离，行为离奇、孤僻离群，沉醉在自己的病态体验中，自乐自笑，周围人无法理解其内心的喜怒哀乐等。

2.解析

在双重意识状态，精神病患者的各种精神活动一方面为现实意识控制，产生一定的现实意识性精神活动，具有正常的一面；另一方面为潜意识控制，产生各种潜意识性精神活动，具有潜意识性精神活动特征。两种精神活动相互交织，相互干扰，产生混乱性精神活动。因两种精神活动相互交织，产生混乱性精神活动，潜意识性精神活动及混乱性精神活动现象不能截然分开。

（四）兴奋性与抑制性精神活动

1.临床表现

在潜意识性精神活动及混乱性精神活动现象中，可显示出兴奋与抑制性精神活动倾向，或兴奋与抑制交替性精神活动。

（1）兴奋性精神活动：感觉方面有感觉过敏；思维方面有思维奔逸；注意方面有注意增强；记忆方面有记忆增强；意志方面有意志增强、精神运动性兴奋，如躁狂性兴奋、青春性兴奋、紧张性兴奋、器质性兴奋等；情绪情感方面有情感高涨、情感爆发等。

（2）抑制性精神活动：感觉方面有感觉减退，分离障碍有感觉减退或消失；思维方面有思维迟缓、思维贫乏；意志方面有意志减退、意志缺乏、精神运动性抑制，如缄默症、蜡样屈曲；木僵状态，如紧张性木僵、心因性木僵、抑郁性木僵、器质性木僵；注意方面有注意减退；记忆方面有记忆减退；情绪情感方面有情感低落、情感迟钝、情感淡漠等。

（3）兴奋与抑制交替性精神活动：分裂情感型，又称混合型、循环型。临床特点：有典型的抑郁或躁狂病相，同时具有精神分裂症的症状。可见分裂性和情感性症状同时出现，或多次反复发病时交替出现情感性或精神分裂症症状，可伴有意识模糊。紧张型主要表现为紧张性兴奋和紧张性木僵，两者交替出现，或单独发生。以紧张性木僵为多。紧张性兴奋可自动缓解，或转入木僵状态。

2.解析

（1）兴奋性和抑制性倾向：不论是现实意识还是潜意识性精神活动，均有兴奋性和抑制性倾向。兴奋性或抑制性精神活动的程度不一,可从轻度的一般性兴奋或一般性抑制至极度的兴奋或极度的抑制。兴奋和抑制倾向一方面取决于患者的遗传素质(个性),主要取决于患者所处的环境,包括潜意识性心理环境。若环境刺激是兴奋性的,则产生兴奋性精神活动,反之,则产生抑制性精神活动。

(2)兴奋性精神活动与抑制性精神活动可以随患者兴奋或抑制性心境改变而交替出现。紧张性兴奋和紧张性木僵,两者可交替出现,或单独发生。潜意识精神活动,没有固定的模式,不论其表现形式或内容,此时与彼时均处于变动之中。这种变动取决于潜意识中事物的情景,若潜意识处于兴奋、恐惧的情景,则呈现紧张性兴奋;若淡漠的心境则呈现出缄默、不动等抑制性表现。

(3)木僵、蜡样屈曲:不能用"大脑皮质受抑制,脑内有关适应姿势改变和保持姿势反射的功能释放"(巴甫洛夫高级神经活动活动学说)来解释。躁狂性木僵,是兴奋状态下产生的木僵。产生蜡样屈曲或木僵时,患者对周围事物的感觉、知觉仍然存在,抑制程度并不很深。木僵、蜡样屈曲是潜意识演示的运动性抑制的表现。

(4)违拗症、被动服从:是潜意识对刺激或具体事物的行为反应,是潜意识性精神活动的固有特征。

(五)低级性精神现象

1.临床表现

意志行为障碍:模仿言语、模仿动作。紧张综合征:动作做作或带有刻板性。青春型:行为幼稚、愚蠢、奇特等。

2.解析

神经系统功能抑制加深,患者精神活动恢复到意识发展的早期阶段,出现一些低级的原始性精神活动。如欣快、做作、幼稚、愚蠢、呆傻、童样痴呆,或持续言语、重复言语、刻板言语、模仿言语、刻板动作、模仿动作、持续动作,或伸舌、吸吮等动作。

(六)植物神经方面的改变

1.临床表现

植物神经方面可见副交感神经张力增高,如脉搏缓慢,瞳孔扩大,出汗等。

2.解析

不论是现实意识还是潜意识,虽然不能对自主神经系统直接控制,但自主神经系统可通过自动调节,与现实意识性或潜意识性精神活动相适应,产生相应的变化。

(七)其他

1.所谓患者"意识清晰"问题

(1)临床表现:关于精神分裂症患者在发病过程中,患者所谓"妄想、幻觉和其他思维障碍一般都在意识清楚的情况下出现",思维联想障碍,思维联想过程缺乏连贯性和逻辑性,是精神分裂症最具有特征性的障碍。其特点是患者在意识清楚的情况下,思维联想散漫或分裂,缺乏具体性和现实性。

(2)解析:在双重意识状态,精神病患者的各种精神活动一方面为现实意识控制,产生现实意识性精神活动;另一方面为潜意识控制,产生潜意识性精神活动。这里的所谓"意识清楚"是双重意识状态下,患者现实意识控制的表现。

2.单纯型一般无幻觉和妄想

如有,则为片断或一过性。幻象是妄想的感觉、知觉形式,二者没有明确的界限区分。

3.被动性服从或违拗

潜意识对刺激或具体事物的行为反应,是潜意识性精神活动的固有特征。

4.所谓"真性幻觉""假性幻觉"问题

幻觉没有真假之分,"真性幻觉""假性幻觉"是一组模糊概念。

5.所谓"假性神经官能症""假性病态人格"问题

神经官能症、病态人格均是广义精神分裂症的临床类型。神经官能症是以有否器质性病理改变的分类。病态人格是从人格角度对精神疾病的分类。只有典型与非典型之分,神经官能症、病态人格没有"真假"之分。

6.所谓"疑病观念"

所谓"疑病观念"是不典型"疑病妄想"的表现。

第十一章　反应性精神病

第一节　概述

　　反应性精神病,是由剧烈或持久的精神紧张性刺激直接引起,属于心因性精神疾病范畴。1016 年 Wimmer 分析了精神创伤对本病的致病作用,提出了心因性精神病的概念,也可称为功能性精神病。其临床表现的主要内容与精神创伤密切相关,并伴有相应的情感体验。致病因素一旦消除或改变,并给予适当的治疗,精神状态即可回复正常。

　　有的学者认为,部分精神分裂症,甚至有些器质性精神病,精神因素也起着激发作用,因而对反应性精神病列为一个疾病单元尚有争议。有的学者认为,反应性精神病只是一种不典型的精神病或一过性精神异常状态。Vaillant 认为是一种精神分裂症。有的学者认为反应性精神病不过是非典型精神分裂症或躁狂抑郁症的亚型。

第二节　临床表现

一、慢性反应性精神病

(一)反应性抑郁症

　　患者主要表现为情绪低沉、沮丧、兴趣降低、痛心的内疚或抑郁。有的伴有焦虑、紧张或激情。患者的整个活动集中于创伤性体验,如为亲人的死亡而悲伤,长期孤独生活,对答反应缓慢,语声低微。对外界事物注意力降低,对未来消极悲观,缺乏信心。有的患者在抑郁情绪的背景上表现出烦闷、悔恨和懊恼。有的患者伴有自责、自罪,甚至有生不如死的绝望念头而自杀。

(二)反应性偏执状态

　　起病较慢,临床表现以逐渐发作的偏执状态为突出,可先为紧张,多疑,感到周围的人以特殊眼光注意他,继而出现牵连观念及被迫害妄想等,其他如疑病观念、虚无妄想、及夸大妄想等较少见。如患者认为他的亲友或邻居在窃窃私议,谈论他的某些不光彩的经历,对于同志间的一些无关他的话,也认为有一定的含义或暗语。有的妄想内容扩展,认为到处受到有关人员的追踪或监视。有的够不上妄想程度,而近似超价观念。可伴有幻觉或错觉。幻觉的内容同样具有心原性的特点,故常伴有强烈的情感体验与愿望。少数患者可以以幻觉为突出的症状,称为心因性幻觉。患者的情感往往与思维内容相配合,可有愤怒、恐惧、或焦急等表现。可受妄想的支配产生相应的行为。

二、应激性精神病

除上述急性、慢性分类外,ICD-10 将应激性精神病分为急性应激反应、创伤后应激障碍、适应障碍等。

(一)急性应激反应(acute stress disorders,ASD)

急性应激障碍,是指急性、严重的精神刺激作用下发病,表现为强烈恐惧体验,精神运动性兴奋,行为具有一定的盲目性,或为精神运动性抑制,甚至木僵。精神症状的出现多在 24 小时之内,往往伴有不同程度的意识障碍。

临床表现:症状丰富,变化多端,初期表现为"茫然"或"麻木",意识范围狭窄,意识清晰度下降,定向困难。偶尔有片言碎语,言语零乱不连贯,令人难以理解。有些患者出现精神运动性抑制,目光呆滞,情感迟钝,少语少动,甚至出现木僵状态,对外界刺激毫无反应。有的患者出现精神运动性兴奋,表现为激越、叫喊、情感爆发,甚至出现冲动,伤人毁物行为。伴有自主神经功能紊乱症状,如心动过速、震颤、出汗、面色潮红等。

(二)创伤后应激障碍(post traumatic stress disorders,PTSD)

创伤后应激障碍是由于受到异乎寻常的威胁性、灾难性心理创伤,导致延迟出现和长期持续的精神障碍。这类事件包括战争、地震、洪水、被强暴、被绑架等,常引起极度恐惧、害怕、无助之感。

1.闯入性再体验

在重大创伤事件发生后,患者有各种形式的、反复发生的闯入性地出现错觉、幻觉构成的创伤性事件的重新体验,患者又仿佛完全身临创伤事件发生时的情景,重新表现出事件发生时的所伴发的各种情感。创伤性体验的反复出现是创伤后应激障碍最常见的特征性症状。患者在创伤事件后,频繁出现内容非常清晰的、与创伤事件明确关联的梦境。在梦境中,患者也会反复出现与创伤性事件密切相关的场景,并产生与当时相似的情感体验,患者常常从梦中惊醒。

2.警觉性提高

表现为过度警觉,惊跳反应增强,注意力不集中,易激惹、焦虑情绪和躯体不适症状。

3.回避

患者对与创伤有关的事物采取回避的态度,包括具体场景、话题等,甚至出现相关的"选择性地失忆"。创伤事件后,抑郁症状也是常见的症状。

(三)适应障碍(adjustment disorders)

指在明显的生活改变或环境变化时产生的、短暂的和轻度的烦恼和情绪失调,常有一定的行为变化,但并不出现精神病性症状。典型的生活事件包括离婚、失业、迁移、患重病、经济危机等。发病与生活事件严重程度、个体心理素质有关。

发病多在应激性生活事件后 1～3 月出现,临床表现多种多样,包括抑郁心境、焦虑、烦恼、失眠等。与应激相关的躯体障碍有头痛、心悸、胸闷,有的出现暴力行为。成年人多见情绪症状,以抑郁为主,表现为情绪低落,对日常生活丧失兴趣、自责、无望无助感、有激越行为。

三、感应性精神病

此类型多见于女性,往往发生在同一环境内两个或三个比较密切接触的亲属中,故又称"二联或三联性精神病"。开始由某一亲属中一人发病,由于暗示作用,其他人也相继发病,并表现出相似的症状。

第三节　反应性精神病产生的潜意识机制

一、病因

(一)精神刺激
反应性精神病是由剧烈的精神创伤或持久的精神冲突引起。如自然灾害、沉痛的意外事件、工作、生活及家庭冲突、隔绝状态、战争等。

(二)个体素质
个体的性格特征、素质、神经类型及机体状态等也是重要因素。

二、发病机理

(一)以往关于反应性精神病的发病机制的理论与简评
1.以往关于反应性精神病的发病机制的理论

按巴甫洛夫学派的观点,超强的刺激作用于高级神经活动过程,可引起兴奋、抑制和灵活性的过度紧张及相互冲突。中枢神经系统为了避免进一步的损伤或"破裂",则往往引起超限抑制。在抑制过程的扩散过程中,中枢神经系统低级部位的机能,包括一些非条件反射,会脱抑制而释放出来,这样就产生了皮质与皮质下活动相互作用的异常的各种形式。在临床上可表现为不受意识控制的情绪反应、无目的的零乱动作和原始性反应。又由于抑制扩散的深度和广度不同,患者可表现为不同程度的意识障碍或呈现木僵状态。在临床上也常常看到患者先是兴奋过程增强,而后转向抑制状态。超强刺激也可以引起皮质的堕性兴奋灶,这就是幻觉和妄想发生的病理基础。

Selye(1955 年)认为,为了适应外界环境的各种刺激,包括精神因素在内,机体产生一系列的应激变化。例如,外界刺激所引起的紧张状态,机体内便产生一系列非特异性生物学变化,即适应性综合征。

创伤后应激障碍的脑病理学机制是近年来国际研究的热点,目前研究比较多的主要是有脑的影像学的研究、脑电的生理学研究和神经内分泌研究。

2.对以往的发病机制的理论的简评

(1)巴甫洛夫学派的观点:是在现实意识领域内,用神经病理生理机制试图对病理心理现象做出解释,是牵强的。

(2)Selye 的"应激"理论:"适应性综合征"属应激反应,"生物学变化"未涉及"应激"的本质问题。

(3)脑电的生理学研究和神经内分泌研究等:对揭示精神疾病的产生机制是无能为力的。

三、反应性精神病产生的潜意识机制

(一)中枢神经系统病理性功能抑制

由剧烈或持久的精神紧张性刺激直接作用所致的中枢神经系统病理性功能抑制,是反应性精神病发病的病理生理基础。

(二)逆反规律

神经系统病理性功能抑制,按逆反规律发展,即由高级神经中枢依次向低位中枢发展。在神经系统的心理层面,首先表现为高级的心理功能层次的逆反抑制,即由最高级的现实意识功能层面逆反至潜意识功能层面。现实意识控制功能减弱,潜意识功能被解放,并产生独立的、自发的精神现象,自我(或自我意识)产生了分离,患者处于双重意识控制状态(双重意识状态),或精神病状态。

(三)双重意识状态

在双重意识状态下,一方面,现实意识活动可产生一定的现实性精神现象,即精神活动正常的一面。另一方面,潜意识活动产生潜意识性精神活动现象,具有潜意识活动的特征。现实意识性与潜意识性精神活动相互交织,相互干扰,通过交感效应,产生了混乱而复杂的精神症状。

四、反应性精神病症状解析

(一)意识模糊状态

如患者表现迷茫,意识清晰度下降,意识范围缩小、注意力涣散及定向障碍等,是现实意识控制功能减弱的表现。

(二)精神分裂症"三主症"

1.精神自动

反应性精神病的临床症状是潜意识性精神活动的显示,潜意识性精神活动是一种单独立的、自发的精神活动现象,它不受现实意识的控制。在双重意识状态下,潜意识活动对于现实意识而言是为精神自动。

2.妄想与幻象

患者可出现幻觉、妄想。慢性反应性精神病:患者伴有自责、自罪,甚至有生不如死的绝望念头而自杀。反应性偏执状态:出现牵连观念及被迫害妄想,其他如疑病观念、虚无妄想、及夸大妄想等较少见。患者可受妄想的支配产生相应的行为。

(三)潜意识性及混乱性精神活动

1.反应性意识模糊状态

患者表现迷惑,注意力涣散及定向障碍,表情紧张或恐惧,言语不连贯。动作杂乱而无目的性,常见冲动性行为。反应性兴奋:主要表现为精神运动性兴奋,有时类似躁狂状态。情绪兴奋愉快,言语增多。思维内容多以精神因素或本人经历有关。行为多动或无目的的游荡。有的患者先表现为一过性木僵,后转入兴奋状态。此时可有轻度的意识障碍,到处乱走,或做一些无意义的动作。

2.慢性反应性精神病

有的伴有焦虑、紧张或激情。有的患者伴有自责、自罪,甚至有生不如死的绝望念头而自杀。

3.反应性偏执状态

可伴有幻觉或错觉。可有愤怒、恐惧、或焦急等表现。可受妄想的支配产生相应的行为。

(四)兴奋与抑制性精神活动

在潜意识性及混乱性精神活动中,具有兴奋与抑制性精神活动倾向。

1.反应性兴奋

主要表现为精神运动性兴奋,有时类似躁狂状态。情绪兴奋愉快,言语增多等。

2.抑制性精神活动

慢性反应性精神病有反应性抑郁症。患者主要表现为情绪低沉、沮丧、兴趣降低、痛心的内疚或抑郁。患者的整个活动集中于创伤性体验,如为亲人的死亡而悲伤,长期孤独生活,对答反应缓慢,语声低微。对外界事物注意力降低,对未来消极悲观,缺乏信心。

3.反应性木僵

患者遭受精神创伤后很快表现出僵住不动,不仅运动呈现深度而普遍的抑制(包括本能活动在内),情绪也毫无反应,呆如木鸡。患者可长时间呆坐或卧床不起,甚至对痛觉刺激也无反应,终日缄默少语,即便涉及发病的精神因素,也目瞪口呆,难以交谈。患者多伴有轻度的意识障碍,有的患者运动性抑制较轻,在他人照料下,可做些简单的活动,称作亚木僵状态。

4.兴奋、抑制性精神活动转换

患者先表现为一过性木僵,后转入兴奋状态。

(五)创伤后应激障碍特殊精神症状解析

包括出现与创伤事件明确关联的梦境、"选择性地失忆"、不真实感、人格解体等。

1.出现与创伤事件明确关联的梦境

患者在创伤事件后,频繁出现内容非常清晰的、与创伤事件明确关联的梦境。在梦境中,患者也会反复出现与创伤性事件密切相关的场景,并产生与当时相似的情感体。是强烈刺激在现实意识及潜意识中形成的强烈的优势情节反映。

2."选择性地失忆"

出现相关的"选择性地失忆""分离性遗忘"。是潜意识对某种神经信息通道的"关闭"所致。此种现象在癔症中十分典型,此现象也可以通过催眠术显示出来(催眠性记忆丧失)。

3.不真实感、人格解体

不真实感、人格解体等,属于非真实感,对于自我的非真实感称为人格解体。

4.偏执状态

偏执状态属于慢性系统性妄想。

5.漫游症

漫游症是潜意识取代了现实意识控制功能产生的潜意识性行为活动。

6.感应性精神病

感应性精神病与癔病的集体发作、催眠的集体催眠现象相似,是由暗示或自我暗示而引发。

(六)植物性神经症状

自主神经系统症状,如面色潮红或苍白、瞳孔散大、出汗及心率加快等。是自主神经与精神活动(现实意识性及潜意识性精神活动)相适应的反应。

第十二章　更年期与周期性精神病

第一节　更年期精神病

一、概述

更年期精神分裂症,简称更年期精神病,是指在更年期发病的一组精神病。主要临床特征:①更年期首次发病。②精神症状以情感的抑郁、焦虑和紧张为主,可有疑病、虚无、自罪、被害、嫉妒等妄想。③有内分泌特别是性腺功能减退及衰老等表现。④有植物神经功能紊乱等症状。⑤一般无智能障碍。发病年龄:女性多在绝经前后或绝经期,年龄在 45～55 岁;男性在 50～60 岁发病。

二、临床表现

(一)更年期综合征

主要为内分泌及自主神经系统功能紊乱及类似神经衰弱等症状。患者常常诉说疼痛、头晕、失眠、手抖、对声光刺激敏感、烦躁、易激惹、情绪不稳、无力,并觉心悸、阵发性面部潮红、四肢发麻、身体发冷发热、多汗、胃肠功能失调。表情痛苦,精神萎靡不振。可出现癔病性抽搐等。

(二)更年期忧郁症

一般起病缓慢,早期有更年期综合征表现。病情逐渐发展,临床特征以焦虑、忧郁、紧张不安等情感障碍为主,没有明显的思维运动性抑制。患者情绪低落、情感忧郁、焦虑不安、搓手顿足、恐惧紧张,犹如大祸临头,惶惶不可终日。患者撕衣服、揪头发、咬手指、勒颈、触电。产生疑病、虚无观念,如患者认为自己得了"癌症""不治之症""怪病";认为自己脑髓空了,神经断了等。表情痛苦,流泪,哭泣。产生非真实感。出现自罪观念,进而产生自伤自杀企图和行为。

病例:患者女性,52 岁。发病 6 年,起病前月经紊乱,后绝经。六年前因房子问题与叔父闹纠纷,将叔父家的玻璃窗砸碎。此后,失眠,发愁,责备自己干了错事,情绪紧张、害怕,在各种会议上都抢先发言做检讨。整日在家唠叨自己的错误。责备自己无能,经常流露自杀企图,曾多次自杀未遂。两个月前,丈夫去世,情绪更为紧张不安,使全家不得安宁而入院。躯体及神经系统检查无明显异常。患者神志清楚,合作,接触好。主动诉述病情,情感低落。不时搓手、顿足,明显焦虑。

（三）更年期偏执状态

起病较缓慢，病程长。症状以嫉妒、被害、自罪、疑病妄想为主，可伴有幻觉，多为幻听。病程中常伴有更年期综合征症状。妄想内容比较固定，伴有紧张、恐惧、焦虑等情感反应。患者表现怀疑重重，或怀疑邻居栽赃于他，或领导不信任他，或怀疑子女在背地里说他，或爱人要谋害他等。幻听内容与妄想一致，如听到："买把刀刺死他！""毒死他全家！"等。患者在幻觉、妄想的支配下，惶惶终日，或不敢出门，或不敢回家，或跟踪爱人，产生自杀行为等。

病例：患者女性，50 岁，护士。病程八年，三年来加重。近 20 年来与婆母相处不睦，长期心情不舒畅。起病时月经开始紊乱，常有心悸、出汗、头晕、失眠等更年期综合征症状。八年前受精神刺激后开始发病。怀疑丈夫与某女邻居发生了不正当的男女关系。为此常与丈夫吵闹，大骂女邻居。怀疑丈夫将钱给了别的女人，而且要害她。入院检查无特殊所见。神志清楚，接触好，智能良好。能主动诉述病情。患者对妄想坚信不移。

三、病因及发病机制

（一）病因

1.内分泌功能紊乱

内分泌功能紊乱为中年过渡到老年阶段，内分泌系统逐渐衰老、退化，身体的代谢和器官的功能也发生相应的改变，尤其是性腺功能的减退更为明显。卵巢与其有关的垂体前叶、肾上腺、甲状腺等内分泌系统均发生相应的变化。直接与大脑皮质、下丘脑的活动有着密切的关系。它将削弱脑细胞的功能，使神经系统活动不稳定，对外界的适应能力降低，这是更年期精神病发病的病理生理基础。

2.遗传学研究

有的学者根据遗传学调查，认为本病与躁狂抑郁症关系密切。

3.病前性格特点

患者病前多有沉默寡言，敏感拘谨、顾虑重重、易焦虑紧张、胆小、不开朗、心胸狭窄、爱生闷气等个性特点。

4.精神因素

精神因素是更年期精神病的重要发病条件。在更年期神经系统机能和精神活动都比较脆弱和不稳定，对外界各种不良影响的感受、适应能力降低。

（二）病理解剖所见

在脑组织中未发现特异性的、共同性的变化。可见没有固定定位的弥漫性营养不良性改变。在内分泌腺体中，可见卵巢、垂体、肾上腺的衰退性变化。

（三）更年期精神病产生的潜意识机制

(1)病理因素致使中枢神经系统产生病理性功能抑制，是更年期精神病产生的病理生理基础。

(2)中枢神经系统病理性功能抑制按"逆反规律"发展，即由高级神经中枢依次向低位中枢发展。在心理层面，是从最高级的现实意识功能层面逆反至潜意识功能层面。现实意识控制功能减弱，潜意识功能被解放，并产生独立的、自发的精神活动现象，自我（或自我意识）产生了分离，患者处于双重意识控制状态，即或精神病状态。

(3)在双重意识状态下,由于现实意识性精神活动与潜意识性精神活动相互交织、交感,相互干扰,形成混乱性精神症状,并具有潜意识性精神活动特征。

四、症状解析

(一)一般症状

临床表现主要为内分泌及自主神经系统功能紊乱及类似神经衰弱等症状。患者常常诉说疼痛、头晕、失眠、手抖、对声光刺激敏感、烦躁、易激惹、情绪不稳、无力,并觉心悸、阵发性面部潮红、四肢发麻、身体发冷发热、多汗、胃肠功能失调。表情痛苦,精神萎靡不振。可出现癔病性抽搐等。

(二)具有精神分裂症"三主症"

(1)广义精神自动:一切潜意识性精神活动均是精神自动。

(2)幻觉:多为幻听。

(3)出现嫉妒、被害、自罪、疑病、非真实等妄想,对妄想坚信不移。

(三)潜意识性精神活动及混乱性精神活动

出现幻觉、妄想。焦虑、忧郁、紧张不安等情感障碍为主,没有明显的思维运动性抑制。患者情绪低落、情感忧郁、焦虑不安、搓手顿足、恐惧紧张,犹如大祸临头,惶惶不可终日。患者撕衣服、揪头发、咬手指、勒颈、触电等。

(四)兴奋性与抑制性精神活动

兴奋性与抑制性精神活动,以抑制性精神活动明显。

(五)假性躯体症状

更年期综合征出现疼痛、头晕、失眠、手抖、四肢发麻,可出现癔病性抽搐等。

(六)自主神经系统症状

心悸、阵发性面部潮红、身体发冷发热、多汗,各种内分泌功能紊乱症状。

(七)精神分裂:更年期精神病的临床特征表现出较典型的精神分裂症状。

各种症状具体产生机制详见第九章《狭义精神分裂症》。

五、更年期精神病的归属

(一)归属问题

克雷丕林称为"忧郁症"。

Dreyfus 认为本病是躁狂抑郁症的一个亚型。

英美学者认为是一个独立的疾病单元。

有的学者提出可分为忧郁型、偏执型、更年期紧张症、更年期歇斯底里四种类型。

IGD-8 将更年期忧郁症列于"情感性精神病",更年期的偏执状态列为"偏执状态";ICD-10将其分为精神分裂症、分裂型障碍和妄想性障碍,分裂情感性障碍。

(二)归属

按精神病的潜意识分类(一级分类),属于广义精神分裂症。

按照精神病第二病因分类(二级分类),属于内分泌疾病性精神病。

第二节　周期性精神病

一、概述

周期性精神病即周期性精神分裂症,由内分泌激素水平的变化所致,是一组周期性发作的精神病。临床特征:①不同程度的意识障碍;②躁狂抑郁状态,如躁狂性兴奋及精神抑制状态。可以单相发作,也可以双相交替发作。缄默不语,违拗、或木僵状态;③行为幼稚、单调,有时有刻板动作;④内分泌功能紊乱,常伴有自主神经系统症状;⑤症状在每个患者都比较固定,每次发作均类似;⑥本病虽常见于女性,但在男性亦可发生。

二、临床表现

(一)症状

患者在发病前常有短时间的头昏、头痛、情绪不稳、腰痛、腹痛、口干、发热及失眠等表现。这些症状在每个患者都比较固定,每次发作均类似。临床表现多种多样。主要症状以情绪变化、运动性兴奋及轻度意识障碍为常见,而思维障碍占次要位置。患者往往表现兴奋多语,躁动不安,有时哭喊或惊恐不宁。有的则表现迷茫、迟钝、拒食、不合作,甚至缄默不语,违拗或呈僵住状态。常伴有自主神经系统症状和内分泌紊乱,如颜面潮红或苍白,四肢发冷或发热,出汗,心率过速,月经不规律及泌乳现象。

(二)临床类型

可归纳为几个类型、类躁狂抑郁状态、精神分裂样状态、精神分裂样状态、癔病样状态等

1.类躁狂抑郁状态

此型较常见。表现为躁狂性兴奋及精神抑制状态。可以单相发作,也可以双相交替发作。躁狂性兴奋的患者表现情感高涨,言语兴奋,可有音联、意联及动作增多。与躁狂症相比,见思维内容较贫乏,随境转移,思维奔逸少见。情感呆板。行为幼稚、单调,有时有刻板动作。精神抑制状态的患者,表现情绪低沉,烦闷,有时哭泣,缄默少语,思维迟缓。偶见自责、自罪内容,明显者有自杀企图。动作缓慢,缺乏主动性,生活也需要人照料。双相发作的患者,每一相历时 5～7 天,间歇期完全正常。

2.精神分裂样状态

此型也较常见。患者往往伴有幻觉妄想症状群;幻觉以幻视多见,形象生动鲜明,呈片断性,如看见清晰的动物在奔跑;幻听内容单调,多为只言片语,有的带有责备性质。妄想以关系妄想和迫害妄想多见,妄想不系统,结构不严密。有的患者则以兴奋、乱语、冲动、愚蠢及色情等症状为主,近似青春型的表现。有的表现为动作减少,接触被动,反应迟钝,近似木僵状态。

3.意识障碍状态

较少见。患者表现不同程度的意识障碍,但以轻度短时间的意识障碍居多。定向力欠完

整,病情迷茫,反应迟缓,领悟力欠佳;行为缺乏目的性。一般自我意识尚好。发作后有部分遗忘。

4.癔病样状态

较少见,患者表现情绪不稳,哭、笑难抑,行为轻浮、幼稚。可见附体体验。

三、周期性精神病产生的潜意识机制

(一)病因

遗传是精神疾病的第一病因,个体素质具有一定的遗传成分。

内分泌功能紊乱是诱发因素(第二病因)。

(二)病理

内分泌功能周期性改变,致使中枢神经系统产生病理性功能抑制,是周期性精神病产生的病理生理基础。

(三)周期性精神病产生的潜意识机制

见《更年期精神病》一节。

四、症状解析

(一)意识障碍

患者表现不同程度的意识障碍,但以轻度短时间的意识障碍居多。定向力欠完整,病情迷茫,反应迟缓,领悟力欠佳;行为缺乏目的性等。

(二)精神疾病"三主症"

即精神自动、妄想、幻象:患者往往伴有幻觉妄想症状群,幻觉以幻视多见,形象生动鲜明,呈片断性。妄想以关系妄想和迫害妄想多见,妄想不系统,结构不严密,可见附体体验。

(三)潜意识性精神活动及混乱性精神活动

除精神自动、幻觉、妄想外,临床表现多种多样,具有一系列精神分裂症状,如有的患者以兴奋、乱语、冲动、愚蠢及色情等症状为主,近似青春型的表现。有的表现为动作减少,接触被动,反应迟钝,近似木僵状态等。

(四)兴奋性与抑制性精神活动

表现为躁狂性兴奋及精神抑制状态。可以单相发作,也可以双相交替发作。躁狂性兴奋的患者表现情感高涨,言语兴奋,可有音联、意联及动作增多等。精神抑制状态的患者,表现为思维内容较贫乏,思维迟缓,随境转移,情绪低沉,烦闷,有时哭泣、缄默少语、动作缓慢等。

(五)低级性精神活动

如癔病样状态,患者表现情绪不稳,行为轻浮、情感呆板,行为幼稚、单调,刻板动作等。

(六)自主神经系统症状及内分泌功能紊乱症状

如颜面潮红或苍白,四肢发冷或发热,出汗,心率过速,月经不规律及泌乳现象等。

(七)症状在每个患者都比较固定

每次发作均类似,是因为内分泌功能呈周期性的改变所致。

（八）精神分裂

周期性精神病的临床特征表现出较典型的精神分裂症状。（各种症状具体产生机制详见《狭义精神分裂症》篇）

五、周期性精神病的归属

（一）归属问题

Baruk 称为"雌激素过多性精神病"。

鸠谷龙等命名为"非典型内原性精神病"。

上海精神病防治院称其为"间脑性精神病"。

克雷丕林把所有呈周期发作的患者归之于躁狂抑郁症。

K.Bleuler 则认为是精神分裂症的一个类型。

周期性精神病是否为一个疾病单元,国外学者持有不同的见解。国内学者有两种意见:一种是倾向于是一个疾病单元;另一种是认为本病可见于精神分裂症及躁狂抑郁症,尚不能构成一个疾病单元。

（二）归属

按精神病的潜意识分类(一级分类),属于广义精神分裂症。

按照精神病第二病因分类(二级分类),属于内分泌疾病性精神病。

第十三章　躁狂抑郁症

第一节　概述

躁狂抑郁症也称心境障碍(mood disorder)、情感性精神障碍(affeetive disorder)，是由各种原因引起的、以情感高涨或低落为主要症状的一种精神病，其他症状如思维、意志等障碍处于从属地位，故又有"情感性精神病"之称。可有幻觉、妄想等精神病性症状。本病临床特征为躁狂和抑郁相的循环发作或单相发作，或以持久心境低落的慢性抑郁为主要特征的心境恶劣。具有缓解、复发倾向，缓解期精神活动正常。少数患者可以迁延不愈，变为慢性。

早在希波克拉底时代，即有躁狂症和抑郁症这两个术语。十九世纪中叶 Falret 和 Baillarger 先后详细描述了躁狂症和抑郁症在同一患者身上交替发作，命名为循环性精神病，而是同一疾病的两个阶段，并指出本病的重要特点是精神活动的相对完整性。克雷丕林(1896)明确地把二者划为一个疾病分类单元，命名为躁狂抑郁性精神病，这个名称一直沿用至今。关于躁郁症和更年期抑郁症的关系，它们在疾病分类中的地位，目前仍存在着不同的看法，有的学者认为，更年期抑郁症和躁郁症都归属于情感性精神病。

第二节　临床表现

一、躁狂状态

(一)症状

躁狂状态的临床表现可概括为情感高涨、思维奔逸和意志增强三主征。起病可急可缓，以急性起病较多。躁狂状态临床"三主征"即情感高涨、思维奔逸、意志增强"三主症"。

情感高涨：患者表现愉快、乐观、喜悦。感到周围充满生气，无限美好。自我感觉良好，幸福，精神旺盛。情感生动、鲜明、持久。有时情绪反应不稳定，易激惹，可因小事暴跳如雷，勃然大怒，甚至伤人毁物，怒不可遏，但往往片刻即逝，化怒为笑，若无其事。

思维奔逸：患者联想加快，观念不断，呈明显言语运动性兴奋。说话若悬河，滔滔不竭，旁征博引，高谈阔论，别人无插话余地。写作时下笔千言，一挥而就。患者主观感到自己"脑子非常灵活"。可出现观念飘浮、音联、意联，但观念肤浅。在情感高涨的背景上，表现高傲自大，自命不凡，盛气凌人，不可一世。并出现夸大观念。思维内容多具幻想性等。注意力可随境转移。

意志增强:患者做事主动热情,好管闲事,喜欢热闹场面。要求多,意见多。又说又唱,连蹦带跳。一会排解纠纷,一会指挥交通,忙忙碌碌,精力显得异常充沛。表现活跃,但做事往往有头无尾,不能善始善终,有时行为轻浮。

(二)躁狂状态临床类型

轻度躁狂:如上述症状,但程度较轻。

急性躁狂:发病较急,兴奋程度较轻度躁狂为重,病情发展时可见意识障碍,并可过渡到谵妄性躁狂。

谵妄性躁狂:患者表现极度兴奋,躁动,言语不连贯。有明显意识障碍,可出现幻觉、错觉。生活不能自理。

慢性躁狂:临床表现基本同轻度躁狂,但缺乏明显间歇期。病程迁延,反复发作。

二、抑郁状态

抑郁状态的临床表现可概括为情感低落、思维迟缓和意志减退三主征,起病大多缓慢。

(一)抑郁状态临床三主征

情感低落:轻度心情不佳,心灰意懒,重时悲观绝望,表现无精打采,抑郁寡欢,即是使人高兴的事物患者也感到痛苦,对亲属冷漠,患者在情绪低落,抑郁的背景上产生自责、自罪观念。认为自己工作、学习能力丧失殆尽,变成废物。或认为自己犯下弥天大罪,死有余辜。不易交往,疏远亲友,忧心忡忡,度日如年,有生不如死之感。

思维缓慢:患者自觉脑力迟钝,联想困难,缺少主动言语。回答问题反应迟钝,低声细语,内容简单,写作困难。注意不集中,做事无目的,思维无条理。也可产生疑病观念,如认为自己的"肺烂了""肠子断了"或患了某种不治之症。非真实感,轻度人格解体和虚无妄想。患者诉说周围事物似乎是"不真实的""不自然的",严重时甚至否定自己和周围世界的存在。

意志减退:患者整个精神活动呈现显著的、普遍的抑制。生活被动,丧失主动性,工作、学习困难或不能工作。活动很少,反应缓慢,卧床或独居一隅,懒于梳洗,可产生木僵。严重时,生活难以自理。自杀观念往往事先计划周密,行动隐蔽。

(二)抑郁状态临床类型

轻性抑郁:上述症状多见于此型,但程度较轻。

急性抑郁:发病较急,症状较轻度为重,可由轻型过渡而来。

木僵性抑郁:患者缄默不语,无自主活动,不吃不喝,大小便潴留,可由急性抑郁型过渡而来。

慢性抑郁:症状基本与轻性抑郁相同,但病程长,无明显间歇期。

三、混合状态

在发病过程中,如同时出现躁狂和抑郁三主征相互交错,称混合状态;抑郁状态和躁狂状态交替转换发作,称为交替发作。

(一)克雷丕林的分类

克雷丕林认为它是一种过渡状态,多见于从一时相过渡到另一时相。他列举了六种混合状态。

(1)躁狂性木僵。

(2)抑郁性或焦虑性躁狂。

(3)思维贫乏性躁狂。

(4)抑制性躁狂。

(5)思维奔逸性抑郁。

(6)激动性或激越性抑郁。

其中以激动性或激越性抑郁较多见。它是在情绪低落的同时伴有明显焦虑、紧张而无精神运动性抑制。表现为焦虑、紧张,顾虑重重,惶惶不可终日,并常有疑病倾向,如认为自己心脏停止跳动,胃肠堵塞等。

(二)轻型循环性精神病

特点是抑郁和躁狂两种状态交替出现,症状表现轻微,也有人把本型称为循环型病态人格。

四、隐匿性抑郁

一种不典型的抑郁症。主要表现为反复或持续出现各种躯体不适感,如头痛、头晕、心悸、胸闷、气短、四肢麻木、恶心、呕吐等。躯体检查无阳性所见。

五、自主神经系统障碍

躁狂抑郁症患者常伴有自主神经系统障碍:在疾病发作期可见瞳孔散大、心率过速等交感神经紧张现象等。

六、老年躁郁症

临床表现与成年人相似,但在抑郁状态时,较少出现全面性迟缓和罪恶感,而较多见疑病观念、强迫现象和激越表现,故又称激越性抑郁症。

第三节　病因病理

以往关于躁狂抑郁症的病因病理:有遗传因素的研究,间脑功能研究,中枢神经介质代谢研究,躯体、心理和环境因素研究等。

一、遗传因素研究

(一)家谱调查

国内外调查发现,患者亲属中的患病率比一般人群中的患病率高20～30倍。与患者血缘关系越近,患病率越高。孪生子研究,单卵孪生比双卵孪生为高。一般认为单卵孪生的遗传因素更为明显。

关于本病的遗传方式,有单基因常染色体显性遗传、性连锁性遗传、多基因遗传和异质性遗传等假说。目前多倾向于多基因遗传模式。

(二)个性特征

Kretchmer 提出气质——体型——疾病相关学说,他认为本病多见于某些好交际、开朗、好动、兴趣广泛、容易过于喜悦或过于忧郁的人,也即所谓循环性气质。巴甫洛夫认为躁郁症容易发生于强而不均衡神经类型的人,因为这种人抑制过程弱而兴奋过程占优势,在某些不良的机体条件下,可能发生躁狂抑郁性精神病。

二、神经生化因素

一些研究初步证实了中枢神经递质代谢异常及相应受体功能改变,可能与心境障碍的发生有关,证据主要来源于精神药理学研究和神经递质代谢研究。

5 羟色胺(5-HT)假说:该假说认为 5-HT 功能活动降低可能与抑制发作有关,5-HT 功能活动增高可能与躁狂发作有关。阻止 5-HT 回收的药物(如选择性 5-HT 再摄取抑制剂)、抑制 5-HT 降解的药物(如单胺氧化酶抑制剂)、5-HT 的前体色氨酸和 5-羟色胺酸均具有抗抑郁作用;而选择性或非选择性 5-HT 耗竭剂(对氯苯丙氨酸与利血平)可导致抑制。一些抑郁发作患者脑脊液中 5-HT 的代谢产物 5-羟吲哚乙酸(5-HIAA)含量降低,浓度越低,抑制程度越重。抑郁发作患者和自杀患者的尸体(脑)的研究也发现 5-HT 或 5-HIAA 的含量降低。

去甲肾上腺素(NE)假说:该假说认为 NE 功能活动降低可能与抑制发作有关,NE 功能活动增高可能与躁狂发作有关。阻止 NE 回收的药物(如选择性 NE 再摄取抑制剂等)具有抗抑郁作用;酪氨酸羟化酶(NE 生物合成的限速酶)抑制剂 α-甲基酪氨酸可以控制躁狂发作,并可以导致轻度抑郁或抑郁症状恶化;利血平可以耗竭突触间隙 NE 而导致抑郁。抑郁发作患者中枢 NE 浓度降低。

多巴胺(DA)假说:该假说认为 DA 功能活动降低可能与抑郁发作有关,DA 功能活动增高可能与躁狂发作有关。阻止 DA 回收的药物(安非他酮)、多巴胺受体激动剂(嗅隐亭)、多巴胺前体(L-多巴)具有抗抑郁作用;能够阻断 DA 受体的抗精神药物可以治疗躁狂发作。

三、神经内分泌功能异常

一些研究发现,心境障碍患者有下丘脑-垂体-肾上腺轴(HPA)、下丘脑-垂体-甲状腺轴(HPT)、下丘脑-垂体-生长素轴(HPGH)的功能异常。

四、脑电生理变化

脑电研究发现,抑郁发作时多倾向于低 a 频率,躁狂发作时多为 a 频率或出现高幅慢波。

五、神经影像改变

CT 研究发现,心境障碍患者脑室增大。MRI 发现抑郁发作患者的海马、额叶皮质、杏仁核、腹侧纹状体等脑区萎缩。

六、心理社会因素

应激性生活事件与心境障碍，尤其是与抑郁发作的关系较为密切。常见负性生活事件，如丧偶、离婚、失业、严重躯体疾病等均可导致抑郁发作。

七、简评

遗传因素是精神病产生的第一病因，个性特征具有遗传成分。

心理社会因素是精神病产生的诱发因素，是第二病因。

对神经生化假说及神经内分泌功能异常等学说的简评，详见第八章《广义精神分裂症》。

第四节　躁狂抑郁症产生的潜意识机制

一、精神分裂症产生的潜意识机制

（一）中枢神经系统病理性功能抑制

各种病理因素致使中枢神经系统发生病理性功能抑制，是广义精神分裂症的病理生理基础。

（二）逆反规律

神经系统病理性功能抑制，按逆反规律发展，即由高级神经中枢依次向低位中枢发展。在神经系统的心理层面，首先表现为高级的心理功能层次的逆反抑制，即由最高级的现实意识功能层面逆反至潜意识功能层面。现实意识控制功能减弱，潜意识功能被解放，并产生独立的、自发的精神活动现象，自我（或自我意识）产生了分离，患者处于双重意识控制状态，即或精神分裂状态。

（三）双重意识状态

患者的精神活动具有双重性，一方面是现实意识控制的正常的一面；另一方面是妄想与幻象的病理性现象的一面。若现实意识控制增强，患者的精神活动趋向正常；若患者现实意识控制减弱，潜意识控制增强，潜意识性精神活动显现。由于现实意识性精神活动与潜意识性精神活动相互交织、交感，患者同时呈现出两种精神现象（双重性精神现象）。两种精神现象相互交织，相互干扰，形成混乱性精神症状。（详见第八章《广义精神分裂症》）。

二、症状解析

（一）意识障碍

1.临床表现

急性躁狂：病情发展时可见意识障碍，并可过渡到谵妄性躁狂。

2.解析

意识障碍是指现实意识清晰度障碍。中枢神经系统功能抑制,一方面,现实意识控制力减弱,产生现实意识清晰度障碍,另一方面,潜意识性精神活动显现,出现妄想、幻象等症状,即谵妄状态。

(二)精神分裂症"三主症"

1.精神自动

(1)临床表现:躁郁症的妄想、幻象等潜意识性精神活动均属于广义精神自动。强迫症属于狭义精神自动。

(2)解析:广义精神自动是指一切潜意识性精神活动,潜意识性精神活动是一种独立的、自发的精神活动现象,它不受现实意识的控制,对于现实自我而言,是为精神自动。梦、妄想、幻象,均属于精神自动现象。在传统精神病学中,狭义的精神自动是指被影响感、被控制感、被操纵感、被强迫感等精神症状。

2.妄想

(1)临床表现:如疑病妄想、非真实感,人格解体妄想、虚无妄想等。

(2)解析

广义妄想:妄想是潜意识性思想、观念、思维及其相关的精神活动。广义妄想包含了全部潜意识性精神活动,如梦、幻象及妄想。

狭义妄想:狭义妄想是关于某事物或某些事物执着的潜意识性思想、观念和思维活动。即传统精神病学中的妄想。

所谓各种"观念",如夸大观念、自责、自罪观念、疑病观念等,尽管词语变化,其实质均属于典型或非典型妄想。

3.幻象

(1)临床表现:谵妄性躁狂可出现幻觉、错觉。

(2)解析

广义幻象:幻象是妄想的感觉、知觉形式。

狭义幻象(幻觉):是指传统精神病学中"五官"感觉的幻觉,即幻视、幻听、幻嗅、幻味、幻痛、幻触等。

妄想、幻象没有严格的区分界限。

(三)潜意识性及混乱性精神活动

1.临床表现

情感高涨:有时情绪不稳定,易激惹,可因小事暴跳如雷,勃然大怒,甚至伤人毁物,怒不可遏,但往往片刻即逝,化怒为笑等。思维奔逸:可出现观念飘浮、音联、意联等。意志增强:但做事往往有头无尾,不能善始善终,有时行为轻浮等。谵妄性躁狂:患者表现极度兴奋,躁动,言语不连贯等。情感低落:自责、自罪观念、疏远亲友,忧心忡忡,有生不如死之感。思维缓慢:疑病观念、非真实感、人格解体和虚无妄想等。意志减退:反应缓慢、缄默、自杀观念等。

2.解析

在双重意识状态,由于现实意识性精神活动与潜意识性精神活动相互交织、相互干扰,形成混乱性精神症状,并显示出潜意识性精神活动特征。

(四)兴奋性与抑制性精神症状

1.临床表现

兴奋性精神活动:情感高涨、思维奔逸、意志增强。抑制性精神症状:情感低落、思维缓慢、意志减退、木僵。躁狂、抑郁混合与循环性精神活动。

2.解析

(1)不论是现实意识还是潜意识性精神活动,均有兴奋性和抑制性倾向。兴奋性或抑制性精神活动的程度不一,可从轻度的一般性兴奋或一般性抑制至极度的兴奋或极度的抑制。兴奋和抑制倾向一方面取决于患者的遗传素质,还取决于患者所处的环境,包括潜意识性心理环境。若环境刺激是兴奋性的,则产生兴奋性精神活动,反之,则产生抑制性精神活动。

(2)精神活动可以随患者的心境的改变而改变,兴奋性精神活动与抑制性精神活动可以随患者兴奋或抑制性心境交替出现。躁狂、抑郁循环性精神活动是患者的兴奋性与抑制性精神活动状态相互转变而形成的。因兴奋与抑制状态不可能同时存在,所谓"混合状态"是兴奋性精神活动向抑制性精神活动转变,或抑制性精神活动向兴奋性精神活动转变时产生的过渡现象,形成了具有躁狂,又有抑郁两方面的症状。

(3)木僵:紧张性兴奋和紧张性木僵,两者可交替出现,或单独发生。潜意识精神活动,没有固定的模式。不论其表现形式或内容,此时与彼时均处于变动之中。这种变动取决于潜意识中事物的情景,若体内外刺激引起潜意识兴奋、恐惧,则呈现出紧张性兴奋;若淡漠的心境则呈现出缄默、不动等抑制性表现。木僵是潜意识演示的运动抑制性妄想的表现形式之一。违拗症、被动服从是对于潜意识中具体事物的行为反应。随着潜意识心境的变化,产生紧张性兴奋与紧张性木僵的交替现象。

(五)假性躯体症状

1.临床表现

如头痛、头晕、心悸、胸闷、气短、四肢麻木、恶心、呕吐等,躯体检查无阳性所见。

2.解析

假性躯体症状属于潜意识演示的自我伤病的症状。

(六)自主神经系统反应

1.临床表现

可见瞳孔散大、心率过速等交感神经紧张现象等。

2.解析

自主神经系统属于自动控制机制,不论是现实意识还是潜意识,虽然不能对自主神经系统直接控制,但自主神经系统可通过自动调节,与现实意识性或潜意识性精神活动相适应,产生相应地变化。

(七)精神分裂

躁狂抑郁性精神病:临床特征表现出较典型的精神分裂症状。

(八)其他

(1)躁狂抑郁性精神病是心理功能的全面障碍。

（2）所谓"躁狂抑郁性精神病是指以情感高涨或低落为主要症状的一种精神病,其他症状如思维、意志等障碍处从属地位"的论述是片面的,思维决定情感及意志,躁狂、抑郁状态临床表现的"三主症"中,思维是核心,情感、意志受思维所控制。

思维是心理活动的基本形式,情感不是独立的心理活动,情感不会无缘无故产生,他仅仅伴随着其他各种精神活动而产生,如欢喜伴随着愉快的事件而产生,悲伤伴随着悲伤的事件而产生,恐怖是对恐怖事件的反应等,情感从属于思维活动。历来,各种心理学将情感视为一个独立的心理学概念,甚至认为情感高决定各种心理活动,情感与思维关系颠倒了,在精神病学中也产生了情感与思维"倒置"的现象,产生了"情感性精神病""心境（情感性）障碍"之类的概念。

第十四章 偏执性精神病

第一节 概述

妄想是精神疾病的一项最主要、最重要的症状。在传统精神病学中,偏执性精神病(偏执狂及偏执状态)主要是指关系妄想、系统妄想。偏执性精神病是以一系列具有妄想特征的精神病症候群。它们的共同特点是持久的偏执性妄想,其程度轻重不一,如被害妄想、影响妄想、夸大妄想、嫉妒妄想、钟情妄想、疑病妄想等。很少出现幻觉,若有幻觉,历时短暂且不突出,也不出现精神分裂症的其他典型症状。在不涉及妄想内容的情况下,其他方面的精神功能相对正常。智能保持良好。部分患者可有与妄想内容相一致的情绪和行为反应,如抑郁、焦虑、攻击、自杀等。美国资料患病率为 0.025％～0.03％。

简史:古希腊时,偏执狂是指精神失常。直到十八世纪 Heinroth(1818 年)描述此类疾病为智力的失调。Kahlbaum(1863 年)首先将偏执狂用于一类逐渐起病的慢性系统性妄想状态。法国 Magnan 对此病进行了较系统的观察,命名为系统发展的慢性妄想症。克雷丕林(1893 年)从疾病分类学角度将偏执狂明确划为一疾病单元。他对偏执狂的特征做了进一步地描述,并同其他偏执状态加以区别。Kolle(1931 年)倾向本病是精神分裂症的变型。

ICD-10 分类:F20-F29.精神分裂症、分裂型障碍和妄想性障碍,F20.0.偏执型精神分裂症,F22.持续妄想性障碍,F22.0.妄想性障碍;美国 DSM-Ⅳ 分类:精神分裂症及其他精神病性障碍;中国 CCMD-3 分类:2.精神分裂症和其他精神病性障碍。

"妄想"作为精神病的一项重要症状是没有疑义的。但到目前为止,还没有一个确切的定义,分类十分混乱,内容不确定等。

关于偏执型精神分裂症同偏执性精神病的区分,很多年来,不少学者曾尝试去做作精确分类,但至今未成功。有的学者认为,偏执狂、偏执状态和偏执型精神分裂症并没有质的区别,而只是量的不同。有的学者认为,这些病属于一种连续统一体,它们基本上都属于精神分裂症。较多学者认为,偏执型精神分裂症同偏执性精神病的起病年龄、症状表现、病程和转归均有明显差别,主张划分开。

至于偏执性精神病包括哪些内容,也无统一的意见。国外倾向于包括偏执状态、偏执狂、更年期精神病偏执型、症状性偏执状态、无精神病表现的偏执性人格与偏执性综合征。

第二节 临床表现

妄想性障碍又称偏执性精神障碍(paranoid disorders),传统精神病学将偏执性精神病分为偏执狂及偏执状态来描述。

一、偏执狂

指一组病因未明,以关系妄想、系统妄想为主要症状的精神病,如被害妄想、嫉妒妄想、诉讼妄想、钟情妄想、夸大妄想、疑病妄想较常见。妄想多持久,很少出现幻觉,也不出现精神分裂症的其他典型症状如思维破裂、被控制感等。若有幻觉则历时短暂且不突出,在不涉及妄想的情况下,不表现明显的精神异常。病程演进较慢,一般不会出现人格衰退和智能缺损。部分患者可有与妄想内容一致的情绪和行为反映,如抑郁、焦虑、攻击、自杀等。妄想的内容和时间常与患者生活处境有关,妄想常是不健全的人格和精神因素相互作用经历一定的阶段逐渐发展起来的,由于他们过于自负,高度的情感性和敏感性,当遇到挫折时对事实加以曲解,将别人的言行、态度与自己的主观想象相结合而进行一种病态的认知加工,因此,尽管患者的妄想是不可信的,但却是有一定的现实基础,不像精神分裂症患者的妄想那么荒谬、离奇和易于泛化。

偏执狂患者的人格一般是完整的,如果患者隐瞒其妄想,则与常人无异。本病始终不出现幻觉。病程冗长,难以恢复,但也不致以发生精神衰退。

二、偏执状态

以突出偏执妄想而无幻觉为特点,它既无偏执狂那样的系统性妄想,又与偏执型精神分裂症的妄想分散和荒诞离奇、伴有幻觉,并且发生人格衰退等不同。有的学者认为偏执状态似乎是介于偏执狂和偏执型精神分裂症之间的一种中间状态。偏执状态是指一般性妄想,常与其他精神症状同时出现。

三、精神病妄想病例

(一)精神病病例12.关系妄想

患者女性,58岁,精神分裂症妄想痴呆。20年来,患者坚信周围人用微妙不可言传的方法,测验她的心理活动。此外,患者感到周围人的言行都是针对她而做的。有人唱《红梅赞》,她认为是用死亡威胁她,有人唱《在一个美丽的地方》是引诱她放弃斗争。别人给她一本名叫《恐怖谷》的书,她认为是"暗示"她将遭到惨杀。一次到某地被招待去参观烈士陵园,患者认为这是"暗示"她如何选择前途。

(二)精神病病例39.迫害妄想

患者男性,57岁,中学教师,大学文化程度。个性倔强,但平静,喜好读书,好钻研。曾被国民政府逮捕,后被释放。新中国成立后,在北京某大学法律系学习。此时感到精神紧张,怀疑周围有特务监视,向学校反映,经调查并不属实,进行解释说服无效。患者坚信有特务陷害自己,首先认为学校某教授是幕后人,因此向法院提出控告,未予受理。从此开始,印发传单,到处控告,扰乱社会秩序,而入院治疗。表现与正常人无异。很容易流露出系统化而牢固的被害妄想。如法院不受理,则认为法院有坏人。否认自己有病。对妄想坚信不移。他被迫住院,则认为公安局、法院等单位可能受隐蔽的敌人和坏人的利用。出院后,仍然到处继续控诉,要求向全国人民公开审理,不获胜利,决不罢休。若谈及与此无关的事物,一般正常。经十余年的追踪观察,系统化妄想依然如故,人格保持完整。

(三)精神病病例 19.夸大妄想

患者男性,43 岁,商人,无文化,麻痹性痴呆夸大型。患者自称是"超级司令",有 90 个军,有 1000 架飞机,有无数坦克、大炮、步枪等。说他曾留学过许多国家,会说好几国外语。有巨大财富,有好几个银行,家里有几百个佣人,有三百个儿女,等等。

(四)精神病病例 18.嫉妒妄想

患者女性,其丈夫受上级赏识,由于上级推荐,不仅职位高升,收入也随之丰富。但家中用度未有增添。因此,当丈夫随上级出差,患者坚信其不过以出差为托辞,而实际与奸妇出外野合。某日丈夫乘车赴缝衣店(缝衣店本有一女性店员与夫妇二人很熟悉),患者认定其夫非去购衣,实是去幽会。一切事理解说,各方具体验证都不能动摇嫉妒妄想病态信念。

(五)精神病病例 21.钟情妄想

患者女性,在集会中瞥见一男性少年曾回首注视自己,就自以为这是钟情表示,多方探索,获知男方工作地点及住址,对该男性纠缠不休,直至最终住进精神病院。

(六)精神病病例 20.疑病妄想

女性患者,32 岁,精神分裂症。患者于 1953 年 3 月因感腹内不适,做了针灸治疗。当时针刺有疼痛,患者觉得"筋断了",以后经常为此着急。同年,产后症状加重,感到体内"许多肌肉都断裂,并掉进肚子里去了""有些筋已经在肚子里烂了"。从此,整天卧床不起,饮食,大小便都需要母亲照顾。患者还"感觉血从血管里流出来了",因此,"全身肌肉都发干了",自称"全身只有一层皮包着"。不久,患者又感觉头部肌肉也"断裂了",因此,不能转头和抬头。

(七)精神病病例 15.被控制妄想

患者男性,30 岁,偏执型精神分裂症。患者常常觉得自己不能自由控制本人的思想活动,如突然感到必须赶快往外跑,或者马上出城等等。但为什么要这样做患者自己也莫名其妙。有时,感到四肢的活动不是由自己支配的。深信有人在控制、操纵他,并且认定在科学发达的现在,人家这样做是完全可能的。但是谁和用什么方法,他还不知道。

(八)精神病病例 27.变质妄想

患者男性 17 岁,中学生,四年来感到自己多变,发呆自笑,自言自语入院。患者因未评上红小兵而感到心中不快以后,感到自己变了,看到或想到什么就变成什么。他说:"道理上知道不会变,但实际上感到自己变了,如想王八,就感到自己后背有一个盖,肚子是白的,四肢变成王八的腿了。看见妹妹、母亲,就感到变成了她们的模样,所以不想看到她们。"一年后,逐渐出现自言自语自笑,并怀疑别人跟踪他,生活懒散,自理差。入院后,除见明显破裂性思维外,存在人格解体和自我意识障碍,如一会儿说自己"不存在了,上西天了",一会儿说"自己能变男变女,心想什么,看见什么,就变成什么"。他还感到自己的胳臂变细了,变长了,腿变粗了,变成猪头了。还说自己是魔术脑袋,还会变成神仙。

(九)精神病病例 26.变兽妄想

患者男性,49 岁,精神分裂症。患者叙述"自己是无脑动物,生下来就是一个妖怪,根据是自己没有大脑,五官和四肢都不全,这些只有自己才能感觉出来"。入院后四天没有睡过觉,因为自己"是妖怪,可以不睡"。

第三节 偏执妄想的病因病理

一、以往关于偏执性精神病机制的理论与简评

(一)以往关于偏执性精神病产生机制的理论

Polantin 和一些学者对精神病理做出以下解释:在自我中心和自我卷缠的基础上,患者常为内心的自卑感或自我低估感和其他不合适感,做出过分补偿。这样,患者由自卑、自贱转变为自命不凡。当患者对自己做出的过高评价不为他人接受时,就认为是别人不理解或妒忌等的缘故。在他们的计划或抱负受到挫折时,则又认为受了迫害。再由于过分的敏感,他们对一些甚至细小的事,也联系自己做出错误解释,时时猜疑别人言行和动机。有些患者为妒忌妄想所驱使,对偶然的、巧合的事做出固定性质的坚信不移的错误解释,并时时观察,寻找证据,以证实他们的妄想观念是客观存在的。患者因被害、夸大、妒忌等妄想观念可引起种种反应,如寻找保护,追踪别人,或采取攻击行为或伤人和自伤。偏执狂是在患者与周围环境发生多次冲突的基础上发作起来的。由于他们过于自负,有高度的情感性和敏感性,遇到挫折时将事实加以曲解,认为别人对他不信任,有意作弄,把别人的言语、行动和态度与自己的主观想象相结合,把一些无关的细小事情赋予特殊意义,感到周围的人有意迫害他,从而形成偏执观念。在妄想的影响下,患者与周围的冲突必然增加,反过来又增加了他们的妄想。

巴甫洛夫学派认为"偏执狂是在大脑皮质形成了病理堕性兴奋灶,通过负诱导的机理在其周围出现广泛的抑制,阻滞了大脑皮质其他部分对他的影响,因而患者对自己状态缺乏批判"。

(二)简评

Polantin 等所谓"补偿机制""患者由自卑、自贱转变为自命不凡"等论述,纯属主观臆想,使人费解。

"遇到挫折时将事实加以曲解""错误解释""把一些无关的细小事情赋予特殊意义""从而形成偏执观念"等论述,均是在现实意识范围内对偏执狂的现象性描述,是一种主观推理。所谓"将事实加以曲解""错误解释""把一些无关的细小事情赋予特殊意义",对妄想"坚信不移"等均是潜意识性精神活动固有的特征。

巴甫洛夫学说"偏执狂是在大脑皮质形成了病理堕性兴奋灶"是从神经系统生理学角度做出的解释。巴甫洛夫学派仅从生理学角度对妄想的解释是无能为力的。

二、精神分裂症产生的潜意识机制

（一）病因

遗传因素是妄想产生的基础，即精神病的第一病因，也是精神分裂症临床类型的决定因素。个性特征具有遗传成分。

后天因素：精神因素是妄想产生的诱发因素，即精神病的第二病因。

精神疾病的产生是遗传因素与环境因素相互作用所致。

（二）精神分裂症产生的潜意识机制

1.中枢神经系统病理性功能抑制

病理因素所致的中枢神经系统病理性功能抑制，是精神病的病理生理基础。

2.逆反规律

神经系统病理性功能抑制，按逆反规律发展，即由高级神经中枢依次向低位中枢发展。在神经系统的心理层面，首先表现为高级的心理功能层次的逆反抑制，即由最高级的现实意识功能层面逆反至潜意识功能层面。现实意识控制功能减弱，潜意识功能被解放，产生独立的、自发的精神活动。患者处于现实意识与潜意识双重控制状态，或称为精神分裂状态。

3.双重意识状态

患者的精神活动具有双重性，一方面是现实意识控制的正常的一面；另一方面是妄想与幻象的病理性现象的一面。若现实意识控制增强，患者的精神活动趋向正常；若患者现实意识控制减弱，潜意识控制增强，潜意识性精神活动显现。由于现实意识性精神活动与潜意识性精神活动相互交织、交感，患者同时呈现出两种精神现象（双重性精神现象）。两种精神现象相互交织，相互干扰，形成混乱性精神症状。

4.广义妄想

广义妄想是潜意识性思想、观念、思维及其相关的精神活动。广义妄想是一个病理心理学概念，是精神疾病的根源。

5.狭义妄想

狭义妄想是指执着的潜意识性思想、观念及思维活动。偏执性妄想属于狭义妄想，即传统精神病学所称的"妄想"。

6.潜意识性执着观念

执着是个体对某种事物在心理或精神活动上的倾向性，每个人一般都有自己的生活倾向性及侧重点，在心理形成了独特的思想、观念，即个性心理特征。这种思想、观念在个体的整个精神活动中占有优势地位，具有高度的敏感性。在自我发展过程中，潜在自我（潜意识）随着现实自我的发展而发展（潜在自我序列），形成潜意识性执着观念。这些执着的观念，有的合乎理性，有的是非理性的、荒谬的。非理性的执着观念是精神病系统妄想产生的病理基础。

（三）偏执妄想的形成

偏执妄想与原发性、继发性妄想、关系妄想、系统妄想相关。

1.原发性与继发性妄想

原发与继发的关系是一对因果组合关系。原发性妄想是指原初的妄想，继发性妄想是指以原发性妄想为基础,相继而产生的妄想,二者有明确的因果关系。广义妄想是潜意识性思想、观念、思维及其相关的精神活动,是原发性妄想。关系妄想、系统妄想属继发性,是在原发性妄想基础上的发展。

2.关系妄想的形成

(1)在双重意识状态:一方面,潜意识活动呈现出原发性妄想;另一方面,现实意识活动保持着与客观现实环境的接触,产生现实性反映。

(2)潜意识的歪曲反映:在双重意识状态,潜意识性精神活动与现实意识性精神活动相互交织,现实性刺激作用于潜意识,通过潜意识的"选择、编导"作用(客观刺激的潜意识化),客观刺激的性质及意义或保持不变,或在某种程度上被改变了原刺激的性质或意义,被赋予了新的意义与原发性妄想产生联系,被纳入原来的妄想体系,患者将本来与自己毫无关联的事物(客观刺激)都与妄想产生联系,形成关系妄想。这是潜意识的歪曲反映。

3.系统妄想的形成

系统妄想是在关系妄想的基础上形成的。系统性妄想的形成必须有一个慢性发展的过程。客观刺激作用于潜意识,使与妄想"相关"的事物不断地充实和强化,经过长期提炼、发展,产生恶性循环,形成了系统妄想。

4.偏执妄想的形成

(1)个性:"执着"是个体对某种事物在心理或精神活动上的倾向性,为达到一定的目的在意志方面表现出的坚定不移信念,在心理形成了独特的思想、观念,即个性心理特征。每一个人都有自己的心理特征及人格特征,这是毫无疑义的。个体心理的执着观念是普遍存在的,执着的观念是一种优势观念,在心理活动中具有强大的控制力(内驱力),其特征有二。一是敏感,极容易被激活,二是控制力强大,此种执着观念(情结)可以淡化或排斥其他思维活动。

(2)潜意识性执着观念:在自我发展过程中,现实意识在不断地发展,潜意识也随之发展,执着观念的模式进入潜意识,形成相应的潜意识性执着观念。这些执着的观念,即原发性偏执妄想。

(3)偏执妄想形成:原发性偏执妄想通过关系妄想、系统妄想过程形成偏执妄想。

5.偏执妄想的种类繁多

如迫害妄想、夸大妄想、嫉妒妄想、疑病妄想、变质妄想等。

6.释义妄想

客观刺激通过潜意识的"选择、编导"作用,现实刺激被赋予了某种特殊意义,被纳入妄想体系,形成释义妄想。

三、偏执性精神病症状解析

(一)偏执性精神病

偏执状态、偏执性精神病没有本质区别,只是描述角度差异或程度差异。

(二)精神分裂症"三主症"

妄想是精神分裂症三主症(精神自动、妄想和幻象)之一。

1.精神自动

广义精神自动,是指一切潜意识性精神活动,潜意识性精神活动均为自动显示。潜意识性精神活动是一种独立的、自发的精神活动现象,它不受现实意识的控制。在双重意识状态下,潜意识活动对于现实意识而言是为精神自动。

2.系统妄想

偏执性精神病的主要症状表现为系统性妄想。

3.幻象

偏执性精神病可出现幻象,但相对少见。

(三)偏执性精神病

偏执性精神病是潜意识性执着观念。妄想的种类繁多(如按妄想的内容分类),诸如被害妄想、嫉妒妄想、诉讼妄想、钟情妄想、夸大妄想、疑病妄想等。

(四)偏执妄想是妄想的慢性发展过程

偏执妄想是妄想的慢性发展过程,经过慢性"提炼",偏执性妄想不断强化、突显,与此无关的精神活动弱化,缺乏一般精神分裂症症状。

(五)妄想与幻象没有严格的区分界限

偏执性妄想主要倾向于潜意识性思维、观念活动,很少出现幻觉。幻觉是妄想的感觉、知觉形式,妄想与幻象没有严格的区分界限。

(六)所谓"如果患者隐瞒其妄想,则与常人无异"的论述的解析

执着观念在整个精神活动中占有优势地位,具有高度的敏感性,对于与执着观念无关的精神活动具有排斥作用,在不涉及执着观念时,精神活动一般正常。

(七)人格问题

具有偏执性精神病的患者,从人格角度讲,是不完整的。

(八)偏执妄想属于功能性疾病

偏执妄想是潜意识性思维、观念的表现,属于功能性疾病,一般不会出现智能缺损。

(九)歪曲反映

妄想的不可动摇性,是潜意识性精神活动的固有特征。

第十五章　假性躯体症与癔病

第一节　假性躯体症

一、概述

假性躯体症状没有躯体疾病基础，但与躯体症状相似，各种医学检查未发现躯体异常，称为假性躯体症状。常伴有焦虑或抑郁情绪，病程多为慢性波动性。在精神疾病的现代分类中称为躯体形式障碍（somatization disorder）。

二、临床表现

（一）临床特点
1.症状复杂多样

症状复杂多样、反复出现，未发现任何躯体疾病或明确的器质性疾病依据。

2.疾病名称不确定

诊断繁杂、混乱，如自主神经功能紊乱、功能性胃肠病、肠易激综合征、胃肠神经症等。

（二）临床症状
1.躯体化障碍（somatization disorder）

女性多见，临床症状多种多样、反复出现、查无器质性疾病。常见的症状：胃肠道症状有不适、疼痛、打嗝、反酸、恶性、呕吐、咽喉异物感等。呼吸、循环系统症状有心悸、胸闷、气短等。皮肤肌肉感觉异常，如痒、烧灼感、刺痛、麻木感、酸痛等。心脏神经症、胃神经症、心因性呃逆、肠激惹综合征、心因性过度换气、心因性尿频和心因性排尿困难等均属于此类疾病。还有月经方面的各种症状，精神方面通常存在明显的抑郁和焦虑。常伴有社会、人际方面的障碍。

2.未分化躯体形式障碍（undifferentiated somatoform disorder）

患者常诉述一种或多种躯体症状，症状具有多变性，其临床表现类似躯体化障碍，但不够典型。

3.疑病障碍（hypochondriasis）

特征是常常主诉为部位不定的疼痛、烧灼感、沉重感、紧束感、肿胀感；症状多变，患者坚持这些症状归于某一特定的器官或系统患了严重疾病。但这些器官的结构和功能并无明显紊乱的证据。常伴有明显的抑郁和焦虑。对身体的畸形的疑虑或先占观念（又称躯体变形障碍）也属于本症。病程常为慢性波动性。

4.躯体形式的疼痛障碍(somatoform pain disorder)

一种不能用生理过程或躯体障碍合理解释的、持续而严重的疼痛。医学检查不能发现疼痛部位有相应的器质性变化。常见的疼痛部位是头痛、非典型面部痛、腰背痛和慢性盆腔痛,疼痛可位于体表、深部组织或内脏器官,性质可为钝痛、胀痛、酸痛和锐痛。

5.其他躯体形式障碍

局部的肿胀感、皮肤蚁行感、麻木感、心因性斜颈、心因性瘙痒等均属此类。

6.自主神经功能紊乱

自主神经兴奋的症状,如心悸、出汗、颤抖、脸红等。

三、病因病理

病因与发病机制:确切病因不明,目前研究结果显示躯体形式障碍的病因是多因素的,包括心理社会因素及生物学因素。

(一)生物学因素

躯体形式障碍可有家族集聚性。躯体形式障碍的家族集聚性可以受到遗传、环境因素或两者的共同影响。

有研究认为,躯体形式障碍的患者可能存在脑干网状结构"滤过"功能失调。脑干网状结构维持意识状态,保持正常的注意和唤醒功能,"过滤"不必要的信息。当"滤过"功能失调后,过去不被患者感知的内脏器官活动被感知,致使注意力由外转向身体内部,加之情绪焦虑紧张时体内各种生理变化加剧(如神经内分泌、血液生化等改变),这些生理变化信息不断上传,并被感受,就可能被患者感知为躯体不适或症状。

许多研究发现,躯体形式障碍患者多具有"神经质"的个性,其特点为敏感、多疑、固执、过度关注躯体不适的症状和自身的健康状况,导致感觉阈值降低,躯体感觉的敏感性增高,因而,他们更容易感觉到各种躯体症状。

(二)心理和社会因素

生活中存在现实冲突等可能是易感因素。继发性获益可能是另一个重要因素,因为这类躯体症状可以在潜意识中为患者变相发泄、缓解情绪冲突,也可因病而回避社会责任,并获得更多的关心、保护和照顾。躯体症状在不同的社会文化环境中,可以有多重象征意义并具备某些社会功能。躯体化成为患者对待心理,社会各方面困难处境的一种方式。

(三)简评

脑干网状结构维持意识状态,保持正常的注意和唤醒功能是神经生理研究的经典成就,即生理性睡眠与觉醒的控制功能。

所谓"脑干网状结构滤过功能失调"论述是牵强的,脑干网状结构属于皮层下的功能结构,躯体化障碍属于心理现象,是大脑皮层的心理反映,脑干网状结构与心理控制离差甚远。

所谓"继发性获益""象征意义"等,是"精神动力学理论"或"精神分析理论""继发性获益""象征意义"等是一种臆想。

具体病因病理在《癔病》部分讨论。

第二节　癔病

一、概述

癔病，歇斯底里(hysteria)，现代精神病分类称为分离(转换)性障碍[dissociative(conversion)disorders]。癔病是由精神因素，如生活事件、内心冲突、暗示或自我暗示作用于易感个体引起的精神疾病。癔症的主要表现有分离症状和转换症状两种。一部分患者表现为分离症状，另一部分患者表现为各种形式的躯体症状(假性躯体症状)。其症状不符合神经系统生理解剖特点，缺乏相应的器质性损害的病理基础。癔症的症状是功能性的，因此，心理治疗占有重要地位。该病预后较好，60%～80%的患者可自行缓解。

二、临床表现

(一)一般症状

多起病于青年期，常在心理社会因素刺激下急性起病，可有多次发作，多见于女性。临床上主要表现为分离性精神障碍和转换性躯体障碍两种，既可有运动、感觉障碍，又可表现为意识、记忆障碍，情感障碍，甚至精神病性障碍。意识障碍以意识狭窄，朦胧状态为多见。意识范围缩小，有的呈梦样状态或酩酊状态。意识障碍时各种防御反射始终存在，并与强烈的情感体验有关，可有哭、笑、打滚、捶胸顿足、狂喊乱叫等情感爆发症状，有时呈戏剧样表现。

(二)ICD-10

根据临床表现分为分离性遗忘、分离性神游、分离性木僵状态、分离性恍惚状态和附体状态、分离性运动障碍、分离性感觉障碍、混合型分离性(转换)障碍等。

1.分离性遗忘(dissociativ amnesia)

分离性遗忘属于心因性遗忘。这种遗忘不是由器质性原因，也不能用一般的健忘或疲劳加以解释。表现为突然出现不能回忆自己重要的事情，特点是丧失近期的阶段记忆，被遗忘的事件往往与精神创伤有关。如果只限于某一段时间发生的事件不能回忆，称局限型(local form)或选择性遗忘，对以往全部生活失去记忆者称为广泛性遗忘(generalized form)。

2.分离性神游(dissociativ fugue)

分离性神游是指患者在觉醒状态下突然从家中或工作场所出走，往往离开的是一个不能耐受的环境，无计划、无目的地漫游。此时患者虽然处于觉醒状态，但意识范围缩小。能进行日常的基本生活和简单的社会接触，如日常的基本生活、饮食起居能力和简单的社交接触(如购票、乘车、问路等)依然保持。有的患者忘掉了自己既往的经历，以新的身份出现。漫游可持续几十分钟到几天，有的可以更持久。这种发作突发突止，清醒后对病中的经历不能完全回忆。间期的行为相对完整。

3.分离性木僵状态(dissociativ stupor)

该症在精神创伤之后或为创伤体验所触发，出现较深的意识障碍，在相当长时间保持固定的姿势,仰卧或坐立,没有言语和随意动作,对外界的刺激几乎完全没有反应,如对光、声音、和疼痛刺激没有反应,几乎或完全没有言语或自发的、有目的的运动。患者即非入睡,也不是处于昏迷状态。此时患者的肌张力、姿势和呼吸可无明显异常。有时可有睁眼及眼球的协调运动。检查不能发现躯体疾病的证据。患者的行为符合木僵的标准。一般数十分钟即可自行转醒。

4.双重人格(double personality)或交替人格(alternating Personality)

表现为两种或更多完全不同的人格,每种人格都是完整的,有自己的记忆、行为偏好,可以与单一的病前人格完全对立。患者突然失去对自己往事的全部记忆,对自己原来的身份不能识别,以另一种身份进行日常社会活动,对周围环境的察觉不充分,其注意和知觉仅限于周围人和物的某些方面,且以患者改变了的身份出现。以两种人格交替出现者较常见,称为双重人格(double personality)或交替人格(alternating Personality),其中一种人格常居主导地位。双重人格较常见,两种人格互不相干,几乎意识不到另一方的存在,从一种人格向另一种人格的转变,开始时通常很突然,与创伤性事件密切相关,其后,一般仅在遇到巨大的应激事件,或接受放松、催眠或发泄等治疗时才发生转换。该症为一过性精神障碍,无妄想、幻觉等精神病性症状。

5.分离性恍惚状态和附体状态(trance and possession disorders)

本症表现为暂时性地丧失个人身份感和对周围环境的意识。患者的意识范围明显缩小,意识、注意仅局限于或集中在密切接触的环境的一二个方面,只对环境中的个别刺激有反应。如果处于恍惚状态的人其身份是为神灵或已死去的人所代替,声称自己是某神仙或已死去的某人在说话,称为附体状态。分离恍惚和附体状态是不随意的,非己所欲的病理过程,患者的运动、姿势、和言语多单调、重复。发作过后患者对过程全部或部分遗忘。

6.分离性运动障碍

分离性运动障碍可分为动作减少、增多或异常运动。表现为一个或几个肢体的全部或部分运动能力异常。常见的形式有瘫痪、肢体震颤、抽动或肌阵挛、起立或行走不能、失声症等。

(1)瘫痪:可表现为单瘫、截瘫、偏瘫、四肢瘫痪,伴有肌张力增强或弛缓,肌张力增强者常固定于某种姿势,被动活动时出现明显抵抗,瘫痪不符合神经解剖特点,常以关节为界。瘫痪不伴有上、下运动神经元受损伤的体征。截瘫时没有膀胱括约肌障碍和感觉节段性水平改变。偏瘫时无面瘫和舌偏斜。下肢瘫痪者卧位可活动自如,检查不能发现神经系统损害证据。

(2)肢体震颤(tremor)、抽动(tics)和肌阵挛(myoclonus):

肢体震颤表现为肢体粗大颤动,不规则,可累及一个肢体、四肢或全身,抽动不规则,肌肉阵挛则为一群肌肉的快速抽动,类似舞蹈样动作。有时可表现为局部肌肉挛缩或僵直状态,如患者手部肌肉挛缩,可长时保持握拳状态。颈部肌肉挛缩使头部向一侧歪斜。挛缩在患者没有"意识到"时或入睡后,可以伸展。

分离性抽搐(假性癫痫发作)是一种类似于癫痫发作的状态。抽搐大发作时,发病前常有明显的心理诱因,抽搐无规律性,没有强直和阵挛期,常为腕关节、掌指关节屈曲,指间关节伸直,拇指内收,下肢伸直或全身强硬,肢体阵发性乱抖,乱动,发作可伴哭叫,呼吸呈阵发性加快,脸色略潮红。发作时瞳孔大小正常,角膜反射存在。意识虽似不清,但可受暗示使抽搐暂停。发作后期肢体不是松弛,而大多对被动运动有明显的抵抗,无病理反射。各种奇特的肌张力紊乱,肌无力,舞蹈样动作。但没有癫痫的咬舌、严重摔伤、大小便失禁等临床特征和脑电改变。一般发作可持续数分钟或数小时之久。

(3)起立不能、步行不能(astasia-abasia):患者双下肢可活动,但不能站立,扶起则需人支撑,否则,向一侧倾倒,也不能起步行走,或行走时双足并拢,呈雀跃状跳行。检查并无下肢麻痹或共济失调现象。

(4)缄默症(mutism)、失音症(aphonia):患者不用言语表达意见或回答问题,但可用书写或手势与人交谈,阅读和书写的能力完全保存,智能无改变,称为缄默症。患者想说话,但发不出声音,或只能用耳语或嘶哑的声音交谈,称为失音症。失音症者可以完全发不出声音,或可以发出嘶哑声及耳语声,但咳嗽时可咳出声音,还可表现为口吃或发音不清。失音、失语,但没有声带、舌、喉部肌肉麻痹,检查神经系统和发音器官无器质性病变。

7.分离性感觉障碍

分离性感觉障碍可表现为躯体感觉麻木、丧失、过敏或异常,或其他的感觉障碍。皮肤麻木区域的边界表明,它更接近患者关于躯体功能的概念,而与神经解剖不符。感觉丧失可伴感觉异常的主诉。

(1)感觉减退或缺失、感觉过敏

感觉减退或缺失表现为偏身型、上半身型、下半身型、手套型、靴子型、局限型等。缺失的感觉可分为痛觉、触觉、温冷觉。其范围与神经分布不一致,易受暗示影响。

感觉过敏:表现为皮肤局部对触摸特别敏感,轻轻地触摸可引起剧烈疼痛。过敏范围常呈手套样或靴袜样,与神经分布不相符合。对暗示反应明显。

(2)视觉障碍:可表现为弱视、失明、管窥(tunnel vision),同心性视野缩小,单眼复视,常突然发生,也可经过治疗,突然恢复正常。患者虽有视觉丧失的主诉,但保留着整个活动能力与完好的运动能力。癔症性失明病例,对光反射存在,视觉诱发电位正常。暗示可使之恢复,但常反复发作。

(3)听觉障碍:听觉障碍多表现为突然听力丧失,常出现双侧绝对性耳聋,有时对声音刺激可有瞬目反应,有时可在睡眠中被叫醒。相关的听力功能检查无异常。

8.躯体形式障碍

躯体形式障碍的临床特点:症状复杂多样、反复出现、时常变化,找不到器质性变化依据。临床表现如:胃肠道症状有不适、疼痛、打嗝、呕吐、恶性等,皮肤症状有瘙痒、疼痛、烧灼感、麻木感等,呼吸循环系统症状有心悸、胸闷、咽喉异物感等。

9.植物神经功能紊乱症状

有心悸、出汗、颤抖等。

10.其他分离(转换)障碍

(1)分离性情感爆发(emotional、outburst):情感爆发是本病常见的症状之一。情绪激动时突然发作,且常伴有轻度意识障碍,哭啼、叫喊、在地上打滚、捶胸顿足、撕衣服、毁物、扯头发、用头撞墙。情绪转变迅速,常可破涕为笑,并伴有戏剧样表情动作。一般历时数十分钟既可停止,事后有部分遗忘。

（2）分离性精神病（hysterical psychosis）：在应激事件后突然起病,表现为意识范围缩小,对周围的感知较迟钝,定向力不完整,意识朦胧、漫游、行为紊乱,短暂的幻觉、妄想、思维障碍以及人格解体等,症状多变。多见于女性,病程通常持续数周,常突发突止,易反复发作,发作后大多不能回忆。

（3）童样痴呆（puerilism）：该症比较多见,继精神创伤后突然表现为儿童样的幼稚语言,表情和动作以幼儿自居,其表情、行为、言语等精神活动都回到童年,稚气十足,表现过分,做作,装出二、三岁无知孩子的样子,把周围人称为"叔叔、阿姨"。

（4）癔症性假性痴呆（hysterical pseudodementia）：Wernicke 提出的一种癔症类别,患者在精神创伤之后突然出现严重智力障碍,甚至是对最简单的问题和自身状况不能做出正确回答或给予近似的回答,向其提简单问题,均回答"不知道"或借口搪塞,给人以呆滞的印象,相反,对复杂问题的回答,却能做到正确无误,无脑器质性病变或其他精症状。

（5）Ganser 综合征：为分离（转换）障碍的特殊类型,Ganser（1897 年）描述的一组精神症状。多见于被拘禁的罪犯,患者有轻度意识模糊,对提问的问题能够正确领悟,但经常给予近似的回答,如对于"二二得几"回答是"3"或"5"；牛有 5 条腿；将火柴倒过来划等。常伴有行为怪异,或兴奋与木僵交替发作,缓解后,患者觉得似梦。

11.混合型分离（转换）障碍

指上述多种形式的分离（转换）障碍的混合形式。

12.特殊表现形式

（1）集体性分离障碍：癔症的集体发作（mass hysteria）,又称为流行性癔症（epidemic hysteria）,即分离性障碍的集体发作。起初一个人出现癔症发作,周围的人精神受到感应,相继发生类似症状。由于紧张、恐惧情绪,在相互暗示和自我暗示下,癔症在短时间内爆发流行。这类癔症发作大多历时短暂,表现形式相似,常见症状包括抽搐发作,头痛、咽痛、腹痛、眩晕及乏力等。多见于女性。多发生在一起生活的群体中,如学校、教室、寺院或公共场所。这些患者往往具有相似的生活背景和文化观念,如经济文化相对落后、封建迷信活动较多的地区。

（2）赔偿性神经症（Compensation neurosis）：指在工伤、交通事故、医疗纠纷等存在赔偿的事件中,受害者往往显示夸大或保留症状。症状可持续很久。但这种症状的迁延不愈可能是患者的潜意识机制在起作用,而不是患者故意为之。

（3）职业性神经症（Occupationdl neurosis）：指患者的症状与职业活动密切相关,主要表现为运动协调障碍,如书写工作者的书写痉挛,舞蹈演员在演出前下肢运动不能,教师上讲台前失声等。书写障碍出现在运用手指工作者,如抄写、打字等。患者逐渐出现手部肌肉紧张、疼痛、不听使唤,手指活动缓慢而吃力,或出现弹跳动作,严重时,可由于肌肉震颤或痉挛而无法运用手指、前臂,甚至整个上肢,放弃用手或改作其他活动,则手指运动恢复常态。这类症状出现于书写时,称为书写痉挛。神经系统检查不能发现器质性损害。

三、病因

（一）精神心理因素

分离（转换）性障碍的病因与精神因素关系密切,各种不愉快的心境、气愤、歪曲、惊恐、羞愧、困境、悲伤等精神创伤,常是初次发病的原诱因,特别是精神紧张、恐惧是引起本病的重要因素,在战斗中发生的急性癔症性反应特别明显。童年期的创伤性经历,如遭受精神虐待,躯体或性的摧残,则是成年后发生转换性和分离性障碍的主要原因之一。少数患者多次发病后可无明显诱因,而以后因联想或重新体验初次发作的情感可再次发病。且多由于暗示或自我暗示而引起。

(二)社会文化因素

此症患者的文化程度相对较低,大多生活在封闭性的同源文化环境中,因此,社会文化,生活环境对分离(转换)障碍的发生有重要作用,风俗习惯、宗教信仰等对本病的发生与发作形式及症状表现等也有一定影响。

(三)生物学因素

1.遗传研究

目前,分离(转换)障碍的遗传学研究结果并不一致,有些研究发现该病患者的一级亲属同病率较高,但也有研究得出相反的结论,有的学者认为本病为多因素遗传疾病。

2.易感素质

此症往往具有一些共同的人格特征,包括具有暗示性、表演性、自我中心、情绪化、幻想性等。躯体化的发病与精神因素关系多不明显,精神因素是否引起癔症,或引起何种类型癔症与患者的生理心理素质有关,有易感素质者遇较轻刺激易发本病,本病患者具有癔症性格特征者约占40.8%。

四、以往关于癔病病理理论与简评

(一)以往关于分离(转换)障碍的理论或学说

许多学者对于本病的发病机理从心理学、生物学及生理学的不同角度加于解释。

Charcot认为,本病与催眠状态相似。

Babinski认为,本病完全是由暗示或自我暗示引起。

Krethmer认为,癔病是动物种族发生中所遗留的原始本能反应。

弗洛伊德解释癔病的发生是"转换"理论,即性冲动受阻抑,于是其精神能量转化为躯体症状,这种躯体症状往往是内心冲突的一种象征表达。

P.Janet的意识分离理论,认为意识状态改变是癔症发病的神经生理学基础,随着患者意识的分离,而有注意、警觉性、近记忆和信息整合能力等认知功能的损害,由于大脑皮质传入刺激的抑制增强,患者的自我意识减弱,并有暗示性增高,此时,当个体受到生物心理或社会因素的威胁,便出现类似动物遇到危险时的各种本能反应,如剧烈的运动反应、假死反射,和返回到幼稚时期的退行现象等。

巴甫洛夫的高级神经活动学说,认为癔症发病的机制是有害因素作用于神经类型属于弱型的人,引起高级神经活动第一和第二信号系统之间,大脑皮质和皮质下部之间功能的分离或不协调,患者第一信号系统和皮质下部的功能相对占优势,在外界刺激的影响下,本已处于弱化状态的大脑皮质迅速进入超限抑制,从而产生正诱导使皮质下部的活动增强,临床上表现为情感爆发,抽搐发作,以及本能活动和自主神经的症状。另一方面,强烈持久的情绪紧张,又可在大脑皮质产生兴奋灶,从而引起负诱导,这种诱导性抑制与上述超限抑制总合起来,向皮质其他部位和皮质下部扩散,使大脑皮质呈现位相状态,于是临床上出现感觉缺失、肢体瘫痪和朦胧状态等症状和体征。巴甫洛夫认为,癔症患者的暗示和自我暗示性增高的生理机制是,有害刺激作用于弱的神经类型者,可使之出现大脑皮质功能弱化,皮质下活动增强,称为正诱导,临床表现为情感爆发、抽搐发作,本能活动及自主神经症状。另外,强烈的情绪紧张,可使皮质兴奋,引起负诱导,临床上表现为感觉缺失、肢体瘫痪、朦胧状态等症状和体征。在大脑皮层功能弱化的情况下,外界现实刺激产生较弱的负诱导,大脑皮质的其他部位则处于抑制状态,此时,暗示者的语言影响使与皮质其他部位的活动完全隔绝,因而具有绝对的不可抗拒的力量。

(二)对以往关于分离(转换)障碍的理论或学说的简评

分离(转换)性障碍是功能性的,是心理功能的障碍。

躯体化原指表现为躯体障碍的一种深层神经症。

Charcot 认为,本病与催眠状态相似。Babinski 认为,本病完全是由暗示或自我暗示引起。催眠术是人工诱导出的潜意识活动。

对于 Kretchmer 的"原始本能反应",行为学家认为转换症状是患者对遭受挫折的生活经历的一种适应方式。此是对"分离(转换)障碍"的现象性描述,未涉及到本质问题。

janet 提出的"分离"概念,是指精神障碍中一些观念和认知过程可从意识的主流中分离出去,转变为神经症性症状,如瘫痪、遗忘、意识状态改变和自动症等,虽然他认为这些分离的成分都是下意识的,意识分离主要是不同意识成分整合的障碍,但此说不是指"自我"或"自我意识"水平层次的"分离"。

现代的一些学者认为"分离即是转换性障碍也是分离性障碍基本的病理心理机制"。此说也不是指"自我"或"自我意识"水平层次的"分离"。

弗洛伊德的"转换"理论即"精神分析"理论,所谓"转换"理论是主观臆想。

除精神分析理论外,其他理论都是在现实意识范围内对分离(转换)障碍发病机理的解释。仅仅是在现实意识领域内企图对精神疾病及其症状做出解释,是徒劳的。

巴甫洛夫的高级神经活动学说对于精神疾病理论的主要贡献是"中枢神经系统的病理性功能抑制"学说。但对于精神疾病及其症状产生机理的解释是牵强的。用所谓"正诱导""负诱导""位相状态""第一信号系统""第二信号系统"等,对"分离(转换)障碍"的解释是混沌不清的,是似是而非的。对癔病产生的交替人格、附体现象、童样痴呆怎样解释?对瘫痪、感觉障碍为什么与生理解剖特征不相符合?总而言之,精神病及其症状,首先是神经系统高级的心理层次的病理现象,只能从病理心理方面来解释。

第三节　假性躯体症状及癔病产生的潜意识机制

一、病因

(一)第一病因

遗传因素是精神疾病的第一病因,也是精神分裂症临床类型的决定因素。个性特征具有遗传成分。

（二）第二病因

环境因素是诱发因素。

（三）遗传与环境因素相互作用

精神疾病的产生是遗传与环境因素相互作用所致。

二、潜意识机制

（一）病理生理基础

病理因素所致的中枢神经系统病理性功能抑制，是精神病的病理生理基础。

（二）逆反规律

神经系统病理性功能抑制，按逆反规律发展，即由高级神经中枢依次向低位中枢发展。在神经系统的心理层面，首先表现为高级的心理功能层次的逆反抑制，即由最高级的现实意识功能层面逆反至潜意识功能层面。现实意识控制功能减弱，潜意识功能被解放，产生独立的、自发的精神活动。患者处于现实意识与潜意识双重控制状态，或称为精神分裂状态。

（三）双重意识状态

患者的精神活动具有双重性，一方面是现实意识控制的正常的一面；另一面是妄想与幻象的病理性现象的一面。若现实意识控制增强，患者的精神活动趋向正常；若患者现实意识控制减弱，潜意识控制增强，潜意识性精神活动显现。由于现实意识性精神活动与潜意识性精神活动相互交织、交感，患者同时呈现出两种精神现象（双重性精神现象）。两种精神现象相互交织，相互干扰，形成混乱性精神症状。

（四）梦及梦游症

现实意识活动进一步减弱，潜意识取代了现实意识控制，产生了潜意识性精神活动，便形成了梦。若神经系统的病理性抑制使潜意识控制取代了现实意识控制，在觉醒状态，形成神游症；在睡眠状态，单纯的潜意识活动则形成了梦或梦游症。

三、癔病解析

（一）一般性症状解析

1.精神分裂

在传统精神病学中属于神经官能症之一，癔症已表现出典型的自我意识分离现象，是为广义精神分裂症的临床类型之一。

2.意识障碍

现实意识功能减弱的表现：癔症表现为现实意识范围缩小，对周围的感知较迟钝，定向力不完整，意识朦胧等。

3.精神分裂症三主症，即精神自动、幻觉与妄想

（1）精神自动概念：潜意识性精神活动是一种独立的、自发的精神活动现象，它不受现实意识的控制。在双重意识状态下，潜意识活动对于现实意识而言是为精神自动。梦、妄想、幻象，

均属于精神自动现象。精神自动、妄想、幻象是潜意识活动的三大显著标志。

（2）妄想概念

广义妄想：是潜意识性思想、观念、思维及其相关的精神活动。

狭义妄想：指执着的潜意识性思想、观念、思维及其精神活动。广义妄想包含了全部潜意识性精神活动。

（3）幻象概念

广义幻象：幻象是妄想的感觉、知觉形式，广义幻象是指机体一切感觉、知觉功能所能感受、体验的各种"幻象"，包括与"五官"，本体感觉相关的各种幻象。

狭义幻象，即传统精神病学中与"五官"相关的幻觉。

精神分裂症三主症贯穿于各种精神分裂症综合征之中。

4.分离性精神症状

是指现实意识性与潜意识性精神活动的分离，包括分离性精神病、分离性情感爆发。表现为精神分裂各种症状，包括精神自动、妄想、幻象。

5.分离性神游

分离性神游是分离性精神病的临床表现之一。梦游与神游是潜意识所主导的精神活动。在双重意识状态下，或潜意识活动占优势，潜意识取代了现实意识的控制地位则形成了梦游症与神游症。若发生在白天称为神游症，若发生在睡眠时称为梦游症。

6.潜意识性精神活动及混乱性精神活动

分离性精神病，在应激事件后突然起病，表现为意识范围缩小，对周围的感知较迟钝，定向力不完整，意识朦胧、漫游、行为紊乱，短暂的幻觉、妄想、思维障碍以及人格解体等。

7.兴奋性与抑制性精神活动

兴奋性精神活动如情感爆发。

抑制性精神活动。

分离性木僵：木僵不能用"神经系统抑制扩展至皮层下，脑内有关适应姿势改变和保持姿势反射的功能释放"来解释，而是潜意识所演示的抑制性动作或姿态的表现，如传统精神分裂症的木僵，患者的感知觉依然存在，躁狂性（兴奋）木僵是躁狂状态下演示的木僵姿态等。

8.身份障碍或人格障碍（包括附体现象）

分离性身份障碍或人格障碍是从精神分裂的人格变化角度的描述，其本质是人格妄想。分离性身份障碍有双重人格（交替人格）、多重人格、附体现象等。在双重意识状态，一方面是现实自我；另一方面是潜在自我，呈现出人格方面的双重性。潜意识性人格变化十分复杂，潜意识性人格变化在梦中十分典型，人格变化极端复杂，可以是自我的一般形象，可以是伟大人物、王子、英雄、富豪、罪犯，可以是他人或某死者的化身，可以是神灵鬼怪、飞禽走兽、神仙、魔鬼等。

9.低级的精神活动

童样痴呆、癔症性假性痴呆、Ganser综合征均属低级的精神活动。低级性精神活动是由于神经系统病理性抑制加深，精神活动回复到了意识发展早期的表现，一些低级的原始性精神行为活动或动作出现。

10.混合型分离(转换)障碍

指上述多种形式的分离(转换)障碍的混合形式。

11.植物神经(所谓"自主神经")功能紊乱

如心悸、出汗、颤抖等,是自主神经系统功能与机体状态(包括潜意识活动状态)及各种精神活动相适应的表现。

12.精神分裂

癔病表现出典型的精神分裂现象。

(二)所谓"躯体化""转换"与"分离"

1.相关论述

躯体化:躯体化(somatization)是 steckel(1943)提出的概念。原指表现为躯体障碍的一种深层神经症(deep-seated neurosis),与弗洛伊德的"转换"概念相同,其后,这一术语的含义演变为泛指通过躯体症状表达心理痛苦的病理心理过程。躯体化作用的发生通常不为患者意识到,但诉述的躯体症状不是阻抑在无意识领域的内心冲突的象征性表达,而是与不愉快的情感体验,特别是焦虑和抑郁密切相关,因此,有别于"转换"。躯体化作用是临床上和社区中相当常见的现象,并不限于癔症。所谓躯体化障碍只不过是躯体化作用较严重的一种类型,躯体化作用在躯体化障碍的发病机制中较其他癔症类型更为突出。

转换:是弗洛伊德早期(1894 年)提出的概念。他认为癔症患者的性心理发展固着于早期阶段,即恋父情结阶段,其性冲动受阻抑,于是其精神能量转化为躯体症状,这不仅保护了患者使他不能意识到性冲动的存在,而且,这种躯体症状往往是内心冲突的一种象征表达,从而使患者免于焦虑(原发性获益)。这类癔症患者对自己的躯体功能障碍常表现漠不关心的态度,19 世纪的法国医生称之为"泰然漠视",这种态度给人一种印象,似乎患者并不关注自身躯体功能的恢复,而是想保留症状从中获得某种社会利益(继发性获益),尽管患者本人通常并未意识到症状与获益之间的内在联系,但病理心理学家认为这类患者存在无意识动机,转换症状是由患者未觉察到的动机促成的,患者有了这类症状,便具有了患者身份,可以享受患者权利。其症状本身足以说明工作任务未完成并非本人的过错,或以此索取赔偿或驾驶他人的目的,因此,有人把转换症状看作是患者与外界的一种非语言交流,但行为学家则认为,转换症状是患者对遭受挫折的生活经历的一种适应方式,而病后的获益通过操作性条件反射使症状强化,癔病的症状被看作是一种学习到的反应,患者一旦发现这类症状可以减轻困难处境给他带来的焦虑,并使他的依存需要得到满足,症状便会被强化,持续存在,或在以后遇到困难时再次出现。

分离:分离是 janet(1889 年)提出的概念,他指出在许多精神障碍中一些观念和认知过程可从意识的主流中分离出去,转变为神经症性症状,如瘫痪、遗忘、意识状态改变和自动症等,但通过催眠,可把这些观念和过程重新整合,恢复正常状态,他认为这些分离的成分都是下意识的,意识分离主要是不同意识成分整合的障碍,是催眠现象和各种癔症发生的基础。但弗洛伊德则认为分离是阻抑的一种变型,是一种积极的防卫过程,它的作用在于令人感到痛苦的情感和思想从意识中排除掉。现代的一些学者认为分离即是转换性障碍也是分离性障碍的基本的病理心理机制,其发生与急性精神应激或自我催眠有关,这些患者常有暗示性增高,知觉、记忆和身份识别等心理功能的整合被抑制,便表现为各种分离症状。

国内外对本病的大量随访观察结果表明,分离症状和转换症状可见于多种神经精神疾病和躯体疾病,如神经系统器质性疾病,即癫痫、多发性硬化、肝豆状核病变、颅内占位性病变等,如精神疾病,即精神分裂症、抑郁症、人格障碍等,如躯体疾病,即肝性脑病、破伤风等。

2.简评

所谓"躯体化原指表现为躯体障碍的一种深层神经症"的论述是一个模糊概念。

"通过躯体症状表达心理痛苦的病理心理过程"的机制是什么? 是学者们的主观臆想或推测。

转换问题:弗洛伊德的精神分析理论中所谓"性冲动受阻抑,于是其精神能量转化为躯体症状""这种躯体症状往往是内心冲突的一种象征表达""原发性获益""继发性获益"均是主观臆想出的概念。

病理心理学家关于"这类患者存在无意识动机""一种非语言交流",行为学家关于"转换症状是患者对遭受挫折的生活经历的一种适应方式"等论述,均是主观臆想或推测。

分离问题:janet 提出的分离是指"一些观念和认知过程可从意识的主流中分离出去,转变为神经症性症状""这些分离的成分都是下意识的"的论述,不是指自我意识的分离(现实意识与潜意识的分离)。

现代的一些学者认为"分离即是转换性障碍,也是分离性障碍的基本的病理心理机制",因"分离"与"转换"难以区分,将二者捏合起来,形成了"分离(转化)性障碍"概念。

所谓"转换"机制是一种主观的臆造,"分离(转化)性障碍"概念是一个模糊不清的概念。

3.解析

躯体症状与假性躯体症状:躯体症状是指各种躯体疾病的症状,诸如炎症的红、肿、热、痛,外伤的出血、疼痛,胃肠道疾病产生的疼痛、打嗝、反酸、恶性、呕吐等,心脏病产生的心悸、胸闷、气短等。躯体性疾病均有各自的躯体性症状、体征。假性躯体症状是心理现象,查无器质性疾病,故称为假性躯体症状。

按新的潜意识理论,分离是指现实意识与潜意识的分离,精神活动分离为现实意识性与潜意识性两部分,包括两种感知觉、思维、思想、观念、情绪、情感、行为等。

梦是潜意识性精神活动的全面展示,是一系列创造性精神活动。梦是一种心理生活,疾病是心理生活的一部分,在梦中,梦中自我的疾病(梦的疾病妄想模式)十分常见,有"症状""体征",形象的鲜明性,情节的生动性,犹如真实一般。

广义妄想是潜意识性思想、观念、思维及其相关的精神活动,按妄想内容分类,妄想是五花八门的、形形色色的,稀奇古怪的事物均可被创造出来。其中,"疾病妄想"颇为常见。假性躯体症状便是疾病妄想的症状。

分离性运动症状:如分离性瘫痪、肢体震颤、抽动或肌阵挛、起立或行走不能、失声症等。症状与神经解剖不符。

分离性感觉症状:如表现为躯体感觉缺失、感觉过敏、听力丧失、弱视、失明、管窥等,症状与神经解剖不符。

假性躯体症状以各种躯体症状为主要表现。常见的症状:胃肠道症状有不适、疼痛、打嗝、恶性、呕吐、咽喉异物感等，呼吸、循环系统症状有心悸、胸闷、气短等；心脏神经症、胃神经症、心因性呃逆、肠激惹综合征、心因性过度换气等；皮肤肌肉感觉异常，如部位不定的疼痛、痒、烧灼感、沉重感、紧束感、肿胀感、麻木感、蚁行感等。

"疑病症"（疑病妄想）的假性头痛、面部痛、腰背痛等，性质可为钝痛、胀痛、酸痛和锐痛。局部的肿胀感、皮肤蚁行感、麻木感等均属此类。

假性躯体症状不是孤立产生，而是精神分裂症的临床症状的一部分。

癔病的各种症状均可以通过催眠"复制"出来。

（三）其他

集体性分离障碍：癔病的集体发病：在集体场合下，一个人患癔病后，由于暗示和自我暗示，一些人相继出现症状相同的癔病发作。集体发病须具备以下条件：①首例病例的出现；②紧张、恐怖的环境气氛；③现实意识控制力薄弱的人群。

赔偿性神经症：赔偿性神经症的产生是潜意识观念的反映，属于广义妄想范畴，显示出妄想稳定的、不可动摇的潜意识观念。

职业性神经症：潜意识对某种职业违拗产生的躯体性反映。

（四）暗示与自我暗示

暗示或自我暗示是与潜意识的"对话"或沟通，可改变潜意识性观念。客观外界刺激（如催眠师的指令）通过现实意识刺激的潜意识化作用与潜意识"对话"。暗示或自我暗示可以促发分离性疾病的产生，也可以促成分离性疾病的消失。

第十六章 神经症

第一节 概述

一、神经症的一般概念

神经官能症,简称神经症,是一组大脑机能活动暂时性失调的疾病总称。在本病的发病中,各种精神因素均有着直接的、密切的关系,神经系统机能状态的削弱常是发病的先导,而不健康的个性特征往往构成发病的基础。

本组疾病有以下共同的临床特点:①神经官能症不属于精神病,一般不表现精神病常见的幻觉、妄想,也没有荒谬离奇的行为。患者全部或部分保持对社会生活的适应能力和劳动力。②本病是大脑的机能性活动障碍,尽管患者有多种躯体自觉不适感,但并没有相应的器质性损害,因此是完全可以治愈的。③患者对疾病有一定认识,因此疾病未经治疗时,患者即保持对疾病的自知力,对治疗要求迫切。

神经症性障碍(neurotic disorders)是一个不断变革的概念。17世纪中后期,Thomas Willis(1622—1675年)等认识到神经系统病变会导致头痛、嗜睡、昏迷、失眠、眩晕、卒中、瘫痪、抑郁、躁狂等。18世纪著名的苏格兰医生 William Cullen(1710—1790年)首次采用神经症(neurosis)这一术语。法国精神病学家 Pinel 在其论著《论精神异常》一书中认为神经症是一种无任何神经病理基础的感觉和运动异常。Georget(1795—1828年)认为神经症是一种非致死的、非精神病性的障碍。Briquet(1859年)等强调心因作用是致成神经官能症的病因,而把神经官能症归属于心因性疾病范畴的一种类型。Janer(1903年)把癔病和他自己命名的精神衰弱归入精神神经症范围。

十九世纪晚期,神经症被公认为是一组没有病理形态学改变的神经功能障碍。Dubois(1911年)将心因、症状的形成以及治疗中起主导作用的神经系统机能性障碍,概称为精神神经症,而将不能确定心因,但症状突出地表现在某些内脏器官如心脏、胃等的神经症,称为器官神经症或称植物神经症。巴甫洛夫及其学派根据对动物"实验性神经官能症"的研究成果,认为实验性神经官能症是由于高级神经活动过度紧张引起了大脑皮质神经过程的失调。

二、对神经症的一般概念的讨论

"神经官能症":现代精神病学的发展只有一百多年的历史。18世纪著名的苏格兰医生

William Cullen(1710—1790 年)首次采用神经症(neurosis)这一术语。

神经系统是机体生理控制的主导系统,以此为基础,产生了神经生理学、神经解剖学、神经病理生理学、神经病学等学科。"神经官能症"正是以神经生理、病理生理为基础提出的。在神经系统的高级的心理功能研究尚处于蒙昧时期或滞后的情况下,将各种异常精神现象(症状)与神经系统联系,尤其是将许多功能性异常精神现象局限于神经系统病理生理功能,产生了"神经官能症"及相关的一系列模糊概念,诸如"大脑机能活动暂时性失调的疾病总称""神经系统机能状态的削弱常是发病的先导""神经官能症不属于精神病""神经系统病变会导致头痛、嗜睡、昏迷、失眠、眩晕、卒中、瘫痪、抑郁、躁狂等""神经症是一种无任何神经病理基础的感觉和运动异常""精神神经症""器官神经症或称植物神经症"等等。

神经症的各种概念是精神病研究历史的传承,各家学说不一,术语也不一样。

"神经症"术语仅仅是从神经系统病理生理角度提出的概念,"神经症"被限制在"神经疾病"范畴,但"神经症"的各种临床描述均是各种"精神症状","神经症"尚未实现向精神病领域的跨越。

神经官能症(神经症)的不完整性:按精神病有否器质性病理改变,可分为器质性与功能性两类。顾名思义,神经症不属于器质性疾病,是一组没有病理形态学改变的神经功能性疾病。非此即彼,除了器质性精神病外,其余精神病都属于"神经官能症"。但传统的神经症仅列出了部分疾病。

上述关于神经症的论述均是在现实意识领域内的现象性描述,未涉及潜意识领域,许多概念是模糊不清。

三、神经官能症是否属于精神病问题

1.相关论述

"神经官能症不属于精神病,一般不表现精神病常见的幻觉、妄想,也没有荒谬离奇的行为""患者全部或部分保持对社会生活的适应能力和劳动力""患者对疾病有一定认识,因此疾病未经治疗时,患者即保持对疾病的自知力,对治疗要求迫切"。

2.讨论

(1)根据精神病学关于精神病的定义,"精神病是指在内外各种致病因素的影响下,大脑机能活动发生紊乱,导致认识、情感、行为和意志等精神活动不同程度障碍的疾病"。神经症属于精神病范畴。

(2)所谓"神经官能症不属于精神病,一般不表现精神病常见的幻觉、妄想,也没有荒谬离奇的行为"等,是对典型精神分裂症症状的描述,不是精神病的诊断标准。所谓"患者全部或部分保持对社会生活的适应能力和劳动力""患者对疾病有一定认识,患者即保持对疾病的自知力,对治疗要求迫切"等也不是精神病的诊断条件。

(3)神经官能症是否精神病的一些具体问题,将分别在各个神经官能症项下讨论。

第二节　神经症产生的潜意识机制

一、病因病理

（一）病因

1.遗传因素

精神病的第一因素，也是精神分裂症临床类型的决定因素。个性特征具有遗传成分。

2.心理社会因素

诱发因素，即第二病因。

（二）广义精神分裂症产生的潜意识机制（病理）

1.中枢神经系统病理性功能抑制

各种病理因素致使中枢神经系统发生病理性功能抑制，是广义精神分裂症的病理生理基础。

2.逆反规律

神经系统病理性功能抑制，按逆反规律发展，即由高级神经中枢依次向低位中枢发展。在神经系统的心理层面，首先表现为高级的心理功能层次的逆反抑制，即由最高级的现实意识功能层面逆反至潜意识功能层面。现实意识控制功能减弱，潜意识功能被解放，并产生独立的、自发的精神活动现象，自我（或自我意识）产生了分离，患者处于双重意识控制状态，或精神病状态。

3.双重意识状态及潜意识状态

患者的精神活动具有双重性，一方面是现实意识控制的正常的一面；另一方面是妄想与幻象的病理性现象的一面。若现实意识控制增强，患者的精神活动趋向正常；若患者现实意识控制减弱，潜意识控制增强，潜意识性精神活动显现。由于现实意识性精神活动与潜意识性精神活动相互交织、交感，患者同时呈现出两种精神现象（双重性精神现象）。两种精神现象相互交织，相互干扰，形成混乱性精神症状。

二、神经症分类

指自我（意识）的分类，即"自我"分离为"现实自我"（意识）、"潜在自我"（意识）等。精神病的潜意识分类（一级分类），将神经症列为广义精神分裂症神经症型及狭义神经症。

1.广义神经症

包括各种非器质性精神病。

2.狭义神经症

狭义神经症是指传统的神经症，包括歇斯底里（癔病）、焦虑症、恐惧症、强迫障碍、疑病症、神经衰弱、抑郁性神经症、人格解体神经症等，均属于非典型精神分裂症的临床类型。其中，歇斯底里（癔病）的临床表现是为较典型的精神分裂症类型。

第三节　强迫性神经症

一、概念

强迫性神经症,是以强迫观念、强迫行为为主要症状的一种神经症。患者对所患疾病存在自知力,对强迫症状明知不合理,但又不能主动控制加以摆脱,因而感到焦虑和痛苦。

二、临床表现

(一)强迫观念

1.强迫性疑虑

患者对自己行为的正确性产生疑虑。虽然明知这种疑虑没有必要,但却不能控制而加以摆脱。在此基础上,患者可有强迫行为,如强迫性检查等。

2.强迫回忆

患者对做过的事不由自主地反复回忆,虽然明知没有任何实际意义,但无法摆脱。

3.强迫性穷思竭虑

患者一个接一个地提出一些患者自己明明知道是毫无必要、毫无意义同时也是不可能得出结论的问题,这些问题多是一些自然现象,或日常生活中的一般事物。比如患者反复思考为什么一个人长两只眼睛、一张桌子为什么要有四条腿等等。患者虽然知道这些问题毫无实际意义,但却难以控制。

4.强迫性对立思想

患者被一种和自己正常时的认识相反的思想所纠缠。如看到报纸上有关"拥护""和平""友好"等内容,患者立即出现"反对""战争""敌对"等想法,明知这种相反的想法不对,却无法摆脱,感到十分痛苦。

5.强迫意向

患者出现一种与当时情况相违背的意向。患者明知这是与正常情况想违背的,但不能控制这种意向的出现。例如,一个母亲小心谨慎地抱着心爱的婴儿走到河边,此时却突然产生将婴儿扔到河里去的想法。

(二)强迫动作和行为

1.强迫计数

患者不自主地计数,如走路时计算脚步数、电线杆数、树木数等。虽然患者这种计数毫无意义,但却无法摆脱。

2.强迫洗涤

患者不能控制地反复洗手、洗衣服等。

3.强迫性仪式动作

一套重复刻板式的相互联系的动作,此种仪式动作往往对患者有特殊意义。

4.强迫询问

患者对于与自己毫无关联的事物,毫无意义地反复询问。明知毫无意义,但却不能控制。

5.共病

强迫性神经症:常与抑郁症、惊恐症、疑病症等共病。

(三)临床表现特征

主要的临床表现是强迫状态,对患者来说是非意愿的,但却难以摆脱及控制。强迫症已出现现实意识"非意愿的""不能控制的"精神活动自动现象,表明意识的分离。

强迫状态的内容有的与精神因素有联系,内容并不荒诞离奇,有一定的自知力。

属于功能性疾病,经躯体和神经系统检查,未能发现阳性体征。

三、病因病理

(一)以往关于强迫症的病因病理

1.遗传因素

强迫症有家族聚集,患者的一级亲属有较高的发病率,一项研究表明同卵双生子的同病率为 $65\sim85\%$,异卵双生子为 $15\%\sim45\%$。

2.神经生物学因素

如脑外伤、癫痫、风湿热等,均有强迫性症状。皮质-纹状体-丘脑-皮质环路的研究等(略)。

3.心理学解释

如精神分析理论、行为主意理论、认知理论等(略)。

4.巴甫洛夫高级神经活动学说

认为本病是在强烈的情感体验影响下,使大脑皮质兴奋或抑制过程过度紧张或相互冲突,形成了孤立的病理堕性兴奋灶而产生的。强迫症状虽然是大脑皮质局部性机能障碍,但也受整个大脑皮质机能状态的影响而使症状加重或减轻。如在入睡前、疲劳、感染、中毒或躯体疾病以后,大脑皮质兴奋性降低,其负诱导也减弱,使堕性兴奋灶的兴奋性相对加强,此时强迫症状即可加重。相反,在情绪极度紧张激动、注意力高度集中于某一事物或高烧时,由于整个大脑皮质兴奋性提高,引起的负诱导也较强,此时可减弱或抑制原来的病理兴奋灶,而强迫症状也可以暂时减轻甚至消失。

5.其他相关术语

P.Pinel(1809 年)首先描述了强迫状态,当时称为"没有妄想的精神病"。

E.Esquirol(1809 年)提出"单狂"这一术语。

Morel(1866 年)也描写了强迫现象,称为"情绪性妄想"。

Westphal(1877 年)提出了比较完整的概念,他认为强迫观念特点是内容的异己性,患者对它具有批判能力,希望摆脱它,并感到痛苦,但此种观念强制地违反患者的愿意而不得控制。

P.Janet(1903 年)又提出了精神衰弱的术语,他所指的精神衰弱范围较广,其中包括强迫性神经症。

(二)对以往关于强迫症病理的简评

上述论述分为两类,一类是潜意识理论,如精神分析理论;一类是在现实意识领域内对强迫症的解释。精神分析理论被否定。在现实意识领域内,以现实意识性精神活动现象为参照,对强迫现象性描述,均未触及妄想的本质性问题——潜意识活动,仅仅在现实意识领域内,企图对妄想诸现象做出解释是徒劳的。

四、症状解析——精神自动

1.广义精神自动

"精神自动"是潜意识性自发的精神活动不为现实意识所控制,对于现实意识而言,是为精神自动。一切潜意识性精神活动对于现实意识而言,都属于精神自动,包括梦、妄想、幻象,称为广义精神自动。

2.狭义精神自动

包括强迫感、被影响感、被控制感,系统性迫害妄想、影响妄想等。强迫症的"非意愿的""不能控制的""无法摆脱的"精神活动是精神自动现象。

3.所谓"强迫状态"

所谓"强迫状态"是现实意识为潜意识性精神活动或潜意识环境事物所强迫、控制、影响。

4.自知力

强迫症患者有一定的自知力,是在双重意识状态下,现实意识活动的表现。

5.强迫性神经症不是孤立产生

强迫性神经症常有其他精神症状,抑郁症、惊恐症、疑病症等。

6.强迫症属于功能性疾病

躯体和神经系统检查,未能发现阳性体征。

7.精神分裂

强迫症已显示出精神分裂症状。

五、归属

按精神病的潜意识分类(一级分类),强迫症属于广义精神分裂症的临床类型之一。

强迫症的二级分类(按器质性与非器质性分类)可归属于神经症;按症状性分类可归属于强迫症。

六、疾病名称

全称为广义精神分裂症强迫症,简称"强迫性神经症"。

第四节 人格解体神经症

一、概念

人格解体神经症,又称为原发性人格解体综合征。人格解体是指对自我和周围现实的一种不真实感,其中,对自我的不真实感是狭义的人格解体。

二、临床表现

非真实感常是一种歪曲的认识,患者感到周围物体的大小、形状和颜色发生了改变。如有的患者感到世界显得新奇、特别、陌生,像在梦里一样。有的患者认为世界完全停止了活动,所见到的任何东西停滞不动,像死了一样。有的患者发生躯体改变的主观感觉,感到头脑里塞满了棉花,身体像用木头做成。有的患者感到手臂变粗,腿变细和脸形弯曲,认不出是自己。有的患者感到他的声音不像自己的,他的行动像木偶一样,不受自己支配。有的出现疏远感,觉得全身的感觉迟钝,以引起患者不停地用力按、打、戳,试图激起真实感。有的表现为情感方面,认不出在镜子里所照到的自己形象,而认为像陌生人一样。

三、产生机制

见《神经症产生的潜意识机制》。

四、症状解析

(一)概念

人格解体是指对自我和周围现实的一种不真实感,其中,对自我的不真实感是狭义的人格解体。

(二)广义妄想

1.广义妄想定义

广义妄想是指潜意识性思想、观念、思维及其相关的心理或精神活动。

2.狭义妄想定义

狭义妄想是关于某事物或某些事物执着的潜意识性思想、观念和思维活动,即传统精神病学中的妄想。

3.人格解体妄想

人格解体神经症各种临床表现属于非真实妄想、虚无妄想、自我解体妄想、变质妄想等。人格解体神经症具有妄想的各种特征,如自动呈现、潜意识的歪曲反映、创造性及虚幻性、妄想的特殊思维、妄想的现实与非现实感(或真实与非真实感)等。

4.精神分裂

人格解体神经症的临床表现已经出现明显自我意识分离现象。产生典型的潜意识活动现象,表现出精神分裂现象。

五、归属

按精神病潜意识分类(一级分类),属于广义精神分裂症-人格解体妄想症

按有否脑器质性病理改变(二级分类),属于脑功能性疾病,即人格解体神经症。

六、疾病名称

广义精神分裂症-人格解体神经症。

第五节　焦虑性神经症

一、概述

本病是一种以焦虑为主要临床表现的精神疾病。焦虑症不限于特殊处境,可在任何情况下发生。焦虑症可呈急性发作形式或慢性持续状态。并伴有明显的植物神经功能紊乱为临床特征。多数患者合并有抑郁障碍、惊恐障碍、强迫障碍等。患者能够保持一定的自知力,能够认识到焦虑是不必要的,但不能控制。病程不定,常为慢性。终生患病率为 $4.1\%\sim6.6\%$,$45\sim55$ 岁年龄组比例最高,女性患者是男性的 2 倍。

二、临床表现

(一)急性焦虑症

起病突然,患者痛苦地感到内心有一种说不出的紧张、恐惧或难以忍受的不适感。患者似乎预感到难以意料的某种危险或不幸事件担心,灾难将至,担心可能死亡等,惶惶不安。

在这种惊恐状态下有时患者在数分钟以内不敢活动,或者有惊叫、呼救,直到发作减轻或缓解后才开始活动。在急性焦虑发作的同时,常伴有严重的心血管系统的症状。患者感到"心跳甚至要爆炸一样",或"觉得心脏要逃出来"。

患者常无意义的动作。如搓手顿足、来回走动,坐立不安。可发生手足麻木、头胀,甚至出现肌肉抽动、震颤等。

其他症状:还可有胃肠症状,如上腹部不适,腹痛,大小便紧迫感。

自主神经系统症状:患者觉得心跳过速、皮肤潮红、出汗或苍白,发作可持续几分钟、几小时、几天不等,发作常能自行终止,发作后恢复如常人。

(二)慢性焦虑症

起病缓慢,反复发作,症状迁延。焦虑发作往往持续较久,焦虑的程度时有波动。患者终日紧张、敏感、心烦意乱、坐卧不安,容易激惹。

由于注意力难以集中,感到工作困难。对任何事物均失去兴趣,或对自己的健康忧虑重重。常表现为胸闷气短、头晕、头痛、肌痛、口渴、咽干、喉部梗塞感,胃肠不适、胃里发烧、腹胀、打嗝、尿急、尿频等。

男性可有阳痿、早泄等;女性可有月经紊乱等。

其他症状:常合并疑病症、抑郁症、强迫症、恐惧症、惊恐症、人格解体症等。

其他:国外有人根据焦虑内容不同,分为现实焦虑和预感性焦虑二种。现实焦虑是面临现实特殊处境和事物而产生的焦虑体验;预感性焦虑则是预感着模糊不清的严重结局而产生的焦虑体验。这种预感性焦虑是焦虑性神经官能症的核心。

三、病因病理

(一)病因

遗传:广泛性焦虑症有家族聚集性,遗传度约32%。患者性格特征,多具有紧张、焦虑,对困难估计过分,对机体轻微不适容易引起很大注意,遇到挫折易于过分自责等。个性特征具有遗传成分。

环境和遗传因素共同作用。

神经生物学研究(神经影像学研究、神经生化研究)、心理学理论(行为主义理论、心理动力学理论或精神分析理论)(略)。

(二)病理(焦虑症产生的潜意识机制)

焦虑性神经症是从心境方面描述的神经症,不是孤立地产生,常与疑病症、抑郁症、强迫症、恐惧症、惊恐症、人格解体症等有内在联系。

(三)产生机制

见《神经症产生的潜意识机制》。

四、焦虑症症状解析

(一)潜意识性精神活动

情绪方面:急性焦虑症的情绪表现,如紧张、恐惧、易激惹,惊叫、呼救。慢性焦虑症:焦虑的程度时有波动。患者终日紧张、敏感、心烦意乱、坐卧不安,易激惹等。无意义的动作,如搓手顿足、来回走动,坐立不安。

恐怖性妄想:如急性焦虑症,患者预感到难以意料的某种危险或不幸事件担心灾难将至,担心可能死亡,惶惶不安等。

假性躯体性症状:急性焦虑症,手足麻木、头胀,甚至出现肌肉抽动、震颤等。"心跳甚至要爆炸一样",或"觉得心脏要逃出来"。可有胃肠症状,如上腹部不适,腹痛,大小便紧迫感。慢性焦虑症常表现为胸闷气短、头晕、头痛、肌痛、口渴、咽干、喉部梗塞感,胃肠不适、胃里发烧、腹胀、打嗝、尿急、尿频等。

(二)心境障碍

焦虑性神经症是从心境方面描述的神经症,不是孤立产生的,常与疑病症、抑郁症、强迫症、恐惧症、惊恐症、人格解体症等有内在联系。

(三)自主神经系统症状

心跳过速、皮肤潮红、出汗或苍白等。

(四)精神分裂

焦虑症临床表现出精神分裂症状。

五、归属

按精神病潜意识分类(一级分类),属于广义精神分裂症——焦虑症。

按有否脑器质性病理改变(二级分类),属于脑功能性疾病,即焦虑性神经症。

六、疾病名称

广义精神分裂症——焦虑性神经症。

第六节 恐惧症

一、概述

恐惧症(phobia),是一种以过分和不合理地惧怕外界某种客观事物和境地为主要表现,明知无危害,但又不可克服为特征的神经症,现代分类称为恐怖性焦虑障碍、惊恐障碍等。惊恐症:又称急性焦虑障碍,其主要特点是突然发作的强烈的惊恐体验,伴有濒死感或失控感。二者可反复出现,难以控制。常伴有明显的焦虑和自主神经紊乱的症状。

患病率:女性终生患病率为4.8%,是男性的2～3倍。起病高峰出现在成年早期及45～54岁。

二、临床表现

(一)恐惧症
特定恐惧:指患者的恐惧局限于特定的物体、场景或活动。害怕的对象可以是特定自然环境、动物、场景等。

处境恐怖:有旷野恐怖、高处恐怖,以至大街、桥梁、庭院、闭室恐怖等。

广场恐惧症:主要表现为患者害怕离家独处,害怕被困、无助的环境,包括乘车、人群、商场、等公共场所恐怖。

社交恐惧症:其核心症状是显著而持续地害怕在公众面前可能出现羞辱、尴尬,担心别人嘲笑等的社会行为,并在社交场合产生紧张、恐惧。尽管患者意识到这种紧张、恐惧是不合理的,但仍然不能改变。在极端情况下可导致自我的社会隔离。常见的有红脸恐怖,即参与社交时感到害臊,怕红脸。如果患者的社交焦虑环境涉及多数社交场合,称为广泛性社交焦虑障碍。

其他:常伴有出汗、脸红、口干等自主神经系统功能紊乱症状。

(二)惊恐障碍
惊恐发作:起病急骤,终止迅速,一般历时数分钟,但不久又可突然再发。患者在无特殊的恐惧性处境时,突然出现紧张、害怕、恐惧感,甚至出现惊恐,此时,患者伴有濒死感、如同大难临头,肌肉紧张,坐立不安,全身发抖或无力。惊恐障碍的特点是突然惊恐,随即缓解,间歇期有预期焦虑、部分患者有回避行为,担心发作的产生,回避与发作相关的事物或场景。有头痛、头昏、四肢麻木和感觉异常、胸闷、呼吸困难、过度换气等。部分患者有人格解体、现实解体。少数患者可出现自杀行为。常常伴有严重的自主神经系统紊乱症状,如出汗、心动过速、心律不齐等。可以合并广泛性焦虑、抑郁障碍、和双相障碍。

恐惧症、惊恐症发作期间意识始终清晰。

三、病因病理

(一)病因

有遗传因素,神经生物学相关因素,心理社会因素(精神分析理论、行为主义理论)。

(二)病理(恐惧症产生的潜意识机制)

恐惧性焦虑症、惊恐症等,均是从心境(焦虑、恐惧)方面描述的神经症,只是在发作情景、症状轻重程度等方面的差异,本质是同一的。

恐惧症不是孤立地产生,与抑郁障碍、双相障碍等具有内在联系。

产生机制:见《神经症产生的潜意识机制》。

四、归属

焦虑症、恐惧症、惊恐症的关系:三者均是从心境方面描述的精神病,它们只有不同心境角度、不同程度的差异,其疾病本质是同一的。

按精神病潜意识分类(一级分类),属于广义精神分裂症——恐惧症。

按有否脑器质性病理改变(二级分类),属于脑功能性疾病,即恐惧性神经症。

五、疾病名称

广义精神分裂症——恐惧性神经症。

第七节　抑郁性神经症

一、概述

抑郁性神经症是一种以抑郁情感为突出症状的神经官能症。表现为悲伤、绝望、孤独感和自我贬值等。

二、临床表现

以抑郁为中心,把外界一切看成是灰暗的,遇到亲友不想招呼,对事物不感兴趣,枯燥无味,感到生活寂寞,孤独。认为自己无用,没有学问,没有能力。患者感到疲乏无力,失眠,无固定位置的疼痛等。

三、病因病理

(一)病因

精神因素:大多是生活中的种种不幸遭遇、工作的困难、事业上的挫折等,尤其是自尊心受到打击或自我评价贬低。患者性格特征：大多是性格不开朗、悲观、好思虑、敏感和依赖性强的人。

（二）病理（抑郁性神经症产生的潜意识机制）

临床表现仅仅是以抑郁性性格特征为背景，产生一系列现实意识功能抑制性精神活动。抑郁性神经症尚无明显的意识分离现象出现。

（三）抑郁性神经症产生的潜意识机制

见《神经症产生的潜意识机制》。

四、解析

临床表现以抑郁为中心，对事物不感兴趣，枯燥无味，感到生活寂寞，孤独，感到疲乏无力，失眠，无固定位置的疼痛等一系列现实意识功能抑制性精神活动，尚无明显的意识分离现象出现。

五、归属

按精神病潜意识分类（一级分类），属于广义精神分裂症——抑郁症的轻型或不典型型。

按有否脑器质性病理改变（二级分类），属于脑功能性疾病，即抑郁性神经症轻型或不典型型。

六、疾病名称

广义精神分裂症——抑郁性神经症轻型。

第八节　疑病性神经症

一、概述

疑病性神经症，是指以怀疑某些器官患有难以治愈的疾病为特征的神经官能症。

二、临床表现

其特点是症状分散而又多样化，可涉及身体的不同部位，以腹、胸、颈、头部为多。患者叙述躯体症状或分散而模糊，或明确而细致，如患者诉述胃部膨胀、隐痛、自觉胃蠕动缓慢，幽门狭窄，食物通过困难。而后自己得出结论，患了胃癌。患者对分泌物、大小便、淋巴结肿大等有很高的觉察力。讲述病历滔滔不竭，总认为自己病情严重，甚至是不治之症，情绪焦虑，忧郁。

三、病因病理

大多在起病前有各种精神紧张因素，部分患者在患某些躯体疾病后引起。男性患者性格，常具有固执、吝啬、谨慎、小心、自信;女性多具有癔病性格。

疑病性神经症尚无明显的自我意识分离现象出现。

四、解析

临床表现:以"疑病"观念为特征,呈现出多种假性躯体症状。

五、归属

按精神病潜意识分类(一级分类),属于广义精神分裂症——疑病性妄想轻型或非典型型妄想。

按有否脑器质性病理改变(二级分类),属于脑功能性疾病,即疑病性神经症轻型。

六、疾病名称

广义精神分裂症——疑病性神经症轻型。

第九节　神经衰弱症

一、概述

神经衰弱(neurasthenia)是由于大脑神经活动长期持续性过度紧张,导致大脑的兴奋和抑制功能失调而产生的。神经衰弱以易于兴奋和易于疲劳或衰竭为临床主要特点,并伴有许多躯体性主诉和症状。

二、临床表现

兴奋性增高:患者容易激动,往往是微不足道的事情即可引起剧烈的情感反应。易激惹、易于伤感,常为一些小事而悲伤落泪,忧伤沮丧。感觉器官及内感受器也明显增强,患者常有躯体不适感,头痛、头昏、头部紧压感,心悸、胃肠道蠕动,肌肉酸痛,肢体蚁行感、麻木感,可产生怕声、怕光、怕热、怕冷、烦躁等。

睡眠障碍:入睡困难,辗转反侧,烦躁不安,睡眠浅表,多梦,易醒。

精神疲惫:疲乏无力、萎靡不振,思睡,注意力不集中,记忆力减弱,焦虑不安及疑病。多有近事遗忘。工作效率降低。

植物神经机能障碍:心悸、多汗、皮肤潮热或手足发凉,食欲不振,消化不良。男性可有阳痿、遗精等。女性可有月经紊乱等。

三、病因病理

(一)病因

神经衰弱的病因,是大脑神经活动的过度紧张,超过了神经细胞耐受性所致。各种精神创伤所引起的忧虑、悲伤、恐惧、痛苦等也是造成神经活动过度紧张的重要因素。心胸狭隘、不开朗、多疑虑者易于患病。

(二)发病机制

病理生理机制：大脑神经过度紧张，导致神经系统兴奋和抑制过程失调。兴奋过程表现为兴奋增强的一系列症状；精神疲惫表现为一系列抑制性状。

神经衰弱的临床表现主要为现实意识功能减弱，具有兴奋或抑制性精神活动倾向，也有一定的潜意识性精神活动迹象及各种假性躯体症状。

自我意识分离不明显。

从生理学的观点看，神经衰弱是大脑皮层功能减弱；从心理学观点看，是神经系统高级的心理功能的衰弱；从潜意识理论看，是现实意识功能减弱，现实意识控制功能的削弱，势必导致潜意识活动的显现。

四、症状解析

现实意识功能减弱症状，如疲乏无力、萎靡不振，思睡，注意力不集中，记忆力减弱，焦虑不安及疑病。多有近事遗忘。工作效率降低。

潜意识性精神活动迹象：兴奋性与机制性精神活动失调，或兴奋性增高，患者容易激动，易激惹，或易于伤感，常为一些小事而悲伤落泪，忧伤沮丧。假性躯体症状，如头痛、头昏、头部紧压感、心悸、胃肠道症状、肢体蚁行感、麻木感等。

植物神经机能障碍：心悸、多汗、皮肤潮热或手足发凉，食欲不振，消化不良。男性可有阳痿、遗精等。女性可有月经紊乱等。

五、归属

按精神病潜意识分类（一级分类），属于非典型广义精神分裂症——神经衰弱症.

按有否脑器质性病理改变（二级分类），属于神经症——神经衰弱症。

六、疾病名称

非典型广义精神分裂症——神经衰弱症。

第十七章　病态人格

第一节　概述

病态人格(Psychopathic Personality)或精神病态(Psychopathy)，又称为人格障碍(personality disorder)，是一种人格在发展和结构上的明显偏离正常，以致不能适应正常社会生活。这种人格的异常主要表现为情感和意志活动的障碍，其思维和智力活动并无异常。人格障碍通常始于童年、青少年或成年早期，并一直持续到成年乃至终生。成年后部分人的人格异常可有所缓和，学习、社会化过程可使异常行为逐渐减弱。

Pinel 于 1806 年首先报告的病例，被命名为"不伴谵妄的躁狂症"。Prichard(1835 年)提出"悖德狂"概念，他认为这类人"是一种精神扰乱的类型，他们的智能很少或完全不受到损害。这种失调主要表现在情感、性情和习惯方面，他们心灵中的道德观和正义原则是高度歪曲和败坏的；自我控制能力丧失或受到严重障碍"。有人提出"精神病态"一词。Koch(1891 年)提出"精神病理性卑劣"。到二十世纪初，K.Schneider 提出"病态人格"术语。

在临床上可见某种类型的病态人格与某种类型精神疾病关系密切，如精神分裂症在病前就有分裂型人格表现，偏执型人格容易发展成为偏执性精神障碍。

第二节　临床表现

一、临床表现

病态人格的临床表现有各种类型。

(一)偏执型人格障碍(paranoid personality disorder)

人际关系往往反应过度，有时产生牵连观念；自负、自我评价过高，对他人的过错不能宽容，容易长久地记仇，强烈的敌意和报复心；猜疑，怀疑他人的真诚，对别人善意的举动做歪曲地理解。好斗和顽固地维护个人的权利，容易与他人发生争辩、对抗，固执地追求不合理的利益或权利等。

(二)分裂型人格障碍(schizoid personality disorder)

情绪冷淡，对于批评或表扬无动于衷，对事物毫无兴趣，漠不关心。好单独行动，回避社交，离群独处，过分沉湎于幻想和内省，难以与人建立相互信任关系。常不修边幅、行为怪异等。

（三）社交紊乱型人格障碍（dissocial personality disorder）

也称为反社会型人格障碍，表现为对他人感受漠不关心，往往缺乏正常人之间的友爱、骨肉亲情，待人冷酷无情，缺乏正常的人际关系。缺乏责任感，无视社会规范与义务，经常违法乱纪。易激惹，具有攻击，甚至暴力行为。在童年或少年期就出现品行问题，如经常说谎、逃学、吸烟、酗酒、外宿不归、欺侮弱小；经常偷窃、斗殴、赌博；破坏公共财物；无视家教、校规、社会道德礼仪，甚至出现犯罪行为。无内疚感，不能从惩罚中吸取教训等。

（四）冲动型人格障碍（impulsive personality disorder）

表现为情绪不稳，易激惹，易与他人发生争执和冲突，不能防止再犯，间歇期正常。情感爆发时，对他人可有暴力攻击，可有自杀、自伤行为。日常工作常表现为冲动，缺乏目的性与计划性，做事虎头蛇尾等。

（五）边缘型人格障碍（borderline personality disorder）

除一些情绪不稳定的特征之外，患者自己的自我形象、目的及内心的偏好常常是模糊不清的或扭曲的，缺乏持久的自我同一性。他们通常有持续的空虚感。人际关系时好时坏，几乎没有持久的朋友。可能产生情感危机，产生自杀、自伤行为。有时还有短暂的应激性的精神病性症状，表现人格解体和非真实感。也有一些患者出现偏执状态和分离症状等。

（六）表演型人格障碍（histrionic personality disorder）

过去称为癔症性人格，表现为行为戏剧化、做作、夸张，表情丰富但矫揉造作。情感体验肤浅，情感反应强烈易变，喜形于色，爱发脾气，情感脆弱，行为具有轻浮感。暗示性强，容易受他人或环境的影响等。

（七）强迫型人格障碍（obsessive-compulsiv Personality disorder）

往往穷思竭虑，对实施的计划反复检查、核对，唯恐疏忽或出差错。谨小慎微，过分迂腐，刻板和固执。拘泥于社会习俗，缺乏创新和冒险精神等。

（八）焦虑（回避）型人格障碍［anxious(avoidant)personality disorder］

表现为持续和泛化的紧张感与忧虑。不善于与人打交道，在社交场合担心被别人指责或拒绝。夸大日常处境中的潜在危险，而有回避某些活动的倾向等。

（九）依赖型人格障碍（dependent personality disorder）

把自己看作无依靠、无能力、缺乏精力。将自己的需求附属于所依赖的人，过分顺从他人的意志，委曲求全。独处时总感到不舒服或无助。

二、病态人格的特征

病态人格的特征是难以概括的，一些精神病学家企图给他下一个简明的定义，但在实际应用时均不理想。这是因为人们对人格的理解不一。Allport 于 1937 年综合罗列了"人格"的定义 50 种。目前国际上尚无一致公认的人格定义，另外，病态人格类型众多，难以归纳。

（一）Cleckley(1964 年)对病态人格列举了 16 项特点

Cleckley 列举的 16 项特点常为世界各国所引证，后来精简为五项：

(1)行为的目的和动机不明确。

（2）认识与行为脱节。

（3）不能从失败中吸取教训。

（4）对人缺乏感情。

（5）有神经官能症的不安和失望感。

（二）Mccord 等（1956 年）描述病态人格的特点有七项

（1）法纪观念较差。

（2）行为受原始的欲望所驱使。

（3）具有高度的冲动性。

（4）具有攻击性。

（5）甚少感到羞惭。

（6）歪曲的情感。

（7）病态人格综合征。

（三）在国内，有人提出以下几项作为病态人格的特征

（1）早年开始，一般在青春期开始。

（2）严重的人格缺陷，人格严重偏离正常、不协调、与常人格格不入，而且性格的某些方面非常突出和过分发展。

（3）严重的情感障碍，智能无改变，但情感不稳定，易激惹，易于增强或低落，有的对人情感肤浅甚至冷酷无情。

（4）行为的目的和动机不明确，大多受情感冲动，为偶然的动机或本能的愿望所支配，因此行为缺乏目的性、计划性和完整性。自制力一般较差，容易发生冲动和不正常的意向活动，结果不仅使周围蒙受损害，往往也损害自己。

（5）对自己人格缺陷缺乏自知力，由于缺乏自知力，不能从过去的生活经验中吸取教训，有的虽有部分自知力，但始终不能以正确的认识来有效地指导自己的行动。

（6）人格偏离的相对稳定性，病态人格一旦形成后就比较恒定，不易改变，但到 40～50 岁以后可渐趋缓和。

（7）矫正困难，预后不良，治疗、环境影响和教育收效有限，在不顺利的环境条件下容易发生反应状态和发作癔病。

三、病态人格的分型

病态人格目前尚无一致公认的分型。

（一）Koch 将精神病理性卑劣分为三种类型

①固有的慢性精神病理性卑劣，这一类型相当于病态人格；②精神性卑劣，包括敏感软弱型、精神旺盛型和中间型；③精神病理性变性，包括智能和道德衰退。

（二）Winokur（1975 年）将人格异常分为三大类

①伴发脑功能障碍和脑损伤的人格异常，包括癫痫、多发性硬化症、脑动脉硬化症、老年性痴呆、脑炎等脑器质性疾病时的人格改变；②伴发精神病的人格异常，包括偏执型、循环型、分

裂型、强迫型等人格异常；③作为单独实体存在的人格异常,包括爆发型、癔病型、衰弱型、被动-攻击型、不足型等人格异常。

(三)K.Schneider(1959 年)的分型

K.Schneider(1959 年)的分型对精神病学影响较大。他将病态人格分为情感增盛型、忧郁型、强迫型、狂信型、寻求注意型、不安定型、爆发型、无情型、意志薄弱型和衰弱型。

第三节　病因病理

人格障碍的病因及发病机制迄今尚未完全阐明,一般认为是在大脑先天缺陷的基础上,在后天的不利因素影响下形成的。

一、病因

(一)遗传因素

遗传因素与人格的发展和形成密切相关。有的研究表明,单卵双生子人格障碍的同病率平均高达 67％,双卵双生子的同病率为 31％。部分人格障碍,如反社会型人格障碍、冲动性人格障碍、边缘型人格障碍等,已证实与遗传相关。

(二)环境因素(包括心理社会因素)

Kallmann(1930 年)指出,此类人的亲属中病态人格的发生率与血缘关系成正比,即血缘关系越近发生率越高。病态人格可能主要由遗传因素决定,但环境影响在引起人格异常方面特起重要作用。

童年生活经历对个体人格的形成具有重要作用。幼儿心理发育过程中的重大精神刺激和生活挫折对儿童人格的发育存在不利影响。教养方式不当也是人格发育障碍的重要因素。

二、病理

(一)脑电图研究

脑电图研究证明,人格障碍者的双亲中脑电图异常率较高。50％的人格障碍者的脑电图发现有慢波出现,与儿童脑电图近似。故有学者认为人格障碍是大脑发育成熟延迟的表现。大脑皮质成熟延迟在一定程度上说明其冲动的控制和社会意识成熟延迟。孕期感染、中毒及出生后婴幼儿的营养不良,脑损伤、传染病等都是影响大脑发育成熟的原因。

(二)脑发育因素

Cyxapeba 认为,病态人格是精神幼稚状态。但脑发育障碍导致的精神发育不良与病态人格是不同的概念。

(三)实验室研究

如神经生理研究、神经生化研究、内分泌研究等(略)。

第四节　病态人格的产生机制

一、人格的形成机制

(一)心理的发展

人格的形成问题,实质上就是自我的心理发展问题。自我心理的发展是由遗传的、简单的、原始的心理为基础,在环境中,向理想化的、复杂的、高级的心理发展的过程。

从生物学的角度看,自我心理的发展过程是由生物人向社会人的发展的过程,个体的社会化是十分重要的因素,社会化程度的差异造成了人格的差异。

在心理发展的早期,如儿童心理,社会化程度较低,生物特征(或动物特征)明显。

个体社会化程度的差异:个体社会化进程中,由于个体所具有的先天素质不同,所处的具体环境不同,人格塑造差异极大,社会化程度较低的人,一些不符合规范的动物性心理,在心理发展过程中很少或没有受到"压抑""改造",心理的生物特征突显。

但从低级的动物性人格至理性的社会化人格之间有多少层次或类型是不能人为地划分。通常,按统计学的观点,人格障碍是指明显偏离正常的行为方式,具有适应不良的性质。所谓"偏离正常"只表明人格障碍与正常人格的差异,但不能确定差异的程度,也没有明确的界限,更没有明显的"人格"划分标志。

另一方面,在不良的环境中,一些低级的动物心理在心理发展过程中过度畸形发展,动物性心理突显。

(二)脑发育因素

先天、后天的脑发育障碍造成个体环境化(自然环境化及社会环境化)障碍是基本病理基础。

二、病态人格属于精神病范畴

病态人格具有精神病特征。

(1)行为的目的和动机不明确:行为受原始本能欲望所驱使,行为的目的和动机不明确,大多受情感冲动,因此行为缺乏目的性、计划性和完整性。

(2)认识与行为脱节:严重的情感障碍,情感不稳定,易激惹,易于增强或低落,有的对人情感肤浅甚至冷酷无情。

(3)对自己人格缺陷缺乏自知力:自制力一般较差,容易发生冲动性、攻击性行为和不正常的意向活动,甚少感到羞惭。

(4)情感歪曲。

(5)人格偏离的相对稳定性,病态人格一旦形成后就比较恒定,不易改变,矫正困难,不能从失败中吸取教训。

(6)容易发生反应状态和发作癔病。

（7）人格缺陷严重，人格严重偏离正常。

（8）病态人格是精神病在人格方面的表现。

（9）综上所述，病态人格属于精神病范畴。

三、病态人格类型与精神疾病类型的关系

（一）病态人格是从人格角度对精神异常现象的描述

人格是通过各方面的精神活动来显示，如感知觉、思维、思想、观念、情绪情感、行为活动等。

（二）具有精神病临床类型特征

病态人格的各种特征反映出各种精神疾病类型的特征。在临床上可见某种类型的病态人格与某种精神疾病关系密切。

分裂型病态人格（爆发型、无情型、冲动型、攻击型、反社会型、衰弱型）与精神分裂症相关。

情感增盛型、忧郁型、循环型病态人格与躁狂抑郁症相关。

偏执型病态人格容易发生偏执型精神分裂症。

强迫型病态人格易发生强迫性神经官能症，与强迫性精神病相关。

癔病型病态人格易发生癔病。

衰弱型病态人格易发生神经衰弱、焦虑性神经官能症。

边缘型病态人格可有短暂的应激性的精神病性症状，具有发作过程，有人格解体、非真实感、偏执症状等。属于轻型或非典型精神分裂症。

病态人格特征及症状分型，几乎涉及所有精神病的临床类型，病态人格与精神分裂症各种临床类型密切相关。

四、病态人格与精神发育迟滞的关系

Cyxapeba认为"病态人格是精神幼稚状态"，M.Bleuler将病态人格与精神发育不全共列于"与先天人格变异有关的人格障碍"章内。

脑电图研究：人格障碍者的脑电图发现有慢波出现，与儿童脑电图近似。脑电图慢波提示，中枢神经系统抑制有病理性功能抑制。

"精神发育迟滞"是从智能角度的分类；"病态人格"是从人格角度的分类。二者各有所侧重，属于交叉分类，症状可重复出现，相互交叉。

五、病态人格与广义精神分裂症的关系

（一）原始心理是心理发展的基础

个体自出生后，就进入周围环境，通过感觉与环境产生了联系，开始了环境化进程，如学习、认知、思维、实践等一系列心理发展历程。即开始了现实意识（自我意识）的发展或心理塑造。

不同的心理塑造，形成不同的人格等级。心理的畸形塑造，形成畸形的人格。

在现实意识发展的同时,潜意识也同步发展。

自我意识(含潜意识)发展的水平愈高,其精神活动理性化程度愈高,内容愈丰富。自我意识发展的水平愈低,其精神活动越低级,内容愈简单、原始。

不同程度的病态人格,自我意识(含潜意识)发展呈现出不同的等级,重度病态人格的精神活动呈现出低级、简单、原始性、非社会化等特征。

(二)病态人格症状常与精神分裂症症状相互交织

病态人格临床症状分为两部分。第一,病态人格的现实意识与潜意识分化明显,病态人格的临床表现一般是现实意识领域常态化异常的精神活动,成为个体日常生活中较稳定的病态行为模式。第二,病态人格的现实意识控制较薄弱,若在常态化异常的精神活动的基础上,产生精神分裂症症状,是为广义精神分裂症。如冲动型人格障碍,情绪不稳,易激惹,易与他人发生争执和冲突,以情绪不稳定及冲动为特征,伴有暴力或威胁性行为的爆发,可有暴力攻击,自杀、自伤行为,间歇期正常。边缘型人格障碍,可能产生情感危机,产生自杀、自伤行为。有时还有短暂的应激性的精神病性症状,人格解体和非真实感,也有一些患者出现偏执状态和分离症状。

第十八章　酒精中毒性精神病

第一节　概述

物质作用造成的精神疾病,以酒精中毒性精神病为例。酒精中毒性精神病是由饮用酒精所致的精神疾病。临床特征:意识模糊、兴奋及攻击行为、抑制状态、情绪不稳定,易激惹,震颤和谵妄、幻觉、妄想、个性改变和智能衰退、成瘾性、内脏器官严重病变及代谢障碍,自主神经系统症状等。

第二节　临床表现

一、普通醉酒状态

为一次性饮用大量的酒精引起的精神紊乱。临床特征为一种特殊的兴奋状态,表现为言语兴奋、唠叨、重复、联想似乎加快,并伴有夸大色彩,情绪兴奋,无故的欢乐,具有高度的激动性及不稳定性。对平时不满意的事,失去控制能力,如大声辱骂、争吵,并可有攻击行为。走路不稳,手、唇震颤,口齿不清。心率加快,血压降低,面部充血。时有呕吐、眩晕。另有一些人呈现抑制状态,表现为嗜睡、酣睡、少语等。如无意外,可自然恢复,无后遗症。

二、病理性酒醉

特点是小量的酒即可引起严重的精神变化。患者意识模糊不清,具有强烈的兴奋性及攻击行为,但没有醉酒状态时的步态不稳、口齿不清等。仔细观察患者有周围环境定向障碍,有时可出现片断的幻觉、妄想,多为恐怖内容,因而发生攻击性行为。剧烈兴奋后,酣然入睡。

三、慢性酒精中毒

由于长期饮酒引起的中枢神经系统严重中毒。其特征为逐渐加重的个性改变和智能衰退。患者渐渐变得自私、孤僻、不修边幅、对自己的职责不关心。兴趣范围狭窄,对事物无动于衷,对家人或别人的不幸不关心。情绪不稳定,易激惹,情感迟钝,注意力不集中,记忆力减退,综合分析判断能力降低思维缓慢。

患者对酒有强烈的意向,为了得到酒,甚至偷窃、诈骗,亲友的劝告也无济于事。

患者以酒代饭。出现各种内脏器官严重病变及代谢障碍,如肝、肾硬化;手、舌震颤等一些躯体疾病。

四、震颤谵妄

指在慢性酒精中毒的基础上急性发作的精神障碍。一般多在大量饮酒后发生,也可在突然停止饮酒后数日发生,或在机体抵抗力减弱时发生。发作前可有先兆症状,如心情不快、恐怖感、入睡前幻觉等。发作为急性开始,主要症状为震颤和谵妄。谵妄时出现丰富多彩的幻觉,如幻视、幻听、幻触等。幻视生动而鲜明,内容有音乐、大火、昆虫、动物、人物、野兽、鬼怪等,也有显大、显小的形象。幻听有叫喊声、射击声、威胁声,多是威胁性的,不愉快的。幻触,患者感到有昆虫在身上爬行,有针在刺感、刀割样感。可有幻嗅、幻味。可有错觉及感知综合障碍。患者的情感和行为是受他体验的幻觉支配的,可见患者急跑或追赶什么东西,或向空中捕捉什么,有时招手,似乎在和对方打招呼,有时反复地抚摸身体或抖动被褥,甚至出现伤人或自伤行为。患者的情绪变化,时而恐惧,时而兴奋,欢乐或悲伤、哭泣。

另一特征性症状是躯体震颤,包括手、舌及全身的震颤。患者笔迹不整,步态不稳,共济失调。此外,可见颜面潮红,心率加快,瞳孔扩大等。发作一般经过3～5日即可停止。

五、酒精中毒性幻觉症

临床表现有以下特点:意识清楚,定向力完整,症状以幻听为主,幻视较少。幻听内容多是对患者不利的,听到人们在讨论他、骂他、犯了罪要惩罚他等,或听到某些人在为他辩护。产生被害妄想,有时突然起床去寻找暗害他的人。本病缓慢起病,持续时间可达数周,数月,或长达数年。

六、酒精中毒性嫉妒妄想症

主要症状是嫉妒妄想,怀疑自己的配偶对自己不忠实。如男性患者怀疑老年的妻子和邻居的青年发生不正常的关系,甚至怀疑她和自己的孩子相爱。为了证实这种想法,寻求许多细节作为证据。

七、柯萨可夫氏精神病

1887年为柯萨可夫首先描述。大多数患者为震颤谵妄的后遗症,也可为酒精中毒性幻觉症的后遗症。临床特征以记忆力障碍和多发性神经炎综合征为主。在记忆力障碍中,近事遗忘、错觉、虚构、逆行性遗忘最突出。患者对新发生的任何事情遗忘,常有定向力障碍,尤其是时间定向力,患者对较远期生活中的事情可记得清楚。错构、虚构也是突出的症状。记忆障碍虽很显著,但知觉和思维方面无明显障碍。行为和情感方面也有改变,患者常发呆,独处一处,很少参加各种活动。多发性神经炎程度不一,可有肌肉的瘫痪和萎缩,感觉障碍,腱反射减弱或消失。

第三节 酒精性精神病的产生机制

一、病因

酒精中毒是诱发因素（第二病因），酒精中毒直接导致精神疾病是明确的。

二、病理（酒精性精神病产生的潜意识机制）

（一）酒精中毒导致中枢神经系统病理损害

酒精中毒导致中枢神经系统病理损害是精神症状阐述的直接原因。除神经系统变化外，其他各器官、系统也有明显的改变，如肝脏萎缩性硬化、心肌，肾脏等器官病变等。

（二）中枢神经系统功能抑制

一切引起中枢神经系统内环境变化的因素（含脑动脉硬化）达到一定限度时，最终均是导致神经系统内环境稳定性的破坏，致使中枢神经系统发生病理性功能抑制。中枢神经系统病理性功能抑制，是广义精神分裂症的病理生理基础。酒精中毒导致中枢神经系统功能抑制是精神疾病产生的病理生理基础。

（三）逆反规律

中枢神经系统病理性功能抑制按逆反规律发展，即由高级神经中枢依次向低位中枢发展。在心理层面，是从最高级的现实意识功能层面逆反至潜意识功能层面。现实意识控制功能减弱，潜意识功能被解放，并产生独立的、自发的精神活动现象，自我（或自我意识）产生了分离，患者处于双重意识控制状态，或精神分裂状态。

（四）双重意识状态

由于现实意识性精神活动与潜意识性精神活动相互交织、交感，相互干扰，形成混乱性精神症状，并具有潜意识性精神活动特征。

（五）神经系统功能抑制的加深

随着病理的发展，神经系统功能抑制的加深，依次向下逆反至心理发展的前期阶段，便显示出各种低级精神症状，如各种原始本能活动。

（六）潜意识功能活动停止

病理再进一步地发展，潜意识功能活动停止，各种潜意识性精神活动消失。皮层下神经中枢活动并产生相应的神经症状。

（七）神经精神症状

脑实质的局部损害，可产生脑区神经中枢（心理、生理中枢）障碍，造成相应的精神、神经症状。

三、症状解析

（一）意识障碍

如病理性酒醉，患者意识模糊不清。

（二）精神疾病三主症（精神自动、妄想、幻象）

谵妄时出现丰富多彩的幻觉，如幻视、幻听、幻触、幻嗅、幻味等。出现被害妄想、嫉妒妄想等。

（三）潜意识性精神活动及混乱性精神活动

普通醉酒状态，失去控制能力，如大声辱骂、争吵，并可有攻击行为。病理性酒醉，具有强烈的兴奋性及攻击行为。有周围环境定向障碍，慢性酒精中毒，患者渐渐变得自私、孤僻、不修边幅、对自己的职责不关心。兴趣范围狭窄，对事物无动于衷，对家人或别人的不幸不关心。情绪不稳定，易激惹，情感迟钝，注意力不集中，记忆力减退，综合分析判断能力降低思维缓慢。柯萨可夫氏精神病中，错构、虚构也是突出的症状。

（四）兴奋性与抑制性精神活动

在潜意识性精神活动及混乱性精神活动中，具有各种兴奋性与抑制性精神活动倾向。

（五）记忆障碍与遗忘

如柯萨可夫氏精神病，临床特征以记忆力障碍为主，近事遗忘、逆行性遗忘最突出。

（六）人格改变与痴呆

如慢性酒精中毒，其特征为逐渐加重的个性改变和智能衰退。

（七）神经系统症状与体征

如普通醉酒状态，走路不稳，手、唇震颤，口齿不清。柯萨可夫氏精神病多发性神经炎综合征，可有肌肉的瘫痪和萎缩，感觉障碍，腱反射减弱或消失等。

（八）各器官损害的相应症状

如慢性酒精中毒，出现各种内脏器官严重病变及代谢障碍，如肝、肾硬化。震颤谵妄，出现躯体震颤，包括手、舌及全身的震颤。患者步态不稳，共济失调，瞳孔扩大等。

（九）自主神经系统症状

如普通醉酒状态，心率加快，颜面潮红，心率加快，血压降低等。

（十）精神分裂

酒精中毒性精神病表现出典型的精神分裂症状。

各种症状具体产生机制详见《广义精神分裂症》一章。

第十九章　血管病性痴呆

第一节　概　述

血管病性痴呆(vascular dementia)，属于脑器质性精神病，曾经称为多发性梗死型痴呆、脑动脉硬化症伴发的精神障碍，脑动脉硬化动脉硬化的一部分。血管病性痴呆，是指由于脑动脉粥样硬化时脑组织供血不足，导致大脑广泛而散在的缺血性病变，认知功能受损明显，是一种常见的痴呆。

患病率与年龄有关，65岁以上的人群患病率为1.2%～4.2%，男性多于女性。

国际ICD-10分类：F00-F09.器质性(包括症状性)精神障碍，F01.血管性痴呆。美国DSM-Ⅳ分类：有谵妄、痴呆、遗忘。中国CCMD-3分类：0.器质性精神障碍(含谵妄、痴呆、遗忘)。

第二节　临床表现

一、精神症状

(一)脑衰弱综合征

早期表现与神经衰弱类似，头昏，患者感到走路不稳，甚至有失去平衡之感。当体位改变时常出现眩晕，头部钝痛，易疲劳感，注意力不集中，睡眠障碍等。一般进行缓慢。

(二)意识障碍

在整个慢性病程发展过程中，如果患者出现卒中发作则可以出现意识障碍。表现为意识朦胧、谵妄或精神错乱状态。患者定向力丧失，兴奋、躁动，可出现片断的幻觉、妄想和攻击性行为。事后完全遗忘或只有部分回忆。

(三)妄想状态

可有夸大妄想、被害妄想、嫉妒妄想、疑病妄想等，也可有幻听。

(四)情感障碍

情感脆弱，极易伤感及激惹，或无故地忧虑、抑郁、焦虑、苦闷、悔恨。病情发展，表现为情感脆弱、不稳、欣快或呆滞，或出现强制性哭笑。晚期，痴呆加重，情感呆滞、淡漠，对周围事物无动于衷。

(五)性格改变

患者的判断能力可长期保存，卒中发作或疾病晚期痴呆发展严重时，可出现性格变化，如自私、幼稚、懒散、甚至做出违反道德的行为。

(六)痴呆

疾病早期,表现为近事记忆力减退及工作能力下降,尤其是对人名、地名、日期及数字最先遗忘。思维、理解迟缓、困难,病理性赘语。病情加重,患者记忆力、理解力、分析综合能力障碍加重,但对自我的疾病仍有一定的认识力,定向力也较完整。痴呆到严重阶段,患者思维迟钝,联想困难,远事记忆障碍,生活逐渐不能自理。

二、神经系统症状和体征

在病程进展中,可出现神经系统受损的体征。如对光反射减弱,瞳孔变小或不对称,舌偏离中线,头、手、舌震颤。卒中发生后,常见瘫痪、失语、面神经麻痹,共济失调或癫痫发作等。

第三节 病因病理

一、病因

遗传因素是精神分裂症的第一病因,也是各种临床类型的决定因素。

二、病理

脑动脉硬化引起的脑组织器质性改变,脑组织长期处于慢性进行性缺血缺氧状态,以致发生脑细胞变性、软化、坏死或点状出血,最后可以形成瘢痕、囊肿或弥漫性的脑萎缩,产生相应的精神障碍及神经系统症状和体征。

三、危险因素

与卒中的危险因素类似,如高血压、冠状动脉疾病、糖尿病、高血脂等。

四、血管病性痴呆的潜意识机制

1.病理生理基础

一切引起中枢神经系统内环境变化的因素(含脑动脉硬化)达到一定限度时,最终均是导致神经系统内环境稳定性的破坏,致使中枢神经系统发生病理性功能抑制。中枢神经系统病理性功能抑制,是广义精神分裂症的病理生理基础。

由于血管病变,尤其是脑血管病变,脑组织长期处于慢性进行性缺血缺氧状态,当达到一定限度时,脑的内环境产生病理性改变,失去平衡。内环境的破坏,中枢神经系统产生病理性抑制,是血管性痴呆发病的病理生理基础。

2.逆反规律

神经系统病理性功能抑制,按逆反规律发展,即由高级神经中枢依次向低位中枢发展。在神经系统的心理层面,首先表现为高级的心理功能层次的逆反抑制,即由最高级的现实意识功能层面逆反至潜意识功能层面。现实意识控制功能减弱,潜意识功能被解放,并产生独立的、自发的精神活动现象,自我(或自我意识)产生了分离,患者处于双重意识控制状态,或精神病状态。

3.双重意识状态及潜意识状态

患者的精神活动具有双重性,一方面是现实意识控制的正常的一面;另一面是妄想与幻象的病理性现象的一面。若现实意识控制增强,患者的精神活动趋向正常;若患者现实意识控制减弱,潜意识控制增强,潜意识性精神活动显现。由于现实意识性精神活动与潜意识性精神活动相互交织、交感,患者同时呈现出两种精神现象(双重性精神现象)。两种精神现象相互交织,相互干扰,形成混乱性精神症状。

4.梦及梦游症

现实意识活动进一步减弱,潜意识取代了现实意识控制,产生了潜意识性精神活动,便形成了梦。若神经系统的病理性抑制使潜意识控制取代了现实意识控制,在觉醒状态,形成神游症;在睡眠状态,单纯的潜意识活动则形成了梦或梦游症。

5.随着抑制加深

依次向下逆反至心理发展的前期阶段,便显示出各种低级精神症状,如各种原始本能活动。

6.神经系统抑制加深

潜意识活动亦被抑制,机体则进入深度睡眠状态。大脑皮层下中枢活动,可产生相应的神经反应。

7.神经精神功能释放

精神症状、神经症状与病理性抑制所致的神经中枢(生理、心理中枢)的功能相当。

第四节　症状解析

一、现实意识功能减弱症状

如脑衰弱综合征:早期表现与神经衰弱类似,头昏,患者感到走路不稳,头痛,注意力不集中,情感脆弱,极易伤感及激惹等。

二、精神疾病"三主症"

出现幻觉、妄想和精神自动。

三、潜意识性精神活动及混乱性精神活动

如意识朦胧、谵妄或精神错乱状态。患者定向力丧失,情感脆弱、不稳、欣快或呆滞,或出现强制性哭笑,攻击性行为等。出现兴奋、躁动,抑郁、焦虑、苦闷、悔恨,痴呆加重,情感呆滞、

淡漠等。思维、理解迟缓、困难,病理性赘语,病情加重,患者记忆力、理解力、分析综合能力障碍加重,痴呆到严重阶段,患者思维迟钝,联想困难,远事记忆障碍,生活逐渐不能自理。

四、兴奋性与抑郁性精神症状

在上述症状中,具有兴奋性与抑郁性精神症状。

五、性格改变

如自私、幼稚、懒散,甚至做出违反道德的行为等。

六、遗忘

疾病早期,表现为近事记忆力减退,尤其是对人名、地名、日期及数字最先遗忘。严重阶段,产生远事记忆障碍。

七、神经系统症状和体征

在病程进展中,中枢神经系统的局部损害产生各种相应的心理、生理症状及体征,如对光反射减弱,瞳孔变小或不对称,舌偏离中线,头、手、舌震颤。卒中发生后,常见瘫痪、失语、面神经麻痹,共济失调或癫痫发作等。

八、精神分裂

血管性精神病表现出典型的精神分裂症状。

第二十章　癫痫性精神病

第一节　概述

癫痫是一种常见的神经系统疾病,是一种慢性,反复发作性,短暂脑功能失调综合征。癫痫的临床表现复杂多样,可有感觉、意识、运动、精神、行为和自主神经功能紊乱。病理生理基础是中枢神经元异常放电。

1770 年 Tissot 描写了伴有眼肌抽动的短暂的意识丧失,称为小发作。1824 年 Calmeil 首先自小发作中区分出失神发作。1854 年 Delasiaauve 描述了一种神志恍惚伴有无目的的自动性动作的癫痫发作。Jakson 描述过患者的自动症行为并开始使用"精神自动症"一词。1937年,Gibbs 等根据临床及脑电图特点,首次区分出精神运动性发作。多年来曾有不少学者试图对癫痫进行分类,但是由于对癫痫的病因尚无定论,目前尚无公认的分类方法。

第二节　临床表现

一、前驱症状

发作前有先兆,先兆是一种轻度发作,表现为激惹、紧张、失眠、坐立不安、抑郁等,不同部位的发作或有不同的表现。每次先兆发作症状相同,发作短暂,通常是几秒钟。

二、发作性精神障碍

(一)精神性发作

可以是癫痫发作的先兆,也可单独发生,多不伴有严重的意识障碍,故发作后均无遗忘。临床可表现为知觉、记忆、思维、情感、行为及植物神经机能方面的症状。

1.知觉障碍

多为原始性幻觉,如看见火光、闪光,听见嗡嗡声,嗅到死人味等怪气味。有时幻觉较复杂,如听到人名、乐曲或说话声,看到人物和复杂的场面,有时是既往经历的重现。常见错觉及感知综合障碍,如患者看见灯泡中钨丝好像许多小人在跳舞,有时可见视物显大症、显小症、视物变形症等。

2.记忆障碍

常见似曾相识症及旧事如新症,患者在院中走路时,觉得自己是在一个陌生的地方等。

3.思维障碍

可有思维中断、强制性思维、强制性回忆等。

4.情感障碍

多为恐惧感、幸福感。也有抑郁、焦虑,偶有发笑者。

5.植物神经功能障碍

心悸、呼吸迫促或暂停,出汗、面色苍白或潮红等。

(二)精神自动症

1.一般症状

自动症是最常见的颞叶癫痫的表现之一。多数患者有先兆,包括躯体感觉异常,错觉、幻觉,感知综合障碍,思维紊乱等。发作突然开始,患者意识模糊,做出一些令人难以理解的自动性动作,有时是简单的动作,如伸舌、舔唇、咀嚼、咂嘴、摸索、走动、奔跑、旋转等。有时是较为复杂的动作,如脱衣、解扣、撕破东西、搬动物件等。少数患者表现为言语性自动症,即重复言语、刻板言语。还有点头性癫痫、奔跑性癫痫、发笑性癫痫。

2.神游症

表现为无目的地外出漫游,能从事日常生活,实际上是一种持续时间较长的自动症。患者对周围环境有一定感知能力,有相应的反应。

3.梦游症

梦游症是夜间出现的自动症表现。患者起床走动、开窗、搬东西、外出等。患者不能感知周围环境,呼之不应等。

(三)朦胧状态及癫痫性谵妄状态

1.朦胧状态

朦胧状态是最常见的发作性精神障碍。发作突然,意识不清,对周围环境定向力不良,感知事物不清晰,不能正常接触。可伴有生动的幻觉,多为幻视,并可产生片断妄想。言语少或不语,思维常零乱,言语零乱,或不能切题回答,或有重复言语。常常伴有情感障碍,表情恐惧、愤怒、行为紊乱,缺乏目的性,甚至有伤人、毁物等冲动行为,或行凶等残暴行为。有时可见瞳孔散大,对光反应迟钝,多汗,流涎等。发作持续数小时或数日。清醒后对发作情况完全遗忘。

2.癫痫性谵妄状态

表现为较深的意识障碍,有丰富而生动、鲜明的幻觉,如看见熊熊大火,凶恶的鬼怪,有人向自己冲来,听到枪炮声音,嗅到火药味等。患者时常将周围的人当作敌人并与之搏斗,或夺窗而逃。患者认为有人跟踪,迫害,情绪恐惧、愤怒,往往做出危险行为,如杀人、自杀等。

病例:患者男性,35岁,工人。自幼有抽搐发作及发作性昏倒史。八年来有阵发性发呆,持续数秒钟即恢复。四年来曾有三次精神失常的发作。十一天前,在癫痫大发作后第三天出现精神失常。患者无故发笑,自语,有时大喊。凌晨赤足敲邻居家门,烧香,跪在地上作揖,叩拜。诉脑中有人讲话。患者说:"有菩萨,有神道,信者有,不信者无",还说菩萨和姥姥(已故)要给自己治病,说"星星控制了我的脑子和肠子,拿我做实验。神经、大肠、小肠里都有大鬼、小鬼"。饮水多,称是要把鬼冲走。意识欠清楚,时间、地点和人物定向力不佳,难于接触。茫然在室内走动,自语或自笑。称鬼不让他排尿,星星说他的病治不好。有时突然兴奋,抓起手边的东西打人,无故开关水龙头。两周后患者突然清醒,对发作完全遗忘。

3.癫痫性木僵状态

患者表现迟钝,沉默不语,不回答问题,对周围毫无反应,动作迟钝,或卧床不动,甚至可出现违拗症,蜡样屈曲等。也可出现幻觉和妄想。临床表现酷似精神分裂症紧张性木僵。

(四)发作性情感障碍

发作性情感障碍又称为病理性心境恶劣。通常是在意识清晰状态下发生,持续数小时或数日。表现为在无明显原因的情况下突然出现情绪低沉,感觉全身不适,易激惹、焦虑、苦闷、紧张、不安、恐惧,对周围一切都感到不满,挑剔,找茬。时有暴怒,凶狠,恶意对人,并有攻击行为,性质可以十分残忍。由于不伴有意识障碍,故能觉察到自己情绪的变化。有时患者为摆脱难以忍受的情绪苦闷而狂饮数日,一般在睡醒后情绪障碍消失。也有的患者的情绪障碍以无目的的流浪结束,称为漫游癖。较少见的情绪改变如情绪兴奋,昂扬,欣快,带有恶作剧色彩。

(五)短暂的精神分裂症样发作

癫痫患者在抗癫痫治疗过程中突然出现明显的幻觉和妄想。患者意识清晰,定向力良好,往往表现不安宁,吵闹不休,有时显得有些紧张。一般思维活动正常。发作后可出现遗忘。此种状态可持续数天。多数患者均有颞叶癫痫发作史。Landolt(1958年)的病例:精神病发作时,原有的癫痫性脑电活动异常减轻甚至消失,而当精神病好转时,脑电图又复出现异常,作者称为"强制正常化"。

三、发作间歇期精神障碍

(一)慢性精神分裂症样状态

这是一类持续更久的精神病状态,发作约数月致数年,无自发缓解倾向。临床表现主要是慢性偏执状态,如关系妄想、被害妄想等。部分患者有精神分裂症样的思维障碍,如语词新作,强制性思维,思维断中,思维被夺等。可出现幻觉,内容可为迫害性或命令性等。幻觉和妄想往往带有迷信色彩。情感障碍多为易激惹,抑郁,恐惧,焦虑,偶有欣快,部分患者表现情感淡漠。Slater(1963年)曾收集69例癫痫伴有精神分裂症症状患者,平均患癫痫14年。大多数患者的脑电图证明有颞叶病灶,2/3病例的气脑造影提示脑萎缩,80%患者同时有器质性个性改变和痴呆。

(二)癫痫性性格改变

癫痫患者特有的慢性精神障碍的一种,为进行性改变。癫痫性格带有"两极性",一方面表现易激惹,暴躁,凶狠,残忍,抱怨,挑剔,固执,记仇,自我中心等;另一方面表现为循规蹈矩,过分客气,温存恭顺,对人过分亲切殷勤,甜言蜜语,卑躬屈膝等。同一患者可以是一种倾向占优势,也有的患者同时具备两种极端的特点,只不过在不同的时间内某一特点表现较为突出而已。患者可因小事而自卑,也可因微不足道的原因而冲动、肇事,甚至行凶。

（三）癫痫性痴呆

发病缓慢，逐渐进行。除严重的记忆减退外，突出的是癫痫特有的性格改变。这种痴呆在思想，情感，行为各方面都具有黏滞性和刻板性特征。

思维方面：特点是思维缓慢，死板，固执，不灵活。"病理性赘述"。患者喜欢重复同一想发，重复讲同一内容，使用同一字眼等。

行为方面：做事墨守陈规，经久不变，难以适应新的环境。病情进展，思维贫乏，言语单调，记忆力、理解力、综合分析能力、抽象概括能力进一步减退。情感呆板，行动笨拙，生活逐渐不能自理。

第三节 癫痫性精神病产生的潜意识机制

一、病因

（一）第一病因
遗传是精神疾病的第一病因，也是精神病临床类型的决定因素。

（二）第二病因
癫痫是精神病的第二病因，是诱发因素。

二、病理（癫痫性精神病产生的潜意识机制）

（一）病理
神经元异常放电是癫痫性精神病产生的主要原因病理。

（二）精神疾病产生的病理生理基础
一切引起中枢神经系统内环境变化的因素（含癫痫）达到一定限度时，最终均是导致神经系统内环境稳定性的破坏，致使中枢神经系统发生病理性功能抑制。中枢神经系统病理性功能抑制，是广义精神分裂症的病理生理基础。癫痫导致中枢神经系统的病理性功能抑制，是精神疾病产生的病理生理基础。

（三）第二病因的非特异性
第二病因诱发精神疾病的作用是非特异性的，虽然各种致病因素繁多，但病理机制是同一的，一切引起中枢神经系统内环境的变化的因素达到一定限度时，最终均导致神经系统内环境稳定性的破坏，致使中枢神经系统发生病理性功能抑制。中枢神经系统病理性功能抑制，是精神病的病理生理基础。

（四）逆反规律
神经系统病理性功能抑制按逆反规律发展，即由高级神经中枢依次向低位中枢发展。在心理层面，是从最高级的现实意识功能层面逆反至潜意识功能层面。现实意识控制功能减弱，潜意识功能被解放，并产生独立的、自发的精神活动现象，自我（或自我意识）产生了分离，患者处于双重意识控制状态，或精神分裂状态。

(五)双重意识状态

由于现实意识性精神活动与潜意识性精神活动相互交织、交感,相互干扰,形成混乱性精神症状,并具有潜意识性精神活动特征。

(六)梦及梦游症

若神经系统的病理性抑制使潜意识控制取代了现实意识控制,在睡眠状态,则形成了梦或梦游症,在觉醒状态,形成神游症。

(七)低级精神症状

随着病理的发展,神经系统功能抑制的加深,依次向下逆反至心理发展的前期阶段,便显示出各种低级精神症状,如各种原始本能活动。

(八)神经症状

病理再进一步地发展,潜意识功能活动停止,各种潜意识性精神活动消失。皮层下神经中枢活动并产生相应的神经症状。

(九)癫痫的局部作用

癫痫作用于局部脑区,可产生局部脑区神经中枢(心理、生理中枢)障碍,造成相应的精神、神经症状。精神、神经症状与病理性抑制所致的神经中枢的功能相当。

第四节 症状解析

一、意识障碍

如朦胧状态,意识不清,对周围环境定向力不良,感知事物不清晰,不能正常接触。癫痫性谵妄状态:表现为较深的意识障碍等。

二、精神分裂症"三主症",即精神自动、妄想、幻象

(一)精神自动、妄想、幻象概念

1.广义精神自动

潜意识性精神活动不为现实意识控制,是为精神自动。各种潜意识性精神活动均属于精神自动,如梦、妄想、幻象。

2.广义妄想

广义妄想是指一切潜意识性精神活动,即潜意识性思想、观念、思维及其相关的心理或精神活动。狭义妄想是关于某事物或某些事物执着的潜意识性思想、观念和思维活动,即传统精神病学中的妄想。

3.广义幻象

幻象是妄想的感觉、知觉表现形式。狭义幻象:是指与"五官"相关的幻象,即传统精神病学中的幻觉。

（二）临床表现

1.精神自动

各种潜意识性精神活动均属于精神自动,如梦、妄想、幻象。

2.妄想与幻象

如精神性发作,知觉障碍,多为原始性幻觉,如看见火光、闪光,听见嗡嗡声,嗅到死人味等怪气味。有时幻觉较复杂,如听到人名,乐曲或说话声,看到人物和复杂的场面,有时是既往经历的重现。常见错觉及感知综合障碍。朦胧状态可伴有生动的幻觉,多为幻视,听到枪炮声音,嗅到火药味等,并可产生妄想。慢性偏执状态,有关系妄想、被害妄想等。

三、潜意识性精神活动及混乱性精神活动

精神性发作思维障碍:可有思维中断,强制性思维,强制性回忆等。情感障碍多为恐惧感、幸福感。也有抑郁、焦虑,偶有发笑者。

慢性精神分裂症样状态:部分患者有精神分裂症样的思维障碍,如语词新作,强制性思维,思维断中,思维被夺等。情感障碍多为易激惹,抑郁,恐惧,焦虑,偶有欣快等。

朦胧状态:思维常零乱,言语零乱,常常伴有情感障碍,表情恐惧、愤怒、行为紊乱,缺乏目的性,甚至有伤人、毁物等冲动行为,或行凶等残暴行为。

精神性发作:有时可见视物显大症、显小症、视物变形症等。

四、兴奋性精神活动及抑制性精神活动、木僵

发作性情感障碍,情绪低沉,感觉全身不适,易激惹、焦虑、苦闷、紧张、不安、恐惧,时有暴怒,凶狠,恶意对人,并有攻击行为,性质可以十分残忍。

癫痫性木僵状态:患者表现迟钝,沉默不语,不回答问题,对周围毫无反应,动作迟钝,或卧床不动,甚至可出现违拗症、蜡样屈曲等。

五、低级性精神活动

有伸舌、舔唇、咀嚼、咂嘴、摸索、走动、奔跑、旋转等。少数患者表现为言语性自动症,即重复言语、刻板言语等。

六、梦游症与神游症

精神自动症有梦游症,神游症。发作性情感障碍有漫游症等。

七、癫痫性性格改变与痴呆

癫痫性性格改变:癫痫性痴呆,发病缓慢,逐渐进行。除严重的记忆减退外,突出的是癫痫特有的性格改变。这种痴呆在思想,情感,行为各方面都具有黏滞性和刻板性特征。思维方面:特点是思维缓慢,死板,固执,不灵活,"病理性赘述"等。行为方面:做事墨守陈规,经久不

变,难以适应新的环境。病情进展,思维贫乏,言语单调,记忆力、理解力、综合分析能力、抽象概括能力进一步减退。情感呆板,行动笨拙,逐渐生活不能自理。

八、植物神经功能障碍

如心悸、呼吸迫促或暂停,出汗、面色苍白或潮红等。

九、神经症状

朦胧状态可见瞳孔散大,对光反应迟钝,抽搐等。

十、特殊症状解析

(一)意识清晰问题

发作性情感障碍,通常是在意识清晰状态下发生,短暂的精神分裂症样发作,患者意识清晰等。是在双重意识状态,现实意识控制一面的表现。

(二)似曾相识症

似曾相识症是潜意识的歪曲认识(错认症)。

(三)旧事如新症

旧事如新症属于遗忘症,即在对以往事物遗忘的基础上,再次对旧事物的重新认识产生的生疏感。

(四)"强制正常化"

精神病发作时,原有的癫痫性脑电活动异常减轻甚至消失,而当精神病好转时,脑电图又复出现异常,作者称为"强制正常化"。

所谓"强制正常化",正常精神活动时,神经元产生正常脑电,癫痫是神经元异常放电。当癫痫发作时,神经元因大量能量消耗后,放电量减少,因此,在癫痫发作期间显示出"原有的癫痫性异常脑电活动减轻甚至消失"。

(五)似曾相识症

似曾相识症是潜意识活动的固有特征,在梦中十分常见。

(六)旧事如新症

旧事如新症属于遗忘症,对过去事物的重新认知,产生生疏感。

(七)梦游症与神游症

在睡眠时,潜意识控制了躯体活动产生梦游症,在白天,潜意识控制了躯体活动产生神游症。在双重意识状态,"患者对周围环境有一定感知能力,有相应的反应,能从事一般的日常生活"是现实意识活动的表现。

十一、精神分裂

癫痫性精神病表现出典型的精神分裂症症状。

第二十一章　颅脑损伤性精神病

第一节　概述

颅脑损伤性精神病,属于脑器质性精神病。是指由于头颅遭受直接或间接的外伤,并在脑组织损伤的基础上产生的精神疾病。

颅脑损伤伴发的精神症状,常因损伤的原理,形式,部位,程度,以及所引起的病理变化,患者年龄,机体状况及心理状态的差异而有所不同。在临床上,颅脑外伤所引起的精神症状在闭合性的原发性损伤病例中尤为常见,而症状也比较多样。开放性者由于合并症的因素,则与一些远期的慢性的精神障碍关系密切。

第二节　临床表现

一、急性颅脑损伤的精神障碍

(一)脑震荡

脑震荡是头颅受到外界的暴力作用而引起的一过性的大脑功能损伤。轻度患者或没有显著的意识障碍,或产生短暂的、轻度的意识模糊或神志恍惚,创伤更严重时,可出现较长时间的昏迷,甚至发生谵妄状态,甚至意识丧失。时间、地点定向障碍。领悟和思维活动困难,对本身的疾病也缺乏正确的分析和判断。或注意力不集中,思考和判断迟钝或困难。有的患者可变得懒散,不修边幅或行为异常。情绪方面,一般多不稳定,容易兴奋和激动,时有欣快,或不自主的哭笑,有的也可出现抑郁,恐惧,困惑或淡漠,对外界事物不感兴趣。同时伴有植物神经症状,如面色苍白,出冷汗、血压下降等。一般几分钟至半小时可清醒,往往出现暂时性记忆障碍。

(二)脑挫伤

脑挫伤较脑震荡为重,以局部损害较重。一般都出现意识障碍,可有意识混浊、昏迷、谵妄等表现,或有类似癫痫时的兴奋状态。意识模糊历时较长。意识恢复后常有逆行性遗忘。并有头痛、眩晕、注意涣散、记忆减退、嗜睡、失眠及定向障碍。情绪方面常有兴奋、欣快、恐惧、焦虑等。易激惹,时有冲动行为,甚至暴力行为。可出现不自主哭笑,情感低落或淡漠。神经系统方面有瞳孔变化,或两侧瞳孔不等大,颈强直,失语,偏瘫等。

（三）气压性脑挫伤

可见到一种特殊症状"创伤性聋哑"，患者丧失了听觉和说话的能力，但仍能保持良好的定向力，并可借助纸笔来和人交谈。患者除聋哑外，行动完全正常。

（四）外伤性朦胧状态

患者可做出一些似乎正常而毫无意义的事。或有定向力障碍，或行为异常，强烈兴奋现象。或做出一些违法的事，甚至危及他人的安全。

（五）外伤性昏迷

严重外伤后产生昏迷，当昏迷消失后一段时间内，患者可表现意识模糊或混浊，情绪焦虑、兴奋、躁动不安等。这些现象在意识恢复后消失，事后常出现记忆障碍或柯萨可夫综合征。

（六）外伤性谵妄

患者出现谵妄状态，显得异常兴奋，激动，烦躁不安，大声吵闹，言语杂乱，词语不连贯，重复，动作单调，行为冲动，伤人毁物，无目的的乱闯，定向力丧失，对周围环境的现状均不能辨认和理解。可出现错觉和幻觉，其中以幻视及幻触较多，内容多为各种可怕景象，以至患者常企图躲藏、逃跑、或抵抗，甚至有伤人、自伤情况。此外还有不固定的、片断而无系统的妄想。在战伤的病例中，常伴有焦虑激动的表现，似乎处于战场一样。

（七）外伤性记忆障碍或遗忘综合征（柯萨可夫综合征）

患者已恢复对客观外界的感知能力，但对时间和地点的定向力则仍有严重的障碍，患者不能判断时间、地点，识记困难，常找不到自己的病房和床位。近记忆损害更为显著。患者对所遗忘的那段空白往往以虚构的事物来填补，并且坚信是完全真实的。在情感方面，患者常表现欣快，得意，嬉笑，但也容易激怒。

二、慢性颅脑损伤的精神障碍

（一）颅脑损伤后综合征

颅脑损伤后，可遗留许多症状，常有不同的名称，如脑震荡后遗症、外伤性神经官能症、外伤性脑衰弱等，概念不清。这类综合征是大脑闭合性伤后常见的一种后遗症。其临床表现在脑震荡后经过一阶段无症状期后才出现。

头痛：一般常较剧烈，性质为弥散性胀痛、顿痛、或搏动性痛。

头晕：头晕可为阵发性或持续性，严重时达到眩晕程度。

睡眠障碍：不易入睡，睡后易醒，失眠、多梦。

易激惹：患者对周围环境刺激非常敏感，易激惹，不能忍受。情绪不稳，易激动，伤感，难以自制。焦虑，滔滔不竭地诉述病情，有时则情绪低沉，病情忧郁，对事物缺乏兴趣，对轻微的刺激常表现为过分恐惧，惊慌，或心神不安等。

注意力不集中，记忆力减退，思维迟钝，易疲劳。可产生疑病观念。常独处一处，不愿意与人交往。

有的患者，还可出现癔病样发作，如痉挛发作，失明、失聪、失音或瘫痪等症状。

（二）外伤性癫痫

一般发生在外伤后数月或数年不等。临床上大发作较为多见，小发作或精神运动性发作也可出现。在精神方面，患者表现敏感，兴奋性增高，情绪不稳定。有时可出现阵发性欣快或抑郁,容易激动,甚至产生一些粗暴行为。记忆明显减退,或有不同程度智力减退和精神衰退现象。

(三)外伤后人格改变

患者言语增多,难以控制,好与人争吵,容易激怒,常有阵发性暴怒,冲动和攻击行为,动作幼稚,表现夸张。有时表现自私自利,甚至欺骗、盗窃。性格孤僻、固执,不易与人相处。

(四)外伤性痴呆

较为少见。患者智能减退,思维缓慢,分析、综合、领悟、理解、均有困难。情感淡漠,精神萎靡不振,反应迟钝,意志低下。有时出现不自主哭笑、叫喊等,一般常不可逆转。生活不能自理。

(五)外伤性脑病

这类后遗症中,脑器质性变化明显,如头痛,头晕,易疲劳,可出现失用症、失语症、计算不能症,共济失调,甚至瘫痪。精神方面可出现精神分裂症样症状。

情感淡漠,萎靡不振,记忆减退,激动,冲动。可出现关系妄想、被害妄想和幻觉,与精神分裂症相似。

(六)自主神经系统功能失调

患者常诉说心悸、多汗、面部潮红等。

(七)神经系统体征

一般无明显而固定的阳性体征,或可出现一些轻微的阳性体征。

第三节　病因病理

一、病因

(一)第一病因

遗传是精神疾病的第一病因,也是精神病临床类型的决定因素。性格或素质的形成具有遗传成分。

(二)第二病因

脑外伤是精神病是精神病的第二病因,是诱发因素。脑损伤直接导致精神疾病是明确的,但外伤不是导致精神疾病的唯一原因。在同等的病理条件下,对于不同的个体是否产生精神疾病,差异很大,产生精神疾病的仅只占少部分。

二、病理

(一)病理生理

关于颅脑损伤的部位与精神病产生的关系。Achte 发现损伤越严重,则大脑遭受损害的区域越广泛。并指出颞叶部位的损伤较其他部位更易产生精神症状。目前,在病因学中有关脑震荡后综合征的观念方面有以下多种不同的意见。

1.器质性学说

这派学者认为，无论在脑损伤后急性期或慢性期，都可以出现不同的精神症状，即使这些症状仅仅为功能性的，但对于患者来说，在遭受外伤前，它们是不存在的。因此，这是在大脑器质性损害的基础上产生的。

2.心因性学说

认为颅脑损伤后精神障碍的产生主要可能由心理因素所造成，把脑震荡后综合征也看作是一种心因性反应，因为这类症状的发生与颅脑损伤的程度并无平行关系。Lidvall 认为，患者对颅脑损伤初期出现的症状，产生疑虑、恐惧和焦虑的心情，正是这种心理状态对症状的发生和持续存在起着重要的作用。因此，认为这是一种外伤后神经官能症的特殊类型。正因为这样，人们常常把这两种疾病混为一谈，以致于不论在治疗上或概念上，都造成了含糊不清、界限不明的状态。

3.多因素学说

有些学者认为，脑震荡后综合征从它的本质上看，它是一种器质性疾病。也可看到一些心因性的作用，主张多因素的观点。

4.巴甫洛夫学派学说

第一期：其特征是，在中枢神经系统内产生不同程度的弥漫性超限抑制（保护性抑制）。外伤初期，这种超限抑制发生在大脑皮质，以后即向低级部位的纵深方面发展。此时，一切条件反射消失，意识障碍就是这类抑制扩散的结果。当抑制从大脑皮层消退后，条件反射可逐渐恢复，抑制的深度减轻，意识恢复。第二期：由于大脑皮质内抑制过程的减弱，兴奋过程就相对地增高，同时抑制过程的高度堕性而出现位相状态。第三期：兴奋和抑制两个过程的相互关系逐渐恢复常态，但有时可出现机能脱失，由于神经系统的代偿功能，以往遭受损害的机能开始部分或全部恢复。

5.其他学说

有脑血管学说、脑脊液冲击学说、细胞膜放电学说、神经元损伤学说、网状结构受损学说、生化学说等（略）。

（二）颅脑损伤的病理解剖

脑震荡的病理变化是多种多样的，但在一般颅脑损伤中，组织形态改变是轻微的。损伤造成脑组织充血和水肿、大脑灰质和白质、胼胝体等产生点状出血和水肿。神经元胞体肿大、染色体分段或溶解，尼氏体分段且结构紊乱，大椎体细胞和浦肯野氏细胞呈颗粒性改变。神经轴突髓鞘变性，胶质细胞增生等。在一般情况下，这些变化可以吸收和恢复，但严重者可遗留瘢痕。

脑挫伤和脑裂伤可同时存在。脑挫伤常见于大脑皮层表面，可见出血点，范围有大有小，有神经细胞及纤维的破坏，髓鞘肿胀卷曲、解离成段，轴突变成颗粒状等。晚期，脑组织呈退行性变、脑回萎缩等。

三、对病因病理的简评

（一）病因

遗传因素是精神病的发病基础，也是精神病临床类型的决定因素。脑外伤是导致精神疾病的促发因素。

(二)病理

大脑器质性损害无疑是精神症状产生的直接原因,损害可以是脑组织器质性局部破坏,如损伤造成脑组织充血和水肿,神经元胞体肿大,染色体分段或溶解,晚期,脑组织呈退行性变、脑回萎缩等,可导致神经、精神症状的产生。损害也可以是暂时性的功能性抑制。

巴甫洛夫学派学说的"中枢神经系统内产生不同程度的弥漫性超限抑制(保护性抑制)"是精神病产生的病理生理基础。但对于各种精神症状的解释是无能为力的。

第四节　颅脑损伤性精神病产生的潜意识机制

一、脑损伤

病理损伤导致中枢神经系统的病理性功能抑制,是精神疾病产生的病理生理基础。

二、第二病因共同的病理机制

第二病因是多种多样的,如脑器质性精神障碍、躯体疾病所致的精神障碍、各种内分泌与代谢疾病的精神障碍、物质所致的精神障碍、营养障碍等,大脑缺血、缺氧,甚至体温变化、血糖变化、水电解质紊乱、体液酸碱度失恒等,都可以成为精神疾病的第二病因。第二病因诱发精神疾病的作用是非特异性的。虽然各种致病因素繁多,但病理机制是同一的,一切引起中枢神经系统内环境的变化的因素达到一定限度时,最终均导致神经系统内环境稳定性的破坏,致使中枢神经系统发生病理性功能抑制。中枢神经系统病理性功能抑制,是精神病的病理生理基础。

三、逆反规律

神经系统病理性功能抑制按逆反规律发展,即由高级神经中枢依次向低位中枢发展。在心理层面,是从最高级的现实意识功能层面逆反至潜意识功能层面。现实意识控制功能减弱,潜意识功能被解放,并产生独立的、自发的精神活动现象,自我(或自我意识)产生了分离,患者处于双重意识控制状态,即精神分裂状态。

四、双重意识状态

由于现实意识性精神活动与潜意识性精神活动相互交织、交感,相互干扰,形成混乱性精神症状,并具有潜意识性精神活动特征。

五、各种低级精神症状

随着病理的发展,神经系统功能抑制的加深,依次向下逆反至心理发展的前期阶段,便显示出各种低级精神症状,如各种原始本能活动。

六、神经症状

病理再进一步地发展,潜意识功能活动停止,各种潜意识性精神活动消失。皮层下神经中枢活动并产生相应的神经症状。

七、局限性症状

大脑器质性损害可以是脑组织器质性局部损伤,可导致局限性神经、精神症状的产生。

第五节　临床症状解析

一、现实意识功能减弱

脑震荡、脑挫伤,可产生不同程度的意识障碍,如意识模糊、昏迷、谵妄状态,甚至意识丧失。

二、精神分裂症"三主症"(精神自动、妄想、幻象)

可以出现精神自动、妄想、幻象三主症,三主症贯穿于整个外伤性精神病症状中。

三、潜意识性精神活动及混乱性精神活动

诸如脑震荡、脑挫伤可出现不同程度的时间、地点定向障碍。领悟和思维活动困难,对本身的疾病也缺乏正确的分析和判断。或注意力不集中,思考和判断迟钝或困难。有的患者可变得懒散,不修边幅或行为异常。情绪方面,情绪方面常有兴奋、欣快、恐惧、焦虑、易激惹,时有冲动行为,甚至暴力行为。可出现不自主哭笑,情感低落或淡漠。谵妄状态,言语杂乱,词语不连贯,重复,动作单调,行为冲动,伤人毁物。定向力丧失,对周围环境的现状均不能辨认和理解等。

四、兴奋性与抑制性精神活动

在上述症状中,具有兴奋性与抑制性精神活动。

五、外伤后人格改变

患者言语增多,难以控制,好与人争吵,容易激怒,常有阵发性暴怒,冲动和攻击行为,动作幼稚,表现夸张。有时表现自私自利,甚至欺骗,盗窃等。人格改变是从人格角度对外伤性精神症状的描述。

六、外伤性痴呆

较为少见,患者智能减退,思维缓慢,分析、综合、领悟、理解、均有困难。

七、颅脑损伤后综合征

这类后遗症中,脑器质性变化明显,如头痛、头晕、睡眠障碍、易激惹、焦虑、恐惧,注意力不集中,记忆力减退,思维迟钝,易疲劳,可产生疑病观念等。

八、特殊症状解析

脑外伤是精神病的第二致病因素,一方面,精神症状可由潜意识活动所引起;另一方面,脑局部损伤可导致脑区域性神经中枢(生理、心理中枢)损伤,产生局限性神经、精神症状。若局限性损伤完全恢复,症状消失;若破坏性损伤,产生永久症状。在下列症状中,两方面神经、精神症状交织,需加区分。

(一)记忆障碍

1.临床表现

如脑挫伤意识恢复后常有逆行性遗忘,患者已恢复对客观外界的感知能力,但对时间和地点的定向力则仍有严重的障碍,患者不能判断时间、地点,识记困难,常找不到自己的病房和床位,近记忆损害更为显著。患者对所遗忘的那段空白往往以虚构的事物来填补,并且坚信是完全真实的。

2.解析

所谓"患者已恢复对客观外界的感知能力"的描述并不准确。

近事遗忘(顺性遗忘):主要是识记功能损伤,对外伤后的事物不能产生新记忆,因此,患者不能判断时间、地点。

所谓"患者对所遗忘的那段空白往往以虚构的事物来填补,并且坚信是完全真实的"的描述,是现象性描述。所谓"虚构"是潜意识活动的固有特征。

(二)失明、失聪、失音、失语、瘫痪、失用等

1.临床表现

颅脑损伤后综合征可出现癔病样发作,如痉挛发作,失明、失聪、失音或瘫痪等症状。外伤性脑后遗症,如脑器质性变化明显,如头痛,头晕,易疲劳,可出现失用症、失语症、计算不能症,共济失调,甚至瘫痪。

2.解析

潜意识活动,可产生失明、失聪、失音、失语、瘫痪、失用等症状,属功能性症状。脑局部损伤可产生的失明、失聪、失音、失语、瘫痪、失用等,属器质性症状。

(三)创伤性聋哑

1.临床表现

气压性脑挫伤,可见到一种特殊症状"创伤性聋哑",患者丧失了听觉和说话的能力,但仍

能保持良好的定向力,并可借助纸笔来和人交谈。患者除聋哑外,行动完全正常。

2.解析

患者丧失了听觉和说话的能力,是脑局部损伤导致听觉、说话相关神经中枢所致,是局限性症状。其他功能尚为正常。

(四)神经系统症状与体征

1.临床表现

神经系统方面有瞳孔变化,或两侧瞳孔不等大、颈强直等。

2.解析

神经系统症状与体征是脑局部损伤导致的局限性症状。

(五)外伤性癫痫

1.临床表现

一般发生在外伤后数月或数年不等。临床上大发作较为多见,小发作或精神运动性发作也可出现。

2.解析

外伤后,神经系统损伤遗留病灶可成为癫痫发作的因素。

九、自主神经系统症状

如患者常诉说心悸、多汗、面部潮红等。

十、精神分裂

颅脑损伤性精神病表现出典型的精神分裂症状。

第二十二章　颅脑肿瘤性精神病

第一节　概述

颅脑肿瘤是神经系统疾病中常见的疾病,颅脑肿瘤性精神病属于脑器质性精神病。颅内肿瘤可损害正常脑组织,压迫邻近脑组织、血管,造成颅内压增高,出现局灶性神经症状、精神症状或癫痫发作等。

国际分类:国际《ICD-10》分类,F00-F09.器质性(包括症状性)精神障碍;美国《DSM-Ⅳ》分类,谵妄、痴呆、遗忘、及其他认知障碍(痴呆、遗忘涉及器质性精神障碍,由躯体情况引起,未在他处提及的精神障碍;中国《CCMD-3》分类,0.器质性精神障碍(含谵妄、痴呆、遗忘)。

第二节　临床表现

颅脑肿瘤的临床表现是复杂而多样的,它不仅有神经系统症状和体征,而且也涉及到精神活动的各个方面。在不同的患者中,症状可以不一致,甚至同一患者在不同的时间或阶段,其症状也有所不同。就其症状的性质和形式而言,可归纳为二类:一类是由颅脑肿瘤本身所引起广泛的、一般的共同症状;另一类是由于肿瘤部位的不同,而造成的局限性精神、神经症状。

一、一般性症状

颅内肿瘤的精神症状与肿瘤的性质、部位、生长速度等相关。

(一)精神症状

1.急性发展的肿瘤所引起的精神症状

出现程度不同的意识障碍,表现为意识模糊,反应迟钝,呆滞,嗜睡,注意力不易集中。有时思维缓慢,内容贫乏,空洞,语句不连贯,行为杂乱而奇特,不可理解。情感方面,有的出现表情淡漠、言语缓慢甚至可发展为木僵状态等。

2.慢性发展的肿瘤所致的精神症状

这类症状主要起因于脑瘤的慢性发展,对大脑组织产生器质性损伤。

知觉障碍:出现幻象,在幻觉中以幻听较多,也可有幻视、幻嗅、幻味、幻触等。不同部位的肿瘤可产生不同的幻觉,如枕叶肿瘤可产生简单的幻视,顶叶可产生幻触和运动性幻觉。但不同部位的肿瘤也可产生相同的幻觉,颞叶肿瘤可出现复杂的幻视、幻听。还有感觉过敏或消失及感知综合障碍。

妄想:可出现被害妄想、夸大妄想、疑病妄想及影响妄想等。

记忆障碍:早期常为近记忆的减退或近事遗忘,过去经验的记忆也不能复现,甚至新记忆发生歪曲,病情发展,出现定向障碍,远记忆尚可保存。

定向力障碍:患者对地点、时间、人物的判断错误。

情感障碍:主要表现为情感淡漠,对外界事物漠不关心,神情呆滞,缺乏主动性。可见无故哭笑、情绪不稳、烦躁不安、易怒、焦虑,有时欣快,或无欲状态。可产生焦虑、抑郁、躁狂、分裂样或神经症性症状。

智能障碍:表现为计算、理解、和判断力的缺损。

人格改变和行为障碍:表现为缺乏主动性,兴趣减少,生活懒散,行为被动,不知整洁,不注意礼貌,缺乏羞耻感。不主动进食,终日呆坐或卧床不起,缄默不语,甚至木僵。有的表现行为异常,喊叫,乱跑或收藏秽物。人格改变和行为异常可与智能障碍同时出现。

其他:运动不能性缄默症或睁眼昏迷。患者呈现似睡状态,在刺激作用下可睁眼苏醒,可回答简单词句,眼球随着视野里运动的物体而转动,但仍僵卧不动,似乎处于一种麻痹的状态,不过在针刺肢体时有防御反应。

(二)躯体及神经系统症状

头痛,多具有爆裂样头痛,主要是由于颅内血管的被挤压和扭曲所致。视力障碍,由于颅压增高视神经乳头水肿所致,出现视力减退,视物模糊。呕吐,多呈喷射性。痉挛发作,眩晕等。

二、限局性症状

(一)额叶肿瘤

肿瘤在额叶不同的部位常有不同的症状。

前中央回肿瘤以人格改变较突出。早期患者萎靡不振,神情淡漠,反应迟钝,动作笨拙。继之表现为行为放纵,待人过于亲昵,欣快,傲慢,说大话,好开玩笑,甚至恶作剧等,幼稚,愚蠢。额叶肿瘤的早期不一定有明显的记忆和智力的衰退,但抽象思维、想象力、创造力和主动性均有所减退,患者注意涣散,定向不佳,患者对工作毫不关心。当肿瘤发展严重时,迟钝和呆滞加重,常困倦嗜睡,有时低级意向增强,表现为各种不道德的行为,患者却毫不在意,与麻痹性痴呆相似。

肿瘤扩展致扣带回:可产生运动不能性缄默症,表现淡漠无情,对疼痛刺激也无反应,并出现巴宾斯基征。这种综合征再进一步发展,可导致木僵、昏迷。

如果肿瘤侵犯前额叶的凸面,表现为思想贫乏,理解力减退,情感淡漠,随意运动困难,运动抑制。有的出现重复言语、重复动作、模仿言语、模仿动作。

Mayer-Gross 指出,肿瘤侵犯 Broca 氏区时可出现表达性失语症。Hunter(1968 年)及 Direkze(1971 年)报导,有些患者可伴有类似精神分裂症和躁狂状态的现象。

额叶肿瘤时,智力障碍相当常见,记忆力障碍非常显著,尤以近记忆减退严重。

（二）颞叶肿瘤

肿瘤侵犯优势半球　侧，精神症状较多见，以智力缺损为突出。或表现为反应迟钝，情感淡漠，或记忆障碍，或欣快，或有发作性焦虑或愤怒，或有躁狂状态或抑郁状态，或有人格改变，如行为幼稚，或有疑病症，或有偏执状态，或有类似精神分裂症症状。

（三）顶叶肿瘤

顶叶肿瘤以神经症状较为突出，精神症状较少见。精神症状主要表现为精神活动的迟钝、思维缓慢、理解力减低，精神不振，主动性低下。对周围事物缺乏兴趣和记忆缺损，以病变在优势半球一侧的顶叶较常见。情感障碍以非优势半球一侧的肿瘤较突出，还可出现焦虑、忧郁、恐怖和欣快，可有人格改变。

（四）枕叶肿瘤

枕叶肿瘤的精神症状以幻视最为常见。幻视一般是原始性的，如患者看见一片不成形的闪光、线条等。

（五）胼胝体肿瘤

胼胝体肿瘤不仅伴有严重的精神障碍，胼胝体受损的部位不同，症状表现也有不同。或有情感障碍，或有言语障碍，如言语贫乏，模仿言语，言语理解力缺损，或有记忆、定向力障碍，或有痴呆，情感淡漠，木僵，或有精神迟钝，情绪不稳，多言症，缄默症等。从解剖生理上看，胼胝体其所以容易产生复杂的精神症状，与胼胝体受损而使大脑半球的协调作用受损害有关。

（六）间脑肿瘤

肿瘤可损害丘脑、丘脑下部及其邻近的第三脑室。第三脑室肿瘤引起显著的记忆障碍，患者的远记忆可保存得相当完好，而近记忆却有明显缺陷，不能回忆不久前的经历，也不能有效地学习新事物。柯萨科夫综合征也有报导。中年或老年人患颅咽管肿瘤的患者，呈现与早老性或老年性痴呆相似的记忆和智力衰退。这种痴呆被认为是慢性脑脊液循环阻塞而造成皮质萎缩的结果。也有报导，丘脑下部肿瘤引起人格的改变，患者易激惹，过敏，冲动，兴奋。有的行为幼稚，愚蠢，类似额叶综合征的表现。情感障碍，患者的情感可从严重的抑郁转变为极度的欢快，或出现突然的情感爆发。

（七）幕下肿瘤

幕下肿瘤包括小脑、脑桥及脑干的肿瘤。一般而言，这些部位的肿瘤精神症状较少。

第三节　病因病理

一、相关论述

遗传因素：M.Bleuler指出，精神症状的本质与遗传有关。在脑肿瘤伴有精神分裂症或躁狂抑郁性精神病的患者家属中，患有两种精神病的人数较一般正常者为高。虽然他认为，肿瘤本身并不是产生精神分裂症的原因，但其存在有可能增强这种遗传的可能性。

精神因素：有的学者认为，精神因素对脑肿瘤患者精神症状有相当显著的作用，认为虽然与脑肿瘤并无直接关系,但可能由于脑器质性病变的存在而改变了大脑功能的稳定性,为出现精神障碍创造了条件。

颅脑肿瘤的部位与精神症状的关系:国内外资料的分析,意见大致相同。一般认为,颅脑肿瘤以额叶、颞叶、及胼胝体等部位发生精神症状的机会最多。至于精神症状对脑瘤的定位诊断价值,则存在不同的意见。一般认为,额叶病变比其他部位更易发生精神症状,且症状多具有器质性病变的特征(如智能障碍、人格变化等)。但有的学者研究发现,具有智能障碍的不一定都在额叶,大脑半球任何部位都可以引起这种缺陷。不少学者认为,脑肿瘤的精神症状绝大部分并不具有定位的参考价值。

二、简评

上述各种观点,各有所据,各有所论,没有明显的矛盾,但均具有片面性。

第四节　颅脑肿瘤性精神病产生的潜意识机制

一、病因

(一)第一病因
遗传是精神疾病的第一病因,也是精神病临床类型的决定因素。

(二)第二病因
脑肿瘤是精神病的第二病因,是诱发因素。

二、病理(精神分裂症产生的潜意识机制)

(一)第二病因的非特异性
虽然各种致病因素繁多,但病理机制是同一的,一切引起中枢神经系统内环境的变化的因素达到一定限度时,最终均导致神经系统内环境稳定性的破坏,致使中枢神经系统产生病理性功能抑制。

(二)病理生理基础
脑肿瘤导致中枢神经系统的病理性功能抑制,是精神疾病产生的病理生理基础。

(三)逆反规律
中枢神经系统病理性功能抑制按逆反规律发展,即由高级神经中枢依次向低位中枢发展。在心理层面,是从最高级的现实意识功能层面逆反至潜意识功能层面。现实意识控制功能减弱,潜意识功能被解放,并产生独立的、自发的精神活动现象,自我(或自我意识)产生了分离,患者处于双重意识控制状态,或精神分裂状态。

(四)双重意识状态
由于现实意识性精神活动与潜意识性精神活动相互交织、交感,相互干扰,形成混乱性精神症状,并具有潜意识性精神活动特征。

（五）各种低级精神症状

随着病理的发展，神经系统功能抑制的加深，依次向下逆反至心理发展的前期阶段，便显示出各种低级精神症状，如各种原始本能活动。

（六）神经症状

病理再进一步地发展，潜意识功能活动停止，各种潜意识性精神活动消失。皮层下神经中枢活动并产生相应的神经症状。

（七）脑肿瘤的局部作用

肿瘤作用于局部脑区，可产生局部神经中枢（心理、生理中枢）障碍，造成相应的精神、神经症状。

第五节　临床症状解析

一、现实意识功能减弱

出现程度不同的意识障碍，表现为意识模糊，反应迟钝，呆滞，嗜睡，精神萎靡不振，神情淡漠，反应迟钝，抽象思维、想象力、创造力和主动性均有所减退等。

二、精神分裂症"三主症"（精神自动、妄想、幻象）

（一）幻觉

在幻觉中以幻听较多，也可有幻视、幻嗅、幻味、幻触等。不同部位的肿瘤可产生不同的幻觉，如枕叶肿瘤可产生简单的幻视，幻视一般是原始性的，如患者看见一片不成形的闪光、线条等。顶叶可产生幻触和运动性幻觉。

（二）妄想

可出现被害妄想、夸大妄想、疑病妄想及影响妄想等，或有疑病妄想、偏执妄想等。

（三）精神自动

妄想、幻象均属于精神自动。

三、潜意识性精神活动及混乱性精神活动

（一）急性发展的肿瘤所引起的精神症状

思维缓慢，内容贫乏，空洞，语句不连贯，行为杂乱而奇特，不可理解。情感方面，有的出现表情淡漠、言语缓慢甚至可发展为木僵状态等。

（二）慢性发展的肿瘤所致的精神症状

可出现感觉过敏或消失，及感知综合障碍，定向力障碍，患者对地点、时间、人物的判断错误等。情感障碍：主要表现为情感淡漠，对外界事物漠不关心，神情呆滞，缺乏主动性。可见无故哭笑、情绪不稳、烦躁不安、易怒、焦虑，有时欣快，或无欲状态等。

（三）智能障碍

表现为计算、理解、和判断力的缺损。

（四）人格改变和行为障碍

表现为缺乏主动性,缺乏羞耻感。不主动进食,终日呆坐或卧床不起,缄默不语,甚至木僵。有的表现行为异常、喊叫、乱跑或收藏秽物等。

四、兴奋性与抑制性精神活动

在潜意识性精神活动及混乱性精神活动中,具有兴奋性与抑制性精神症状,如躁狂状态或抑郁状态。所谓"睁眼昏迷",实质是运动性抑制,是缄默症、木僵的表现。

五、低级性精神活动

如幼稚,愚蠢、低级意向、各种不道德的行为,可出现重复言语、重复动作、模仿言语、模仿动作等。巴宾斯基征:神经系统病理性抑制加深,出现的原始反射。

六、记忆障碍与遗忘

早期常为近记忆的减退或近事遗忘,晚期可出现远记忆障碍。

七、痴呆

表现为计算、理解和判断力的缺损,痴呆。

八、躯体及神经系统症状

头痛,多具有爆裂样头痛,主要是由于颅内血管的被挤压和扭曲所致。视力障碍,由于颅压增高视神经乳头水肿所致,出现视力减退,视物模糊。呕吐,多呈喷射性。痉挛发作,眩晕等。

九、限局性症状解析

（一）心理中枢

心理活动是自我整体形式的活动,心理活动的控制是在神经系统各级、各类生理神经中枢之上建立和发展起来的高级的心理神经中枢,最高级别的心理控制中枢是现实自我（现实意识）。自我心理控制的基础是各种、各级心理中枢。

触觉失认症:触觉质量失认症是顶叶病变的征象。

听觉失认症:听觉认识障碍的病理解剖基础在主半球第一颞回是极大多数学者的意见。

视觉失认症:皮质性盲病变在纹区（17区,Brodmann）。

意念性运用不能症:Dejerine、Nielsen认为意念性运用不能症的出现表明大脑有弥漫性或播散性疾病存在。

失语症：Grasset 和 Charcot 综合各家报道，分言语中枢为四个区域：口语表达区或 Broca 区，在第三额回后端。文字书写区或 Exner 区，在第二额回后端。口语领悟区或 Wernicke 区，在第一颞回与第二颞回后端。文字阅读区在角回。

（二）局部精神、神经症状概念

某种病理因素作用于大脑某种生理、心理中枢（脑区），并产生相应的神经、精神症状，是为局部神经、精神症状。

（三）局部脑区神经、精神症状产生规律

神经系统局限性症状与器质性病变的部位、性质等相关。

神经系统不同部位不同功能层次，具有各种特定的生理中枢及心理中枢，不同部位的病变，对大脑某局部区域性生理中枢、心理中枢的直接作用可产生特定的神经症状及精神症状。

局部感觉、知觉区具有不同的皮质区（等级）：初级区，一般称初级投射区，它们具有高度模式特异性，初级投射区可能与感觉有关。第二区，在这里模式特异性的信息整合成有意义的整体，第二区则与知觉和认识有关。第三区可整合多种感觉模式的信息。第三区的破坏引起凌驾于任何单个模式之上的障碍。

病理性损害的等级越高，临床表现越复杂。精神症状的简单与复杂取决于心理中枢的等级，等级越高，精神症状越复杂，等级越低，精神症状越简单。

特定的神经及精神症状可分为刺激性症状与破坏性症状。刺激性症状是指病变对大脑某局部区域的刺激作用导致该区域的生理、心理中枢的兴奋产生的神经、精神现象；破坏性症状是指病变对大脑某局部区域的破坏导致该区域的生理、心理中枢的破坏产生的神经、精神功能的丧失。

（四）限局性症状解析

1.精神分裂

鉴于脑肿瘤产生的潜意识机制，脑肿瘤的局部作用，可产生神经系统功能抑制，导致自我（意识）分离，产生广泛分离性精神症状。脑肿瘤的局部刺激性神经、精神症状融入分离性症状之中，如额叶、颞叶、顶叶、胼胝体、间脑肿瘤。

2.非自我（意识）分离性神经、精神症状

肿瘤破坏大脑局部某种生理、心理中枢，导致相应的生理、心理中枢功能丧失，如肿瘤破坏言语中枢产生失语症。肿瘤刺激大脑局部某种生理、心理中枢，导致功能释放，产生相应的神经、精神症状，如枕叶肿瘤刺激初级视觉这中枢产生原始性幻觉。

3.幕下肿瘤

幕下肿瘤包括小脑、脑桥及脑干的肿瘤，与精神活动没有直接关系，一般而言，这些部位的肿瘤精神症状较少。

4.胼胝体

属于神经纤维机构，是大脑两个半球联系通道，胼胝体肿瘤产生广泛性精神症状。

5.脑瘤的定位诊断价值

鉴于精神症状产生的潜意识机制，各种精神症状是由于自我（意识）的分离所致。脑肿瘤的病理广泛涉及到精神活动的各个方面，一般不能反映局部脑区的特异性症状，脑肿瘤的精神

症状绝大部分并不具有定位的参考价值。

十、精神分裂

颅脑肿瘤性精神病显示出典型的精神分裂现象。

第二十三章　老年性精神病

第一节　概述

老年性精神病(Senile psychosis)：是一组原发性退行性脑变性疾病。由于老年性脑萎缩所致的进行性脑器质性痴呆，也称为老年性痴呆。65 岁以后，大多数人的躯体和神经功能都发生缓慢进展的衰老现象，脑也发生退行性变化，如脑血流量减少，神经细胞皱缩，神经纤维再生能力减弱等，导致精神功能衰老。精神衰老临床特征以智能损害为主要特征，思维活动变得缓慢，记忆力减退，理解困难，接受新事物和适应新环境的能力减弱，学习能力和创造性思维能力减退。有的人兴趣范围变狭窄，自我中心，情感平淡，性情固执，行动缓慢，动作笨拙而不协调等。衰老变化有相当大的个体差异，而且同一个体各器官开始衰老时间也不一致。躯体衰老与精神衰老之间也不一定呈平行关系。

早老性痴呆的概念：1898 年 Binswanger 提出。1909 年 Kraepelin 开始提出老年期和老年前期精神病。老年前期的脑萎缩性精神障碍(痴呆)则称为早老性痴呆。一般认为它是一组由于脑实质的原发性或内原性退行性变化过程引起的痴呆综合征，以阿尔茨海默病和匹克氏病为代表。

老年性精神病的分类：国际《ICD-10》分类，F00-F09.器质性(包括症状性)精神障碍；美国《DSM-Ⅳ》分类，谵妄、痴呆、遗忘、及其他认知障碍；中国《CCMD-3》分类，0.器质性精神障碍(含谵妄、痴呆、遗忘)。

第二节　临床表现

一、一般症状

发病隐蔽渐近，病程进展缓慢，个性改变最常见。患者变得主动性差，活动减少，孤僻，不喜欢变换环境，自我中心，自私，对周围环境兴趣减少，对人缺乏热情，不能适应新环境。随后，兴趣范围越来越窄，对人冷淡。情绪不稳，易激惹，因小事而暴怒，有时吵闹，无故打人骂人。缺乏羞耻及道德感，不讲卫生。常常收集纸条、布条等废物加以收藏。病情加重，表现为低级意向增强，当众裸体，甚至发生违法行为。出现记忆力障碍，以近记忆的减退尤为显著。如忘记刚刚做完的事，出门后忘记回家的路，识记及保持能力很差，病情进一步发展则远记忆力也发生障碍,忘记家属及自己的名字,不认识家里的人。出现虚构、被盗、被害、贫穷等妄想。睡眠倒错,夜间不睡,到处乱走或做一些无目的的事,吵闹不安。病情进展,变得呆滞,完全丧失与人交往的能力,生活完全不能自理。

二、临床类型

有的学者主张可分为不同类型,如 Strecker 等分为五型:单纯痴呆型、谵妄错乱型、偏执型、焦虑抑郁型、早发老年痴呆型。有人认为无法明确地划分类型。通常分为单纯型痴呆、早发性老年性痴呆、偏执型老年痴呆、非典型老年性痴呆等。

(一)单纯痴呆型

单纯型痴呆是老年性痴呆最常见的一型。临床症状和病程发展具有上述一般特征。以记忆障碍和全面痴呆为特征,一般缺乏显著的情感障碍,也没有幻觉、妄想及意识障碍。有的患者可出现意识障碍,有的出现焦虑、抑郁、自罪妄想、贫穷妄想及虚无妄想等。病情发展,这些症状逐渐暗淡、消失,痴呆更为显著。疾病后期,患者生活完全不能自理,卧床不起,大小便失禁等。

(二)早发性老年性痴呆

又称柯萨可夫型痴呆。发病年龄稍早,多见与女性。患者情感活跃,个性保持较好,但却有严重的识记障碍、虚构,与柯萨可夫精神病相似,Wernicke 称为早发性老年痴呆。记忆力障碍显著,尤以识记及近记忆明显。定向力差,话多,情感活跃、欣快,无谓的忙碌。病情进展,远记忆亦发生障碍,痴呆症状日益加重。

(三)偏执型老年痴呆

多见于老年性痴呆的初期。患者表现多疑,可有关系、被害妄想,偶见夸大妄想。也可出现贫穷、损失、虚无妄想等。妄想内容荒谬,不系统。有的出现幻听、幻嗅、幻味等。病情进展,痴呆加剧。

(四)非典型老年性痴呆

一组由于脑实质的原发性或内原性退行性变化过程引起的痴呆综合征,以阿尔茨海默病和匹克氏病为代表。

三、阿尔茨海默病

(一)概述

阿尔茨海默病(Alzheimer's disease),本病于 1907 年由 Alzheimer 首先描述,是一组病因未明的原发性退行性脑变性疾病。多起病于老年期。发病隐匿,病程进展缓慢,进行性加重,无缓解。临床表现以智能损害为主。病理改变主要为皮质弥漫性萎缩,脑回变窄,脑沟增宽,脑室扩大,神经元大量减少,并可见老年斑,神经元纤维缠结等病变脑组织中乙酰胆碱(Ach)含量显著减少。起病在 65 岁前,旧称为老年前期痴呆或早老性痴呆。多有同病家族史,病情发展较快,颞叶及顶叶病变较显著。常有失语、失用症。

（二）临床类型

1.轻度

近记忆障碍，如经常遗失物品、学习新事物困难，计算能力减退，思维迟缓、困难，时间定向障碍。人格改变，生活缺乏主动，活动减少，孤独，自私，对周围人、亲人冷漠。有一定的自知力，可有轻度的焦虑和抑郁，尚能够完成熟悉的日常工作或家务，生活可以自理等。

2.中度

记忆障碍严重，遗失物品，忘记家庭住址，忘记亲友姓名。言语功能障碍，讲话无头绪，出现错构、虚构。地点定向障碍，迷路走失。对常见的物品命名困难，失认症，如面孔失认症、不认识亲朋好友。失用主要表现为难以完成有目的的复杂活动，如刷牙、穿衣等。不能工作，不能进行家务活动，出现妄想、幻象，常见的有被盗妄想、嫉妒妄想。幻象，常见的有幻视。情绪不稳，行为紊乱，捡破烂，有时出现攻击行为。低级本能活动出现。

3.重度

记忆力、思维及其他认知功能均严重受损，忘记自己的姓名、年龄，不认识亲人，言语表达能力进一步退化，只有自发言语，内容单调或反复发出不可理解的声音，最终丧失语言功能。活动逐步减少，逐步丧失行走能力、终日卧床不起，大小便失禁。晚期可出现原始反射，如强握、吸吮反射等。最明显的神经系统体征有肌张力增高，肢体屈曲。病程呈进行性，最后发展为严重痴呆，或衰竭死亡。

四、匹克氏病

1892年Pick首先描述了一组有进行型痴呆及大脑局部萎缩引起的局灶症状的病例。大脑萎缩呈限局性，以额叶或颞叶，或两叶合并萎缩者多见，枕叶及顶叶少见。有人认为本病为老年性痴呆的一种特殊类型，也有人根据临床及组织学研究，认为是一个独立的疾病。起病于40～60岁，女性多见，约为男性的二倍。早期即出现个性改变，也可有记忆障碍。患者失去既往的机智，行为幼稚，生活散漫，说谎，偷窃等。临床表现有时颇似麻痹性痴呆。病情发展，患者变得对周围失去兴趣，情感迟钝，冷淡。早期即可出现局灶症状，如失用、失读、失写、失语或失认等。特点是持续言语——患者刻板地重复地使用同一个词或句子。活动减少，很少出现其他神经系统局灶性症状。在长时间内记忆力保持良好。晚期患者卧床不动，丧失言语能力，不与周围环境主动接触，身体衰竭，生活完全不能自理。病程中，极少出现幻觉及妄想。

第三节　老年性精神病产生的潜意识机制

一、病因

遗传因素是妄想产生的基础，即精神病的第一病因，也是精神分裂症临床类型的决定因素。个性特征具有遗传成分。

脑组织衰老，发生退行性变化是第二病因。

二、病理

脑的退行性变遵循逆反规律,即由高级神经中枢依次向低位中枢发展。在神经系统的心理层面,首先表现为高级的心理功能层次的逆反抑制,即由最高级的现实意识功能层面逆反至潜意识功能层面。现实意识控制功能减弱,潜意识功能被解放,并产生独立的、自发的精神活动现象,自我(或自我意识)产生了分离,患者处于双重意识控制状态,或精神病状态。

与中枢神经系统功能抑制的逆反规律不同的是,大脑器质性退行性改变呈渐进性发展,导致大脑由高级功能依次向低级功能逐渐丧失,是器质性逆反。

第四节 症状解析

一、现实意识功能减弱或消退

如思维活动变得缓慢,记忆力减退,理解困难,接受新事物和适应新环境的能力减弱,学习能力和创造性思维能力减弱。近记忆障碍,如计算能力减退,思维迟缓、困难等。

二、具备精神分裂症"三主症"(精神自动、妄想、幻象)

(一)精神自动
潜意识性精神活动均是精神自动。

(二)妄想
可出现被盗、被害、夸大、嫉妒、贫穷、自罪、关系、虚无等妄想。

(三)幻象
可出现幻视、幻听、幻嗅、幻味等。

三、潜意识性及混乱性精神活动

如思维迟缓、困难、错构、虚构。情绪不稳,易激惹,因小事而暴怒,有时吵闹,无故打人骂人,行为紊乱,攻击行为。自发言语,做一些无目的的事,缺乏羞耻及道德感。常常收集纸条、布条等废物加以收藏。时间、地点定向障碍,迷路走失。

四、兴奋性与抑制性精神活动

可出现情感活跃、欣快,无谓的忙碌。或患者活动减少,孤僻,有的出现焦虑、抑郁等。

五、低级性精神活动

持续言语——患者刻板地重复使用同一个词或句子。行为幼稚,生活散漫,说谎,偷窃等。低级意向增强,低级本能活动出现,可出现原始反射,强握、吸吮反射等。

六、人格改变

生活缺乏主动,活动减少,孤独,自私,对周围人、亲人冷漠等。

七、失语、失用症等

常有失语、失读、失写、失认,失用症。

八、遗忘及痴呆

出现近记忆障碍,病情进一步发展则远记忆障碍,忘记自己的姓名、年龄,不认识亲人,逐渐成为痴呆。

九、精神分裂

老年性精神病全面表现出精神分裂症的典型症状。

十、进行性发展

脑功能衰退呈进行性、不可逆性发展。

十一、特殊症状

(一)痴呆

思维活动是心理活动的基本形式,思维障碍导致精神活动全面障碍,感知觉、认识、思维、行为、情感等也随之逐渐减弱,直至丧失,从智能的角度看,是为"痴呆"。

(二)遗忘

老年性精神病的遗忘属于器质性的、进行性的、永久性遗忘。初期,由于大脑皮层功能退化,识记功能丧失,难以或不能形成新的记忆,产生近事遗忘(顺性遗忘)。病情进一步发展,已经形成的神经信息功能结构的破坏,产生远事遗忘(逆行性遗忘)。

(三)局部神经精神症状

是脑功能局部退行性变,直接造成局部脑区相关神经中枢(心理、生理中枢)损害,产生相应的神经、精神症状。常有失语、失读、失写、失认,失用症。

(四)老年性精神病与精神发育迟滞

精神发育迟滞,是指在心理发展过程中,各种病因导致神经系统发育缺陷产生不同程度的精神发育迟缓及停止,不能达到正常同龄人心理发展的水平。而老年性精神病是在心理发展正常的基础上,由于老年期神经系统在结构、功能上的衰退,表现为一系列已经形成的精神功能退化,或消失。这种退化按逆反规律从正常的高级心理向发展早期的、低级心理的逆反,二者呈截然相反的方向进行。

第二十四章 谵妄、遗忘、痴呆

第一节 谵妄

一、概述

谵妄(delirium)：谵妄是一组表现为急性、一过性、广泛性的认知障碍,尤以意识障碍为主要特征。因急性起病、病程短暂、病情发展迅速,故又称为急性脑综合征。

国际分类：国际《ICD-10》分类系统分为 F00-F09.器质性(包括症状性)精神障碍,F05.谵妄；美国《DSM-Ⅳ》分类系统中有谵妄、痴呆、遗忘、及其他认知障碍；中国《CCMD-3》分类系统中有 0.器质性精神障碍(含谵妄、痴呆、遗忘)。

二、临床表现

谵妄起病急,症状变化大,谵妄的特征包括意识障碍,神志恍惚,注意力不能集中,以及周围环境与事物的觉察清晰度降低等。意识障碍有明显的昼夜节律变化,表现为昼轻夜重。感觉障碍常见,包括感觉过敏、错觉和幻觉、片断妄想、冲动行为。情绪紊乱非常突出,包括恐怖、焦虑、抑郁、愤怒或欣快等。定向障碍包括时间和地点的定向障碍,严重时会出现人物定向障碍。记忆障碍以即刻记忆和近记忆障碍最明显,好转后患者对谵妄时的表现或发生的事大都遗忘。谵妄较常见,住院患者的发生率在 10%~20%,在全麻手术后,发生率可达 50%。

三、病因和发病机制

导致谵妄的原因很多,常见的有感染、水电解质平衡紊乱、药物、中毒等。有关谵妄的发病机制迄今尚不十分清楚。目前有胆碱能假说,认为血浆乙酰胆碱等神经递质合成减少与谵妄的发生密切相关。除了颅内病变外,其他原因引起的谵妄一般只造成脑组织的非特异性改变如充血、水肿,因而病变是可逆的(表 24-1-1)。

表 24-1-1　谵妄的病因表

病因	病理(疾病)
感染	颅内感染(脑膜炎、脑膜脑炎)、颅外感染
中枢神经系统疾病	脑卒中、颅脑外伤、颅内占位性病变、癫痫等

病因	病理（疾病）
代谢性疾病	低血糖、肾衰竭、肝功能衰竭、甲状腺功能亢进或低下、肾上腺功能障碍电解质紊乱等
物质滥用	戒酒、长期服用镇静剂后停药
中毒	毒物药物中毒
营养缺乏	维生素 B_1、B_{12} 缺乏等

四、谵妄产生的潜意识机制

1.遗传因素

遗传因素是精神病的第一病因。个性特征具有遗传成分。

2.谵妄的病因分类

属于第二病因，病因病理多样。

3.第二病因共同的病理机制

第二病因诱发精神疾病的作用是非特异性的，虽然各种致病因素繁多，但病理机制是同一的。一切引起中枢神经系统内环境的变化的因素达到一定限度时，最终均导致神经系统内环境稳定性的破坏，致使中枢神经系统发生病理性功能抑制。中枢神经系统病理性功能抑制，是精神病的病理生理基础。

4.潜意识机制

神经系统病理性功能抑制，按逆反规律发展，即由最高级的现实意识功能向低级的潜意识功能逆反。现实意识控制功能减弱，潜意识功能被解放，并产生独立的、自发的精神活动现象，自我（或自我意识）产生了分离，患者处于双重意识控制状态，或精神病状态。在双重意识状态及潜意识状态，由于现实意识性精神活动与潜意识性精神活动相互交织、交感，患者同时呈现出两种精神现象（双重性精神现象）。两种精神现象相互交织，相互干扰，形成混乱性精神症状。

五、症状解析

具有精神分裂症症状

精神病综合征：谵妄是一组以广泛性的认知障碍为主要特征的精神病综合征，如神志恍惚，注意力不能集中，以及周围环境与事物的觉察清晰度降低等。

精神分裂"三主症"（精神自动、妄想、幻象）。

潜意识性及混乱性精神症状：如冲动性行为，情绪紊乱非常突出，包括恐怖、焦虑、抑郁、愤怒或欣快等。定向障碍包括时间和地点的定向障碍，严重时会出现人物定向障碍。

兴奋性及抑制性精神活动：在潜意识性及混乱性精神症状中，具有兴奋性及抑制性精神活动倾向。

记忆障碍以即刻记忆和近记忆障碍最明显。

六、归属

按精神病的潜意识分类（一级分类），谵妄属于广义精神分裂症范畴。

按精神病第二病因分类（二级分类），谵妄属于多种疾病的症状。按精神病症状分类（综合征），属于精神病综合征。

第二节　遗忘

一、概述

引起遗忘障碍的常见原因是下丘脑后部和近中线结构的大脑损伤，双侧海马结构受损也可导致遗忘障碍。另外常有虚构，患者因为近记忆缺损，常编造生动和详细的情节来弥补。

二、临床表现

遗忘主要的临床表现是严重的记忆障碍，特别是近记忆障碍，注意力及即刻回忆正常。学习新事物困难。常有虚构，患者因为近记忆缺损，常编造情节来弥补，其他认知功能相对保持完好。

三、病因病理

酒精滥用，心脏停搏缺氧、一氧化碳中毒、心血管疾病、脑炎、肿瘤、精神病等。

各种病理所致中枢神经系统相关记忆的障碍，导致记忆功能丧失，产生遗忘。功能性损伤导致暂时遗忘，器质性损害可导致永久性遗忘。

遗忘的潜意识机制见《谵妄产生的潜意识机制》。

四、症状解析

遗忘是从记忆障碍角度对精神症状的描述。

各种病理所致中枢神经系统相关的记忆中枢直接损伤，导致的遗忘综合征属于神经系统局限性障碍。

近事遗忘或顺性遗忘：是由于识记功能损伤，导致学习新事物困难。

心因性遗忘、各种精神病性遗忘、催眠性遗忘等，属于功能性遗忘。

所谓遗忘"无意识障碍及智能相对完好"是指现实意识状态的精神活动，是在双重意识状态下，现实意识活动的正常一面的表现。

所谓"虚构，患者因为近记忆缺损，常编造生动和详细的情节来弥补"的论述不确切，"虚构"，是潜意识创造性思维的固有特征。

五、归属

按精神病的潜意识分类(一级分类),心因性遗忘、各种精神病性遗忘,属于广义精神分裂症范畴。

按精神病第二病因分类(二级分类),遗忘属于多种疾病的症状。按精神病症状分类(综合征),属于多种疾病的精神病综合征。

第三节　痴呆

一、概述

指较严重的、持续的智能障碍。临床上以缓慢出现的智能减退为主要特征,伴有不同程度的人格改变,但无意识障碍。

二、临床表现

一般症状:痴呆发生多缓慢隐匿,记忆减退。早期出现近记忆障碍,学习新事物能力明显减退,严重时找不到回家的路。病情发展,远记忆也受损,出现计算困难或不能,时间、人物、地点定向障碍等。

人格改变:通常表现为兴趣减少,社会性退缩,可表现为失控制行为,如冲动、幼稚行为等。情绪焦虑、易激惹、抑郁、或不稳定,有时表现为情感淡漠,有时出现大哭或愤怒,有的表现为坐立不安、叫喊、攻击行为、漫游等。也可以出现妄想、幻象。晚期,生活难以自理。

三、病因病理

表 24-3-1　痴呆的病因表

病因	疾病(病理)
精神病	如精神发育迟滞,癔病等
中枢神经系统变性疾病	阿尔茨海默病、克-雅病、帕金森病等
脑血管病变	血管性痴呆
占位性病变	肿瘤、硬脑膜下出血等
感染和创伤	脑炎、脑膜炎、脑外伤等
代谢障碍和重毒	爱迪生病、甲状腺功能低下或减退、肝、肾肺功能衰竭维生素缺乏、中毒

四、痴呆产生的潜意识机制

见《谵妄产生的潜意识机制》。

五、症状解析

痴呆是精神活动的全面障碍,痴呆是从智能角度对精神症状的分类。

痴呆,按病因学(第二病因)分类,它们分别属于各种原发疾病,是各种原发性疾病症状的一部分(精神症状)。

"人格改变"是从人格角度对精神症状的分类。

所谓"无意识障碍"之描述并不确切,痴呆具有普遍性意识障碍,如人格改变诸症状。

六、归属

按精神病的潜意识分类(一级分类),各种精神病、各种躯体疾病性精神病、各种脑器质性精神病,痴呆属于广义精神分裂症范畴。

按精神病第二病因分类(二级分类),痴呆属于各种器质性疾病的症状。按精神病症状分类(综合征),属于各种器质性精神病综合征或器质性精神病的症状。

第二十五章 精神发育迟滞

第一节 概述

精神发育迟滞(mental retardation)又称为精神发育不全,精神薄弱、精神幼稚,也可称为心理发展迟滞。精神发展迟滞系由各种原因引起脑发育障碍,是以智能低下和社会适应困难为临床特征的精神病。在中枢神经系统发育成熟(18 岁)以前起病,智能低下,伴有学习、社会适应困难。患者的智力障碍并非停留在某一恒定水平,随着年龄的增长,智力也稍有进步,但直至成年,也难以达到正常人水平。

患病率:精神发育迟滞患病率因国家和地区、调查方法和诊断标准不同而不同。

精神发育迟滞的分类:国际《ICD-10》分类,F70-F79.精神发育迟滞,F70.轻度精神发育迟滞;F71.中度精神发育迟滞;F72.重度精神发育迟滞;F73.极重度精神发育迟滞;F78.其他精神发育迟滞;美国《DSM-Ⅳ》分类,通常在儿童和少年期首次诊断的障碍;中国《CCMD-3》分类,7.精神发育迟滞、童年和少年期心理发育障碍。

第二节 临床表现

一、精神发育迟滞分级

(一)国际《ICD-10》分级
将精神发育迟滞按智商分为轻度、中度、重度、极重度四级,如表 25-1-1。

表 25-1-1 精神发育迟滞智商分级表

程度	智商	接受教育能力	生活能力
轻度	50～69	初级教育和特殊教育	可独立生活
中度	35～49	特殊教育和训练	掌握简单生活技能,半独立生活
重度	20～34	简单训练	生活自理能力差,需要监护
极重度	20 以下	无能力	无生活自理能力,需要监护

(二)中国分级
中国曾将精神发育迟滞分为愚鲁(Moron)、痴愚(Imbecilo)、白痴(Idiot)三级。愚鲁相当于国际分类的轻型,痴愚相当于国际分类的中度,白痴相当于国际分类的重度、极重度。

二、临床表现

（一）轻度

1.智商

智商在 50～69 之间,成年以后可达到 9～12 岁的心理年龄水平。在全部精神发育迟滞中占 85%。从幼年开始可表现为智力发育较同年龄儿童迟缓。

2.临床表现

总的特征为智能低下,个体之间有相当大的差异。轻患者与正常人十分接近。语言发育延迟,少数患者吐词不清。应用日常生活的词汇一般无困难,理解力和分析力差,抽象思维较难,难于进行创造性的活动。学习困难,记忆尚好,甚至可以背诵不少诗词,但理解力差,不能正确应用,计算力差,不会实际应用。日常生活可以自理,但动作缓慢,欠灵活。大部分患者安静听指挥,部分患者表现懒惰,遇到困难往往表现紧张,甚至产生精神反应状态。

（二）中度

1.智商

智商在 35～49 之间,成年以后可达到 6～9 岁的心理年龄水平。在全部精神发育迟滞中占 10%。从幼年开始可表现为智力和运动发育都较同年龄儿童迟缓。

2.临床表现

语言发育差,发音含糊不清,虽能够学会生活用语,但词汇贫乏,不能表达意思,缺乏抽象概念的词汇,不能领会理论性的知识。但机械记忆尚可,可以模仿书写,背诵课文,但理解力极差。计算能力仅为个位数加、减法水平。能辨别亲疏,初步具有羞怯感,对亲人有依恋的感情,部分患者的情绪易暴怒、冲动行为。可以进行一定的有意识、有目的的活动,但动作十分笨拙。能够完成简单劳动,在指导下可以学会简单生活自理。

（三）重度

1.智商

智商在 20～34 之间,成年以后可达到 3～6 岁的心理年龄水平。在全部精神发育迟滞中占 3%～4%。患者在出生后可出现明显的发育延迟。

2.临床表现

患者不会说话或仅能说个别的、简单的日常生活用词,往往吐词不清或不能理解别人言语的意义,不能进行有效交谈。不能正确认识和理解周围的事物,不会计数,不能学习,不能劳动。常有重复单调的、无目的的动作,如点头、摇摆身体、爬行、奔跑、冲撞、甚至自伤。有的患者不会进食或乱抓东西吃,大小便不能自理。不能分辨亲疏,受到刺激时只知道喊叫、发怒或情感倒错。表情愚蠢,嬉笑不止,情绪反应原始,一般缺乏自卫和防御能力,甚至不知躲避危险,部分患者性情温顺,较安静,有的性情残暴等。日常生活需人照料,无社会行为能力。

（四）极重度

1.智商

智商在 20 以下,成年以后的心理年龄水平在 3 岁以下。在全部精神发育迟滞中占

1%～2%。

2.临床表现

完全没有语言能力,对危险不会躲避,不认识亲人和周围环境,有原始的情绪反应,如用哭闹、叫喊等表达需求。生活不能自理,大小便失禁。常伴有躯体畸形。

(五)部分精神发育迟滞患者可能伴随一些精神症状

如注意缺陷、情绪易激惹、冲动行为、刻板行为、强迫行为、自伤行为、幻觉等。

(六)其他

部分患者同时存在一些躯体疾病的症状和体征,如先天性卵巢发育不全、先天性睾丸发育不全,80%～90%的患者可伴有癫痫发作。

三、常见的临床类型

内分泌障碍:如地方性痴小病、垂体性侏儒症状等。

染色体畸变:如先天性愚型、先天性睾丸发育不全、先天性卵巢发育不全。

遗传性代谢缺陷:如苯丙酮尿酸症、半乳糖血症、黑蒙性白痴。

其他:感染、中毒、脑外伤等。

第三节　病因病理

一、病因

(一)遗传因素

1.染色体异常

常染色体和性染色体的单体型、三体型、多倍体型等染色体数目异常,染色体结构异常是导致精神发育迟滞的常见原因。如唐氏综合征(Down's syndrome,先天愚型)是 G 组第 21 对染色体三体型,先天性卵巢发育不全为女性缺少一条 X 染色体,先天性睾丸发育不全是男性 X 染色体数目增多等。

2.基因异常

DNA 分子结构异常导致遗传代谢性疾病,可出现精神发育迟滞的临床表现,如苯丙酮尿症、半乳糖血症、高雪病(Gaucher's syndrome)等,病因与遗传相关。

(二)出生前后病理因素

1.先天性颅脑畸形

如家族性小脑畸形、先天性脑积水等,都能导致精神发育迟滞。

2.围生期有害因素

如感染、药物或毒物、放射线、电磁波、妊娠期疾病和并发症、分娩期并发症、出生后不良因素、环境因素、内分泌障碍等。

二、病理

(一)以往的相关理论与简评

1.相关理论

高级神经活动病理生理研究和心理学研究:巴甫洛夫学派理论,重度患者不能形成条件反射,仅能对个别具体的直接刺激产生反应,精神活动主要限于非条件反射范围。严重患者甚至失去防御能力,生活完全需要他人照顾。中度患者可以形成简单的条件反射,可以运用简单的语言和文字进行具体的思维。精神活动仍然停留在较简单、贫乏和初级阶段,难以适应复杂的社会生活。轻度患者能形成较复杂的条件反射,对更复杂的条件反射难以形成。

心理学理论:心理研究有"发育观"与"缺陷观"两种观点。发育观认为,精神迟滞者关于认识过程的发育和正常人一样,只是发展速度过于缓慢。缺陷观认为,精神迟滞患者有某种认识上的缺陷。

2.简评

巴甫洛夫学派的高级神经活动病理生理研究,是从生理角度的研究。条件反射学说是个体心理发展的生理基础。轻度患者能形成较复杂的条件反射,重度患者条件反射难以形成。条件反射形成困难,直接影响到后天心理发展,造成个体环境化(自然环境化与社会环境化)不同程度的障碍,即学习、认知、活动困难。

心理研究的"发育观"是对心理发展障碍的现象性描述,心理发展障碍造成个体环境化(自然环境化与社会环境化)不同程度的障碍,即学习、认知、活动困难。"缺陷观"所谓"精神迟滞患者有某种认识上的缺陷"即个体环境化(自然环境化与社会环境化)不同程度的障碍,即学习、认知、活动困难。

精神分裂症神经发育假说:精神分裂症神经发育假说认为,由于遗传因素(易感性)和某些神经发育危险因素[妊娠期与出生时的并发症、妊娠期间暴露于流感病毒或母爱剥夺,Rhesus(Rh)因子不相容等]的相互作用,在胚胎期大脑发育过程就出现了某种神经病理改变,主要是新皮质形成期神经细胞从大脑深部向皮层迁移过程中出现了紊乱,导致心理整合功能异常。精神分裂症神经发育假说虽然是对精神分裂症而提出的假说,但适用于精神发育迟滞的发病机制,精神发育迟滞是神经系统发育缺陷导致的精神疾病。

(二)精神发育迟滞形成机制

1.自我心理的发展障碍

心理的发展的基础是从原始心理(本能)。

后天环境化是心理发展的源泉。人类个体的环境化,包括自然环境化与人类社会化,是重要的条件。学习、认知、活动是心理发展的基本形式。

心理发展是"生物人"向"社会人"发展的过程。

从神经结构、功能角度看,心理发展是在大脑皮层建设新的心理神经中枢的过程。

个体社会化程度不尽相同,从低级心理向高级理性心理是一系列的等级层次。发展等级愈低,心理的生物特性愈显著。

心理的畸形发展,形成各种异常心理。

意识的分化:在现实意识发展的同时,潜意识也同步地发展。

自我意识(含潜意识)发展的水平愈高,其精神活动质量愈高,内容愈丰富。自我意识发展的水平愈低,其精神活动质量愈低,内容愈简单、原始。

2.其他

各种先天、后天病理因素致使神经系统发育障碍,造成个体环境化(自然环境化与社会环境化)不同程度的障碍,学习、认知、活动困难,形成精神发育迟滞。

三、症状解析

不同程度的精神发育迟滞,自我意识(含潜意识)发展呈现出不同的等级。轻度精神发育迟滞,心理发展接近正常;病情越重,学习、认知、活动越困难,呈现出各种低级、简单、原始的心理现象。

(一)轻度

轻患者的心理发展与正常人十分接近。

(二)中度

成年以后可达到6~9岁的心理年龄。语言发育差,不能领会理论性的知识。计算能力差对亲人有依恋的感情,部分患者的情绪易暴怒、冲动行为。可以进行一定的有意识,有目的的活动等。

(三)重度

成年以后可达到3~6岁的心理年龄。不会说话或仅能说个别的、简单的日常生活用词,不能理解别人言语的意义,不能进行有效交谈。不能正确认识和理解周围的事物,不会计数,不能学习,不会劳动。常有重复单调的、无目的的动作,如点头、摇摆身体、爬行、奔跑、冲撞、甚至自伤。有的患者不会进食或乱抓东西吃,大小便不能自理。不能分辨亲疏,受到刺激时只知道喊叫、发怒或情感倒错。表情愚蠢,嬉笑不止,情绪反应原始,一般缺乏自卫和防御能力,甚至不知躲避危险,部分患者性情温顺,较安静,有的性情残暴等。

(四)极重度

成年以后可达到3岁以下的心理年龄。完全没有语言能力,对危险不会躲避,不认识亲人和周围环境,有原始的情绪反应,如用哭闹、叫喊等表达需求。生活不能自理,大小便失禁。常伴有躯体畸形。

(五)意识的分化程度

轻、中度精神发育迟滞,其现实意识与潜意识性精神活动分化相对明显。重度及极重度,因现实意识、潜意识发展程度极低,现实意识与潜意识性精神活动分化不明显。

(六)精神发育迟滞的异常

精神活动,一般是现实意识领域内的表现,部分轻、中度精神发育迟滞患者,心理活动具有接近正常的一面,异常精神活动较轻;重度、极重度,其异常的、低级的精神活动突显。

(七)其他

部分患者同时存在一些躯体疾病的症状和体征:如先天性卵巢发育不全、先天性睾丸发育不全等。

（八）精神发育迟滞与精神分裂症的关系

部分轻、中度精神发育迟滞患者，心理发展程度较高，现实意识与潜意识性精神活动分化相对明显，但现实意识控制力薄弱，若在常态化异常精神活动（现实意识领域）基础上，再出现各种精神症状，尤其是出现精神分裂症"三主症"（精神自动、妄想、幻象），是为精神分裂症。如情绪易激惹、冲动行为、强迫行为、自伤行为、幻觉等。

第二十六章　心理发育障碍

第一节　概述

心理发育障碍(disorders of psychological development)是指在儿童心理发展过程中,由于神经系统发育缺陷及后天各种不良因素的影响,导致心理发育迟缓、倒退或偏离正常,心理的各方面达不到相应年龄的水平,影响儿童的社会功能,表现为学习困难、人际关系困难和社会适应能力下降。

心理发育障碍是一组疾病的总称。可将心理发育障碍归纳为两组:第一组为广泛性发育障碍(pervasive developmental disorders),以语言发育延迟、人际交往与沟通困难、兴趣狭窄和行为刻板等诸多发育异常为临床表现,主要有儿童孤独症、Asperger综合征、Rett综合征和儿童瓦解性精神障碍;第二组是特定性发育障碍(specific developmental disorders),以言语和语言、学习技能、运动功能等某一方面发育延迟为主要临床表现,分别是特定性言语和语言发育障碍、特定性学习技能发育障碍、特定性运动技能发育障碍和混合型特定性发育障碍。本章讨论广泛性发育障碍。

分类:国际《ICD-10》分类,F80-F89.心理发育障碍,F80.特定性言语和语言发育障碍;F81.特定性学习技能发育障碍;F82.特定性运动功能发育障碍;F83.混合性特定发育障碍;F84.广泛性发育障碍。中国《CCMD》分类,7.精神发育迟滞、童年和少年期心理发育障碍。

第二节　孤独症

一、概述

孤独症或称为自闭症,是一种慢性心理障碍,症状包括不能与他人建立正常的社会关系,交流能力的发展受损,想象力缺乏,重复的刻板运动等。多数患有自闭症的患者还表现为认知损伤,该障碍是由Kanner(1943年)命名。自闭症是几种普遍的、症状相似的发育异常。

二、婴儿孤独症

(一)概念

一般起病于婴幼儿期,主要表现为不同程度的社会交往障碍、语言发育障碍、兴趣狭窄和行为方式刻板的精神病,多数患者伴有精神发育迟滞,预后差。婴儿孤独症并不全部从乳儿期开始,也见两岁多以前发育正常,后来才发生的。这类儿童虽然言语发育迟缓,但运动功能并不迟缓。

(二)病因

病因不明。在 Kanner 的报告中,这种患者的父母都是聪明人,但由于他们具有强迫性个性特征,对待儿童缺乏温暖。一些学者以心因做解释,但均缺乏依据。有的学者从生物学进行探讨,认为其大多属于精神发育不全。

(三)临床表现

临床表现多种多样,Kanner 提出的四点特征:

在乳儿期,就已表现极度的孤独。这类儿童在亲人伸手去抱时,不做接迎的姿势。在抱着时,不把自己紧贴别人的身体。

这类儿童大多保持完全缄默,如果存在言语,属模仿性质,或者不带有任何意义,重复言语,言语失去了交往的意义。

固执地坚持同一格式,反对任何变动。当改变环境或接触陌生环境时,产生严重的焦虑反应。一旦建立起一种生活模式后,就成为一套固定仪式而无休止的重复动作。

对某些物件(如一个杯子或一件玩具)表示特殊的依恋,不能分离,对人物没有兴趣。

三、儿童孤独症

(一)概述

孤独症并不全部从乳儿期开始,也见两岁多以前发育正常而后才发生。这类儿童虽然言语发育迟缓,但运动功能并不迟缓,称为儿童孤独症。

(二)流行病学

国内调查儿童孤独症患病率为 0.1%～0.2%。英国广泛性发育障碍为 0.91%。

(三)病因和发病机制

1.遗传因素

孤独症的遗传因素作用已明确,目前已发现有常染色体 10 个以上相关基因。

2.围生期因素

产伤、宫内窒息等。

3.感染及免疫系统异常

可能与病毒感染有关。

4.神经内分泌和神经递质

与多种神经内分泌和神经递质功能失调有关。

(四)临床表现

1.社会交往障碍

患者不能与别人建立正常的人际交往关系。如表情缺乏,不知抚爱,分不清亲疏关系,不能与父母建立正常的依恋关系;与儿童难以建立正常儿童关系,多独处;对事物缺乏兴趣,缺乏人际关系等。

2.语言交流障碍

语言发育落后,言语与环境脱离,自言自语,缺乏交谈,常有模仿言语或刻板言语。患者不会用语言时,往往用肢体动作来表达,如手势,点头等。面部表情的变化也明显减少等。

3.兴趣范围狭窄、动作行为刻板

缺乏正常儿童喜欢的游戏活动与兴趣。常有焦虑、哭闹、反抗。部分患者有刻板动作,如拍手、捶胸、顿足等。

4.智能障碍

患者伴有不同程度的精神发育迟滞。智能损害模式具有特征性,即智能的各方面发展不平衡,操作智商高于言语智商。一些患者具有良好的机械记忆、空间视觉能力。智力水平正常或接近正常者被称为高功能型孤独症,有明显智力损害者被称为低功能型孤独症。

5.精神神经症状

多数患者有注意缺陷和多动症状。如抽动症状,强迫行为,自伤行为、攻击、破坏、违拗、拔毛、异食、性自慰,焦虑、恐惧、惊恐、幻觉、癫痫发作等。

第三节　阿斯伯格综合征

一、概述

阿斯伯格综合征(Asperger syndrome)由奥地利精神病学家 Hans Asperger(1944 年)报道。临床特征:语言沟通和人际交往困难,兴趣和行为局限、刻板行为,智力正常,预后良好。确切病因不清。亲属,特别是父亲有相同疾病者比孤独症更多,遗传因素明显。

二、临床表现

(一)人际交往困难

患者愿意与人交往、与同伴玩耍,但缺乏交往技巧,不理解面部表情等非语言表达的信息,交往方式刻板、生硬、程式化。因此,难以形成和维持良好的人际关系,不能发展友谊,常被同伴孤立。

(二)语言交流困难

患者的语言发育正常,但是使用语言来进行沟通的能力差。在交谈中使用较多的书面语言,咬文嚼字,古板,生硬等,对语言的理解力差。

(三)特殊的兴趣爱好

患者常有某些特殊的兴趣爱好。如记忆火车时刻表、电话号码、或对某些科学知识的兴趣。

(四)仪式化的行为

如上学必须走相同的路线,物品必须按照自己规定的方式摆放等。

第四节　雷特综合征

一、概述

雷特综合征（Rett Syndrome）由 Andreas Rett 于 1966 年报道，主要发生于女性儿童，临床表现以运动技能和智力进行性衰退为特征，多数预后不良。

二、病因病理

（一）病因

雷特综合征与遗传的关系明确，单卵双生子的同病率达 100％。2003 年确认病因是患者 X 染色体 MECP2 基因突变，在雷特综合征女性患者中 95％存在 MECP2 基因突变，突变部位是 MECP2 基因的外显子 3 和外显子 4。

（二）病理

在患者出生前后的中枢神经系统突触形成关键期发育受阻。MRI 和尸体解剖显示患者大脑萎缩 30％，包括皮质萎缩、脑室扩大、脑干变窄等。大脑和脑干神经细胞的体积缩小，突触减少 50％。脑内去甲肾上腺素、5-羟色胺等多种神经递质异常，多巴胺、乙酰胆碱和谷氨酸减少。

三、临床表现

早期发育正常，在 6～18 个月以后逐渐出现神经系统和心理发育等多方面的停止或倒退。

心理发育迟滞：对周围环境的兴趣减退，人际交流减少，理解表达语言的能力发育停滞，并逐渐退化，直至完全丧失。智能障碍达到严重精神发育迟滞程度。

躯体症状和体征：躯体生长发育迟缓，脑发育速度减慢。已经获得的手部有目的性运动技能发育停滞，并逐渐倒退，出现"洗手""搓手"样刻板动作。共济失调，步态异常，肌张力下降，多有癫痫发作。部分患者脊柱侧凸或后凸，最后完全丧失运动功能。

第五节　儿童瓦解性精神综合征

一、概述

儿童瓦解性精神障碍（childhood disintegrative disorder）。又称 Heller 综合征。1908 年由 Theodore Heller 以婴儿痴呆的名称首次报道。直到国际《ICD-10》分类和美国《DSM-Ⅳ》分类，以儿童瓦解性精神障碍的正式名称列入广泛性发育障碍。起病于幼儿期，以已经获得的各种能力迅速倒退为临床特征，预后差。

二、病因病理

病因不清,尸体解剖见大脑皮质萎缩,神经细胞有弥漫性脂肪性变。同父异母兄弟分别患孤独症和儿童瓦解性精神障碍,提示两种疾病可能有一些共同的遗传病因。50％患者有脑电图异常。

三、临床表现

两岁以前身体和心理发育正常,大多起病于 3～4 岁,病后已经获得的能力减退,甚至完全丧失。

语言发育障碍:对语言的理解能力减退,语言表达贫乏,言语刻板重复。

人际交往障碍:缺乏人际交往能力,没有非言语性的情感,与同龄人不能建立正常的同伴关系等。

活动和兴趣异常:活动刻板、重复、作态。对事物丧失兴趣,或局限于少数兴趣、爱好。

部分患者生活难以自理,时有癫痫发作。

第二十七章　儿童少年期行为障碍

儿童少年期行为障碍是一组起病于儿童和少年期,以行为异常为主要临床表现的精神障碍。随着患者年龄的增长,部分患者的症状逐渐缓解和消失。症状或持续到成人,影响社会适应能力。主要疾病有注意缺陷与多动障碍、品行障碍、抽动障碍。

按病因分类,儿童少年期行为障碍是多种疾病所致,各种原发性疾病是独立的疾病单元。

儿童少年期行为障碍是精神病的临床综合征的一部分。

据大脑具有明显的器质性改变,属于器质性精神病。

儿童少年期行为障碍的症状一般是现实意识领域常态化的精神症状,属于"非精神分裂"性精神病。

轻度儿童少年期行为障碍患者现实意识控制力薄弱,若在常态化异常精神活动(现实意识领域)基础上,再出现各种精神症状,尤其是精神自动、妄想、幻象,按精神病的潜意识分类(一级分类),属于广义精神分裂症。

第一节　注意缺陷与多动综合征

一、概述

注意缺陷与多动综合征。主要临床表现以不能控制的反应、持续注意不集中和持续时间短暂、多动为特征的行为异常,影响学习效率和人际交往。首发于儿童期。

二、病因和发病机制

(一)遗传

本病具有家族集聚现象,单卵双生子同病率51%~64%,双卵双生子同病率33%。寄养子研究:患者血缘亲属中患病率高于寄生养亲属的患病率,遗传度平均为0.76。

(二)神经递质

近年来提出了多巴胺、去甲肾上腺素及5-羟色胺假说。患者血和尿中多巴胺和去甲肾上腺素功能低下,5-HT功能亢进。

(三)神经解剖和神经生理

磁共振成像发现,患者额叶发育异常和双侧尾状核头端不对称,白质纤维的完整性异常,白质的过度发育和灰质结构异常。脑电图显示慢波增多,快波减少,提示本病中枢神经系统成熟延迟。

（四）家庭和心理社会因素

父母关系不和，教养方式不当，母亲患抑郁症或分离（转换）性障碍，父亲有反社会行为等，童年受虐待、社会风气不良等，增加了患病的危险性。

三、临床表现

幼儿时期就表现为兴奋多动和睡眠障碍。随着年龄的增长，多动和冲动行为更加明显。

（一）注意障碍

注意力分散，表现为听课、做作业和其他活动时注意难以集中。

（二）活动过多和冲动

坐卧不安，小动作多，心不在焉，生活丢三落四，缺乏思考，说话多。情绪不稳定，易激惹、兴奋，不能控制自己的情感，好发脾气、哭闹，易过度兴奋，也容易情绪低沉，有时出现破坏、攻击行为等。

（三）学习困难

学业成绩低于其他同学。

（四）神经和精神发育异常

精细动作、协调运动、空间位置觉发育较差等，少数患者语言发育延迟。智力测验显示，部分智商偏低，言语智商高于操作智商。

（五）共病

可有其他精神障碍，如品行障碍、焦虑障碍、抽动障碍、心境障碍等。

四、解析

（一）病因病理

1.病因

遗传是主要的病因。

2.病理

病理机制是遗传所致的神经系统异常。脑电图显示慢波增多，快波减少，提示本病中枢神经系统成熟延迟。

（二）症状解析

注意缺陷与多动综合征是从儿童"注意缺陷与多动"角度的分类。主要表现为不能控制的注意障碍及多动为特征的行为异常。也有情绪不稳定，易激惹、过度兴奋，有时出现破坏、攻击行为等，也容易情绪低沉。神经和精神发育异常症状。

成年人注意缺陷：研究显示，60%～70%注意缺陷与多动综合征患者到成人期仍有症状存在，成年人的注意缺陷与多动综合征与儿童临床表现相似，以注意缺陷、多动、行为冲动为主要表现，焦虑和抑郁情绪明显。部分患者可有反社会人格倾向、躯体化症状、情感性精神症状等，患者一生都有这些症状伴随，症状常态化，没有正常到疾病的变化过程，构成了个体人格特征的一部分。

儿童注意缺陷与多动综合征临床症状常态化,没有疾病的变化过程。

儿童注意缺陷与多动综合征可有其他精神障碍,如品行障碍、焦虑障碍、抽动障碍、心境障碍等。

第二节 儿童品行不良

一、概述

儿童品行不良即品行障碍(conduct disorder),指儿童少年持久性违反社会道德规范和行为规则,侵犯他人或公众利益的行为。

《ICD-10》分类中,品行障碍主要包括局限于家庭内的品行障碍、未社会化的品行障碍、社会化的品行障碍和对立违抗性障碍。

流行病学:国内调查患病率为 $1.45\%\sim7.35\%$,男性与女性比为 9∶1。英国调查显示,$10\sim11$ 岁儿童患病率为 4%。美国 18 岁以下男性患病率为 $6\%\sim16\%$,女性为 $2\%\sim9\%$。

二、病因

(一)遗传和其他生物学因素

对双生子的研究发现,反社会行为在单卵双生子中的同病率高于双卵双生子。中枢神经系统 5-HT 水平降低的个体对冲动的控制力下降,容易出现违抗和攻击行为。

(二)家庭和社会因素

不良的家庭因素是品行障碍的重要病因。如父母患精神疾病、违法行为,教养方式不当,虐待或放纵等。

(三)接触不良的社会环境

如打斗、欺骗、盗窃等都与品行障碍相关。

三、临床表现

(一)反社会性行为

一些不符合道德规范及社会准则的行为,如偷窃、勒索、抢劫、强奸、杀人、放火等犯罪行为。

(二)攻击性及对立违抗性行为

如斗殴、打骂、骚扰、欺负、虐待他人、破坏公共财物,不服从,争吵、对抗、挑衅、报复、违法、违纪行为等。

(三)合并问题

常常合并注意缺陷、抑郁、焦虑、情绪不稳、易激惹,可伴有发育障碍,如语言能力差、运动不协调、智商偏低等。

四、解析

（一）病因病理

病因：遗传是主要的病因。

家庭和社会因素：后天的重要因素，包括后天心理的畸形发展。

病理：病理机制是遗传所致的神经系统发育异常。

（二）症状

童品行不良是从儿童"品行"角度的分类。主要表现为反社会性行为、攻击性及对立违抗性行为。儿童品行不良不是孤立产生，可出现注意缺陷、抑郁、焦虑、情绪不稳、易激惹，可伴有发育障碍，如语言能力差、运动不协调、智商偏低等。儿童品行障碍临床症状常态化，没有疾病的变化过程，构成了个体人格特征的一部分。

第三节　儿童抽动症

一、概述

抽动症即抽动障碍，是一组主要发病于儿童期，表现为运动肌肉或发声肌肉抽动的疾病。可分为短暂性抽动障碍、慢性抽动障碍或发声抽动障碍、Tourette 综合征三种临床类型。流行病学：国外报道学龄儿童抽动障碍的患病率 12～16％。国内报道学龄儿童抽动障碍患病率 12％～16％，国内报道 8～12 岁儿童抽动障碍患病率 0.42％，男女比为 3∶1～4∶1。

二、病因病理

（一）病因

1.遗传

研究已经证实遗传因素与 Tourette 综合征有关，但遗传方式不明。家系调查发现 10％～60％的患者有阳性家族史，双生子研究证实单卵双生子的同病率为 75％～90％，明显高于双卵双生子的 20％。寄养子研究发现，血缘亲属的子女的抽动障碍的发病率显著高于寄养子女的发病率。研究还发现，Tourette 综合征患者亲属中慢性抽动障碍、强迫症、注意缺陷与多动障碍患病率显著增高。抽动障碍的具体病因不清，Tourette 综合征、慢性抽动障碍或发声抽动障碍以生物学因素，特别是遗传因素为主要病因。短暂性抽动障碍可能以生物学因素或心理因素之一为主要发病原因。若以生物学因素为主，则容易发展成慢性抽动障碍或 Tourette 综合征；若以心理因素为主，则可能是暂时性应激或情绪反应，在短期内自然消失。

2.心理因素

心理因素或可以引起儿童紧张、焦虑情绪等，可能诱发抽动症状。

3.其他

部分患者有围生期并发症，如产伤、窒息、早产等。

（二）病理

神经病理生理和病理解剖：Tourette 综合征与多巴胺过度释放或突触后多巴胺 D_2 受体的超敏、中枢去甲肾上腺素能系统功能亢进等有关。50％～60％的脑电图异常。CT 检查发现，少数患者有脑萎缩、左侧基底核缩小等。

三、临床表现

（一）基本症状

抽动主要表现为运动抽动或发声抽动，包括简单或复杂性抽动两种形式。可发生在单个部位或多个部位。运动抽动的简单形式是眨眼、歪嘴、耸肩等。复杂形式如蹦跳、逃跑或拍打自己等。发声抽动的简单形式有清理喉咙、吼叫、犬吠声等。复杂形式有重复语言、模仿语言、秽语等。抽动症状具有不随意、突发、快速、重复和非节律性的特点，可以在短时间内暂时受意志控制，在受到心理刺激、情绪紧张等，发作频繁，睡眠时，症状减轻或消失。

（二）临床类型

1.短暂性抽动障碍（transient tic disorder）

又称抽动症（tics），为最常见的类型。主要表现为简单的运动抽动症状。多首发于头面部，如眨眼、歪嘴、张口、摇头、耸肩等。少数表现为简单的发声抽动症状，如清嗓、咳嗽、吼叫、犬吠等单调的声音。也可见多个部位的复杂运动抽动，如蹦跳、逃跑和拍打自己等。部分患者的抽动始终固定于某一部位，另外一些患者的抽动部位则变化不定，从一种表现形式转变为另一形式。

2.慢性抽动障碍或发声抽动障碍（chronic motor or vocal tic disorder）

多数患者表现为简单或复杂的运动抽动，少数患者表现为简单或复杂的发声抽动。一般不会同时存在运动抽动和发声抽动。抽动部位除头面部、颈部、肩部肌群外也常常发生在上、下肢或躯干肌群，且症状表现形式一般持久不变。某些患者的运动抽动和发声抽动可交替出现。

3.Tourette 综合征

又称发声与多种运动联合抽动障碍，或抽动-秽语综合征。以进行性发展的多部位运动抽动和发声抽动为主要特征。约 30％患者出现秽语或猥亵行为。

4.其他症状

部分患者伴有重复语言和重复动作、模仿语言和模仿动作。40％～60％的患者有强迫性格和强迫症状，50％～60％的患者伴有注意缺陷与多动障碍。

四、解析

（一）病因

遗传是主要病因。

（二）病理

50％～60％的脑电图异常，CT 检查发现，少数患者有脑萎缩、左侧基底核缩小等。

（三）症状

1.抽动症

抽动症是以抽动为特征的临床类型。主要表现为运动抽动或发声抽动。临床类型：短暂性抽动、慢性抽动。Tourette 综合征，以进行性发展的多部位运动抽动和发声抽动为主要特征。

2.其他症状

部分患者伴有重复语言和重复动作、模仿语言和模仿动作，强迫性格和强迫症状，注意缺陷与多动障碍。

附　　录

附录一　梦例

1.食品卫生监督(1989 年 3 月 14 日)

我和一个同事在街上闲逛,走过一条小街,在一个饮食店里,有两个店员正在切一个大饼。我们走进店内,香气扑鼻,又尝了尝大饼的味道,味道不错,味甜略酸。我问店员:"你们办了有关证件吗? 产品送检了没有?"其中一个胖子店员反问道:"什么证件? 我不知道,你们是什么人? 凭什么来干涉我们?"我答道:"我们是食品卫生监督员。"店员反问道:"你们有证件吗?"我摸了摸衣带,未找到监督证,我说:"对不起,我的证件没有带在身边,不过,我可以回去拿来给你看。"那店员发怒了,气势汹汹,想动手动脚。同事王某某对店员说:"算了! 算了! 这话算他没说,不要伤了和气。"

2.稿件(1989 年 5 月 28 日)

在会场的讲坛下,我碰到了县科委主任杨某某,他对我说:"你的论文我们请龚达同志看过了,他说还可以。"我高兴地说:"谢谢你们了。"他又问我:"你交的申报费是否要退回?"说着,他拿出钱包数钱。又问:"你交的是……"我答道:"交了 30 元,但不必退还。"我的内心因论文得到了好评而感到欣慰,但又因要退回我的申报费而感到忧虑。

3.时事谈(1989 年 12 月 27 日)

我们似乎是在开时事座谈会,几个人已经发了言。我说:"国际形势变化十分有趣,苏军入侵土耳其;美军入侵古巴、巴拿马;罗马尼亚发生了全国骚动,党的领袖齐奥塞斯库被救国阵线判了绞刑。我昨天在某某市看到每一条街都被占领军所占领。这些事件看来都与国际势力的操纵有关。"

4.地震(1988 年 11 月 17 日)

一个晚上,月色明朗,我和几个同事从乡下回县城,途中要爬山涉水。当我们路过一个村庄时,眼前一个小山样的泥石流在缓缓移动,道路被堵塞了。有一个农民在泥石流上搬一块大石头。为了赶路,我们爬上了泥石流,唯恐陷进去,我们趴着行走,一边爬,一边随泥石流往下滑。爬过了泥石流,前面又被一人多高的一块岩石挡住了去路,我们搬来了许多石块垫起来,互相帮着,费尽气力,爬上了岩石,继续往前爬。到处是泥石流,地面软绵绵的,时刻都有陷进去的危险。远处传来了轰隆隆的响声,月光也暗淡了,我暗自猜想,一次陷落性大地震就要发生了。左边一座高山坍塌了大半,地面晃动着倾斜起来,缓缓下沉。大家惊慌失措,我说:"真糟糕,我们盲目地爬,反爬到了震中了。"另一个说:"我们趴在地上别动,看看震动方向是从那方来的。"又一个说:"快趴稳,又要回震了。"我心中惶恐、绝望,很可能要被深深地埋入地下,只好等待着命运的安排了。突然,我们的脚下出现了裂缝,并逐渐扩大。大家喊叫着说:"快跳到那边去! 快跳到那边去!"我们都跳到了裂缝的另一边……终于,脚下感到了硬邦邦的地面,脱险了。过了一会,北方出现了黄白色的天际,大地恢复了平静。

5.大雨(1989 年 9 月 20 日)

我在果园买了一些梨子,顺着山坡往下走,突然下起了倾盆大雨,四、五米开外就看不清了。我一个人在山坡上,全身湿透,孤立无援,惊慌起来。心想,这样的大雨,很容易引起山洪、滑坡、泥石流,太危险了。越想越紧张,便加快了脚步,跑下了山坡,终于走上了大路,一直走到了一片开阔地,心情才逐步平静下来。

6.陨星(1989 年 1 月 27 日)

夜晚,天空繁星闪烁,突然,在西面天空出现了一颗流星,我想可能是一颗人造卫星。我的目光一直追随着那颗流星,它向西边坠落,轰隆隆的一声巨响,撞在不远的两棵大树间,冒起了一团火光和浓烟,大树折断了。接着,另一颗星星也从西北方向坠落,头顶上好几颗星星也移动起来,拖着长长的红色尾巴。我想,宇宙大概要毁灭了。突然,地面到处洪水泛滥,波涛汹涌,咆哮着滚滚而来。

7.海市蜃楼一(1988 年 8 月 22 日)

有人喊叫:"快来看呀! 海市蜃楼! 海市蜃楼!"我立即跑到院里和大家一起观看。在西南方的天空,出现了一大一小两朵向日葵,起初还较模糊,后来逐渐变得清晰起来,深绿色的花盘,金黄色的花瓣,十分鲜艳。不远处还可看见隐隐约约的花园。已来不及用相机将此景拍摄下来,蜃景就慢慢地消失了。我想,此景一定是某一地面景物在天空中的投射。我到处搜寻着地面有关景物,终于在花园中找到了两株向日葵,还听到向日葵正在发出噼噼啪啪的电波声,我断定蜃景就是这两棵向日葵向天空投射的。我怀疑我是否在做梦,还访问了许多人,他们也都说看到了"向日葵"蜃景。

8.海市蜃楼二(1988 年 1 月 2 日)

下午,我在一个小镇的路上散步,忽然看到地平线上出现了一道巨大的石墙,慢慢演变成一座高塔,塔由巨石砌成,石块间的接缝十分清楚。塔的周围还有许多石峰、石柱,十分壮观,这是海市蜃楼。蜃楼持续了好一会才慢慢消失,消失时发出了哗啦啦的巨响,如同楼房倒塌一般。我继续沿路向前走,碰到十几个年轻人,他们也在谈论看到海市蜃楼的情景。我和一个学生分析着蜃景的成因,发现地面一个场院上堆放着许多建筑用的石料,摆设杂乱,不像是蜃楼的底景。再向远处瞭望,见一带喀斯特地貌,我们断定,那才是海市蜃楼的底景。

9.救火(1989 年 3 月 24 日)

我在宿舍中,忽然听到母亲紧急呼叫:"厨房着火了!"我急忙跑到厨房,看见我母亲正在用扫帚打火。房内好几处都冒起了浓烟,我打了一桶水,不慌不忙地走近一个个火源,将水准确地泼在火上,一会功夫,火被浇灭了。我对他们说:"救火时不要慌张,不要乱扑乱打,要冷静。"

10.飞机坠毁(1989 年 3 月 26 日)

我去看夜间 12 点的电影,进电影院后,查票员验过票,电影开始。我看到前面的几排座位空着,猜想一定是某单位集体误点了。一会,一队军人进来了,他们说是在路上因涉水来迟了,他们草绿色的军装上水迹未干。正看电影,外面传来了高音喇叭声,士兵们冲出了电影院。喇叭声响,像是士兵的一种紧急信号。我们也不由自主地跑出了电影院。士兵们出了电影院,又从一道围墙的小门冲了进去,围墙内是一个驻军的司令部。一会一架喷气式飞机在低空盘旋,好像是要在司令部大院广场迫降,但是,广场上是没有飞机跑道的,我为那飞机担忧。忽然飞机失去了平衡,翻了一个跟斗,栽进了大院内,轰地一声巨响,飞机爆炸了,燃起了滚滚浓烟大火,又反弹起来,向我们砸了过来,我们惊慌地逃开了。

11.打狗(1988年10月21日)

我和同事到某村工作,一进村,几条狗疯狂地咆哮着向我们冲了过来,我的同事张某某被一条大狗咬伤了大腿。我一边吆喝,一边躲避,一条灰色大狗向我猛扑过来,我已躲避不及,干脆迎了上去,抱住了大狗厮打起来,狗咬住了我的右肩,撕开一个"T"形大口,一阵剧痛,血流了出来。我也发狂了,双手抓住了狗尾巴,狠命一撕,狗皮被撕开了,狗的腹部也被撕开了,狗挣脱了,嚎叫着逃走了。

12.游行(1988年11月12日)

我参加了游行队伍,遭到了警察的袭击。一些人被打倒了,我和同伴们被捕。一些人被砍去了双腿,我和几个同伴被绑着躺在地上,等待着被拉去枪决。生命只有片刻了,枪决是一种什么滋味呢?我绝望了。同伴们被一个个拉了过去,枪响毙命,轮到我了,只听枪声过后,感到前额中弹,倒下了。我总觉得我还没有死,便装死躺着不动,我的前额被打掉了拳头大的一块,冒着鲜血,脑浆也流了出来。有一个陌生的护士用棉花塞进了我的颅腔,血又浸湿了棉花……我最终没死,头伤没了,却变成了脚伤,左脚跟被砍去了半个足跟。我们被警察押着走,我一颠一跛地走着,不知道他们要把我们带到什么地方去。我想,我们总是要被处死的,一定要寻找机会逃走。我看见一条小巷,像是通往一片田野,逃跑的机会来了。我对警察说:"我要解小便。"警察允许了,并跟着我进了小巷。我盘算着,杀死他,我注意着周围有没有石块、棍棒……我还盘算着,一定要击中警察的头部,怎样迂回运动才能躲避子弹……我突然拣起一块石头,向警察头部砸了过去。

13.斗殴(1988年12月31日)

我看到了一大一小的两个男孩在十字路口打斗,看样子不是在玩耍,小孩子被大孩子按倒在地上往死里打,我便走过去劝阻,突然从四面冲出五、六个大男孩,将我抱住拳打脚踢,我被激怒了,出手还击。我感到有一种神奇的力量,用双手一甩,他们就被一个个地被甩开了。我抓到了一个孩子,用两手握住了他的右前臂,轻轻地用力,他的手臂折断了,接着,又将他的左臂也折断。一连抓到了三个孩子,都将他们的手臂折断,第四个孩子的手腕,我只是轻轻地一捏,他的手骨便碎了。这时,我才意识到我闯下了大祸,惊慌起来,只有逃走。我跑到一个街口,发现有几个人用冲锋枪向我瞄准,我调头在大街上迂回地跑着,跑到了另一个街口,也有手持冲锋枪的人围了上来,我逃进了一条小胡同,随后到了一片田野里。我越跑越快,手中拿着一根木棍挥舞着,木棍一挥,双脚一蹬,就飞了起来,我飞过了一座座山峰、一道道峡谷,把追兵甩得远远的才停了下来。

14.漫游(1986年3月11日)

我沿着一条曲折的小路漫步,走到一个山坡上,在一片玉米地里有几个妇女正在收割玉米。玉米长势很好,长长的玉米棒,褐色的玉米须,发黄的玉米壳,玉米已经成熟了。我想买些玉米,便走近前问道:"唉,你们的玉米卖吗?"一个妇女答道:"卖呀!你要吗!"我问道:"一元钱几个?"她心中盘算了一下说:"一元钱一个。"我说:"太贵了,拿到市场上是一元钱三个!就一元钱三个好吗?"她答道:"不卖,一元钱就一个。"另一女子顺手扳下一个玉米棒,撕开玉米壳,露出了黄色的玉米粒,说:"你好好看看,这是特种玉米。"我扣下一粒,玉米粒上有一软刺,玉米好像是熟的,我说:"我知道,只是美国玉米。"我嫌太贵了,没买成。我继续沿着山路向上爬,到了山顶,那是一片开阔地,路边放着两块大石碑,一个白发苍苍的老石匠在聚精会神地打墓碑,他一会钻,一会铲,白色的碎屑被铲去,露出了粉红色的底。我只是站在旁边看,未与老人家交谈……我忽然回到了老家的一个后园中,在一片蔬菜地里。我想去找我小学时的一个同学史某某,他在县政府工作,我想为了调回家乡工作一事请他帮忙。这时我看到了一个年轻人,他的模样很像老同学史某某,我估计大概是他的儿子,我问他:"请问,史某某在家吗?"他答道:"在家,今天是星期六,没有外出。"我道过谢,从后门走进了一个四合院,院内有几家住户,我不知道史某某家住那一间,我叫道:"老史!老史!"有人答道:"谁呀?"这时,有两条狗向我冲了过来,我用随身带的书包晃动着抵抗,进了老同学的家。史某某说:"是老同学!您好!您好!多年不见了。"我们握着手,我说:"还好!还好!"我说:"我是一个医生,在边疆工作多年,想调回家乡工作,您是县人事劳动局局长,请您帮忙。"史说:"现在不行,正在整党期间,人事调动停止了。要么你从你单位发函来联系,个人交谈不起作用。"这时,进来了一个壮汉,他把右手袖一卷,并说:"你是医生,给我看看有什么病,医生们说是风湿病。"我与史的谈话被打断了。我忽然意识到,他们很可能是要测试一下我的医术。此事,既不能推辞,又不能随便敷衍。于是,我握住他那大手,在关节部位触摸,关节处有轻度肿胀及压痛,又做了几次关节伸屈运动,并问他有无疼痛感觉,又问了一些病史情况。他问我是什么病?这一问,显然是给我出了一道难题,仅仅看几分钟病就要下一结论,当然是不合适的,必须慎重,但又必须回答,若回答不满意,岂不是坏了我工作调动的事。我的思维飞转起来,思维中突然出现了一串英文字母——Konger,于是我说:"不是风湿病,也不是类风湿疾病,最好摄一个 X 光片看看,很像 Konger 氏病。"并将病名写在纸上给他看。我心中暗自高兴,第一,此病名听起来也不那么俗气,第二,在任何书上也查不到此疾病,让你们考吧!

15.奇遇(1989 年 1 月 9 日)

我们学校到农村去支农。到了一个村庄,在路边露宿了一夜,天亮时下起雨来,我们听命被分配到农户家中住。我跟着一个中年妇女进了她家,上了楼,看见室内一块大菜板上放着半个裸体人尸,尸体呈矢状切面,只有半个头、半边胸,我十分惊慌。一会,尸体对那女人说:"我托你办的那件事一定要办好。"女人答道:"好说,好说。"我不知道他们说的是什么事,我毛骨悚然,惊叫起来:"有鬼!有鬼!"想跑下楼,又听见那尸体说:"我不是鬼,刚才说话的是我的灵魂。"我还是决定要下楼。下楼时,有两个四、五岁的孩子争先恐后地要冲上楼来,其中一个被另外一个猛力一推,摔倒在地,后脑碰撞在一个石凳上,一声清脆的响声,我估计那孩子会死,他受伤的部位正好是枕部生命中枢所在。我下了楼走出了鬼屋,又走进了一间宽敞明亮的客厅,坐在一张床旁。一会,进来了一位穿白大褂的姑娘。我问她:"这是什么地方?"她答道:"是医务室。"我问:"你是医生吗?"她答:"是。"我问:"是正规医生还是乡村医生?"她答道:"是正规医生。"我说："是吃早饭的时候了,去食堂怎样走?"她用手比划着说："顺这个'之'字形路下去,从那个夹壁墙那里下台阶,在横过公路,对面就是食堂,今天吃的是牛肉。"我按照她指引的路到了公路,大路上满是猪、鸭,满地的猪头、猪脚和猪尾巴。高音喇叭响亮,好像是一个记者在此地做现场采访。一位老人的声音说："我们这里粮多、猪多、鸭多……"一个女人的声音："你们一天要用多少饲料?……"我过了大路,走进食堂,看见有几个同学正在吃饭。炊事员对我说："你到那边拿两个大碗来。"我拿了大碗,他给我装了一碗糯米饭和一碗红薯,吃起来味道还不错。但没有汤,口真渴。我问："怎么没有菜?是否吃完了?给我一碗开水也行。"他没有理会。有三个炊事员从厨房的后门抬进来三大筐刚刚洗过的菜,第一筐好像是一些肉丝,我问："那是什么菜?"他们说是蕨菜。第二筐是鸡脚、鸡腿,但很大,有猪脚那样大……三个炊事员头发散披着,约一米多长,如同野人一般。我只能看到他们的背面和侧面,个个身体肥胖,但面色蜡黄,水肿,我心想,他们一定是患贫血症了。

16.迷路(1988年11月13日)

我们住地的大街上,到处堆满了砖头、石头、石灰、沙子。几个军人在测量,做着标记,他们是来帮助地方搞建设的。有的房屋被拆除了,有的正在重建,我也参加了义务劳动。干了一阵,休息了,我想到处走走看看,所到之处,人们都和我打招呼,他们似乎都认识我,而我却不认识他们。我沿着大街转呀转,该镇面目全非了,方位也辨认不清楚了,我想从原来的路返回去,但怎么也找不到一个熟悉的标志,心想应该是走这里,但总是走不通,我到处乱串,越串越远,越是糊涂,怎么也回不到原来的地方。

17.开剥(1990年4月21日)

几个人在杀猪,我也帮他们用刀刮猪毛,刀很快,不小心就会将猪皮刮破,刮好以后,只等待开剥了。一会,那猪变成了我的一个朋友,李某某,他一丝不挂地站立起来,我问他："怕不怕,能否忍受?"他说："不要紧。"他毫无惧色,等待着开剥。我用刀在他的上腹部从左至右,横划一刀,他的肚子张开了一个大口,肠肚都露出来了,但他似乎毫无反应。另一个人用刀在他的身上比划着,似乎是在指导我,他说："正确的划法应该是从锁骨上方先将头部割下来。"

18.经验(1987年12月25日)

我和一个同事在北京市郊区雇了一辆三轮车进市区,我们被拉到了一个居民区,进了一个胡同,忽然,三轮车工人不见了,车也不见了,我们的行李、手提包都不见了,我们断定是上当受骗了。没法,我们只好出了胡同,走到一条铁路上,沿着铁路走会到达市区的。我们一边走一边总结着经验教训,我说："外地人到一个陌生的城市,第一要用当地人的腔调讲话,不要暴露出异乡人的身份;第二要大模大样,不要形迹匆匆、东张西望;第三不要向陌生人问路,最好买一张交通地图,自己找路走。即便要问路,最好找交通警察"。

19.蟋蟀(1990年6月19日)

晚上,我在看电视。电灯光很暗,电视图像也不很清楚,声音也似乎听不到了,我想可能是电视机出毛病了。蟋蟀唧唧的鸣叫声很响亮,十分刺耳,我拿了手电筒向蟋蟀声的方向寻找,在墙角找到了一只,用苍蝇拍把它消灭了。接着,又找到了第二只,也消灭了,室内方静了下来。过了一会,间断地蟋蟀声又出现了,叫声好像是从窗外传来的。我走到了室外,寻找到一个废墟堆,搬开了转石,找到了几只,我将它们捉住,拿回家中关在盒子里,准备玩斗蟋蟀的游戏。蟋蟀被捉住了,叫声也停了。

20.考试(1989 年 6 月 31 日)

我们许多人参加了一场考试(题目回忆不起来)。考试结果在电视屏幕上用几个大写英文字母显示出来。节目主持人报告说:"考试第一名的是彭加勒。"我听了不服气地说:"评委又将第一名判给了名人。"

21.宣传活动(1988 年 11 月 20 日)

我在家乡的南大街闲步,看见十余人排成一列纵队沿大街走来,每人手擎着一块标语牌,边走边喊口号,像是在搞宣传活动。排头的人敲着锣,几声锣声后,按顺序,每人要喊一句口号。

22.颁奖会(1989 年 4 月 22 日)

在某工厂的一个颁奖大会上,颁奖仪式由厂长主持。这时,江首长进来了,她以权势控制着厂长,厂长只好按首长的旨意行事。他宣布:"按首长指示,某某获金奖,奖金项链一串,宝石一盒;某某获银奖,奖银项链一串,宝石一盒。"然后,厂长拿着一个红色面具向我走过来对我说:"这是首长奖给你的,是死亡面具。"我躺着,他将面具套在我的头上,并小声地对我说:"不要紧,我们会按照我们自己的方式办理。"听他这么一说,我忍住了心中的怒气。一会,我坐在一列火车上,在原野上飞驰。

23.逗乐(1988 年 11 月 29 日)

几个妇女在织毛衣,徐某某织了一件红色毛衣。她将毛衣贴在胸前比来比去,我在旁边看了说:"这件毛衣有两处织得不好。"她问我:"哪里不好?"我指着毛衣的胸段说:"这里太小,有两样东西装不下。"她听了,用拳头擂着我的背说:"你真坏! 你真坏!"随后,她抱住我吻了起来。

24.诱惑(1989 年 4 月 10 日)

我在值班室值班,一位女友来访,我请她坐在床边。一会,她脱去了外衣外裤,忸怩作态,情意绵绵,性欲荡荡。我看在眼里,好不自在,但我仍然坐在椅子上安然不动。我想:这是公共场所,时有来人,万一被人看见,岂不惹出麻烦来? 这时,真的进来了一个男人,我照常工作着。心中暗自庆幸自己的克制,即便是人家有什么猜疑,我不是正在办公么? 总之,我是说得清楚的。

25.投案自首(1991 年 4 月 2 日)

我到朋友王某某家去玩,电灯亮着,王某某已经在床上睡着了。我看到墙角放着一张渔网,好像是我已经丢失好久了的那张。我想:拿回去吧,物归原主。我拿着渔网出了门往回走,被一个男人看见了,那人拿着一根木棒追了上来,我也找了一根木棒。到了大街上,我们便打了起来,那男人向我进攻,我一躲一闪地躲避着,看起来他虽然力大,但显得十分笨拙。他的腰部被我击中多次,我看中了一个机会,对准他的脑袋猛力一棒,他倒下了,可能死了。我沿路飞奔,碰到了一个少妇,她好像要拦住我,我顺手一棒将她也打倒。打死了人,逃到哪里去呢? 迟早总是要被抓住的归案的,走投无路了,只有去投案自首。于是,我走进了派出所。值班的是一个女警察,我对她说:"我打死了人,一个是我自卫打死的,一个是无辜的,我犯了罪,我来自首。"我叙述了事情的经过。女警察说:"你认为那两个人确是死了吗?"我不好回答。心想:是呀,如果那两人没死,我就不会以命抵命了。

26.测绘(1991年3月2日)

一个测绘师和他的助手在测绘一幢房屋。测绘师看着仪器对助手说:"先将目标设置在镜头的侧面,中线对准房屋的一角,要有一定的角度,通过角度的大小就可以计算出房屋的占地面积。"我在旁边听了,觉得有些不可理解。心想,他们是否用三角函数来计算呢?后来,他们要测绘一块地的面积。这块地是一块梯形地,用一个直角三角形对准地的一条边,做了一条延长线,叫我将皮尺头固定在延长线的一点上,他向地的一条边测量地的边长。我想,他可能是要将梯形地面画成一个平行四边形,先计算出四边形的面积,再减去一个虚设的三角形面积,得出梯形地的面积。

27.购物(1989年11月23日)

在大街上,我碰到了县医药公司的孙某某,我问他:"最近是否进了医疗器械?"他答道:"到了一些。"我问:"有手术刀吗?"他说:"有。"我说:"请你开5把,另外再加配3套,连原来的30套共33套。"他说:"好的。"我顺手掏出一张纸条,在上面写上3450元。心中默默计算着:留下90元后,3450元减去100元加10元,等于3360元,每套100元,33套合3300元。我说:"钱会够的。"

28.作画(1989年3月12日)

星期天,我和几个朋友到一个河谷地带游玩。两岸是翠绿的竹林,清澈的流水,清清的微风,河边还有一个岩洞,风景十分秀丽。我兴致勃勃,拿出纸笔写生。画面主题是岩洞,画了一会,岩洞、小河、树木已经画出,还想画上几个人物,我看着画面,构思着。画面越来越大,内容逐渐复杂起来,风景画面变成了一个矿区,各种机器、车辆在运转,工人们在忙碌地工作,呈现出一派繁忙的景象。

29.读曲谱(1987年12月2日)

在一个公园里,一群孩子唱着、跳着玩耍,十分快乐,但缺乏节奏感。我顺手从一条石凳上拿起一本唱歌书,翻选着,选出了一首适合儿童唱的歌曲。我对他们说:"孩子们!我教你们唱歌好吗?"他们说:"好啊!"他们围拢来,我看着曲谱,边学边教。先学曲,后学歌词。歌词有三段(回忆不起来),由生到熟,教唱了好多遍。

30.路遇(1990年8月4日)

我赶集归来,和一群人同行,人们一个个分道而去,路人稀少。天渐渐晚了,有两个人在一片树林中,像是在采野菜,他们边采边唱:"小伙子,新鲜事,来到东村办喜事。小两口,真有趣,过起日子不容易。出门人,上路时,莫恋山野和小溪。……"(后一句回忆不起)我听了,好像是一首居家过日子的醒世民谣。我独自一人,尽快赶路,忽然,路边林中走出一个大汉,尾随着我。我心中在想,可能遇上了歹徒,警觉起来了。再往前走,路边站着一个七、八岁的小孩,手中拿着一块石头,拦住了我。情况不妙,他和后面那个大汉可能是同伙,事不宜迟,先下手为强,我向那小孩冲了过去,打掉他手中的石块,将他双手反扭,架持着奔跑。我们到了一个村庄,我拉着小孩沿街叫喊:"这是谁家的孩子?"但无人认领。后来,到了一个老太婆家,她病卧于床。我讲明了我的由来。她说:"如果无人认领,就把那孩子交给我。"我又想,大汉、小孩、老太婆,他们会是一家么?又怕中了他们的计。最后,决定将孩子交给派出所去处理。

31.对一个老人遗嘱的分析(1990 年 1 月 9 日)

一个老人生前有一份遗嘱:"我的财产分装在编了号的 10 个箱子中,分给我的 10 个儿子。前 3 个儿子得 7 箱,后 7 个儿子得 3 箱。年长的儿子们说:"这样分配很好,财产集中于长者,可维护家业及显示家族荣耀。"年幼的儿子们觉得不公平,吵着要重新分配。我是一个旁观者,我想,老人为什么不按一人一箱分配呢,那不是很省事吗? 其中恐怕有其特殊的用意。或者箱子的数量不能说明财产的实际价值,每箱的价值也不一定相等,得箱多者不一定多得利;或者老人想保护幼子们不受长子们的虐待,表面上使长子们多得利;或者是一种暗示,叫孩子们不要分家;或者是故意想激起 10 个孩子相互斗争,摆开 3 大斗 7 小的阵势,胜者存,败者亡,进行优选。

32.爱莫能助(1988 年 9 月 29 日)

一个县官和一个民女私通,常相往来。女人向县官提出一个要求,叫县官给她弟弟一个官职,县官说:"爱莫能助! 爱莫能助!"县官解释道:"你弟弟没给我爱,没有爱,不能助。"

33.我是一尊神(1990 年 9 月 13 日)

一个朋友请我给他的孩子看病。我看了 X 光片上有一个病灶,怀疑是肿瘤。随后,我取出了患者的肝脏(梦境无手术过程)翻看,肝脏呈灰黑色,表面有一个破口,整个肝脏已经变质坏死了。我对朋友说:"你看,肝脏坏了,无可救药。"孩子是没有希望了。他将肝脏放到火炉中烧了,说要将病儿也火化掉,还说孩子没有了可以再生。已经是深夜了,我与朋友告辞,出了大门,上了大街。朋友说:"从这边走路更近些。"我调转身上了一条小路。夜静悄悄的,我走了一段路,觉得身后似乎有两个黑影在尾随着,我只管往前走,前面也有两个黑影,我知道是遇上了歹徒。但我并不觉得害怕,我纵身一跳,飞了起来,十分轻松,速度很快。我飞过了街道,飞过了原野,将歹徒甩得很远,才降落下来。一会,到了一个城堡,守门的卫士正要关城门,我大喊一声:"我来了!"城门大开,卫士们排在两边。我身披长毛大披风,威风凛凛地进了城。一些臣仆向我欠身敬礼、齐声喊:"王子好!"我也挥手致意。我和两个卫士进了大殿,我坐在宝座上,卫士列两旁,我变成了一尊神像。

34.我是一个将军(1992 年 9 月 16 日)

我是一个将军,告假回家探亲。回到家,在一个场院里看到了我妻子,她面容憔悴,看来,她们在家生活得很苦。她对我说:"你放心地去工作,家庭和孩子有我们照管。"我看到了我的两个女儿,在场院的一边玩泥巴,我走过去抱起小女儿亲着。我想,农村的孩子难道就是成天和泥土在一起吗? 连玩具也没有。我下命令叫来了几个陶匠,对他们说:"你们要烧制一些吹鸡、小鸟、小动物之类的玩具供孩子们玩呀!"

35.变鸟(1992 年 7 月 1 日)

我遇到了多年前已经离婚的前妻,我上前和她打招呼,问好。她怒目而视,看来,她还记恨于我,我只好离开。我转身就走,她又从后面紧跟而来,我加快脚步奔跑。我变成了一只小鸟,她也变成了一只小鸟追了上来。我先在一幢楼房上下飞串,时隐时现,她也跟随,如同捉迷藏一样。我飞过了街市,飞过了原野,飞进了一个村庄,她也紧随追了上来。我们现了原型,我看她衣着破旧,但比以前更年轻了,面容如同儿童一般。我们对看着,没有讲话。我一阵心酸,不由心中怜悯起来,她遭遇了很多的不幸。

36.变鱼(1992年1月18日)

我牵着母亲回家,为抄近路,我们走进了一片稻田。田中还有积水,走着走着,我便陷进泥中,再转身往回走,眼前却是一条河,大水一下子将我们淹没了。我浮了起来,托住母亲顺流而下,游到了对岸,我对母亲说:"幸好你在水中没有乱抓,我们才顺利脱险……"我们又顺流而下,游起来十分轻松,如同在青纱帐中自由地穿梭。一会游近了一个沙滩,看见一个漂亮的女子在钓鱼。我们变成了小鱼,我对妈妈说:"我要去尝试一下钓钩。"我和妈妈便一起围绕着钓钩戏耍。我只感到诱饵在嘴边晃动……一会儿,我们被女人钓起来了。女人把妈妈又放回河中,而把我放到了一个池塘里。

37.龙(1989年8月29日)

一群蜜蜂嗡嗡乱飞,我想,蜜蜂可能要分家了。我在蜂箱口寻找蜂王,只要拿走新蜂王,它们就不会分家了。我捉到了几只蜂王,蜂王很大,全身光亮,不能飞翔。其中一只似乎受了烧伤,爬不动了。我的上司马某某说:"我已经安排好了,叫另外一只蜂王来救它。"后来,爬过来一个蜂王,受伤的蜂王爬到了它的背上。忽然,蜂王变成了10余米长的一条巨龙,上司叫我骑上去驾驶,我遵命骑到了龙颈上,指引着巨龙爬行的方向。经过一片开阔地,爬到了一个山坡上。巨龙的头如同蜗牛状,长着两条很长的触角。路边丛林中有许多小鸟在飞翔、鸣叫。巨龙伸长了脖子,长出好几个头来,挥动着许多触角捕捉小鸟。小鸟受惊,乱飞乱叫。巨龙的每一条触角喷出了一股股毒液,毒液碰到了小鸟和树枝还发出了噼噼啪啪地响声和火光,一只只小鸟被巨龙吞吃了。

38.鬼魂(1988年10月20日)

晚上,我出去小便,在三、四十米开外的一堆废墟中,走出来两个人,他们越来越近,满身泥污,其中高个子是我认识的一个死了多年的朋友。他们已经走到了我跟前,我心中虽然害怕,但还是壮着胆子迎了上去打招呼:"你们来了,请到家里坐。"他们不言语,跟我进了家。我心中盘算着,鬼是怕光亮的,我决定用火光驱走它们。我拿出香烟,掏出了打火机对它们说:"请抽烟!"接着,打火机亮了,两个鬼魂不见了。接着,我家中挤满了人,他们正在看电视,边看边谈,颇为热闹。

39.梦魔(1989年5月27日)

房屋内不时产生一阵阵响声,我和一个同伴说:"这屋里最近可能死过人。"正说着,窗户被打开了,跳进来一个阴影,扑到了我背上。十分沉重,我拼死挣扎,想翻起来,但怎么也动弹不得。魔鬼的手紧紧地抱住了我,我也紧紧地抓住了魔鬼的手,我大吼一声,奋力翻起身来,和魔鬼搏斗。

40.小便(1988年8月23日)

我小便急了,跑到后园去解,解了很长时间,小便总是没完没尽的……又换了个地方,小便还是没完没了……再换个地方,要么是在街道上,要么是周围人群来来往往,总找不到一个合适的地方。后来,我走进了一个厕所,厕所里面也是男男女女在一起,我伤透了脑筋。于是,我怀疑起来,我是不是在做梦解小便。

41.小偷(1992年9月1日)

我到厕所解小便,厕所里有三个穿旗袍的女郎。心想,他们怎么进了男厕所?我正感到奇怪!她们反骂我说:"真不要脸!"我说:"岂有此理,这是男厕所啊!"我不想和她们争吵,我赶快走出来,再看墙上的标识,是男厕所呀!是她们搞错了。我只好进去另外一边(女厕所),只管小便。这时,跑进来一个小伙子,手中拿着一个透明的钱夹。小伙子打开了钱夹,拿出一叠钞票。我说:"你小子,偷了女人的钱包!"他说:"我是在男厕所里拣到的,我怎么是……"我说:"不用说了,你真行。"是啊!女人们怎么也说不清她们怎么会在男厕所里丢了钱包。再想想,我刚才还被她们一顿骂,现在丢了钱,活该,小偷帮我出了这口恶气。

42.手指感染(1987年3月26日)

我的右手中指第二指节疼痛,一看,发炎了。有一个污秽不洁的溃烂面,上面有脓血。我用口吸病指,将脓液吸出。我吸了一口,吐在地上,是暗红色的脓血。我一口口地吸了,又吐掉,直到吸干净。

43.刺(1987年5月21日)

当我步行时,右脚着地时便感到剧烈刺痛,我试着再走几步,仍然感到刺痛,我想是中刺了。我坐下,翻过右脚掌,用左手示指尖触摸疼痛处,果然摸到了刺头,叩动刺头即感到刺痛。

44.触电(1988年11月22日)

我和几个同事住在一个旅馆,旅馆的过道无灯光。我想,过道应该有电灯。我沿着墙壁寻找电灯开关。我发现墙上吊下一根线,可能是开关拉线。当我去拉线时,却触电了,我叫了一声,把手缩了回来,触电了,右手、右半身感到了一阵麻木。一个同事不相信,他也试着去拉那根线,他也触电了,我还看到了他的手与拉线接触时产生蓝白色的电火花。

45.狗皮膏药(1988年8月22日)

在大街上,我和许多人围着一个卖狗皮膏药的人看热闹。那人拿着一种牙膏样的膏药叫卖:"我的膏药如涂在手上,手便有神力,如涂在身上,就会产生神功。"他一边叫卖,一边表演武功,他将鸡蛋大小的一块石头用手指一弹,石头便无影无踪了……不少人买了他的膏药,但我可不相信,只是看热闹而已。一个朋友也买了一条膏药,他马上将膏药涂在手上试验,他在我的手上也抹了一把。我的双手渐渐发痒,皮肤发红,并起了一些小水泡,手肿胀起来,肿得像馒头一样。其他涂了膏药的人也有各种异常反应。他们质问卖药的人:"这是怎么回事?"卖药人解释道:"涂了药会有一些反应,但很快就会好的。"我说:"你卖的是假药,是在骗人,你看看我的手!"他看了,不讲话,立即在我手上拔起火罐来。

46.牙(1988年12月26日)

我的左上尖齿松动,唯恐脱落,我尽量不用舌尖去顶它,但不知怎样,还是用舌尖去顶了一下,牙脱落下来了,过了一会,新牙又长出来了,但不牢固,用舌尖一顶,又脱落了,新牙又长出来了,我又将其顶落。我想看看究竟能长出多少新牙,新牙长出来被顶掉,顶掉又长出……一连顶下了十几颗牙。

47.奇怪的病(1988年11月13日)

我们劳动后休息,有的人在喝饮料,有的人在吃饼干,有的人在抽烟。我的口中不知是什么东西,味腥,有滑腻感,吐出来一看,好像是一些会动的水生物,口中充满了这种奇怪的东西,吐也吐不完。一会在两颊部皮下可触到指头大小蝌蚪样的硬结,有尾巴,可在皮下窜动,左面颊部的一个节结,正在向颈部窜动。我紧张起来了,如果让这种东西窜到了胸腔就危险了,我急忙叫人将我送进了医院。

48.瘫痪(1988年12月12日)

我背着小女儿上台阶,我怎么用力也站不起来,膝部以下软弱无力。我扶着旁边的木柱也无济于事。最后,不得不求助于过路人,我才站了起来,但双腿仍然无力,不能迈步,不得不将小女放下。

49.分豆子(1989年8月30日)

我和三叔烧豆子。我们将烧熟了的豆子从火灰中拣出来,我们拣了一堆。大叔来了,说豆子要大家分吃。我和妹妹只分得了5粒,比别人的要少得多,太不公平了。我一怒之下,将所有的豆子用脚踢开了。

50.毛毛虫(1989年5月7日)

我端着一碗饭在后园的井边吃着,看见一棵大树树干上有一大片灰褐色的毛毛虫,排列得很整齐,它们完成了幼虫期,将要蛹化。我把这些毛毛虫用筷子拣到碗中,想拿回去炒了吃。

51.包子(1988年12月7日)

我在路边看见一个土洞,洞中泥土非常细腻,白色偏蓝。我挖了一团拿在手中揉着,十分柔软,我又挖了一些,拿回家中,我切了一些火腿片,包成泥土包子,准备蒸熟了吃。

52.补路(1990年1月4日)

上级要来我单位视察,我们在大门口搞卫生。先铲除杂草,清理污水沟,再用沙子填平了路面的坑塘,扫除干净后,我们拿来了许多大毛巾,平平整整地铺盖在路面上,路就补好了。

53.矮人(1990年6月24日)

我到一个朋友家去玩,看到一个铁笼子,里面关着一个女人,40余岁,颜面皱纹明显,头大身体小,只有40余厘米高。我的朋友给她一碗稀饭,她虽然有手,但用嘴直接进食,吃完后,还低下头将落在地上的饭食舔舐干净。

54.巨人(1992年8月22日)

我和某某医生接到一个电话,说有一个马钱子中毒的患者。我们到了患者的家中,患者躺在一张大床上,患者很高,3米多高。我给患者检查了头、胸部、腹部等,但未见异常,我说:“没什么大问题。”患者突然站了起来,嚎叫着要和我厮打,大家拦住了他。我想,患者可能是因马钱子中毒引起的精神失常。

55.反省(1993年5月15日)

我回到了原单位工作,一个同事给我透露说,医院院长对我很不满意,说我偷了他家的门框。我听了说:“真是岂有此理。”我反省了一会说:“我只是偷过他家一个地瓜,那时在山上,口渴了,怎么把地瓜说成是门框呢? 他弄错了。”我找到了院长直问:“你说我偷了你家的门框,是怎么回事?”他说:“你自己心里有数。”我又反省起来,想起一件事来,我说:“有这么一回事,我到你家去找你,你不在家,你岳父请我帮他修理一张手推车,我看太腐朽了,修不起来,干脆将推车锯开了当柴火,柴火还可能在你家的柴火堆中呢! 不信,我们可以去看看。”说着,我们向柴火堆走过去。

56.梦中幻觉(1990年6月26日)

我躺在床上,难于入睡,两眼流泪,感觉呼吸困难,便坐了起来。忽然看到帐子上有一黑白半身影像,影像随我的视线移动,那影像原来是我自己的幻象。第一个幻象头戴白色医生帽,我又将视线移向帐子的另外一边,幻象又变成了头戴鸭舌帽的半身像,我就这样在床上观察着自己是幻象,并高兴地对妻子说:"我终于看到了我自己的幻象了。"后来,我听到窗外传来响亮的广播声,重复着八个子的一句话(回忆不起来),意思是告诫人们要做老实人。一会,右耳又听到了有节奏的机器声,机器声又转变成了风雨声。我想,这是我的幻听,我亲自体验了幻听。并嘱咐妻子帮我记住广播中的那句话,那是幻听的材料。忽然,我的手触到了一个小男孩的生殖器,我问妻子说:"这是谁家的小男孩?"妻子抱起孩子说:"是陈医生家的。"说着,她下床起身抱着孩子走了。我想,妻子是否因为我的许多古怪行为而把我当成了疯子,害怕而离开了? 我感到我确是病了,虚弱无力。有许多朋友来看望我,家中挤满了人。我妻子仍然抱着那个孩子坐在对面的一张床边,她身边还有一个三、四岁的孩子,说也是陈医生家的。一会,陈医生也来了,她走到床边给我摸脉,我说:"不用摸了,我自己就是医生,我的病是'歇斯底里症',但请你们将我的病情详细记录在案就行了。"又过了一会,我在一个讲坛下,与我的朋友们道别。我觉得我的病好多了,走进了卧室。仔细想来,我的病可能与加垫了一床新棉絮有关,我叫妻子将新棉絮拿走,然后躺回床上。一个老巫婆站在床尾,口中念念有词,右手拿一根竹棍不断地敲打左手中的一个口袋。顿时,从口袋中飞出许多棉花纤维,在空中飞扬。我大怒了:"是谁叫你来的? 我的病就是棉花纤维引起的,我不迷信,你赶快走开!"我叔叔在旁边对那巫婆说:"他是个医生,最反对迷信,要不是病了,准会把你骂得狗血淋头。"

57.食桑叶的人(1990年7月14日)

一个熟悉的老乡从乡下来看我,我接待了他。我拿香烟给他抽,他说不会,倒水给他,他说不喝。他从口袋中取出了一枝桑枝,上面还有红、绿色未成熟的桑葚和桑叶。他摘下了桑叶塞进口中,津津有味地吃了起来。我惊奇地说:"吃了桑叶是会吐丝的。"

58.精神病患者的仪式(1992年4月3日)

我突然听到一种暴风雨般的响声,十分恐怖,一个同事对我说:"某某出狱了,他是一个江洋大盗,他走起路来会发出一种响声。"我感到惊奇,但又好奇,总想亲眼一见。我终于找到了此人,他60余岁,身材魁梧,但容颜憔悴,焦头烂额,左脚上还有镣铐,两脚伤痕累累,已经变形了。他走进一家糕点铺,拿起糕点便吃,店铺女主人似乎也不在乎,他吃了便走,走路时发出镣铐响声,但无暴风雨般的声音。后来才知道,他是我的上司的一个亲属,患了神经病,上司要我当他的监护人,我们渐渐地融洽起来了。我带他去公园玩,他要小便,我带他到一个角落小解,有人指责我们,而他似乎能接受。他掏出一个红色小本子给我看,上面有"无产阶级专政"的字样,下面还有某某伟人的签名及指印,年、月、日等。一次我们外出,到了一个干涸的池塘边,池塘中积了许多落叶。他掏出了一个木鱼敲着,转了三圈,冲到了池中,躬起腰,两手做游泳状,爬到了彼岸,奔向了远方,这时候,出现了暴风雨般的、恐怖的响声。原来,这声音是在这种般情况下产生的。我想,这可能是精神病患者的一种仪式,后来,我总是尽量避免他到池边来。又一次,我们来到了池边,这里搭好了许多帐篷及货台,据说要在这里开物资交易会。我们的帐篷就在池中央。这个老人突然变成了两三岁的小儿,裤也未穿。一看到池中的落叶,我就担心他的精神病发作,只好抱着他赶快离开。

59.期盼(1992 年 3 月 24 日)

在某职工子弟学校一个教室外,校长对同学们讲:"在我们的教师队伍中,有几位教师很有学识。有一个叫某某的,他关于心理学的研究是很有成就的。前些年,虽然那时是很没有研究条件的,但他的理论已经被证实了。在一个博物馆中,放着他的一些论文手稿。他的名字用白色石子嵌在一块石碑上……"这时,收发员拿着一叠邮件,说有我的信。我接过了一叠信件,估计是我的文章发表了。我亟待仔细看看,打开信件,一件件地看着,果然是稿件录用通知书,心中感到十分欣慰。但有几件已被水浸湿了,字迹也模糊不清。

60.梦见死去的朋友(2014 年 8 月 13 日中午)

中午,我去参加一个会议,我到得最早,随后又来了一个年轻人,他在我的旁边坐下,第三个来的是胡某,我和他打了招呼,他坐在全面的主席团坐位。我问旁边的年轻人:"你知不知道他是谁?"年轻人道:"他是我们的领导。"我说:"他是我的朋友。"然后,我走到胡某面前对他说:"有个很奇怪现象,按理说,客观上您已经死了,但我常常见到你,有十几次了,您的出现使我感到非常惊奇!"他说:"那您就别那么想!"我拿手中的小树枝打了他一下,他顺手打了我一个耳光。我说:"您看看,您已经恼火了,我的脸还烧呼呼的,说是您已经死了,我曾多次验证过您没有死,现在,您、我不是实实在在地在这里么?怎么说是您已经死了呢!真是不可思议!"他没作声,站起来走了。

61.惊梦(2015 年 5 月 30 日中午)

我想吃桃子,从防疫站出来向大街走去。路旁有一个大妈在卖桃子,我看了看,桃子不好,太生了,没买。继续往前走,向左拐,到了文化馆前,就顺便进去看看……后来,我坐在一个躺椅上,似乎睡着了。一会醒来,想站起来,但怎么也站不起来,眼前只见面前的一张办公桌。我想是白日梦,努力振作,睁大眼睛,似乎觉醒,视觉似乎正常,然后又回复到原状,眼前仍然是那张办公桌图像,多次闭目又睁眼实验,图像不变。按以往经验,是白日梦,只要努力挣扎,待梦醒后,会自然消除。我做了多次努力,如敲打头部、掐手指、大声喊叫等,但都不管用,我想可能是大脑某部位出现了问题。我叔叔来到我身边,我请求他打我、掐我,并叫他用力刺激我。我叫他找来一个锥子划我的脚掌,他划得很轻,我接过来用力刺我的脚掌、手掌、手背,都不管用,眼前仍然是那张办公桌。我可以看到周围人的走动,听到他们的谈话声,但眼前的办公桌不会消失。我挣扎着想站起来而不能,我叫他们推着我换个地方,周围环境变了,那办公桌依然存在。我请求叔叔叫来出租车,车来了,但左边车灯突然掉了下来,滚到了路边水沟里,车不能开了,叔叔也不知道哪里去了。我已经不能言语,发音不清,我感到问题严重了,必须立刻到医院去治疗,因不能言语,只好"嗷!嗷!"直叫,企图来引起路人的注意。有围观的人、有关心的人,我能够看他们的活动,听到他们的言语,但我言语不清,只好用树枝在地面写字代替言语,但过繁的字不容易看懂,只写"送""医""院"几个大字求救。有人认出我写的字,但不领悟我的意图。我一边在地上写字,一边"嗷!嗷!"叫喊。我的右前额处出现了 5 厘米大小的一个包,情况危急,我想爬到医院去,但又不知道方向,我在地上爬着,喊着,亲人们那里去了?真是叫天天不应,叫地地不灵!我真想放起大火引起人们的注意。惊恐万状!挣扎!挣扎!大吼一声!突然醒来,原来是一梦。

62.礼物(2015年12月10日)

在朋友、同事的集会上,我和几个朋友、同事围着一张圆桌坐着聊天。一位女同事向我右边走过来,站在我面前,双手朝背后,似乎用长辈的口吻对我说:"我想给你一样东西,你要不要?"我回答说:"要嘛。"她把一件小东西到放在我手里。我说:"你很孝顺。"在我旁边的另一女同事用手按在我的头上说:"哇!你的反应真快"。

63.壮士还活着(2015年12月11日)

在一个偏僻的村庄,路旁的一个平台上坐着一个大约60岁的男人,他已经瘫痪并且失去记忆,据说他是跳崖的狼牙山五壮士之一,他幸运地存活下来了。一会儿从远处匆匆来了一个壮汉,穿着一件短褂,露着胸膛,赤着脚,如同鲁智深模样。他走到患者面前,什么也不说,就出手打那个患者。那个患者虽然坐着,但并不示弱,也出手相迎,他们好像都有一些功夫。两人相斗,不像拳击,如同电视里那种打斗技术。他们打斗了一会,患者败了,被打到墙边,已经没有招架之功了,双腿轻微地颤抖。那大汉用手指在患者身上不同部位点戳,好像是点穴一样,一会,大汉离开了。大汉第二次来时,他带来好几把匕首,向患者插去,但不是刺杀患者,是把匕首插到患者颈部两侧、身体两侧的墙壁上。过一会拔出刀来又离开了。这时患者已经站起来了。第三次,那大汉一路走来,手里拿着两把手枪,像双枪手一样。这时,患者迎了上去,那大汉调头往回跑,患者在后面追。那大汉边跑边回头向患者开枪,子弹都是从患者的身边擦过。终于,患者追到了大汉,两人见面,看了一会,患者扑向大汉,说道:"王景洪,原来是你!",那大汉说:"战友,你还活着。"两人拥抱在一起良久。

64.画展(2015年12月24日)

一天,我走到了一条老街,进入一道旧式大门,遇见朋友杨某和张某,他们正在筹办一个画展。他们正在为画展忙碌着,我向他们打了个招呼就去看画了。里面是一条长巷道,街道两边的墙上贴着许多画,未装裱,大都像是小学生的画,画面很简单,都是在白纸背景上的绘画,要么是几朵云的下面有几棵树、一个池塘,要么是小狗、小猫、小鸟,多为平面画。在进大门的左边墙上有一副人物写真彩色画,半身像,画得十分精致,人物的肤色、衣着、颜面的皱纹很逼真,衣服是紫黑色的,摺叠纹理十分清晰,立体感明显、生动,我仔细地看了好一阵。画看完了,沿着街道向前走,是一个小市场,赶集的人很少,有五、六个小饮食摊,有汤圆摊、面条摊等。我看了一遍,有的好像还没有煮熟,有的不卫生,有的无人照管,稀稀拉拉的。我也没有食欲,走了一遍就回家了。

65.斗剑(2019年7月15日)

我和几个朋友在一个山崖下游玩,其中周××是我初中时的同学,在山崖上的一个是王禹。他俩都全身披挂,装扮成古代的将军。周向王挑战,王表示应战,他俩已做好了战斗准备。王头戴箐鸡毛帽,身挂三把长剑,他拔出了三把剑,其中一把金光闪耀。周也亮出来长剑。他们开战了,如同电视剧中古代侠客打斗一样,从地面打到空中。后来,他俩各自落到大树梢,王手中的剑柄变成了七八米长,剑尖如同一把沉重的大砍刀,周的剑比王的剑稍长。他俩在树梢上交锋,两剑交缠在一起。王的剑头砍向周,真有一刀砍下周的头颅之势,周的剑头抵住王的喉咙,但未刺进去。不一会,王从树上掉下来,周下到地面看王,用手摸一摸王的颈部说:"死了!死了!"然后向远处跑了。我想看个究竟,绕道向山崖方向走去,遇到了罗XX,他说:"王已经死了,是脑栓塞。"我走到山崖,有人说:"尸体已经掉下了悬崖。"我只好往回走,一路上到处是水,好像是大雨过后。

66.松树、冰雹(2016 年 1 月 25 日)

我和侄子(朋友张某之子)等人到唐胜(地名)办事处去游玩,在一个山坡上有一片树林,其中有许多松子树,高 20 米左右,我对朋友们说:"这一片松树林是我们防疫站的职工造的,这个树林大约两公里长,一公里宽。"侄子说:"哪种树是松子树?"我走近一棵树前说:"这就是,你看,针叶有 10 余厘米长,比青松叶短,颜色绿色偏蓝,一叶有四根针叶,松球圆柱形,要比青松球大十多倍,松子就藏在松球瓣里面。"侄子折了一枝松枝拿在手中,数着每一叶说:"每一个叶确是有四根针叶。"我说:"青松每一个叶只有三根针叶。"我说:"当时种松子,边疆许多人没有见过松子,松子很好吃,我一边种,一边吃,最后还剩下一些,我拿回家了,真有意思。"我们继续往上爬。我说:"上面还有一大片松林都是我们造的。"我们爬到了上面,是一片开阔地,没有树林,是一片玉米地,我想,这是群众又将松树林砍了,改成了耕地。我们继续往前走,突然下起雨来,我们向村子里跑,终于到了一间空房子里躲雨,那里有几个人,都是陌生人。雨大了,房顶上雨滴声十分响亮,大家同声地喊道:"下冰雹了!下冰雹了!"许多冰雹斜着砸向地面,冰雹直径大约有 4 厘米。一个人跑出门去捡冰雹,我大声喊道:"不能去!赶快回来!那种冰雹会打死人的!"他捡了一个冰雹就回来了,拿着给大家看,好大的冰雹。

67.回老家过年(2016 年 2 月 5 日)

我回到了老家陆良县城里,我的老家是在东大街罗家小街,我向着家中走去,快到家了,老家熟悉的环境,熟悉的一切,真令人欢心,再向右边小路拐进去就到家了,天已经晚了。我的家是坐东朝西,一排三间,有五级台阶,我走到中间一间门前,门关着,里面灯光暗淡,从窗孔看,里面坐着胡某某一家,不见我母亲。我又走到厨房看看,没有人,再到其他房间外面看,漆黑一片。我想,我们的家一定是被别人占了。无奈,我只好离开去住旅馆。我回头,想回到街上,我沿着小道走着,突然下起雨来了,我冒着雨行走,道路很狭窄,弯弯曲曲,穿梭在房屋之间,很难行走。我沿着别人走过的脚印慢慢地一步一步地往前走,不时又踩进泥溏中。走到一个岔路口,就不知道要走那一条,又没有人可问。突然我右手提着的一个包,拉住了我往右边岔道上走。我想,这个包还会引路了!我被包拉着走,走了一段路,竟然走进了一个死胡同。我又倒回来往回走,路没有尽头,岔路多起来了,我迷失了方向,怎么也找不到大街。

68.宝石(2016 年 2 月 6 日)

我们一家开车出去兜风,从市区到了郊外,穿过一片片田野,道路变得愈来愈狭窄,车子颠簸起来,车速慢了下来。在大路的右侧路边,是一片片起伏不平的荒地,好像是有人居住过的废墟堆,上面长满了杂草。在一个个的废墟堆里有很多石头,有的石头在闪闪发光。我想,会反光的石头可能是一种好石头,等兜风回来,我一定要下去看看。我们沿路经过几个村庄,看了沿途的风光,绕了好一阵子,我始终想着那些石头。终于绕了回来,我叫停车,我们都下了车,走到一堆堆废墟上,看到发光的石头少了许多,大的石头不在了,只剩下了小的,大的只有手掌大小,小的倒是不少。我拿起来一个较大的,翻过干净的一面看着,白色透明的石头,里面还有一片片浅绿色,几个石头都是这样,我心中十分高兴,这石头可能是一种宝石,我们捡了好多,但较大的只有几个。有一个老乡走了过来,看我们捡石头,他问我们:"你们捡什么石头?"

我说:"马牙石。"他说:"马牙石可以做什么?"我说"玩呀!拿去镶嵌花台。"他说:"有两个人也来这里捡这种石头,他们捡了好多大石头。"我问:"是什么人?"他说:"是两个保山人。"我想,我们错过了好时机,好的石头被人家捡走了。

69.癌症(2016年3月15日)

我又患了癌症,部位在右侧整个大腿,大腿肿胀变粗,前面硬化,后面大部分硬化,硬化边缘有许多硬结节,小的有豌豆大,大的有蚕豆大,无痛,行走正常,肿块中心硬如石头。我怕家中人担心,总是装作没事,如平常一样。忽然,不知道为什么,我母亲唠叨起来,和孩子们吵闹起来,我心里感到一阵烦躁,我大叫了一声:"不要闹了,我又患癌症了!"他们方停止了吵闹,我走出家门到外面去了。我走到了朋友史某某家,史某某在庭院里,我和他谈起我的病情。他说:"我也患了癌症。"他卷起左侧裤脚给我看,原来,他也患了癌症,但比我的病情还要严重得多。他的左侧大腿几乎是右侧的两倍粗,红肿,整个大腿如石头般发硬。他问我:"怎么办?"我说:"没有办法,现今的治疗无效,最后,大多是人财两空,不要去浪费钱财了。"他说:"我白白有这么多的钱!"他问我:"你怎么办?"我说:"我每天用气功或飞翔运动来治疗,你会飞吗?"他说:"不会。"我说:"你看我飞。"我纵身一跳,飞到空中,又落下来。他也照我的样子,也飞了起来,他也会飞了。我们俩一起飞起来了,沿着巷道,飞到村庄上空,田野上空,飞呀!飞呀!好不自在。

70.木雕(2016年3月16日)

我在读报,大家听。我读完一段文章,翻到报纸的另一面,见报纸上有一个洞,找不到下文。报纸上只有栏目的格式,不见文字。我把报纸递给了另外一个同事,叫他继续读,他接过报纸,也没有读,一会,读报会结束了。出了门,在庭院中,有几个人在做根雕,有一位是师傅,其余的是助手。他们搬来许多半成品树根准备再加工。这些半成品中有人物、动物形象,有的什么也不是,只是奇形怪状。那位师傅拿着一只排笔给一件根雕上色,他很细心认真,每一个细小的凹槽,孔洞都不会漏掉。完成了一道工序,待稍干后,又进行下一道工序。其中有一道工序,是书法枯笔工艺,如同书法中的枯笔技术一样,可产生纹理。我仔细地观察,学习这一技术。

71.论文(2016年3月19日)

谭某要到昆明参加考试,我给她写了一篇论文。她考试回来碰到我,我问她:"考得怎么样?"她说:"老师问我,你的论文是不是你爱人帮你写的。"我反问道:"你怎样回答?是,还是不是?"她好像是哭笑不得。她用拳头擂了我几下,接着说:"老师说,这个俞某某呀!"我说:"他们怎么会知道我!"

72.课堂(2016年5月21日)

这是一堂生理课,罗老师课堂提问:"人体的能量是怎样产生的?"停留了一会说:"由周某某同学回答。"坐在我右边的周某某站了起来回答道:"是营养物质在体内氧化,分解为二氧化碳和水。"回答完了,老师没有对回答的正确与否做出任何表示。看起来还要第二个同学来做些补充。老师的目光扫视着同学们,但没有即刻点名。我在想,老师是否会点我的名呢?我心里在想,周某某的回答是含糊不清的,他说的是碳水化合物的氧化,碳水化合物分解成二氧化碳和水后,并释放出能量。这是很关键的一句话。我想到了食物的热能,糖和蛋白质的热能是每克产生 4.1 千卡路里，脂肪的热能是 9.3 千卡路里。还想到了物质代谢的"三羧酸循环"等。我已经做好了心理准备，如果提问到我……我看着老师，老师也微笑地看着我，但没有点我的名。

73. 家乡的山林（2016 年 5 月 29 日）

我回到了家乡陆良县，到芳华镇大前所村去看望我叔叔一家。在叔叔家，闲来无事，我总是到后山去爬山。我沿着一条小路向上爬，一边爬一边欣赏着沿途山林的风光，呼吸着清新的空气，爬到最高处，瞭望四方，真乃心旷神怡。我终于爬到了一个山顶，想来，爬过了这个山头，山那边应该是一个大峡谷，大峡谷里有一条大河。不料，登上了山头，眼前又是一座座高山，真是山外有山呀！对面山坡上一片金黄，那是荞麦熟了。观望了一阵，我感到有些疲倦，在一块大石头下躺下休息，舒服极了，似乎是要睡着了。忽然听到有什么响动，我警觉起来，站起来，抖擞精神，四处观望。一会，一个大约 50 岁的农民，扛着一架犁，手牵着一条水牛爬上山来。我心有感触地和他问候："老乡，去犁地呀？辛苦了，休息一会。"他说："不辛苦。"我拿出了香烟递给他，给他点火，他抽着香烟，仍然站着。他问我："到山上做什么？"我说："爬山，活动活动身子。多年没回家乡了，家乡真美！"他问："你是哪里人？"我说："我是大前所村俞家，知道吗！"他说："不知道。"我心中感到不惑，俞家在这里是一个大家族，怎么连俞氏家族都不知道。看来，他也忙着去干活，便牵着牛走了。一会，在前面不远处有一辆黑色轿车驶过，只见车顶。原来，不远处有一条公路。我沿着小路向前走，出了荆棘丛，上了公路，顺着公路下坡，回家了。

74. 睡眠（2016 年 6 月 15 日）

外孙和我睡在一床，他在我的右侧，我平平躺着，我感到太累了，想翻身左侧卧，可他的脚搭在我的腿上，我被他缠压住了，不能动弹。过了一会，我又发现我压在他弯曲的膝部，怕把他的腿压坏了，我坐起来。一会，我去上卫生间，在室内，向左拐，右手抚着木栏杆慢慢地走，在木栏杆外有一道门，我伸手去摸，但摸不到，若再往前伸，怕掉下去。再向左拐，又有一道门，但又被栏杆挡住了。我只好返回，向左拐两个弯，到了客厅。我想，我是否在梦游，于是我仔细地看周围环境是不是真实的。看来是真实的，我确定不是梦游症。忽然，一阵响亮刺耳声音，妻子、女儿都被吵醒了。我仔细地听，声音变小了些，原来是蝉鸣声。我断定，蝉鸣声不是从外面传入的，蝉，一定藏在窗帘的后面。我说："快把手电筒拿来。"他们把手电筒递给我，打开开关，电筒光微弱地亮了一下就熄灭了。

75. 故地重游（2016 年 6 月 24 日）

我和朋友胡某，到我们曾经工作过的区政府所在地去玩。到了区政府以后，看到政府和原来大不一样了。我们指指点点地评说着。我说："原来政府后面是一排平顶房，现在盖起了楼房。"他说："是呀！所有的房屋，都是重建的。"我看到了政府后面的一座座山峰，是喀斯特地貌，山上的岩石、树林、小河历历在目。我指着一个通往山边的方向说："这里原来是一条通往小桥头村的小路，现在成了广场。"并问他："山上有一个仙人洞在什么位置？"他用手指着山峰说："在那儿。在最高那个山峰的半山腰，那个黑色的地方就是洞口。"我感叹道："大自然真美！"一会，他带我走进一户人家，客厅里坐着五、六个人，他们微笑着，好像是对我们的来访表示欢迎。看他们的面孔，似乎有些面熟，但不认识。总算是认出了李×，我对他说："李×，不认识我吗？我是老俞呀！多年不见，你一点儿也不老，只是颜面黑了一点。"他没有回答，只是呆呆地看着我。后来,我们走到院里,一个中年妇女向我们走过来。她首先认出了我,我也认出了她,是李副区长。我说:"想当年,你是副区长,现在是团级? 不、不! 应该是师级干部了。"她说:"你这个老俞呀! 还是那样的宽厚,爱开玩笑!"。

76.钓鱼(2016年7月5日)

我和一个朋友去澜沧江钓鱼,汽车停在码头。我的朋友向下游去了,我留在码头。碰到一个渔夫,他知道我是来钓鱼的,但我没有鱼竿,他说:"你要什么样的鱼竿?"我说:"要钓大鱼的鱼竿。"他拿了一根大鱼竿递给我,但没有讲多少租金,还帮我装上了鱼饵。我将鱼竿调好了鱼漂,甩进了江中,很快就有鱼咬钩了,抬起鱼竿,钓上来一条,好像是泥鳅,但很大,圆柱形,全身有黑灰色纹理,头部有触须,大约重100克。接着,我钓了四、五条。不装鱼饵,鱼也会咬钩,我想,水中一定是有大鱼群,我钓了20多条。一会,从上游漂下来一些鱼,红白色,每条鱼至少有一市斤大,似乎还在水面挣扎。渔夫用捞斗打捞,活的留下,死的丢掉。我想,只要鱼的眼睛还是黑色的,还比较新鲜,就是可以吃的。我向上游走去,江水很浅,一群群鱼逆流而上,如同电视里的大马哈鱼一样。我将钓钩放到鱼的嘴边,就将鱼钓了上来,好大的鱼儿! 但不知道是什么鱼,我将鱼留在沙滩的小水塘中,一会就钓了十余条。再向上走,有鲤鱼、白鱼、红鱼……我又钓了一些鲤鱼,收获很大。我提着两条大鲤鱼往回走,好重啊! 这么多鱼,我怎样拿走呢? 只好来回多次搬运。再回来看,小水塘中的鱼跑了许多,有的埋到了沙子中,有的跳到了沙滩上,还在挣扎。

77.别墅(2016年7月8日)

我搬了新家,新家坐落在市郊的一个小山坡上。我外出归来,顺着小路慢慢往上走。几个人从我身边走过,向山坡下走去,还听到几个熟悉的讲话声,是浦某某局长等,但未见人。一会,又一个熟人罗某某从我的后面赶上来,大声喊道:"吃饭啦! 吃饭啦!"我问他:"你在叫谁呀?"他说:"几个开会的领导。"我知道,这几天正在开县人民代表大会。我问他:"他们开会,怎么要你来叫他们呢?"他操着一口四川口音说:"开会时,大会出了一道考试题,是'怎样当好人民代表',那几个领导可能是考得不好,他们连饭也不去吃了。饭总是要吃的,对吧!"他继续喊着,向前去了。我想,这样的题目太容易回答了,只要经常和群众接触,讲出群众的声音不就行了吗? 他们真有吃白饭的福气。

回到家中,我在躺椅上休息,听到几个朋友熟悉的谈话声,原来是几个朋友来玩,有人用夹子夹我右手食指,我心中知道,那是张某某的恶作剧。一会,他们要走了,说是要出去餐馆吃饭。我起来留他们,他们说人多,还是出去方便。

78.飞马(2016年8月17日)

我们住在一个山村里,雨过天晴,空气十分新鲜,我们打算出去走走。我们下坡,可是小路泥滑,一不小心就会滑倒。我们只好返回,向山村上面走,道路是石头镶嵌的,很好走,我一面慢步一面看路边的石头。我发现,在这些石头里有一种大型柱状晶体,黄褐色,光亮但不透明,有的还镶嵌在基岩中,我想,这肯定是一种宝石。我一边走,一边挑选了几个,带回了住地。坐下来再好好地观察每一个石头,同事们也围绕着看。其中有一块约15厘米的长方体晶体,像一把斧头,有人工打磨的痕迹,斧口有明显的切口,估计是一把石器时代的石斧,是文物。余某问:"是在哪里捡来的?"我说:"就在路边。"他说:"我们也去找找看。"他们又出去了。我仔细地看着那几块石头……石头变成了几个树根,形状像鸟,其中一个是两只仙鹤,呈舞蹈状,栩栩如生。我将它取名为"鹤舞"。我把三个树根收好,又出去找我的同事了。山坡上满目都是树根,一个同事指着前面说:"你看,前面那个。"我向他指的方向看去,有一个大树根,像一张桌子,上面还摆放着五、六件"青铜器古董",我们想转过去,走近看看,但当我们转到另一个方向,却怎么也找不到那张"桌子"了。这时候,在一片空地上,一个年轻人拉着一匹枣红马,那马躁动不安,头部高昂,伸开翅膀,好像是要飞起来的模样,我惊讶地叫道:"飞马!飞马!"那马的翅膀肉质,有四支,两支大的在肩部,每一支大约 1.5 米长,小的两支在后腰背部,约 1 米长。那年轻人对我说:"你是否帮我找一个主,把它卖了,在农村,又不能驮东西,没有什么用处。"我说:"你打我的手机!"突然又改变了主意问道:"它有几岁了?"他说:"两岁多。"我又看了看马的洁白的牙齿,我说:"它会飞吗?会不会咬人?"他说:"不会飞!不会咬人!"我说:"干脆,多少钱?开个价。"他说:"原想卖 1500 块,就 1000 块吧!"我说:"就 1500 元,但你要把它送到城里,顺便将我们的东西驮回去。"他说:"行!"我为我买到了一匹好马而高兴,我极度兴奋,突然醒来,原来是一梦!

79.天空的肖像(2016 年 12 月 15 日)

我们卫生训练班 4 个班 200 余人到野外踏青归来,到学校门口被门卫拦住了,说是要排好队才能够进去。于是,我们在学校门口的空地上排队。我和一个班的同学们排成了两列。有的站成了一列。我说,一列不行,要排成两列才行。但他们不听,他们未能进去。我们进了大门,见篮球场上摆好了许多菜,一桌一桌的,好像是要开饭了。菜都是一些山茅野菜,但没有饭,他们说可能是缺粮了。我和局领导李某某等几个人在一起,肚子饿了,我拿出来一些锅粑给大家吃了。我想,那些粮食贩子可能把粮食屯集起来了。我们不停地议论着。突然一个耀眼的闪电过后,远处传来雷声,北方呈现出一片黄褐色的天空,像是由许多彩色板块拼成的,十分壮观。我们欣赏着,画面上显现出了巨幅人物肖像,一个个出现又消失,一个带着军帽和眼镜的军人,还留着八子胡的肖像,我看好像是贺龙元帅。肖像在变换。有人说:"快看,是×××!"我心里明白,这是"海市蜃境",一会就会消失的,机会难得,说:"哪一个带着像机或手机,赶快拍下来!"但一个也没有带。太遗憾了。接着是刘少奇……(梦醒)。

80.预防接种(2017 年 1 月 2 日凌晨)

大清早,我和同事们要到乡下去协助预防接种工作。我们到了一个办事处,分好工,各自分头去工作了。我和一个乡村医生为一组,我在办事处等待乡村医生,不知道什么原因,他没有按时到达,我怕误了事完不成任务,心烦意乱。这时候,另外一组的小张他们工作完了。我对他们说了情况,他说:"不要紧,我们三人工作吧。"进了村子,对群众说明来意,开始工作了。小张他们对农村工作非常熟悉,接种工作他们负责,我只是跟着他们做些组织、宣传工作。他们的工作方法很先进,每到一家,手中拿着一个小型电脑,有每一家的卡片,接种好,上了卡,不像过去要一个个登记等,工作进程很快,一个村的工作结束了,又转向另一个村。在乡村,春光明媚,一片碧绿,空气新鲜。我们每人打开自己的雨伞,我们抓住雨伞就可以飞起来,但只能离地面两米多高。我们在田野飞着,很快又到了另一个目的地。村外有一片蚕豆地,地里的蚕豆荚已经饱满,颜色已经发黄了,我很想摘一些新鲜豆荚来品尝一下,但又怕违反纪律,只是干巴巴地看看。我们驾着雨伞,不从路上走,在村庄里,或从正门进,或从后门入,出入自如。我们到了一家,一个干部模样的老乡问我们:"你们吃饭了没有?"我说:"没有,你呢?"他说:"我们已经吃过了。"我说:"我们的工作还没有做完,不必管我们了。"我们继续工作着。又到了一家,闻见了一股炒菜的油香味,一个妇女正在炒菜。我们在她家工作后,她说:"就在我家吃饭了!"我说:"好!好!就在你家。"

81.旧书店(2017年1月5日凌晨)

我们单位接到通知去听报告,时间还早,我们走进了一家书店。这是一个旧书书店,在一楼,约200平方米大小。没有书架,书籍都是摊开在大桌子上。我和本单位的孙某、李某、陈某进去看书。店内很安静,每一个桌子我都转了,有古书、连环画小人书、玩具等。我选了一个文具盒和一本书法字帖,文具盒里有钢笔、铅笔、尺子、橡皮擦等,字帖是草书字帖。每一样价钱都是10元,但还没有付钱。又找了一本画册拿着,在李某旁边坐下。李某在看一本微型小书,小书只有5厘米长,他用一个小放大镜看,好像修手表一样。我很好奇,想看看,他把放大镜给我,那个放大镜只有小手指那么大,一头粗,一头细,从细的一端看书,字被放大成5×5厘米大小。从粗的一端看,小书被推得很远。那个放大镜实际就是一个微型单管望远镜。我选的画册是16开的,大约有50页,里面的画像是西方的彩色油画,每一张画之间还有半透明的纸隔开,画面都是人物画,模样都是外国人。我仔细地看着画中的一个男孩,图形逐渐变大了,变得大约有20×15厘米大小。我将画拿给李某看,我们看着看着,随着风吹,画的头发飘动了,我们觉得十分奇怪,我又摸摸孩子的脸,他的脸是柔软的,如同真人一样,感到十分惊奇。我觉得有些困倦,就在李的旁边躺下休息。

82.灵芝(2017年1月7日凌晨)

我和Y到野外去玩,在一个小山坡上,发现了许多灵芝,长在树干上面。灵芝的盖约20厘米大小,无柄,橙色,我们小心翼翼地摘采着。我们又沿小路往上爬,在一片山坡上,出现了一个林园,像是喀斯特地貌形成的石林,但又像是用太湖石人造的假山。石头上长满了灵芝,有大有小,大的直径几十厘米,小的几厘米。太多了,我不知要采摘哪一个,在那里观赏了好一阵。后来摘了几个小的,拿在手中,恋恋不舍地走下了山坡。

83.采访(2017年1月14日凌晨)

我听说罗某某撞上了鬼,我很好奇,于是我去他家采访。我问他:"听说你遇到了鬼,是吗?"他说:"也没有什么,是神仙还是鬼怪,我不知道。"我说:"你给我讲讲过程好吗!"他开始讲述有关经历:"我和妻子,还有另一家两口,我们拔好了秧苗,要去不远处的秧田栽秧。我们走的是近路,是一段田埂。这时候,我发现了一条蛇,花纹很好看,但不知道是什么蛇。我抓住了它的尾巴,我想把它拿回去请人鉴定。我提着蛇奔跑在水田中,在泥水中行走很困难,摔了一跤,爬起来,蛇还在手中,继续走,又摔了一跤,蛇跑了。我只好往回走,忽然听到了一个女人优雅的歌声。原来,这歌声是从不远处的一个园子里传出来的。仔细看,是一个穿着古装的女人在园中亭子里唱歌。我慢慢向园子靠近,突然,我的牙齿疼了起来,疼得很厉害,我又哭又跳。我想是中邪了,可能是那个唱歌的女人施的魔法。"我看他喝了一口冷水,含在口中。"我说:"含了冷水会更痛的,快快吐出来!"又过了一会,又听见那个女人唱歌了。她唱的是电影《五朵金花》中金花的唱词:"金线绣来银线绣,绣得春色飞满楼,莫是剑川花开迟,误了好时候。"罗某某也开始对歌。他高兴地唱了起来,他的妻子也拍着手和他一起唱,不知道他们唱的什么,我从来没有听到过。

84.评论小品(2017年6月27日凌晨)

我正在上楼,嘉平从我后面上来。他问我道:"你昨天晚上去看演出了吗?"我说:"去了。"他问:"你对那些节目有什么看法?"我说:"我没有看节目,我在和朋友聊天。"他看我对话题不感兴趣,就自有感触地说:"有两个节目很好,一个是《一个护士的自白》,另外一个是《不工作能够扶贫吗》。"我不加思考地忽然产生了一个疑问,我说:"《不工作能够扶贫》这个节目的题目就大有问题,有语法性错误,扶贫本身就是一种工作嘛。"他说:"小品嘛,各人有各自思路,有他们自己的想法。"

85.牛(2018年1月22日凌晨)

我和母亲在家门口,忽然有20余头黄牛冲进了我家的菜园。我母亲突然喊叫起来:"哎呀!哎呀!是哪家的牛?我的菜!"我看母亲又着急,又愤怒,我赶快冲过去驱赶牛群,牛群在园圃内乱窜。这时,从牛群后面来了一位女士,手拿一根棍子正在吆喝着牛群,原来她是金某某,是牛群的主人。金某某是县邮电局的一个职工,是我熟悉的人,我想,她怎么会来放牛呢?那些牛或许是她们单位的。我走过去和金某某打招呼说:"你怎么放起牛来了?"她没有回答我的问话。只是连声地一边说"对不起!对不起",一边追打着牛群,将牛群赶出来菜园。我母亲也走过来了,喊着要他们赔偿损失。我们一起走到菜地查看。那菜地好像是一个荒废了的庭院,周围的房屋没有了,还可见一些残垣断壁,地面上还有一些残留的石板。菜园内种了一些玉米、蔬菜。我们查看着菜地时,只有几棵白菜被牛踏坏了。我母亲吵着一定要她们赔偿损失,她向我伸出了三个手指,我猜想,母亲的意见是要赔偿30元。我对金某某说:"我母亲意思是要赔偿损失,真丢人,我看,你不用说话,我会处理好的。"我对母亲说:"他们已经答应赔偿了。"

86.小猫与松鼠(2018年1月23日凌晨)

我在天井中休息,这个天井是旧式的四合院,四周的房屋地基较高,天井的地面较低,从天井到房屋有台阶,天井的四周和地面均是石板面。在天井中有四只猫咪,正房的台阶上有两只,天井中有两只,都是灰白花色相间的。一会,台阶上的猫咪也到了天井中,四只猫咪在天井中追逐玩耍,仔细一看,它们是玩猫捉老鼠的游戏。再仔细地看,它们是在和两只松鼠玩耍,猫咪一会抓住松树,一会又放开。我也参加到它们的游戏之中,但我的目的是想捉住松鼠。我和猫咪一起玩起来,我几次抓住了松鼠的尾巴,但总是被松鼠挣脱了。我想到屋内拿一把长长的火钳来抓,就会容易得多,但又怕我走开了,松鼠也跑了,所以我一直和它们在天井中转玩。最后我终于捉到了一只松鼠,我像抓蛇一样抓住了松鼠的脖子,它动弹不得,它的体重轻飘飘的。地上还有一只,看起来较小,尾巴短而粗,我想,它们可能是大松鼠的孩子。一会,一只猫咪对我说:"你把松鼠抓走了,我们玩什么?"我说:"你们看,地上还有一只小的呢!"我依然抓着那个老松鼠,没有放手。

附录二　幻象病例

1.简单幻象

J.Lhermitte 的病例。某颅内肿瘤患者,因颅压增高,曾行脑室穿刺术。某次,穿刺针方向稍有偏差,进针以后,患者呼叫:"我看到火焰,有火警!"拔出穿刺针后,重新穿刺,进入脑室,并未出现幻视。第一次穿刺出现幻视,很可能因为针刺方向偏外,在脑室外侧壁,触及视辐射。

2.简单幻视

Willamil 报道一例。59 岁男性患者,起病之初受扰于"光感幻觉"。未久,在初级光感幻觉之外,又增加复杂而有具体形象的视觉幻象,幻象内容令人深感厌恶。患者深受其苦,不堪折磨,某日,举手枪自击,子弹从两颞部对穿,两眼球也完全损毁,幻视也从此匿迹。但是,日后尸检发现左侧枕叶结核瘤。

3.简单幻视

Jaubon 和 Villefont 的病例。某女性高血压患者,70 岁。经常发生眩晕,言语困难,错语并有幻视。症状出现之前无任何先兆,幻视内容是各种色泽的玫瑰花束,花的颜色变换不息,时而黄,时而绿,时而红,前后相继,每次发作约两分钟,两分钟后,一切幻视消失。

4.幻视

Butzel 报道,在右侧偏盲境内出现许多昆虫幻象,形如蜘蛛,还出现各种人物。

5.幻视

Baillarger 在著名的《睡眠与觉醒的中间状态对于幻觉发生的关系》中,曾经说过:"我常常在似睡非睡的中间过程体验到许多奇异幻象。如果我强迫注意,意图看仔细,幻象立即消失得无影无踪"。

6.幻视

Lhermitte 记述一位 67 岁老人,6 个月以来,每当入睡常出现各种幻视景象,突然出现,突然消失。幻象内容大多属于童年时代的景象,童年时代所熟悉的某老人,或某种家用什物,或家属亲人。这位老人自诉:"好像有一架照相机安装在我的脑子里,我真不懂我怎么能够把童年的一切如此细致地铭记下来。我的脑子不由我指挥,它的活动就好像是一部自动化机器,因为这一系列的幻象都不是由我的意志决定,而是自动地出现"。

7.幻视

Jeguier 报道,某医生,经过长途跋涉,数夜未眠,极度疲乏。某夜,仍在徒步前进,忽然眼前出现一个滨海村落,但当振作精神,仔细探视时,美丽的村落又顿失去向。

8.幻视

Bonnet 写道,这位可敬的人物,身体很结实,记忆很好,判断敏锐,心地善良,时常看见他面前出现男人、女人、鸟儿、车辆、房屋等各种形象。这许多形象或近或远,在老人眼前,极复杂的结构,可以立即出现。各种形象虽然具有应有的色彩,但这位老人并未受其幻象蒙蔽,他知道这是虚幻不实之现象,他自以为是"想象"的产物。

9.幻视

某患者"看见"许多老鼠在他卧铺上奔跑,欲知其来处,仔细一看,老鼠又跑得无影无踪。正恍惚间,被褥上树起千百条老鼠尾巴,患者用手去抚摸,所有的尾巴又顺着手势倾倒,就好像风吹麦浪起伏。随即老鼠屁股从被褥上冒出,逐渐整个动物身体毕露,全体老鼠都在跳舞,势如要加害于患者,患者大惊,揭开被褥,纵身要逃。

10.幻视

Berger 的病例。某患者,年 77 岁。因两侧枕叶广泛缺血软化,以致皮质性盲。开始,自知失明,某日突然看见海上景象,有时是高山,有时是人物。患者与幻景中人物交谈,但不闻答话。自此以后,患者否认失明。

11.幻视

H.Lamy 报道,35 岁女性患者,右侧偏盲,在健侧视野境内经常出现人物面象,或整个人身形象,幻象面容的眼神特别令人惊讶。

12.幻视

Camus 报道一例动脉硬化患者。原本一目失明,后来健眼左侧视野又因病缺损。在视野缺损后四年,健全视野境内出现幻象,幻象由若干活动小人组成,小人幻象在患者视境内行动不息,最后出现光怪陆离的万花筒般的圆形,小人幻象也随即消失。幻象出现突然,与患者注意集中与否或精神紧张与否无明显关系。正如幻视的一般规律一样,这位患者的幻视景象也随着眼球的运动而移动。如果患者看见的幻象恰巧在窗玻璃上,患者走近窗前,想看看仔细,幻象则移向窗外广场,和广场上游戏的儿童真像混在一起,并可以透过真实物体而呈现。

13.幻视

Lhermitte 的病例:一位老年妇女患者,某日在步行中途突然眩晕。根据临床表现,病变定位在大脑脚盖部。两周后患者陈述:"每逢黄昏太阳落山时,看见许多奇怪的动物,猫呀,鸡呀,形状很奇怪,这些动物的瞳孔散大,发出迷人的光彩。我想去摸摸它们,但当我手指接触到它们时,顿时像触电般麻手,同时这些奇形怪状的动物也一起从地板上消失。不久,幻象的内容改变,患者看见许多装束怪异的人像和许多玩着洋娃娃的孩子,还看见其中一个孩子坐在邻铺的枕头上。

14.幻视

Morsier 报道,患者在偏盲境内见若干美丽的飞蝶,形象如此逼真,以致患者伸手捕扑。

15.幻听

Lhermitte 报道,一女性患者,45 岁,突然耳聋。自此以后,经常为幻听所苦,同时语言机能逐渐衰退。得病 15 年后死亡,病理解剖发现第三颞回有一坏死病灶。

16.幻听

某患者,患第一颞回结核瘤,自述有幻听:"经常听到童年时期体育老师命令集合时使用的哨笛声,紧接着是几声大叫'快逃',有时听到呼唤我兄弟的名字,从来没有听到长句话声。"

17.幻听

David、Hecen 及 Sauguek 报道。患者患颞叶浸润性肿瘤,有幻听,初起时是单独的叫声,后来发展为家常对白语言之声。当患者集中注意力,想听明白幻听语句内容,则幻听语声越来越轻,终至不能获闻。若患者不专注于幻听,专心于其他事物,幻听之声又越来越响,几至难以忍受。

18.幻听

Beethoven晚年耳聋,但声乐幻听明确,据述,他的名著乐章经常萦绕脑际,是他晚年最大安慰。

19.幻嗅

某患者某日回家,闻到煤气味,煤气味如此浓重,以致患者恶心欲吐,医生诊断"煤气中毒"。次日又复如此,详细检查煤气管道,未发现漏气。显然是出现了幻觉。后证实为颞尖肿瘤。

20.幻触

J.Lermitte报道,患者两手实体感觉均缺失,单独用手抚摸不能辨认物品;但两手有幻触,患者自觉两手如涂漆,两手皮肤像是粘满胶水。病理解剖发现两侧顶叶萎缩,两侧脑室脉络丛囊样增生。

21.幻视,幻听,幻嗅

Cushing报道一例。患者每次发作均见其父在其左侧,还有其他几个人与患者的父亲一起玩牌,最后以争吵告终。牌局散开以后,立即出现恶味和恶臭,出现恶味的恶臭后,预示发作即将结束。

22.幻视,幻听

夜色已深,某滑雪运动员,经过整天滑雪运动以后,还必须攀越5公里山路才能到家。在中途突闻嘲笑声,向笑声来源方向注视,见一特大红色光亮的三角。几分钟后,笑声消失,红三角也不见影踪。

23.自体幻象

Nouet的病例。患者男性,40岁,因弹片伤及右颞部。外伤后两年,开始出现自身投影性发作。每次发作历时约十秒钟。发作时忽见自己身影伫立面前,似如镜中投影。且发作时面色苍白,焦虑紧张亦极显著。

24.自体幻象

P.Bonnier报道,某患者因咽鼓管开口过度扩张,每次打喷嚏,迷路必受震荡。因此,打喷嚏后即刻眩晕发作,同时方位定向丧失,患者自觉身体分裂为二,其中一半仍保持原位,另一半离开原位,转向外看。待震荡停止,身体两半又重靠拢,合而为一,眩晕亦即停止。

25.自体幻象

Lukianowicz报道,男性患者,34岁。自述病史:"常在偏头痛发作过程,或接近发作尾声,我感到我的头由正中线分裂为二,然后由裂缝中突出我整个身体的缩影。缩影逐渐扩大,以至与我真实身体相等。因此,我有两个分别的躯体,它们都是'我'(me or I),它们彼此相距一英尺,新出现的'我'总是在右边。我好像可以接触……那另一个我,我从来未用眼睛看到过'他',但是我感到(feel)他的存在,并且这种感觉很明确。这另一个我出现在我的头像要裂开地疼痛的时候,当我的头痛停止,'他'——另一个我也就消失了。"

26.幻视

Lunn 的病例：患者女性，33 岁。入院前两年常有失神发作。失神后继有左侧上肢局部运动性癫痫。入院前一年，开始有大发作。入院检查发现左侧肢体轻瘫，……手术摘除右侧中央后回胶质瘤。手术后出现轻度精神模糊，定向不全，有幻视。某日正当转头向左，忽见左侧坐着一女子，该女子即是患者自身形象，开始时患者以为是护士在她身边放置穿衣镜，但伸手摸索，发现不是穿衣镜，而是自身的游离形象。发作历时 2～3 分钟。

27.自体幻象

自体幻象：Engerth 和 Hoff 的病例：患者男性，71 岁。因卒中发生左侧肢体僵硬，并有同侧偏盲，偏盲境内出现幻视，幻觉活动如同电影，其中有一个半身人像，人像动作与患者自身动作完全符合。患者诉述有人跟踪并追随在患者左侧，且每当跟踪者出现，左侧肢体僵硬感消失。

28.自我幻象

J.Lhermitte 的病例：患者男性，19 岁。童年多病，生命多挫折。9 岁开始，常多空想。近日出现自我投影幻觉，幻觉出现突然，消失也迅速。某日，正在温习功课，在脑海突然出现祖母二字，随后又出现自我幻影，赴祖母床边，祖母躺卧无力。而姑母发现患者，立即予以拥抱。当时患者不仅亲见幻影接受姑母拥抱，本身实体也确有感受，心情悲痛正与幻影相同。幻视继续演变，继见祖母亡故，悲痛不已，乃返回卧室。幻景的一切变动呈现在距离 2～3 米视界之内，不但幻象逼真，心情感受也很明确。幻象消失后，仅见精神稍呆滞。据患者诉述，每次发作开始，自觉口唇痉挛，下颌扩大，全身有强直紧张感。

29.幻肢

男性患者，66 岁。早晨起来因轻度卒中入院，卒中并不严重。据其妻代诉，患者起病时，双目紧闭，神志恍惚，势同做梦，并告诉妻子："没有事，拿掉这只手。"患者误以为自己的左手是别人的手，深感累赘，所以命家人移去。患者意识未丧失，可以交谈。起病当天，检查发现左侧偏瘫，起病第四天，仍为弛缓瘫痪。护士告诉患者左手瘫痪，患者不相信。令患者活动左手，患者自以为活动如常，事实上未见左侧运动，右侧也未见运动。若坚持令其出示左手，患者出示右手，但自述是左手。数小时后重复检查，患者仍坚信左上肢活动正常，并称上肢上举，手指屈曲，事实上未见上肢任何动作。护士令出示左手，左手虽见活动，但患者坚信已经伸出左手，并称护士正紧握其左手。病理解剖发现右侧半球皮质下出血。

30.幻肢

Bouttier 引述一病例，患者突然感到左臂远离躯干，并做强烈旋转运动，无法制止，而事实上患者左臂不但未曾运动，而且完全瘫痪，最后证明是丘脑出血。

31.幻肢

Van.Bogaert 报道，患者左臂被切断，令其右手紧握铁杆，患者自觉左侧手指也使劲握拳。

32.幻肢

来自 Charcot 的病例。患者自述："虽然我已经失去了左手，但在梦里我还是有一双手，我和往常一样，双手检票（患者是铁路检票员），左手接票，右手压戳。"

33.幻肢

某患者,9岁时因意外事故截去右手。从29岁开始,经常有如下发作:"我感到我的右手(幻肢)膨大,继续膨大,直至要爆裂似的,手指也是如此,愈变愈粗,同时像针刺般疼痛。'右手'原来蜷缩着,这时候逐渐放开。"与先兆同时出现残肢局部频繁阵挛。

34.幻肢

Lurje曾报道2例急性感染性多发性神经根炎具有幻肢现象。其中一例自觉有三个胳膊;另一例自觉多出一只手,直接嵌在肘关节下方。

35.幻肢

男性患者,因意外事故致使第六、第七颈椎骨折,右侧臂丛神经麻痹,右臂功能完全丧失。……整个右上肢垂挂如无生物。自三角肌以下,一切感觉消失。自从事故发生后,患者诉述不再感知原来胳膊,但感到另外一个胳膊在原来的胳膊旁边……幻肢紧接肩峰,与麻痹真肢平行。假使患者用左手移动麻痹真肢,患者感知幻肢紧随真肢平行移动。患者可以随意伸展或屈曲幻肢手指,可以握拳,但同时感到整个幻肢有触电感。幻肢有自发性疼痛,为了减轻疼痛,患者活动幻肢。幻肢的虚幻屈肘运动可达90度。幻肢不见连带运动,无反射运动。若做拳击真肢状,患者体验幻肢将受拳击,但不觉幻肢有退缩避让表现。

36.幻肢

Lhermitte报道一例。患者因延髓出血,起病次日,患者虽然躺卧床上,但自觉两下肢不自主地抬高,处于一种很不方便而又难以忍受的位置,体验如此真切,以致患者不时抬起头来,看看是怎么一回事,实际上两下肢未有任何活动。

37.幻肢

Van.Bogaert报道一例,患者腰麻以后出现幻肢体验。患者因肛门瘘手术,接受腰髓麻醉。麻醉后,患者感到两下肢处于产科姿位,手术完毕,麻醉效果业已消失,下肢感觉已经恢复,患者仍感下肢保留在产科姿位未变。这个很不方便的姿位体验使患者感到很不舒适,因此,不愿仰卧,意图侧卧位或可改变幻肢姿位,但仍旧无效,整个体位虽在侧卧,而幻肢姿位不变。

38.幻肢

M.Belsusso报道一例,在腰髓麻醉述后出现幻肢体验。患者在坐位中接受腰髓麻醉。当抬回病房时,患者自觉其右腿抬高距离床面约25度,患者自觉十分疲劳,因此嘱咐医护人员协助,要求将右腿放平,事实上真肢右腿安放在床面很好。检查发现右下肢弛缓瘫痪,有明显感觉障碍和交感神经症状。

39.幻肢

Schaeffer报道一例四肢瘫痪病例,起因于颈椎损伤。患者自觉两上肢交叉在腹前,但如果检查者抚摸患者瘫痪真肢,患者可以明确真肢在胸部两侧。这种体验给予患者精神上极大不安,因为患者同时体验有四个臂膀,必须由检查者将瘫痪真肢移向腹前,与幻肢合拢,患者精神的上不安才能消除。

40.幻肢

Henry.Head 报道一病例,由于外伤切断尺神经,患者丧失小指一切感觉,三个月后,因故施行下膊三分之一切断术,术后出现幻肢体验,但患者体验的幻肢只有四个手指,缺少小指。

(复杂幻象见精神病病例)

附录三　精神病病例

1.幻听

患者女性,20 岁,精神分裂症。近几天,听到屋外有单位领导谈论她的声音,如说她不爱劳动、破坏团结、应给予批评等。患者找不着谈论她的人,因而认为领导不愿意跟她见面。虽然没有一个人听到这些声音,但患者坚信他们来了,因此常向窗外回答说:"我要和你们辩论,我太冤枉了。"

2.幻听

患者男性,21 岁,精神分裂症。他叙述:"在我头脑里有讲话的声音,有言也有调,但有时是一种没有声音的讲话,虽然没有声音,却也能听到,虽然不是用耳朵听到的,可是正和耳朵听到的一样。这是没有声音的言语,但它表达了一定的意思,它表达的意思就是'让我向右走'。"

3.机能性幻听

患者女性,18 岁,精神分裂症。患者在听到刮风和打雷声的同时,听到在高空与风雷同源处有人在讲"要下雨了!要下雨了!"打开水龙头或拉厕所水箱时,听到流水声中夹杂着声音:"辩证唯物主义!辩证唯物主义!"在脚步声、钟表声、电扇声中听到:"顶牛!顶牛!顶牛!"。

4.躁狂抑郁症躁狂状态

患者男性。医生问:"你叫什么名字?"答:"我叫××民,人民民主,老百姓翻身当主人,无产阶级专政,共产党领导,建设社会主义。"说到这里,进来一位解放军,患者马上举手敬礼,一面说"向解放军学习,向解放军致敬",一面踏步走,唱"雄赳赳,气昂昂,跨过鸭绿江"。

5.思维不连贯

患者男性,63 岁,老年性痴呆。患者意识模糊,对周围事物无反应。医生站在床前,患者视若无睹。患者两手不停地在空中乱动,语量多,前后不连贯,如"你什么情况,……一家是一家,那不行,那没办法,我爸爸的爸爸"。问:"你姓什么?"答:"姓徐,各地方,在那处变成人,一条腿分几处跑,那个,好家伙,多吃点,all right,啊呀!炸弹,呼,喀,Yes……"

6.逻辑倒错性思维

患者男性,22 岁,精神分裂症。患者记录自己的思想情况如下:"自己想到进化时,觉得人是由动物进化的,所以人不应当吃猪肉,又想动物是植物进化的,因此,又觉得吃蔬菜也不应该。以后又想植物是从土里长出来的,所以又觉得不应该站在地上,有时候觉得自己走了一万里地,就比别人进化了一些。"

7.病理性赘述

患者男性,癫痫伴有精神障碍。当医生询问患者为何跛行时,患者答:"我家在襄阳,在湖北省山区,那个地方新中国成立前可苦了,我父母亲都死了,还有一个哥哥在襄阳,山区交通不方便,后来我又去成都了,就是四川省的那个成都,坐船得好几天才能到,我是走着去的。刚去的时候生活很不习惯,可是也没有办法,在四川又参加了修公路,要经过好多出名的地方,有二郎山,你知道么？这个歌子可好听了,头几年谁不会唱呢,我给你唱一段。"(唱:……)"四川这个地方和湖北差不多,都是山区,那年反动派就是在新中国成立前把我打了一顿,腿慢慢就成了这个样子。"

8.诡辩症

患者男性,24岁,精神分裂症偏执型。认为自己在哲学上有创新见解,写了"关于辩证逻辑的若干问题"的文章,摘录其中一段如下:"辩证逻辑的定律:A范围。我们判定某事物是可知的,并能够说明其性质,我们就需要了解并抓住它的主要矛盾方面。也就是说,抓住了事物的本质。好掌握了向对立面的转化,即看到了事物的本身,又看到了它事物的新事物的出现,就会在游泳中学会游泳。例如我们说鸡蛋在一定条件下变成鸡子。当我们抓住了它的主要矛盾方面,明确说明它是鸡蛋本身,是一种蛋白质的形式,就有着变成鸡子的条件,所以只要抓住鸡蛋的特征,也就是抓住了主要矛盾方面……关于变成鸡子的问题上,我们了解形成鸡子的一切现象,就可以从普遍性上找出特殊性,从一事物到它事物。所以说它有了一切现象。经过了解,也就完成了由此及彼,由表及里的分析过程,也就是抓住了主要矛盾。"

9.进行性遗忘

患者男性,43岁,偏执型精神分裂症,颅脑外伤。患者于1955年8月开始多疑,怀疑周围人不相信自己,继之出现关系妄想及被害妄想。同年12月跳楼自杀,头部受伤,昏迷数小时,经急救后意识稍清醒,但仍不能辨认周围人,并有恐惧、不安、躁动等表现。当天被送去某医院住院治疗。于26日转精神病院。转院后,对医生、护士不满意,无故破口大骂。入院5天后患者突然变得非常安静、合作,患者自觉如大梦初醒。自诉不知道怎么到这里来,对入院后吵闹、骂人等表现,毫不记得,但能够回忆起近几天来报纸上的主要消息。远事记忆尚可,能够回忆起自己成长经过以及工作履历,但不很确切。对近几年在什么机关工作却想不起来,想不起自己的上级是谁,经提醒后仍能记起。但关于1955年12月以后的事情,如何启发、提醒也想不起来。患者对于自己头部受伤以及被送来住院一事觉得惊奇。

10.神游症

患者男性,24岁,学生,癫痫性神游症。于某日五时起床后到厕所,突遇一猫,感到惊恐,旋即走出校门向农村走去。上午七时,他到一个老大娘家,见到老大娘称呼"亲娘",并在大娘家吃饭,将粮票送给大娘即返回,下午六时返校。发现患者衣帽不整,头部有撞伤伤痕。患者五至六岁时有癫痫痉挛发作史。

11.关系妄想

患者女性,36岁,偏执型精神分裂症。患者对医生叙述如下:"10月30日我上班,一走进办公室就看见几个人在谈论,我感到他们是在议论我。我听不清楚他们说些什么,但我愈听愈觉得他们是在说我,他们是在指桑骂槐地讽刺我,问我有什么不舒服,我认为他们在故意嘲笑我,因此,一直哭到下午。那时我心里非常紧张,草木皆兵,把所有的事都跟我自己联系起来。有一次《人民日报》发表一篇社论,谈论发展养猪,我当时认为这篇社论也是说我,它说的猪,指的是我。还有一次,看见马路上有标语'不要让小孩玩火''不要让小孩一个人过马路',我也认为是说我,不让我在家里烧火做饭,不让我过马路,因此,我那时没有过马路就回来了。现在想起来是可笑的,但当时我坚信自己的想法是正确的。"

12.关系妄想

患者女性,58岁,精神分裂症妄想痴呆。20年来,患者坚信周围人用微妙不可言传的方法,测验她的心理活动。此外,患者感到周围人的言行都是针对她而做的。有人唱《红梅赞》她认为是用死亡威胁她,唱《在一个美丽的地方》是引诱她放弃斗争。别人给她一本书,书名叫《恐怖谷》,她认为是"暗示"她将遭到惨杀。一次到某地被招待去参观烈士陵园,患者认为这是"暗示"她如何选择前途。

13.被害妄想

患者女性,50岁。病前富于幻想,工作能力强,是一位颇有造就的艺术家。患者在35岁时夫妻感情决裂离婚,在精神因素的强烈影响下起病。起初患者出现钟情妄想和被害体验,认为某医生对自己钟情,怀疑坏人知道她是革命家属而对其跟踪。妄想缓慢发展,十余年来未与该医生见面,仍坚信不移,认为对方通过心理学家测验她的思想感情。在钟情体验的基础上交织被害体验,认为心理学家受坏人利用对其迫害。曾多次写信上告,坚决要求破案。于1951—1960年在外地四次因症状加重住院治疗。当症状得到控制后,生活表现如常人。虽病程15年,患者工作能力、性格、情感均无明显变化,于1961—1965年前三次因症状加重住北医精神科治疗。主动叙述15年来的病态体验,描述详细,情节复杂。将现实生活中的所见所闻编织成一个结构严密的系统妄想。患者在叙述经过时带有浓厚情感色彩,言谈风趣,情感生动细腻。她每次犯病时的妄想内容都一样。认为十多年来一直有心理学家间歇地测验她的思想感情。心理测验是通过周围人的一言一行、一哭一笑,表情动作来进行的。通过十多年的锻炼也学会了一套对付他们的"心理战术"。但每复发一次,妄想逻辑更加荒谬。至1965年第三次入院时,出现被控制感、影响妄想并伴有幻触,认为有人用仪器操纵她,使她兴奋,血压上升,用仪器在她身上通电。1965年出院后,病情缓解不完全,自知力缺如。患者仍然认为"有人跟踪自己,但自己不管了","过去想法属实"。近十年来一直未去单位工作。1978年随访时,患者在家做翻译工作……全病程32年。

14.被害妄想

患者男性,48岁,偏执型精神分裂症。患者于5年前开始觉得脑子不好,不能集中注意力,并常失眠。患者认为这是别人'暗害'自己的结果。妻子或别人搬动花盆、家具和看表等动作,患者都认为是故意刺激他的,使他脑子起反应,而不能够集中注意力。吃饭发现筷子上有黑点就认为是有人下过毒药,并且还认为有人在饭里和汤里放了'原子粉'。患者虽然未见过'原子粉'是什么东西,但每吃饭后都感到胃里难受,头背发麻发凉,患者认为这是'原子粉'的作用。患者还认为他上颌牙齿发白而下颌牙齿发黑也是'原子粉'的作用,因而三年来一直未敢刷牙。

15.被控制妄想

患者男性,30岁,偏执型精神分裂症。患者常常觉得自己不能自由控制本人的思想活动,如突然感到必须赶快往外跑,或者马上出城等等。但为什么要这样做患者自己也莫名其妙。有时,感到四肢的活动不是由自己支配的,深信有人在控制、操纵他,并且认定在科学发达的现在,人家这样做是完全可能的,但是谁和用什么方法,他还不知道。

16.幻听

患者女性,50岁。因全身麻痹症,智力下降,两下肢疼痛而就医。……出院时自觉右侧面部和右手有灼热感。一个月后,右侧灼痛,伴有血管舒缩障碍,并觉有风样气流,从一耳进,穿过头颅,自另一耳出,有时是有响声的气流,或从左耳出,或从后枕部出。不久又出现语言幻听,患者说:"这是无线电发报站,有人在那儿歌唱,他们谈论一些下流事情,从早到晚都在辱骂。但有时又向我说些恭维话。他们说出我所要做的一切,我要干什么,他们立即说出我的心思。妄想内容逐步复杂,有迫害,有夸大,有疑病。患者自述右掌心和小肠有成千的"小生命",不成形,说不上是男还是女。幻听日渐丰富,患者与幻听对话,患者认为幻听来自隐藏在六楼的一位 P 先生。

17.嫉妒妄想

患者女性,25岁,偏执型精神分裂症。18岁结婚,夫妇感情一直很好。其夫作风正派。半年来坚信丈夫有外遇,丈夫上班,患者便尾随其后,见丈夫眼望过路女人就吵闹,说丈夫爱上那个女人了。丈夫上班时,患者便在机关门外等候,后来甚至坐在丈夫办公室门口,一见丈夫和女同志谈话就大怒,说他们在谈情说爱。丈夫开会,患者也要求在一旁看着。后来跟自己的母亲也吵起来,说母亲夺走了她的丈夫,和丈夫有暧昧关系。

18.嫉妒妄想

患者女性,其丈夫受上级赏识,由于上级推荐,不仅职位高升,收入也随之丰富,但家中用度未有增添。因此,当丈夫随上级出差,患者坚信其不过以出差为托辞,而实际与奸妇出外野合。某日丈夫乘车赴缝衣店(缝衣店本有一女性店员与夫妇二人很熟悉),患者认定其并非去购衣,实是去幽会。一切事理解说,各方具体验证都不能动摇嫉妒妄想病态信念。

19.夸大妄想

患者男性,43岁,商人,无文化,麻痹性痴呆夸大型。患者自称是"超级司令",有90个军,有1000架飞机,有无数坦克、大炮、步枪等。说他曾留学过许多国家,会说好几国外语。有巨大财富,有好几个银行,家里有几百个佣人,有三百个儿女等。

20.疑病妄想

女性患者,32岁,精神分裂症。患者于1953年3月因感腹内不适,做了针灸治疗。当时针刺有疼痛,患者觉得"筋断了",以后经常为此着急。同年,产后症状加重,感到体内"许多肌肉都断裂,并掉进肚子里去了""有些筋已经在肚子里烂了"。从此,整天卧床不起,饮食,大小便都需要母亲照顾。患者还"感觉血从血管里流出来了",因此,"全身肌肉都干了",自称"全身只有一层皮包着"。不久,患者又感觉头部肌肉也"断裂了",因此,不能转头和抬头。

21.钟情妄想

患者女性,在集会中瞥见一男性少年曾回首注视自己,就自以为这是钟情表示,经多方探索,获知男方工作地点及住址,对该男性纠缠不休,直至最终住进精神病院。

22.人格解体妄想

患者男性,25岁,给医生的信件中谈到:"您上次要'我'写一下关于'没有我'的情况,我写的可能不能使你满意。我曾经幻想过,如果通过睡一大觉,'我'能恢复到原来的那样,而不是现在这样'没有我'了,不是真正的自己在行动,而改变成原来那样,一切行动都不是在'表演'而是真的,都是我本人所能感觉到的,那该有多好哇!"

23.交替人格

患者女性,34岁,精神分裂症。某日,患者声称她是葛老太太(患者的母亲),并说:"你说我是谁?我老了,73岁了!牙也没有了,头发也白了!"护士说她不是葛某。患者说:"你们怎么连我葛老太太也不认识了,你们弄错了,刘某是我死了的女儿,我来替她受罪住院。"两天后,患者又转回来声称自己是刘某而非葛老太太,表示前两天确实认为自己就是73岁的母亲,但不知道是什么原因。

24.双重人格

患者女性,20岁,精神分裂症。患者与人谈话时,一会自称为"我",一会又改称自己为"俺",问其理由,患者答称:"我在说话的时候是真正的我在说话,而俺是另外的一个自己,不是真正的自己,是与我相对立的。"

25.自体幻象

患者男性,27岁,精神分裂症。患者自称:"我的身体分成几个部分了,右半身是我自己,左半身是一条小白龙,而后头部分是古人关羽"。

26.变兽妄想

患者男性,49岁,精神分裂症。患者叙述:"自己是无脑动物,生下来就是一个妖怪,根据是自己没有大脑,五官和四肢都不全,这些只有自己才能感觉出来"。入院后四天没有睡过觉,因为自己"是妖怪,可以不睡"。

27.变质妄想

患者男性17岁,中学生,四年来感到自己多变,发呆自笑,自言自语入院。患者因未评上红小兵而感到心中不快以后,感到自己变了,看到或想到什么就变成什么。他说:"道理上知道不会变,但实际上感到自己变了,如想王八,就感到自己后背有一个盖,肚子是白的,四肢变成王八的腿了。看见妹妹、母亲,就感到变成了她们的模样,所以不想看到她们。"一年后,逐渐出现自言自语自笑,并怀疑别人跟踪他,生活懒散,自理差。入院后,除见明显破裂性思维外,存在人格解体和自我意识障碍,如一会儿说自己"不存在了,上西天了",一会儿说"自己能变男变女,心想什么,看见什么,就变成什么"。他还感到自己的胳臂变细了,变长了,腿变粗了,变成猪头了。还说自己是魔术脑袋,还会变成神仙。

28.变质妄想

患者男性,66岁,因脑软化卒中起病,弛张性瘫痪,有感觉障碍,未见意识丧失。起病后四周,自诉左上肢无力,不能听命活动,并且觉得左臂似乎不属于本人所有,"像似一个怪物,最好清除掉,因为它使人害怕"。患者认为他的左手不是真正的手,是一段残桩。不久,患者声称在左侧胸腔、腹腔和胃腔被他人放置了一块隔板,将胸腔、腹腔和胃腔隔成两瓣,并且还有若干横隔,一直到肛门,都是如此纵横隔开。患者自认为隔板存在,并且双手都可以摸到。左侧的肢体放在原位,并无变动。患者对于妄想主题坚信不移,一切说明都不能动摇患者的妄想信念。

29.幻觉、妄想

患者男性,36岁,患间质性角膜炎,并且听力逐日下降。开始为简单色彩幻视,后转为轮廓不清的景象或图画,有时是显小性幻象,幻视所见是身材矮小的人物。患者开始时有些怀疑,犹豫不定,不知道究竟是病还是某种超自然的神灵或鬼怪的法术。十一个月以后,又突然出现幻听,幻听内容繁杂多端,有思想回声,有歌唱,有感恩诗,有明确语言,有嘈杂的人群争吵声,有谩骂,有命令,还有诱惑的辞藻。患者因幻听而焦虑,自以为将入"地狱",到处求神,祈求驱邪除魔。

30.幻听

患者女性,62岁。以往有梅毒病史。幻听开始时为左耳哨声,历时两个半月,哨声不息。后转变为开水沸腾声,最后变成具体语句:'转过身去,玛丽!'。幻听历史很久,但患者不为所惑,患者说:"有时象是一个男子声音,声音如此响亮,甚至引起我的恐惧,但这不可能是真实的,这是神经作用。应该承认我是用多么强大的毅力才忍受得住如此凶狠的干扰。"体检发现患者两侧性耳聋,以左侧为甚。

31.内心被揭露感

患者男性,26岁,偏执型精神分裂症。三年来患者认为有一组人,通过"电波、人造卫星",培养他做第三代接班人。患者坚信他想的事别人都知道,说:"这是因为电波把自己脑子里想的事变成声音告诉了别人,所以我想什么,别人都知道,我想什么,别人马上就有反应。我想吃饭,别人就用筷子敲碗。我心里想某某是坏人,他就用不满的眼光看我,好像说'我不坏'。广播、报纸和人们的言语行动,都和我的思想是一致的。"

32.精神分裂症

这是一位精神分裂症患者对自己幻听的亲笔描述:"从1971年9月起,突然在耳边听到一个小喇叭说话的声音。两年来一直跟随着我。喇叭可以模仿各种人说话的声音,重复地模仿外界一切声音,也可以借用外界的一些声音说话,可以影响我的思维活动,两年来说了很多话,只要我一醒来,它就讲话。对我所看到的、听到的一切事物,它都要说。我想什么问题,喇叭就说什么问题,并能和我想的问题进行辩论,或者报道我的思想活动,行动去向。有时看来周围群众好像事先都知道。比如,我想去厕所小便,喇叭就说某某要去厕所小便。"

33.青春型精神分裂症

患者男性,19岁,学生。精神失常已三月。主要表现为言语零乱,自言自语,言语极不连贯。说别人要解剖他,医生要害他,老神仙不让他吃饭。情绪变化无常,忽哭忽笑,情感变化莫测。时而冲动兴奋,在家打人,砸玻璃,拆墙毁物,吃木头、草、纸等;时而往外乱跑,时有裸体,乱蹦乱跳。行为幼稚愚蠢,或学鸡、狗、猫叫。患者否认有病。入院后很少主动与周围人接触,经常独自发笑,有时怪声唱歌,或突然提一些奇怪问题,如"鸡的血压是多少""人是生出来的还是蹦出来的"患者说他的病是害怕天文试验而得的。他听见过蟋蟀叫他唱歌,向他说:"小宝宝,你别哭。"承认他曾拆过墙,因为经常听见墙里有蚊蝇声说:"不能吃碘剂,吃了就要死。"也承认吃过草木等,说是听见老神仙说吃了草木可以长生不老。患者常写一些内容奇特而极不连贯的内容,如:"黄河社社长,卫生委员,区代表,我假如那样死去,那么我的生活比牛马更残酷呢,然而我们总是夸跃自己……"住院后两周,又表现兴奋,高声自言自语,不断傻笑,并且做出许多古怪动作,如用各种手势乱比划,打自己的头,在床上翻滚,或用被蒙头,或爬到床下,或将痰盂扣在自己头上,吃自己的鼻涕等。

34.偏执型精神分裂症

患者男性,40岁,医生。因五年来听到机器发出的声音,脑子里有人对他讲话,并受到控制而入院。患者医学院毕业任医生至今。五年前在受人诬陷的强力精神刺激下起病,出现多疑,认为周围人的讲话都是在暗示他,周围人的动作都有特殊意义。如认为对他做怪样,目的是使他出医疗事故等。患者自称有"小喇叭"样的机器在指挥他,并用命令式口吻对他说话。两年来病情加重,心烦急躁,常大声对骂。为了转移声音对他的干扰,患者自学中医、看小说。曾多次写信给领导要求查清机器的下落。他怀疑爱人受骗,和别人一起把他搞成精神病。经常长时间外出行走,并认为自己不能工作和学习是为机器捣乱所致。入院后,患者坚信有一种仪器在跟踪他,控制他的思想、行为和喜怒哀乐。即使周围人的一些平常的动作也都在控制他,暗示他。如医生喝水,暗示医生水平高,要他向医生学习;有人看表,暗示他不能落后;别人摸头,是正在控制自己……。患者诉说听见脑子里有两个人在对话,回答的声音像是自己的。病情变化多端,与患者的行动、思想息息相关。有时想什么就听见什么,还没来得及讲出来,从患者的行动中就看出来。如想吃饭,还没有讲出来,就见到一个患者过去抢先吃饭。又如听见声音说"刺他的耳朵,刺他的肩膀"则感到耳朵痛、肩膀痛。患者对周围的一切变化以及自己精神肉体上的变化均用仪器控制作解释。

下面是该患者要求组织上查清仪器下落的亲笔报告中的几段内容,反映被控制感、内心被揭露感、影响妄想、被害妄想和幻觉。

"……这种'电子波'对我的影响可轻可重,有一定的准确性与选择性。它可以摸你的思想,指挥你的思想,控制你的思想,甚至可成像地反映出来,可以造成你的思维紊乱,发生错觉,产生错误联想,构成假判断,形成假象,可以使某些思想重现,某些正常感觉放大,使人摆脱不开;也可以造成人的精力不足,嗜睡,注意力不集中,思维暂时停顿,不能联想问题,在工作、学习中发生错觉,甚至歪曲原意,造成完全相反的思想,极容易造成事故;可以使人的感情发生变化,使人不爱说话,或者多语,甚至哭、笑,以致一件很小的事就能招人生气发抖,着急,有时造成强迫观念,非要你去干一件事,甚至引导人有上吊、跳楼自杀的观念。经常与喇叭配合伤害人,比如喇叭说'你就是坏蛋'!同时用'电子波'造成睾丸剧痛,还经常与群众的动作、活动、语言配合,对我的精神、肉体造成损害。对人体的任何部位都可以给予很大的影响,造成的损害也是多方面的。可以造成各种感觉异常,如麻木、过电样感觉、针刺疼痛、冷热感、重压感、痒感、剧烈的疼痛,头痛可使人达到欲呕吐的程度。有时使某部位疼痛,持续达24小时之久,还可以使你的肌肉酸痛,产生疲劳感、咳嗽、哈欠,嗅到多种异常的味道。还可以使某一部位肌肉跳动,痉挛,甚至出现一些不自主的动作,使人心跳加快,出现心律不齐,多尿,少尿,肠蠕动增强,造成肠音。使人听到有说话的声音,放屁增多,腹痛,饥饿感,吞咽口水。经常使人失眠,做各种各样的梦,造成遗精,使生殖器勃起,或不能勃起,但也有时使你不爱生气,或暂时使你感觉不到有仪器的影响,但实际上它是处于'静观'的状态。喇叭并'电子波'给我的各部位的刺激,给予各种有多种含义的解释。经常纠缠一些事物不放,压制我的革命思想。依靠仪器的反映系统或叫指挥系统,在群众中造成各种特殊的动作,或者群众本身的有意的无意的活动,以及一切外在事物,都给我很大的影响。比如大体在同一时间内,在不少群众中,可以看到相同的动作,或类似的语言,比如不管在什么地方,我认识不认识的人都可以有点头的动作,这只能说明有一套仪器在影响着我,同时影响着群众。以上三种条件经常相互配合,对我影响非常大,这都说明有仪器存在。"

35.循环型精神分裂症

患者女性,26岁,护士,于1959—1965年(26—31岁)六年间因兴奋话多与抑郁自责相交替出现,病程呈循环型,有明显间隔,先后五次在北医精神科住院治疗……二哥有精神失常史,表现多说多动,一个月后痊愈。患者于痢疾后急性起病,因兴奋多话、情绪高涨第一次住院。当时正值工作单位开展学先进运动,患者早出晚归,发言稿长达数千字以表决心,内容明显夸大,如"几年内达到科主任水平""今年学俄文,明年学英文,后年学德文,法文,日文……"。情绪高涨,表情生动,活动多,性欲亢进。她讲述"自己脑子想事多,容易回忆起往事"。语速快,联想广泛。在病房主动表演歌舞,获得病友掌声不息。情绪高涨,但不稳定,易为小事激动流泪。出院诊断躁郁症躁狂状态。第二次入院,住院半年中,患者先后三次兴奋、多话、动作多与抑郁、少话、自责自罪交替出现,间隔期约三周。在明显情感障碍的同时出现精神分裂症的思维和知觉障碍。第一次兴奋时出现幻觉、妄想及定向障碍,说医院是她的故乡,医务人员要害他。抑郁时自责自罪,出现关系妄想,认为工作人员说话是骂她,开会在讨论她的问题,自伤拒食。第二次兴奋发作时爱管闲事,话多但内容零乱、重复,表情动作与周围环境明显不协调,说话怪声怪气,挤眉弄眼,做奇怪表情。第三次兴奋,有行为冲动,并说脑中"不自主地乱想",骂医务人员,常呼"救命",又说她是××国的总统,×主席请他吃饭。在病房打破玻璃及灯泡。第三次住院……。第四次住院主要表现是活动多,本能亢进,向人索食,在大庭广众下大谈性生活过程,撕衣裸体,不知羞耻,出现明显人格变化。第五次因行为幼稚和愚蠢住院。有明显的思维联想松弛,出现双重定向,说医院是监狱,将病友看作家人,有广泛的关系妄想,认为报纸上都在说她等。

36.躁狂抑郁性精神病躁狂状态

患者男性,22岁。患者整体忙碌不停,主意多而不断改变,做事虎头蛇尾,有始无终。如患者到了大病室,见病友就一一握手,并问其姓什么。态度轻松愉快,面带笑容,患者看到几位病友打扑克,要求参加,提议打"百分",还没有打完则又说改为玩"顶牛",玩一次则不玩了,说要给大家唱"空城计",唱了一声,就要求喝水。病友给他送水来了,患者已给大家讲"空城计"的故事,忘了喝水。故事还没有讲完则说唱"打刘表"更好听,唱了两三句,又说唱一个"小放牛"……

37.躁郁症循环型

患者女性,23岁,以少语,少动,情绪低落5个月,半月来情感高涨,话多,兴奋而住院。家族史阴性。患者性格老实,沉默,爱好文艺,擅长歌咏,既往无类似发作。因受批评开始精神失常,呆坐不语,拒食,认为吃饭没意思,生活也没意思,情绪低沉,并有自杀观念,历时5个月。近日来突然化悲为喜,显得特别高兴,失眠,好管闲事,要买高跟鞋、买花裙子打扮自己。入院检查:衣着整洁,合作有礼,轻松愉快表情。在病房不时引吭高歌,众病友为之鼓掌喝彩,更是手舞足蹈,唱个不停。主动向医生详细叙述病情,滔滔不竭,难以打断。自述"曾一度不由自主地情绪低落,此时脑子迟慢,动作不利落,连舌头都变得又厚又宽。不想说话,不思饮食,终日闷闷不乐,甚至感到前途无望,生活无乐趣,不如一死了之。曾想种种办法自杀,但未得逞。现在完全变了另外一个人,高兴极了,轻松极了,脑子变得特别好使,以前是一个大脑,现在好像有三个脑子,转得可快啦!手脚也变得特别灵巧"。说着,一面唱,一面当众表演:"太阳天空照,花儿对我笑,小花猫,喵!喵!喵!"未出现幻觉,妄想。

38.偏执性精神病

患者男性,41岁,一般干部,高中文化。性格不开朗,遇事解不开。患者平时对领导有意见,有时受批评。近五年来,他认为领导有意整他,并派人跟踪监视,为此,曾公开质问领导。患者回家后,多次发现抽屉被人打开,东西被翻过。又说他的食物被人吃掉了。认为这些事都是领导趁他上班之际,派人到家中干的,患者在单位活动,均认为领导派人尾随盯梢,为此非常气愤,不止一次地质问领导。经有关同志再三解说,患者坚信不移。患者伤心流泪,愤怒不已。自称受迫害,要求上级调查处理。对其他同志相处无困难,与家人相处如常。患者否认有病,拒绝治疗。

39.迫害妄想

患者男性,57岁,中学教师,大学文化程度。个性倔强,但平静,喜好读书,好钻研。曾被国民政府逮捕,后被释放。新中国成立后,在北京某大学法律系学习。此时感到精神紧张,怀疑周围有特务监视,向学校反映,经调查并不属实,进行解释说服无效。患者坚信有特务陷害,首先认为学校某教授是幕后人,因此向法院提出控告,未予受理。从此开始,印发传单,到处控告,扰乱社会秩序,而入院治疗。表现与正常人无异。很容易流露出系统化而牢固的被害妄想。如法院不受理,则认为法院有坏人。否认自己有病。对妄想坚信不移。他被迫住院,则认为公安局、法院等单位可能受隐蔽的敌人和坏人的利用。出院后,仍然到处继续控诉,要求向全国人民公开审理,不获胜利,决不罢休。若谈及与此无关的事物,一般正常。经十余年的追踪观察,系统化妄想依然如故。

40.反应性精神病

患者女性,46岁。其舅父有精神病史。病前性格少交往,有事闷在心中。半年前与领导发生争吵,之后情绪消沉,很少讲话。认为领导要整她,周围的同志也在议论她。自称受委屈,有时哭泣,夜间不能安眠。入院后表现,意识清晰,对医护合作。见医生则倾诉与领导发生争吵之事,认为领导要审查她的工作,有人不指名地议论她,并称与周围同志的矛盾也是领导故意制造的。情绪紧张,焦虑不安。

41.精神分裂症

患者男性,26岁,汽车司机。幼年患佝偻病,生长发育较迟。五岁方能说话,九岁上小学。学习成绩差,尤以学习数学困难,后辍学参加工作。病前性格孤僻,寡言少语,为人老实,胆小怯弱。工作肯干,能力较低。无任何特殊喜好。患者双亲多病卧床,虽有兄妹三人照料,唯其妹聪明能干,家务事多靠她料理,而患者则依赖性较大。入院前五天,其妹因意外事件暴卒。患者得知噩耗,顿时全身发抖,嚎啕大哭,不认识亲人,并喊"妹妹!你不能死"。第三天,其母悲伤难抑,痛不欲生。患者见状极力劝慰,但他不久即双目直视,不认人,喃喃自语:"妈妈!别着急,我找妹妹去,我看妹妹去……我找二哥去……你是谁呀?我想妹妹……我离不开她……"表现意识不清,有时兴奋不合作,难于接触,生活需人照顾。入院后表现精神不振,难于接触,定向力不佳。对检查不合作,轻度兴奋不安,哭喊:"我妹妹死啦……我不能离开她……告诉妈妈,不要着急……"对问话不能切题回答,表现茫然。

42.反应性木僵

患者女性,21岁,已婚,农业社员。发病前一天凌晨三时起床做饭,经过院内柴堆时,突然跳出一只黑狗,患者受惊吓,全身发抖,两腿发直。一天后,萎靡不振,自感头脑"糊涂",不能劳动。有时说"我怎么啦""给我点药吃吧""不如死了好"等语。此后,生活不能自理,卧床少动,缄默不语。一周后完全不能进食,问话不答,表情冷淡,见亲人无任何反应。入院后,患者仍然卧床不起,难于接触,生活需人照顾。对问话不答,但能转眼注视医生。各种检查均无异常。

43.慢性反应性精神病

患者男性,33岁,工程师。患者1950年毕业于某工业学校,后出国学习两年。病前性格喜静,不善交际,自尊心强。某次领导派他去矿山协助建设矿井任务,患者对此专业生疏,又缺乏经验,信心不足。经领导鼓励,勉强接受,但未能按时完成任务。向领导汇报工作时,表现情绪不振,自称"辜负了组织上的培养和信任,对不起党,对不起人民,要求给予处分"等语。经过领导劝慰,未有改变。后自觉脑子变坏了,不能工作了,焦虑不安,自觉心慌,头嗡嗡作响。怕见领导和同志。到家后不主动进食,难以入睡,曾讲"不如死了好"。入院后检查,意识清楚,定向力完整。接触被动,交谈时语速稍慢,对答尚切题。自觉自己不够工程师资格,是混进来的,活着是浪费,对不起国家和人民。要求医生给大量安眠药。多卧床,情绪低沉,有时眼中含泪。否认有病,拒绝治疗。

44.更年期精神病

患者女性,52岁,社员。发病6年,起病前月经紊乱,后绝经。六年前因房子问题与叔父闹纠纷,将叔父家的玻璃窗砸碎。此后,失眠,发愁,责备自己干了错事,情绪紧张、害怕,在各种会议上都抢先发言作检讨。整日在家唠叨自己的错误。责备自己无能,经常流露自杀企图,曾多次自杀未遂。两个月前,丈夫去世,情绪更为紧张不安,使全家不得安宁而入院。躯体及神经系统检查无明显异常。患者神志清楚,合作,接触好。主动诉述病情,情感低落。不时搓手、顿足,明显焦虑。

45.更年期精神病嫉妒妄想

患者女性,50岁,护士。病程八年,三年来加重。近20年来与婆母相处不睦,长期心情不舒畅。起病时月经开始紊乱,常有心悸、出汗、头晕、失眠等更年期综合征症状。八年前受精神刺激后开始发病。怀疑丈夫与某女邻居发生了不正当的男女关系。为此常与丈夫吵闹,大骂女邻居。怀疑丈夫将钱给了别的女人,而且要害她。入院检查无特殊所见。神志清楚,接触好,智能良好。能主动诉述病情。患者对妄想坚信不移。

46.老年性精神病

患者女性,70岁,家庭主妇。因六年来表现行为异常,自言自语,打骂家里人,逐渐加重,生活不能自理而住院治疗。性格孤僻,寡言,勤劳。家族中无精神病患者。六年前丈夫去世后变得迟钝,常呆坐不语,记忆力减退,外出后找不到家门。对女儿出差离家表现无所谓,回来时也表现冷淡。之后出现失眠,自言自语,称弟弟(已故)来了。常听到有人骂他,因而与之对骂。患者认为街上叫买声是骂自己。有时说自己是"皇帝",女儿是"皇姑"。对久别归来的儿子表现淡漠，称"不认识"，还说儿子已经变成一个两岁的女儿藏在自己的鞋子里。常在数周内反复讲一句话或做一件事。分不清子女的长幼。生活难于自理，不知饥饱，穿衣不知上下和正反，将两只袜子穿在一只脚上，给予纠正后，仍然穿在一起。近三年来出现破坏行为，将衣裤剪小洞，无故殴打平时疼爱的外孙，并说是在"打别人"。近一年来病情加剧，不主动进食，不认识女儿，分不清时间早晚，大小便解在裤中。多卧床，长期刻板地以手拍腿，致腿部受伤。言语日趋减少，拒食。入院检查：患者卧床，表情呆板，姿势不自然，时时舔唇，双手不停地拍打腿部；不停地自语，注意力难于唤起，偶尔回答问题，言语缓慢；定向力差，知道自己的姓名，称自己有"65岁""70岁""60岁"不定，结婚年龄是"65岁"；不知道上午或下午，对检查欠合作。

47.癔病

患者女性，30岁，理发员。由于住房问题与弟媳发生纠纷，在激动和愤怒下之下急性发病，表现为双眼发直，不认识亲属，哭闹、叫喊、摔东西。见到妈妈称呼"大嫂子"，声称自己"没有地方住了"，要求找一间住房。把爱人认作弟弟，并破口大骂。有时突然出走，说："我要搬家了！"躯体检查未见阳性体征。发作后不能回忆。

48.癔病

患者女性，22岁。因三天来阵发性"抽风"，半日来，不会说话来急诊。患者三天前因与同事生气，哭了数次，继有阵发性"抽风"，表现四肢发挺，每次约经半小时自行缓解。……患者意识清楚，对检查合作，查体无异常。不会说话，能用笔主动写："我不会说话，发不出声来。"令其说"啊"，患者只张嘴，一点声音也发不出来。

经皮下注射"生理盐水"3毫升，并加言语暗示，约10分钟后，患者能小声说话，并且很高兴地说："我能说话了……"四天后复查，言语已完全恢复正常。

49.癔病集体发作

某中学，初中二年级某班，共有学生52人，男女各半。一个女生患者，14岁，班干部，平时体弱，患过肾炎。某日早晨体育锻炼时，受到同学辱骂而感到委屈，回到教室上课时，感到胸闷、憋气。她在去校医室途中，双手紧握、四肢发麻，继而下肢发挺，不能行走，被同学抬往校医室。诊断为癔病。经适当治疗后，病情缓解，回课堂继续上课。在上第二节课时，该患者又出现胸闷、喘不上气，四肢发麻，继之四肢抽搐。与此同时，班上另一女同学（以前曾患过癔病）也同样发病，也表现为胸闷、憋气、四肢发麻及抽搐，即刻将此两位同学送往校医室治疗。次日此两位同学又来上课，并在课堂上又出现癔病发作。此后，第三天该班又有两个女同学新发病，第四天又增加了三个女同学发病，第五天又增加了六个女同学发病。前后五天中，全班26个女同学相继发生癔病者13人，而且每个患者的发作形式基本相同。

50.癫痫

患者男性，35岁，工人。自幼有抽搐发作及发作性昏倒史。八年来有阵发性发呆，持续数秒钟即恢复，四年来曾有三次精神失常的发作。十一天前，在癫痫大发作后第三天出现精神失常。患者无故发笑，自语，有时大喊。凌晨赤足敲邻居家门，烧香，跪在地上作揖，叩拜。诉脑中有人讲话。患者说"有菩萨，有神道，信者有，不信者无"，还说菩萨和姥姥（已故）要给自己治病，说"星星控制了我的脑子和肠子，拿我做实验。神经、大肠、小肠里都有大鬼、小鬼"。饮水多,称是要把鬼冲走。意识欠清楚,时间、地点和人物定向力不佳,难于接触。在室内茫然走动,自语或自笑。称鬼不让他排尿,星星说他的病治不好。有时突然兴奋,抓起手边的东西打人,无故开关水龙头。两周后患者突然清醒,对发作完全遗忘。

主要参考文献

[1] 刘贻德,夏警予.高级神经活动的症状与诊断.1版.合肥:安徽科学技术出版社,1985.

[2] 上海第一医学院.人体生理学.1版.上海:人民卫生出版社,1979.

[3] 湖南医学院.生理学.1版.北京:人民卫生出版社,1978.

[4] [奥]弗洛伊德,精神分析引论.高觉敷,译.1版.北京:商务印书馆,1986.

[5] [奥]弗洛伊德,弗洛伊德后期著作选.林尘,张唤民,陈伟奇,译.1版.上海:上海译文出版社,1986.

[6] 宋书文.心理学名词解释.1版.兰州:甘肃人民出版社,1985.

[7] 北京医学院.精神病学.1版.北京:人民卫生出版社,1984.

[8] [苏]K.普拉东诺夫,趣味心理学.1版.赵璧如,郭其格,王燕春,译.北京:科学普及出版社.1984.

[9] 王文政,大脑的探索.1版.上海:上海教育出版社,1984.

[10] [奥]K.W沃尔什,神经心理学.1版.汤慈美,方俐洛,王新德,译.北京:科学出版社,1984.

[11] [美]R.F.汤普森.生理心理学.孙哗,译.1版.北京:科学出版社,1984.

[12] [美]Neil R.Carlsen.生理心理学——走近行为神经科学的世界.苏彦捷.等,译.9版.北京:中国轻工业出版社,2016.

[13] 郝伟,于欣.精神病学.7版.北京:人民卫生出版社,2015.